작업치료사를 위한 집단 역동

Group Dynamics in Occupational Therapy, 3e

The Theoretical Basis and Practice Application of Group Intervention

작업치료사를 위한 집단 역동

Group Dynamics in Occupational Therapy, 3e

첫째판 1쇄 인쇄 | 2011년 9월 23일
첫째판 1쇄 발행 | 2011년 9월 30일

지 은 이 Marilyn B. Cole
옮 긴 이 정민예 외
발 행 인 장주연
편집디자인 김희진
표지디자인 박미나
발 행 처 군자출판사
등 록 제 4-139호(1991. 6. 24)

본 사 (110-717) 서울특별시 종로구 인의동 112-1 동원회관 BD 6층
Tel. (02) 762-9194/5 Fax. (02) 764-0209
대 구 지 점 Tel. (053) 428-2748 Fax. (053) 428-2749
광 주 지 점 Tel. (062) 228-0252 Fax. (062) 228-0251
부 산 지 점 Tel. (051) 893-8989 Fax. (051) 893-8986

The original English language work has been published by : SLACK, INC.
Thorofare, New Jersey, U.S.A.

ISBN 978-89-6278-454-1

정가 25,000원

역자소개

정민예	연세대학교 작업치료학과
이연덕	연세대학교 원주기독병원 정신과
김선옥	순천제일대학 작업치료과
김수정	순천제일대학 작업치료과
김은주	전주대학교 작업치료학과
김정란	상지영서대학 작업치료과
김형창	삼육재활병원 성인작업치료실
박혜연	연세대학교 대학원 재활학과
염희영	한국장애인고용공단 보조공학부
정희승	광주여자대학교 작업치료학과
한대성	상지영서대학 작업치료과

감사의 글

3판을 출판하는데 기여해주시고, 피드백과 교정에 도움이 되는 제안들을 해 주신 Mary Donohue, Anne Scott, Pat Schaber, Roxie Black, Mildred Ross 그리고 Roseanna Tuafano에게 감사를 드리고 싶습니다. Quinnipiac University에서 학생들을 가르치면서 이 책을 완성하기 위해 많은 시간 일하는 것에 대해 격려와 지지를 해 준 남편 Marty에게 특별히 감사를 전합니다.

저자에 대하여

Marilyn B. (Marli) Cole, MS, OTR/L, FAOTA,는 코네티컷주 Hamden에 있는 Quinnipiac 대학에서 작업치료학과 교수로 재직 중이며 작업치료학과 학과장이다. 그녀는 코네티컷 대학에서 학사 학위를 받았고, Birdgeport 대학에서 임상심리로 석사 학위를 받았다. 그녀는 코네티컷 주에서 작업치료 면허를 취득하였고, 감각통합 장애(Sensory Integrative Dysfunction) 연구 센터에서 Southern California Sensory Integration Tests 사용을 공인받은 치료사다. 정신과에서 16년, 소아과에서 3년, 노인 분야에서 5년간 다양한 영역에서 임상 경험을 쌓았다.

저자는 24년 이상 Philadelphia에서 Eastern Pennsylvania Psychiatric Institute; 코네티컷 주의 Middlesex에 있는 Middlesex Memorial Hospital; 코네티컷 주의 New London에 있는 Lawrence 와 Memorial Hospital; 그리고 코네티컷 주 Newington Children's Hospital 등에서 작업치료사로 근무했다. 그리고 West Haven VA Medical Center, The Portland Public school, Fairfield Hills Hospital, St. Joseph's Manor와 Institute of living에서 상담가로도 활동하였다.

또한 21년간 대학에서 정신의학 임상적 매체, 그룹 리더십, 그룹 다이나믹, 이론의 틀, 실습 I과 II, 정신의학, 감각통합, 컴퓨터 기술 실습, 리서치, 노인학 등의 과목을 가르쳐 왔다.

Marli는 10개의 논문을 게재했고, 그룹 프로세스와 구조에 관한 저서의 한 챕터를 담당하여 출판했다. 그 외 여러 주제들을 가지고 전문적인 컨퍼런스들과 워크샵에서 논문들을 발표해 왔다.

Marli는 Yale 정신과 레지던트, Conneticut 주 작업치료사 협회 회원, 그리고 세계작업치료 연맹 회원들에게 탁월한 강의를 해왔다.

현재, 그녀는 그룹의 크기와 응집력, 의미와의 관계에 대한 주제로 연구하고 있으며, 작업치료에서의 치료적 관계의 상태, 그리고 문화적 반응에 대한 연구에 참여하고 있다. 최근 몇 년간 그녀는 영국과 코스타리카로 학생 그룹들을 데려가 견학 및 실습 지도를 하고 있다.

머리말

작업치료 전문분야와 함께 보건복지 전반에 거쳐 지난 5년간 많은 것이 변화하였다. 2002년 미국작업치료사협회에서 통과된 Occupational Therapy Practice Framework(OTPF)는 작업치료 전문분야의 언어로 바뀌며, 그 분야를 넓혀왔다(AOTA, 2002). 보건의료의 패러다임은 의학적 모델로 축소되면서 건강의 긍정적인 관점을 담고 있는 총체적인 지역사회 모델로 바뀌어져 왔다. 이 모델 안에서, 건강은 병의 부재로만 정의되는 것이 아니라 삶의 만족과 안녕으로 정의되고 있다(World Health Organization[WHO], 2001).

이러한 변화에 따라, 우리의 평가와 중재를 위한 집단들에 사용할 수 있는 작업치료사를 위한 집단 역동(Group Dynamics in Occupational Therapy) 3판이 재구성되었다. 여기에는 새로운 작업치료 실행의 틀(Occupational Therapy Practice Framework(AOTA, 2002))에 제시된 용어의 변화 반영 및 전체적이고 클라이언트와 시스템 중심적인 새로운 패러다임의 요소들을 반영하였다. 집단 중재의 사용은 치료에서 계속적으로 증가하고 있는데, 그 이유는 집단들이 비용 절감적일 뿐 아니라 그들의 사회적 정서적 지지를 제공하기 위한 잠재력과 이용자의 참여를 격려하고, 이용자의 작업적 선택과 수행에서 치료적 변화를 만들기 위해 클라이언트에게 동기가 부여되기 때문이다. 치료적 집단들이 능숙하게 계획되었을 때, 클라이언트의 참여는 그들의 삶에 대한 참여와 평행을 이룬다. 작업치료사들에게 클라이언트의 평가, 사회화, 의사소통 그리고 집단 상호작용 기술을 형성하기 위해서 잘 설계되고 준비된 치료적 집단에 클라이언트를 참여도록 하는 것 이상 더 좋은 활동무대는 없다.

3판의 가장 큰 변화는 Unit 1의 그룹기술을 구성하기 위한 부분으로 chapter 3의 클라이언트 중심 집단을 포함시킨 점이다. 이 chapter는 이전에 Carl Rogers의 이론의 일부에 근거한 "인도주의적" 접근으로 정의되었는데, 이것은 캐나다에서 형성된 클라이언트 중심 모델의 바탕이다(Law, 1998). 그리고 chapter 1에 소개된 Cole의 7단계 형식은 클라이언트 참여의 가장 높은 수준의 단계를 제공한다. 이 7단계를 사용하여 작업치료 집단의 리더들은 비판단적 수용의 분위기를 만들고, 서로에게 감정적으로나 사회적으로 지지를 제공하기 위한 집단의 잠재력을 최대화하기 위해서 각 클라이언트 고유의 문화와 가치들의 표현을 인식하고 장려하는 법을 배운다. 처리과정(process skill)은 감정의 자아표현을 가능하게 하고, 일반화는 클라이언트가 학습을 개인화하는 것을 가능하게 하며, 적용은 목표를 말로 하게 하는 것과 각 클라이언트의 목표를 위한 지지에 초점을 둔다. 이와 같은 7단계 형식은 작업치료 실행의 틀과 클라이언트 중심 치료의 원칙들에 적절하게 들어맞는다.

이론의 틀이나 치료 이론들을 사용하는 것은 작업치료사들이 클라이언트를 평가하고 중재를 계획하는데 사용하는 추론 과정의 일부일 것이다. 그래서 여섯 가지 이론의 틀(Frame of Reference; FOR)과 관련된 chapter들 역시 업데이트 하였다. 이 chapter들은 어떻게

Cole의 그룹을 위한 7단계 형식이 넓은 범위의 클라이언트에게 필요한 부분들을 충족 시키고, 다른 이론적 관점들에 어떻게 적용할 수 있는지를 보여준다. 이러한 적용들이 클라이언트 능력의 다른 수준들을 설명해주지만, 그들은 본래의 클라이언트 중심의 초점에서 벗어나지는 않는다(참고: 작업치료 문헌들에서 최근 떠오르고 있는 작업수행모델이라고 불리는 이론들은 집단 중재의 계획에 포함되지 않았다. 왜냐하면 그것들의 다양한 특성을 집단 중재의 계획에 적합하지 않기 때문이다).

Chapter 11의 집단 프로토콜은 작업치료 실행의 틀을 적용하고, 안녕(wellness), 예방 그리고 지역사회기반 세팅을 포함하는 다양한 범위의 치료 영역을 포함시키기 위해 업데이트 되었다. 다른 변화는 결과측정을 위한 방법 개발에 중점을 둔 것이다. 결과는 작업치료 실행의 틀에서 평가와 중재와 같은 무게를 두고 있다. 2가지 결과는 "작업에의 참여"와 "삶에 참여"로 이론에 의해 정의된다. "결과는 작업수행, 클라이언트의 만족, 적응, 역할 능력, 건강과 안녕 그리고 삶의 질에 의해 측정될 수 있다(AOTA, 2002, p. 619)." 결과의 기준은 1판과 2판에서 집단 중재 계획의 기초단계였다. 그러나 3판에서는 끝에서만 다루기보다 집단 Unit 전체에 걸쳐 토의하는 것을 포함하고 있다. 결과 측정은 늘 치료적 목표로 언급되어져 왔지만, 새로운 프로세스는 구성원 선택 과정 동안 클라이언트에 의해 말로 표현되어진 목표를 요구한다. 이 추가사항들은 클라이언트와 치료사 간의 상호작용의 모든 면에서 클라이언트와의 협조를 더 강조한다.

이러한 변화들과 함께 chapter 두 가지가 더 추가되었다. 첫 번째 chapter 4의 사회적 상황으로서의 집단은 가족, 업무 팀, 보호자 집단 그리고 지역사회 조직을 위한 집단 중재의 설계를 다루웠다. Schaber의 가족 FIRO 모델에 근거한 치매 환자가 있는 가족을 위한 6개의 세션 프로토콜은 가정간호세팅에서 어떻게 Cole의 7단계 형식이 적용 될 수 있는지를 보여주는 예시를 제공한다. 또한 Mosey의 집단상호작용 기술의 정의에 근거하고 Mary Dono- hue(2003)에 의해 실세된 새로운 사회적 참여 측정법을 포함한다.

두 번째 새로운 chapter 13은 학생들을 위해 부가적으로 실험실 경험을 보여주고 "문화적 능력 개발"이라 명명되었다. 이 그룹 프로토콜은 다양한 출처로부터 얻어진 것으로, 문화에 대한 현재 연구를 융합하였고, 주로 Shirley Wells와 Roxie Black(2000)에 의해 출판된 문화적 능력 모델(cultural competence model)에 근거한 6개의 초기의 구조화된 집단 활동들을 보여준다. 이용자 중심의 집단 활성화에서 작업치료사는 비판단적 수용 분위기를 조성하기 위해, 구성원 간의 문화적 차이에 의한 표현을 인식하고 격려하기 위해, 그리고 다양성의 가치를 최대화하기 위해 문화적 능력이 필요하다. 학생들에게 문화를 가르치는 것은 21세기 끊임없이 변화하는 다문화 세계에서 이용자와 다른 사람들과 효과적으로 상호작용하는 방법을 학생들에게 준비시키는 것이다.

목차

Unit 1

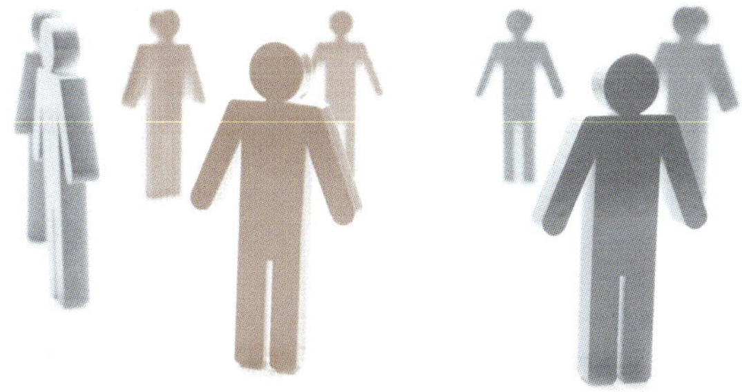

요구되는 집단 기술

ACQUIRING GROUP SKILLS

서론

Unit 1은 경험적인 학습으로 시작된다. Chapter 1(집단 리더십: Cole의 7단계)은 작업치료에 입문하는 학생들에게 작업치료 집단을 이끌어 나가는 방법에 대해 알려준다. 이 7단계는 다양한 수준에 있는 클라이언트들에게 클라이언트 중심적 접근을 통해 모두 집단 활동에 참여할 수 있도록 한다. 또한 다양한 예시, 학습활동, 실습의 기회를 가질 수 있도록 구성되어 있다. 3가지 작업치료 리더십 스타일(director, facilitator, adviser)은 집단에서 co-leadership(협력-리더십)을 위한 중요한 요인이 된다.

Chapter 2(집단 역동의 이해)는 작업치료에 가장 큰 영향력을 미치는 집단의 요소인 집단 역동에 대한 수많은 지식들 중에 선별되었다. 집단 진행, 집단 발달, 집단 기준, 역할놀이에 대한 이해는 집단 활동의 디자인과 리더십에 있어서 가장 중요한 부분이다. 집단 구성원들에게 일반적으로 나타나는 문제 행동을 어떻게 대응할 것인가에 대한 지침은 초보치료사에게 도움이 될 것이다. 또한, 학습연습을 통해서 집단 진행 중 가장 난해한 부분에 대한 해결책을 알려줄 것이다. 이것은 chapter 12는 집단 실습 경험에서 소개하고 있는 6개 집단 회기들처럼 현재까지의 경험들 중에 가장 성취적인 것이다. Chapter 2를 잘 이해한 학생들이라면 이러한 원리들을 자신의 경험에 비추어 직접적으로 적용하는 것이 가능할 것이다.

Chapter 3(클라이언트 중심 집단)은 작업치료사들이 집단 리더십을 적용하기 위해 클라이언트 중심적으로 적용해야 하는 기본적인 개념들에 대해서 소개하고 있다. Respect, genuineness, nonjudgemental acceptance와 같은 개념들은 Cole의 7단계를 사용한 집단 촉진에 가장 핵심적인 요소가 된다. 기본 가정들은 이전 edition에서 설명하고 있는 인본주의적 접근과 유사하다. 또한 chapter 3에서는 집단 리더십 중 혼자서 사용할 수 있는 치료적 접근을 위한 skill-building exersises를 소개하고 있다.

Chapter 4(사회적 환경에서의 집단)는 새롭게 소개하는 장이다. 이 장에서는 가족, 직장, 학교, 사회적 집단의 세팅 안에 있는 작업치료 집단의 리더십과 디자인에 대해서 논의하고 있다. 또한, 지역사회와 비전통적인 환경 안에서 확장 작업치료 집단의 역할에 대해서 보여주고 있다. 6개의 가족 집단 중재가 그 한 예이다. Donohue's Group Profile(2003)은 치료적 집단과 자연적으로 지역사회 안에서 발생한 집단을 관찰하기 위한 평가도구이다.

참고문헌

Donohue, M. (2003). Group profile: Studies with children: Validity measures and item analysis. *Occupational Therapy in Mental Health, 19,* 1-23.

Chapter 1

집단 리더십: Cole의 7단계

GROUP LEADERSHIP: COLE'S SEVEN STEPS

내가 관찰해온 바로는 학생들에게는 경험이 최고의 학습방법이다. 학생들은 작업치료를 어떻게 하는지 배우는데 두려워 한다. 클라이언트들과 함께 일을 시작하는 것을 열망하면서도 두려워한다. 시작하는 학생에게 작업치료는 단지 상표일 뿐이며, 학생들에게 전문인의 역할이 주어져야만, 배웠던 것 중에서 어떤 것이 필요한지 인식하게 된다.

학생들에게 있어서 집단 리더십 안에서의 경험은 가끔 집단 사이에서만 이루어지므로 전문가처럼 행동하는 것은 어렵다. 전문적인 역할로 전환하기 위한 부분은 사회적 역할과는 다르다는 것을 배우는 것이다. 전문가 자질은 이와 함께 클라이언트와 교류를 시작하기 전 학생들이 연습할 필요가 있는 권위와 목적의 직접성을 수반한다.

이 책은 집단 리더십 훈련의 구체적인 형태인 기술들로 시작한다. 이것은 전문가의 역할을 실습하는 학생들에게 허용된다. 어떤 기술처럼 특유할 수도 있고 전문가로 들어오는 학생들에게 경험을 시작하도록 하는데 의도가 있다. 교육적인 과정의 지속으로, 각 고유한 집단에 맞게 기술에 대한 요구사항이 오랜 시간에 걸쳐 수정될 것으로 보인다. 새로운 목표에 따라 내용이 변화되고, 다양한 연령별 집단과 건강상태에 따라 달라진다. 이것은 여러 가지 준거의 틀에 맞게 과정과 구조가 변화된다. 하지만 학습은 어디서든 시작되어야 한다. 유아기 때 운동발달이 인지적 인식을 이끄는 것처럼, 집단 리더십 안에서의 구체적인 경험은 지식의 선구자가 되고 중재 안에서의 목적과 적용의 지식이 된다.

이러한 7가지 단계는 OT Practice framework의 기본 개념을 통합하는데, 이것은 클라이언트 중심적이며 삶의 참여를 지지하는 작업 안에서의 참여를 촉진시키는 것이다(미국작업치료협회[AOTA], 2002, p. 609).

집단 리더십을 위한 7단계 형식 (Cole의 7단계 집단)

이와 같은 7단계는 가장 높은 수준의 집단을 필요로 하고 학생 집단에 매우 적절하다. 이것은 구성원들에 의한 학습의 최상의 통합에 따라 선택된다. 명백하게도 이 형식은 모든 요구사항과 목표, 클라이언트 집단에 맞지는 않을 것이다. 하지만 이것은 어떤 집단의 목표에 부합하기 위해 쉽게 적용되어 진다. 어떻게 왜 구성되어야 하는지는 이후에 묘사될 것이다. 집단 리더십의 단계들은 다음과 같다.

1. 소개(introduction)
2. 활동(activity)
3. 공유(sharing)
4. 과정(processing)
5. 일반화(generalizing)
6. 적용(application)
7. 종합(summary)

이것은 작업치료의 확대 및 적용되어지는 5단계의 형식을 나타내는 Pfeiffer와 Jones의 Referece Guide to Handbooks and Annuals(1997)에서 시작되었다.

1단계: 소개

작업치료사가 집단의 첫 모임을 이끈다고 가정해보자. 그들이 누군지, 그들의 장애가 무엇인지 알고, 그들이 집단에 참여한 동기가 무엇인지 가정함에도 불구하고 치료사는 구성원에 대해 잘 모르고(작업치료사는 많은 상황들에서 스스로 구성원을 선택했을 것임), 구성원들도 다른 사람들을 모를 것이다. 한번 집단이 모이게 되면, 작업치료사는 자신의 이름, 주제, 집단의 이름 등을 집단에 소개한다. 그리고 나서, 사람들이 다른 구성원을 안다 할지라도, 구성원에게 차례로 이름을 말하면서 집단에게 인사하도록 한다. 이 과정은 구성원들이 다른 사람의 이름을 배우도록 돕는 것보다 더 좋은 것이다; 집단 내 구성원을 알고 그들이 집단의 한 부분이 되도록 권하는 것이다. 다음 집단 모임에서 이름을 말할 필요는 없지만, 각 구성원이 여전히 있다는 것은 알려야 한다. "안녕하세요" 또는 "오신 것을 환영해요" 같은 치료사의 친근한 말 한마디가 이를 성취시킨다.

준비연습

리더가 다음으로 확인해야 할 것은 구성원들의 감수성이다. 그들을 알고, 편안한지, 다음 단계의 경험에 잘 따라올 준비가 되었는지 파악하기 위한 것이다. 준비연습들은 구성되어 있을 수 있지만 우발적이거나 즉흥적일 수도 있다. 구조화된 준비연습 활동들은 Ride and Ridrer' s *The Activity Card Book for Mental Health*(2000)에서 찾을 수 있다. 한 예는 "Grandma' s Trunk"이다. 구성원들은 "할머니의 낡은 트렁크에는 골동품이 있어요. 나는 거기서 ______을 찾았어요." 라고 말한다. 구성원들은 알파벳순서로 시작하는 어떤 이름을 말하면서 빈 칸을 채운다. 모든 항목들은 각 시간별로 반복되어야 한다. 예를 들면, 첫 번째 사람은 그녀가 도토리를 발견했다고 말하고, 두 번째는 도토리와 뚜껑을 발견했다고 말한다. 만약 8명이 한 집단이면, 여덟 번째 사람은 앞에서 이어 말한 7개의 항목을 모두 기억해야 한다.

이 준비연습은 좋은 단기기억 능력이 필요하다. 작업치료사는 구성원들의 흥미를 유지할만한 준비연습을 선택해야 하지만 구성원 능력 이하의 것은 하지 않아야 한다. 준비연습 활동은 몇 가지 중요한 목표를 수행한다. 게임은 자발적이고 재미있는 분위기를 만들어낸다. 그것은 또한 구성원들이 지금 현재 여기 이 집단에 오게 된 생각이 무엇이든지 간에 구성원들의 생각에 초점을 다시 맞추게 된다. 만약 준비연습이 완전히 수행되면, 구성원들은 다음에 할 것을 듣고 집단 내 경험 안에서 서로 협력을 해야 한다.

모든 집단들에서 형식적인 준비연습이 필요한 것은 아니다. 최고의 준비연습은 구성원들이 오늘 기분이 어떤지에 대해 일상적인 대화를 하는 것이다. 만약 그 집단이 서로 이야기를 나누는데 몰두한다면 그대로 두는 것이 적절한 준비 방법이 될 수 있다. 만약 협의사항이 실제로 좀 더 창의적이라면 상상된 준비연습이 적절할지도 모른다. 지난주에 무슨 일이 일어났는지 기억하는 방법은 순서대로 다음 단계로 넘어가는 활동을 위한 적절한 준비연습이 될 수 있다. 그것은 다음에 오는 활동들과 관련한 준비연습을 만드는데 중요하다. 어떤 집단 협의사항이 상실감이나 새로운 직장 찾기와 같은 심각한 상황에 있을 때, 즐거운 분위기는 조성되지 못한다.

분위기 만들기

적절한 분위기를 만드는 것은 적합한 준비연습 선택에 가장 중요한 목표가 된다. 그러나 준비연습 만으로 집단의 분위기가 만들어 지는 것은 아니다. 그러나 집단의 분위기를 만드는 것은 단지 준비연습을 가지고만 되는 것이 아니다. 환경, 치료사의 얼굴표정과 말하는 매너 및 미디어도 분위기를 조성하는데 모두 사용된다. 다음에 제시되는 환경은 집단이 적절하게 분위기를 조성하기 시작하기 전에 준비되어야 한다; 좋은 불빛, 소음 제거, 물건 위치 그리고 정확한 개수의 의자들; 최대한 산만함 피하기.

집단의 기대

치료사의 매너와 표현은 일반적으로 집단에 대한 그의 기대를 반영하는 것이다. 만약 치료사에게 그런 모습이 나타나지 않는다면, 치료사는 집단 구성원에게 진지하게 활동에 임하는 것을 기대할 수 없다. 치료사는 항상 의도하던 하지 않던 간에, 구성원에게 역할 모델이 될 것이다. 만약 치료사가 "당신, 좋아요, 잘 들어봅시다."라고 말하기 시작했다면, 구성원들은 심각한 논의보다는 럭비게임 전에 들을 수 있는 격려의 말을 기대하게 될 것이다. 집단의 직접적이고 권위적인 연설은 학생들에게 전문가다운 역할을 만들기 위해 배워야 하는 기술 중에 하나이다.

명백하게 목적 설명하기

명백하게 집단의 목적을 설명하는 것은 소개과정에서 필요한 첫 번째 과제이다. 이것이 어떻게 행해지는가는 집단의 타입과 클라이언트의 이해 수준에 따라 다르다. 이것은 절대 놓치지 말아야 할 단계이다. 집단의 목표는 클라이언트가 이 특별한 집단에 왜 지정되었는지, 각 구성원들에게 개별적으로 설명하는 것이다. 클라이언트가 이전에 설명했던 집단의 목적을 기억하거나 완전히 이해했다 하더라도 작업치료사는 클라이언트가 이해하기 쉬운 방법으로 목적을 되풀이해야 한다. 더 높은 수준의 클라이언트 집단은 왜 그들에게 특별한 활동이 필요한지 알기를 원할 것이다. 만약 그들에게 미용체조가 필요하다면, 신체적인 운동이 뇌의 화학반응을 변화시키고 스트레스를 경감시키고 감정을 좋게 해주며, 근육에 힘을 불어 넣어 준다고 알려져 왔다는 설명이 이해를 도울 수 있다. 목적을 이해하고 믿는 클라이언트는 참여하는데 좀 더 의욕을 갖게 된다.

경증에서 중증의 인지장애를 가지고 있는 클라이언트는 목적에 대한 그런 추상적인 설명을 이해하기가 쉽지 않다. 이들에겐 "이런 연습들은 당신 스스로 할 수 있는 것보다 좀 더 기분 좋게 만들어 줄 것이다"와 같은 수정된 설명 방법이 사용될 수 있다. 심각한 인지장애를 갖고 있는 클라이언트를 위해서 친근한 표현과 부드러운 말로, "나를 믿어요, 이 방법이 당신을 도와줄 거예요." 식의 표현이 집단 활동에 그들을 포함시키는데 도움이 될 것이다(Allen, 1999; Allen, Earhart & Blue 1992).

우리는 작업치료사가 새로운 클라이언트에게 새로운 집단 경험을 소개한다고 가정하고 출발한다. 첫 수업에서는 다른 수업보다 목적을 설명하는데 더 많은 시간이 걸린다. 집단의 목적을 묘사하면서 연속적인 십난 수업의 목표들은 내충 윤곽이 그려져야 한다. 만약 가능하다면 목표는 구체적인 딘어로 씨야 힌디. 예를 들면, 돈 관리는 작업치료사가 클라이언트의 기능향상을 돕기 위해 사용하는 일상생활동작이 된다. 돈 관리 집단에서 구성원들은 한 달 동안 실제적인 예산을 계획하고 수행하며, 가계부에 정확한 기록을 남기도록 하는 것이다. 치료사들은 종종 클라이언트들의 진행 정도를 측정하면서 행동 변화를 한다. 클라이언트들이 변화를 기대하는 행동에 대한 정보를 주었을 때 행동변화의 진전이 유지될 수 있다. 이것은 집단내 클라이언트들이 다른 사람의 행동 변화를 측정하기 시작했을 때 자극이 되는 것이다. 동료의 압력은 행동을 변화시킬 수 있는 가장 강한 자극제가 된다.

각 수업의 목적을 묘사하는 것은 첫 번째 설명 때처럼 오래 걸리지는 않는다. 그러나 각 활동을 위한 목표는 항상 각 수업이 시작할 때 정확히 알려져야 한다. 클라이언트들은 어떻게 집단이 그들을 도울지에 대해 다시 한번 생각해보는 것이 필요하다. 치료사가 구성원들에 대해 더 잘 알게 되면서, 설명은 좀 더 개인적이고, 각 구성원 현재의 문제에 관련되어진다. 예를 들면, 스트레스를 관리하는 수업에서 치료사는 다음을 언급했을지 모른다; "이전 수업에서 당신이 많은 스트레스를 받을 때 일상생활을 수행하는 것이 얼마나 어려운지에 대해 불평했었지요. 오늘의 활동은 당신의 삶에서 스트레스를 경감시키기 위한 새로운 전략을 제공할 것입니다." 일반적으로 클라이언트들에게 활동들이 어떻게 도움을 줄지 이해시킨다면 그것을 수행하는데 좀 더 관심을 가지게 된다.

회기의 간략한 윤곽

마지막으로 다음에 이어질 수업의 간략한 윤곽을 설명하면서 소개가 끝난다. 시간 틀, 미디어, 과정들이 포함된다. 예를 들면, 만약 1시간 작업이 "당신 스스로 그려보세요."라면, 치료사는 이렇게 말했을 것이다. "우리는 20분간 그림을 그리기 위해 종이와 마커를 사용할거예요. 다 끝나면 당신의 그림을 설명하도록 요구할 것이고, 우리는 남은 30분 동안 그 작업에 대해 논의하게 될 거예요." 이 설명은 몇 가지 목적을 수반한다. 그것은 클라이언트가 작업을 완성하는데 얼마나 오랜 시간이 걸리는지 알려준다. 복잡한 예술적인 그림은 20분 안에 행해질 수 없다. 만약 그림 그리기가 끝나면 그림이 그대로 유지되어야 한다는 것을 그들이 알게 된다. 또한 그들이 토론하지 않은 어떤 것을 그려서는 안 된다는 것을 알려주고 있다. 이것이 클라이언트의 창의성을 억제하는 방법일지라도, 집단에서 계획한 과제를 스스로 조절하도록 한다. 치료사가 어떻게 조절하는지가 작업의 목표를 좌우하게 한다. 만약 자기인식이 사회인식보다 더 중요한 부분이라면 클라이언트들은 그들의 그림에 대해 모두에게 설명할 필요 없는 선택권이 주어진다. 그들은 단지 그들이 편안한 만큼만 말하면 되기 때문이다.

그림그리기 활동의 목적을 이해하는 것 뿐 아니라, 클라이언트들은 이후에 무엇을 할지 알기를 원할 것이다. 그들의 작업에 대한 이야기가 기대된다는 것을 알게 되면 그림에 좀 더 집중하고, 자신의 순서가 되면 말할 것들을 좀 더 준비하게 된다. 그것은 그림을 치료사가 가지고 있을지 아니면 그들이 가지고 있을지를 클라이언트에게 미리 말하는 것이 도움이 될 것이다. 그림의 순서를 정하는 것은 사용된 이론적 틀과 목표에 따라 달라질 것이다. 그러나 시간에 따라 순서를 정해 놓는 것은 클라이언트에게 가장 신중한 방법이며, 수업 내에 이후의 어려움을 방지하는 방법이 된다.

수업내용의 간단한 요약은 구성원들이 수업의 초점에 대해서 다시 한 번 알도록 해준다. 한 예는 토론 부분(적어도 30분)과 비교하여 상대적으로 활동 부분(20분)이 짧다고 클라이언트에게 알려준다. 구성원들은 그림그리기보다는 토론에서, 예술적인 재능보다는 학습과 상호관계 면에 초점이 있다고 볼 것이다. 그 윤곽은 클라이언트들을 돕고, 치료사는 전체적인 시야로 모든 수업을 지각하게 된다.

소개는 모든 이론적 틀과 모든 종류의 집단 안에서 지속적으로 유지되는 단계들 중 하나이다. 이 구조는 연습을 통해 덜 형식적이게 되지만, 필수적인 구성요소들은 남겨두어야 한다. 소개는 집단을 만들 수도 있고 깨뜨릴 수도 있으며 각 구성요소는 집단 결과의 유효성 안에서 한 부분으로서의 역할을 다한다.

2단계: 활동

활동을 계획할 때는 많은 요소들을 고려해야 한다. 전문적인 환경 안에서 이는 굉장히 복잡한 과정이다. 그것이 우리가 클라이언트에 대해 알고 있는 모든 것을 통합시킨다; 건강상태; 그리고 상응하는 기능이상, 평가, 중재 평가, 활동 분석, 통합과 집단 역동. 치료활동을 선택하는 것은 대학 교육을 2~3년 정도 배운 작업치료사에게 주어지는 임상적 이론의 전체적인 과정을 포함한다. 이론 전에 학습 집단 기술에서의 문제 중 하나는 과정이 지나치게 간소화되거나 불완전한 것처럼 보인다는 것이다. 그러나, 학생들이 임상에서 그것들을 적절히 할 때까지 배워야 할 것들도 많지만, 작업치료사의 역할을 수행하기 위해서는 긍정적인 경험을 가져야 한다.

집단 경험을 만들어 보는 것은 매우 복잡한 과정이며 많은 주제들이 고려되어야 한다. 이것들 모두 여기서 다루어질 수는 없다. 단순화의 목적 때문에 다음에 오는 주제들이 치료적 활동을 선택하는데 고려사항이 될 것이다; 시간, 치료적 목적, 구성원의 치료적·정신적 능력, 리더의 지식과 기술, 활동에 대한 적응

시간

다음 5가지 단계(분배, 과정, 일반화, 적용, 종합)를 경험하는 활동은 아주 간단하고 짧아야 한다. 물론 변화가 있겠지만, 계획을 학습하고 집단을 이끌어나가는 우리의 목적을 위해 활동 부분은 전체 수업의 3분의 1을 넘지 않아야 한다. 예를 들어, 1시간짜리 집단을 위한 7단계 과정에서의 활동은 15~20분 사이로 조절해야만 치료적 목표에 도달할 수 있다.

치료적 목표

목표를 구조화하지 않고 활동을 계획하는 것은 불가능하다. 목표들은 결과를 원하고, 어떤 클라이언트들과 치료사들은 함께 성공하기를 원한다. 만들어진 환경 안에서 이루어지는 클라이언트를 위한 치료적 목표는 욕구를 평가하고 능력과 장애를 알고 적용하는 것 까지 포함한다. 병원치료팀, 의사, 요양원 직원들 같은 위탁 담당자들은 이미 문제를 알아냈는지도 모른다(예: "이 클라이언트는 적절한 사회적 기술을 발전시키는 것이 필요하다" 또는 "관절을 보호하고 에너지 보호기술을 배우도록 클라이언트를 도와라"). 동료들을 위해 실제 집단을 계획하면서, 학생들은 처음에 스스로가 유용할 만한 목표가 무엇일지에 대해 생각해볼 것이다. 아마도 스트레스, 만들어진 환경의 우호성, 가치의 명백성, 돈 관리, 시간 관리, 사회적 상황에서의 주장을 다루는 것은 학생들이 헤쳐 나가야 하는 부분이다. 집단 목표는 구성원들 대부분의 요구를 고려하여 선택되어야 한다. 한번 목표가 정해지면, 작업 및 활동은 구성원들이 그 목표를 성취하도록 돕기 위해 선택되어지거나 만들어진다. 예를 들어, 목표가 인간적 성장과 함께 수행되어야 될 때는 그리기, 조각, 연극, 이야기, 서술 같은 창조적 활동이 도움이 될 수 있다. 창조적 과정을 통해 자신의 많은 부분들이 나타나기도 하고 찾을 수도 있다. 만약 목표가 구성원들의 상호작용을 포함하여 좀 더 사회적으로 인식되고, 구조화된 집단 과제라면 적당하다(예: 대화연습 또는 집단 의사결정 및 문제 해결).

구성원들의 신체적이고 정신적인 능력들

활동이나 경험의 선택은 구성원들의 신체적·정신적인 능력에 의해 결정된다. 만약, 구성원들이 신체적·정신적 장애가

없는 20세 정도의 대학생들이라면, 가능성은 충분하다. 도전은 그들의 흥미를 유지하는 활동이나 새롭고 의미있는 어떤 것들을 배울 수 있는 것을 찾는 것이 될 것이다. 그러나 집단 구성원들이 노인 클라이언트들일 때는 신체적이고 소근육 운동이 필요한 활동은 제한적이다. 풍선발리볼 게임이나 흥미있는 것에 대한 실질적인 논의들이 더 적절할 수 있다. 인지적 장애를 고려한다면 활동은 좀 더 신체적이고 구체적(추상적이 아닌)인 것이 필요할 것이다. 발달지연 성인 클라이언트에게는 요리나 간단한 공예 및 게임들이 유용하다. 신체적·정신적 기능 평가는 작업치료의 다른 책을 참고해야 하며, 여기서는 다루지 않을 것이다. 임상에서 집단이 시작되기 전에 우선적으로 각 구성원들에게 평가가 시행되어야 할 것이다.

리더의 지식과 기술

활동 선택 과정에서 다른 요소는 리더의 지식과 기술이다. 리더에게 익숙한 어떤 활동이 이 집단 경험에 적용될 수 있을까? 학생 리더들은 보통 그들 스스로 이전에 했었던 익숙한 것을 집단에 적용한다. 춤 교습을 하고 있는 학생은 움직임 활동을 소개하는 것이 매우 편안하게 느껴질 것이다; 만일 리더가 예술적인 기질이 있으면 그림 그리는 활동을 선택할지도 모른다. 그 밖에 공예, 게임, 교육적이고 사회적인 경험 등 적용되기에 익숙한 활동들이 될 수 있다. 인간관계 안에서 구조화된 경험을 위해 아이디어를 이용하려면 풍부한 책들을 참조한다. Rider and Rider' s *The Activity Card Book for Mental Health*(2000)은 매년 개신판이 나온다. 치료사는 이들 활동의 대부분을 잘 인지하고 있어야 하지만 쓰어진 대로 적용하는 것이 아니라 치료사의 목표에 따라 적용될 것이다.

활동의 적응

활동의 적응은 활동 분석(activity analysis)과 종합에 대한 지식들이 필요하다. 작업분석은 요소적인 부분을 구분하여 활동을 설명하는 과정이다. 활동 종합은 인간적이거나 비인간적인 환경의 요소적인 부분들을 종합하는 과정으로 평가에 맞게 적절한 활동을 디자인하거나 수행력에 맞게 중재된다(Mosey, 1981, p. 114). 활동 분석은 여기서는 언급하지 않는다. 이것은 우리의 중재선택에 영향을 줄 수 있는 많은 지식들을 불러오는 작업치료 안에서, 가능한 임상적 이론의 복잡한 과정의 또 다른 예이다.

활동 분석은 구성요소들 안으로 한 활동을 깨뜨리고 그것을 성취하는데 필요한 인간기능의 각 부분들을 맞춰보는 것이다. 예를 들어, 빙고놀이(playing bingo)를 표 1-1에서 분석하였다.

치료사는 이와 같은 매우 간략한 설명에서 ① 어떻게 빙고놀이를 하는지 ② 어떠한 신체적·정신적 기술이 필요한지 알아야 한다. 이것을 알고 나면, 클라이언트의 기술은 작업을 하는데 무엇이 요구되는지 맞춰지게 된다. 수정은 클라이언트의 능력에 맞추어 작업 안에서 만들어질 수 있다. 이것이 바로 작업 통합이다. 예를 들면, 약한 시력을 가지고 있는 클라이언트 집단은 큰 글씨들과 숫자로 쓰인 빙고카드들과 밝은 색상으로 된 표지들이 필요할지 모른다. 또한 청력이 손상된 집단은 칠판에 글로 써주는 방법이 필요할 것이다. 운동조절능력이 떨어지는 클라이언트들의 경우, 카드가 움직였을 때 그 자리에 잘 붙어있도록 하는 자석을 이용한 빙고카드가 필요할 것이다. 더 높은 기능을 보유한 집단들은 H나 S의 모양이나 주변이 모두 각진 마커 같은 것으로 좀 더 도전할 만한 것들이 필요할지도 모른다. 더 나은 동기는 제공되는 보상(상벌)에 의해 만들어질지 모른다.

표 1-1 활동 분석

빙고놀이

활동 요소	필요한 기술
글자와 숫자 부르기	불리는 소리를 듣고 쓰여진 글자와 숫자를 가지고 비교해 확인해야 함
빙고카드 확인하기	쓰여진 글자와 숫자를 읽고 이해해야 함
불리는 숫자 위에 표지 놓기	눈과 손의 협응, 소동작 기술, 잡기 및 놓기 능력을 가지고 있어야 함
5줄이 모두 체크되면, 빙고라고 외침	좋은 시·지각 능력을 가지고 있어야 하며, 크게 이야기 할 수 있어야 함

한번 선택하면, 치료 활동들은 체계적인 방법으로 설명한다. 처음 활동은 가능한 직접적이고 단순하게 설명하고, 절차와 소개는 집단 배경과 수준에 맞게 설명한다.

치료사는 더 진행하기 전에 지시사항을 이해했는지와 질문이 있는지 확인해야 한다. 만약 필요하다면, 재료나 물품들은 실제 그들에게 필요하다고 할 때까지 눈에 띄지 않게 숨겨놓아야 한다. 활동이 진행되는 동안, 치료사는 구성원들이 관찰되고 있다는 자의식을 느끼는 것을 방지하기 위하여 활동에 참여할 수도 있다. 그러나 리더는 이후에 논의될 집단의 관찰부분에서 참가자들의 주의력이 산만해지지 않도록 해야 한다.

집단의 활동부분이 끝났을 때, 연필이나 페인트 같은 어떤 물품들이 사용되었는지 확인하여 논의 단계로 넘어가기 전에 시야에서 치워야 한다. 이것은 정해진 시간에 활동을 지속하는 구성원들이 생기는 일을 방지하기 위해서이며, 외부 항목에 의해 주의가 흐트러지지 않도록 하기 위해서 이다. 집단이 다음단계로 잘 넘어가도록 하기 위해 활동을 끝내기 전에 어떤 개개인들에게는 하던 것을 정지시킬 필요가 있다. 지도자들은 지속적으로 집단을 적응시키고 구조화하는 준비를 할 필요가 있다.

3단계: 공유

활동을 완성하고 난 후, 구성원들에게 집단과 함께 자신의 작업이나 경험을 공유하도록 한다. 분배의 구성과 과정은 각 활동마다 다양할 것이다. 활동이 그림그리기나 개인적으로 어떤 것을 쓰는 것이라면, 구성원들은 그림을 보고 설명을 하거나 쓰인 것을 읽어줄 것이다. 상호관계가 필요한 활동에서는 구성원들이 그들을 위해 좋았던 경험은 무엇인지, 그것이 의미하는 것이 무엇인지를 공유한다. 다른 경우는 치료사가 각 구성원들이 이 과정을 수행하는 기회를 확실히 잡도록 책임져야 한다.

이 시기에 다른 중요한 책임이 있다면, 각 구성원들의 공헌이 인정되어야 함을 확실하게 해주어야 한다는 점이다. 인정은 말 또는 말이 아닌 다른 방법으로 행해져야 한다. 때로는 단지 웃음을 짓는다거나 끄덕이는 방법만이 필요할 수도 있다. 구성원들은 가끔씩 서로가 공유하는 것에 반응하기를 원하지만, 치료사는 그 반응이 관심과 걱정이라는 것을 확실히 할 필요가 있다. 감정이입은 여기서 중요한 요소가 되며, 이는 치료사가 어떻게 클라이언트들이 느끼는지 이해하면서 의사소통하는 것을 의미한다. 감정이입은 다음 장에서 좀 더 깊이 논의될 것이다.

어떤 구성원들은 다양한 이유로 공유하는 것을 내켜하지 않을 수도 있다. 치료사는 부정적인 결과가 나오지 않도록 안심시키거나 공유하도록 격려하고 지지할 필요가 있다. 그러나 만약 클라이언트들이 자기 자신을 드러내는 것에 대해서 불편해한다면 치료사들은 과도하게 압력을 넣어서는 안된다.

어떤 순서로 구성원들이 공유하는지에 대해서는 중요하지 않지만, 때로는 구성원들이 앉은 순서대로 진행하는 것이 쉬울 때도 있다. 이것은 항상 먼저 시작하기를 원하는 참가자들에게 요구할 수 있는 가장 좋은 방법으로, 그들은 이를 통해 스스로 조절되는 것을 느끼게 된다. 그러나 치료사는 집단을 위해 공유될 만한 것이 무엇인지 역할 모델이 될 수 있다. 예를 들면, Pfeiffer and Jones(1973)의 "최고의 친구" 연습에서, 치료사는 일어나 의자 뒤에 서서 "이 사람은 나의 가장 친한 친구 Beth입니다(빈 의자에 보이지 않는 자신을 지칭하며). 그녀는 몸에 좋은 음식을 요리하는 것을 좋아하는 사람이며, 창조적인 과제를 수행하고, 다른 사람을 돕는 사람입니다. 그녀가 가장 싫어하는 사람은 흡연자입니다. 그녀는 항상 책을 읽길 원합니다 등..." 치료사는 구성원들에게 공유(sharing) 단계 안에서 사용할 틀을 예시로 보여준다.

공유는 분리된 단계가 아니라, 논의활동에 통합되는 몇 가지 활동이 있다. 예를 들면, "의사의 딜레마"는 활동의 부분으로서 확장된 논의를 포함한 집단 의사결정 과제가 된다. 주어진 주제에 대해 누군가의 견해를 표현하는 것은 실질적 과제 안에서 만들어진다. 이 경우 치료사는 모든 구성원들이 작업하는 동안 참여하고, 그들의 견해를 확실히 표현하도록 하는데, 그것은 또 다른 사람에게 매우 정중하고 공손한 것이어야 한다.

4단계: 과정

이것은 배우는 학생들에게 가장 어려운 단계이다. 경험이 없었던 집단 리더들은 가끔 이 단계를 베재하기도 한다. 이 과정은 구성원들이 경험이나 리더 또는 서로에 대해 어떻게 느끼고 있는지 표현하는 것을 포함한다. 느낌은 우리가 알고 있는 것 보다 많은 행동을 지배하는데, 이것은 작업치료 집

워크시트 1-1

최고의 친구 소개 시트

Best Friend Introduction Sheet

방법: 당신의 제일 친한 친구가 당신을 어떻게 표현할 것 같은지 쓰시오.

이사람은 나의 가장 친한 친구 ________________ (당신의 이름).

친구는 ~ 같은 종류의 사람이다.

1.

2.

3.

친구는 ~ 일에 크게 감사하고 가치있어 한다.

1.

2.

3.

친구가 싫어하는 것은 ~.

1.

2.

3.

친구는 언젠가 ~ 하고 싶어 한다.

1.

2.

3.

단 내에서 클라이언트의 행동에 영향을 미친다. 만약, 이 감정들이 설명되지 못한 채로 남으면 집단의 결과는 절대로 완전히 이해될 수 없다. 느낌들을 표현하는 것은 경험이 긍정적이었다면 그다지 어려울 것이 없다. 그러나 만약 부정적인 느낌을 받은 적이 있다면, 집단 구성원들이나 리더 등은 종종 그것을 표현하지 않으려고 하는 경향이 있다.

절차는 중요하며, 적절한 정보를 보여준다. 구성원들이 활동을 하는 동안, 불안해하고 당황스러워 하거나 소외되었다고 느낀다면 절차는 공유와 토론을 할 때의 그들의 반응을 설명할 수 있는 이유가 될 것이다. 아마도 그들은 리더 때문에 두렵거나 다른 구성원 때문에 화가 날 것이다. 이 같은 느낌들이 집단 활동이 끝나기 전에 표현되지 못한다면, 활동으로 가능한 이점이 무시될 수 있다. 그들이 표현할 때, 치료사들은 집단 형성에 관련되어 있는 어떤 느낌의 요인들을 클라이언트들이 이해할 수 있도록 도와주고, 그들이 스스로 토론할 수 있도록 도와주는 기회를 줄 수 있다. 작업치료의 이론적 틀에 따르면, 이러한 과정은 "활동 안에서의 약속"을 격려하거나 또는 낙담시키는 요소나 참여에 대한 장벽들을 촉진하고 참여시키는 감정들을 확인할 수 있도록 돕는다(AOTA, 2002).

절차는 또한 집단의 비언어적인 토론을 포함한다. 힘을 위해 애쓰고, 조절하는 것, 하위집단 만들기, 책임 전가, 대립하기, 끌어당기기, 피하기 같은 주어진 문제는 역동적이어서 말로 표현되지 못하지만, 집단에게 매우 강력한 영향력을 행사한다. 이 문제들은 시작하는 학생들에게는 매우 복잡한 것이지만 치료사들에 의해서 잘 이해될 수 있다. 언급된 것처럼 주어진 역동성은 모든 집단에서 자연스럽게 나타날 수 있다. 이러한 요인들이 작업치료 집단의 결과에 긍정적 또는 부정적인 영향을 미칠 수 있으므로 반드시 개방적이고 기술적으로 다루어져야 한다. 더 자세한 사항은 이 장의 후반부에서 더 자세히 다룰 것이다.

5단계: 일반화

이 단계는 집단의 인지이고 학습적인 측면을 설명한다. 여기서 치료사는 정신적 활동에 대한 집단의 반응을 재조명하고, 그들에게 몇 가지 일반화 원칙들을 종합해보려고 시도하게 된다. 만약 활동이 예상대로 진행된다면, 집단으로부터 노출된 어떤 일반화된 원칙들은 원래 목적과 가까워질 것이다. 하지만 몇몇 집단은 계획된대로 정확히 진행되지 않을 수도 있다. 집단 안에서 논의되는 일반적인 원칙들은 미리 계획되어서는 안되며, 구성원들의 반응으로부터 바로 나와야 한다.

예를 들면, 어떤 작업치료사는 정서적으로 불안한 청소년 집단을 대상으로 "불완전한 문장들"이라는 활동을 하였다. 그 집단의 목표는 그들의 가치를 명확히 하는 것이였고, 궁극적으로 목표를 달성하였다. 그러나 절차기간동안 어떤 부가적인 원칙들이 초래되면, 유념해야 할 중요한 사항이 있다. "불완전한 문장들" 집단의 원칙은 아래와 같다.

- 구성원들은 일반적으로 부모로부터 독립하여 의사결정을 하는데 가치를 느낀다.
- 대부분의 가치있는 활동들은 그 구성원들이 그들 스스로 하는 것을 선택하는 것이다(예: 토요일 늦게까지 옷 구입하기).
- 독립적이기를 희망함에도 불구하고, 구성원들은 일반적으로 독립된 성인으로써 부모님에게 순응하길 원한다.

세 번째 원칙은 계획된 것이 아니라는 것이다. 절차기간동안 구성원은 리더에게 문장을 완성시키도록 요구할 수 있었다는 것이 얼마나 도움이 되었는지를 말하였다. 집단은 부모와 다른 리더에게 긍정적으로 느끼고, 마치 그들과 같은 것으로 받아들이는 것처럼 보인다. 이것은 앞으로 부모를 받아들이지 못하는 많은 사건들을 초래하고 집단에게 중요한 쟁점이 되는 단서가 된다.

일반적인 이론들은 몇 가지 방법으로 일어날 것이다. 리더는 구성원들 사이의 반응 양식을 볼 수 있다. 어떤 견해가 그들에게 일반적인가? 이야기를 만들어가는 요소들은 무엇인가? 예를 들면, 알콜 남용자들은 술이 직업적 갈망을 저해하는 장애물이라고 볼 것이다; 술이 그들의 이야기에서 드러날 것이며, 또한 그들은 비현실적인 직업적 욕구를 이야기할 것이다. 이러한 일반적인 요소들은 일반적 원칙들에서 쉽게 보여진다.

일반적 원칙들과 구별하는 다른 방법은 동의치 않는 영역들에서 찾는 것이다. 집단 내에서 충돌하는 영역은 무엇인가? 예를 들면, 어떤 구성원들은 집단 활동이 돌아가도록 하는 동기부여자로서 스트레스를 받을지 모르고, 다른 사람들은 그것이 압도적이고 하기 싫은 원인이 된다는 것을 발견할지도 모른다.

일반적인 원칙들의 세 번째 중요한 단서는 집단의 에너

지이다. 치료사들은 집단에 힘을 불어 넣는 것처럼 보이는 문제에 따라야 하며, 자발적인 대화를 자극하도록 해야 한다. 한 예로 이미 언급되었던 "불완전 문장들" 활동에서 세 번째 원칙이다. 이것은 그들이 지속적으로 재미있고 흥미롭도록 만드는 예측할 수 없는 집단의 또 다른 면이다.

6단계: 적용

적용 단계는 일반화 단계보다 한 단계 더 나아가는 단계이다. 치료사는 학습된 원칙들이 어떻게 생활에 매일 적용될 수 있는지 이해할 수 있도록 집단을 돕는다. 목표는 각 구성원들을 위해 어떻게 그들이 집단 밖에서의 삶을 좀 더 기능적으로 만들 수 있는지를 집단의 경험을 결과에 적용할 때, 이해하도록 하는 것이다.

이 과정을 시작하기 위해, 치료사는 경험의 의미나 중요성을 말로 설명해야 한다. "이제 우리는 부모님의 관심과 승낙을 받는 것이 얼마나 중요한지 알았기에, 우리 서로 부모님들과 이러한 욕구들에 대해 대화하는 방법을 찾아볼 필요가 있다." 이 질문에 대한 적용 질문으로 "당신은 어떻게 이것들이 있는지 알기 때문에, 그것에 대해 무엇을 하려 하는가?" 가 있다.

이 질문에 대한 대답은 개인마다 다를 것이며, 클라이언트들의 배경지식들이 도움이 된다. 치료사는 각 구성원들과 함께 이전에 표현되었던 문제들과 관련하여 어떤 원칙들을 집단 내에서 배웠는지 논의한다. 예를 들면, Sue는 그녀를 아이처럼 생각하는 아버지에게 그녀가 누구와 데이트를 해야 하고, 토요일 밤에 어디를 가야 되는지 설명하는데 어려움이 있을 것이다. 다양한 사업을 하고 있는 어머니가 있는 Laura는 그것에 대해 어머니와 이야기할 만큼 어머니를 오래 집중시키는데 어려움을 가질 것이다. 그녀는 어머니가 그녀에게 관심을 갖고 있는지 의문스러워한다. 두 소녀 모두 부모님과 대화하는데 어려움을 가지고 있지만 방법은 다르다.

적용은 가끔 구성원들이 서로 새롭게 배운 정보들을 적용하도록 도와 문제를 해결하는 것과 비슷하다. 클라이언트 중심의 관점에서, 집단 수업 중 이 부분은 협동을 촉진한다. 작업치료 실제 준거의 틀에서, 적용은 집단 학습이 어떻게 "삶의 참여"를 촉진할지 서술하였다.

집단이 적용할 수 있도록 치료사가 도울 수 있는 방법 중의 하나는 제한된 자기공개를 통해서이다. 치료사는 다음과 같이 말함으로써 적용 모델을 알려줄 수 있다. "내가 우리 엄마와 어떤 것을 논의할 필요가 있을 때 절대 좋은 시간이 되지는 않는다. 그래서 함께 저녁을 먹으러 밖으로 나가 데이트를 하자고 제안한다. 엄마도 나도 밥은 먹어야 하기 때문에, 그 계획은 우리 둘에게 좋다. 당신은 그것을 어떻게 보는가?" 자기 공개는 혼란스러울 만큼 개인적이지는 않지만, 집단을 위한 부모의 관심을 얻어내는 가능한 방법을 제공한다. 이것은 집단 구성원들에게 구체적인 예를 제시하며, 그들만의 생각을 만들도록 도울 수 있다.

7단계: 종합

7단계 중 마지막 단계는 종합이다. 종합의 목적은 집단의 가장 중요한 면들을 말로 강조해서 그들이 완전히 이해하고 기억하도록 하는 것이다. 일반화하는 것처럼, 종합도 미리 계획하는 방법은 없으며, 중요한 것은 집단의 반응에서 바로 뒤따라 와야 한다는 것이다. 훌륭한 종합과정은 4~5분 정도 걸리고 목표와 내용, 집단의 과정을 재확인한다. 치료사들은 집단 구성원들에게 활동을 기억해줌으로써 종합하거나 배운 것들에 대해 생각을 하도록 요구한다. 일반적인 원칙들은 대부분 종합 안에 포함된다. 구성원들은 집단에 대한 그들만의 관점 및 학습된 것들이 어떤 식으로 강화되어 적용될 수 있는지 설명해준다.

집단의 감정적인 내용도 종합하는데 중요하다. 집단이 긍정적으로 느낀 것이나 분위기가 더 좋게 변화했을 때, 치료사가 좋은 느낌들을 말로 재인식시키는 것은 구성원들이 긍정적인 경험으로 집단을 기억하는데 도움을 줄 것이다.

느낌을 알도록 치료사가 할 수 있는 1가지 방법은 집단에서 그들이 참여한 것에 대해 구성원들에게 감사함을 표시하는 것이다. 이것이 상투적일지라도, 집단 안에서 공유하고 신뢰할만한 그들의 개방성, 정직, 의향에 대해 말하고 감사하는 것은 좋은 일이다.

치료사의 마지막 책임은 시간 내에 집단을 정리하는 것이다. 만약 집단이 잘 계획되어 이끌어진다면, 7단계 모두 잘 이행한 것이다. 만약 어떤 이유에서 모든 단계들이 수업 시간 내에 완성되지 못했다면, 놓친 부분들과 이유들 또한 종합에서 다루어질 수 있다.

"어떻게" 단계로 넘어가기 전, 리더십의 3가지 부가적 요인들이 검토될 필요가 있다.

1. 집단 동기
2. 환경적 제한들
3. 리더십 스타일

모든 것은 리더의 책임이며, 그들이 필요로 했던 7단계들을 통해 나타난다.

집단 동기

치료사는 참여하고자 하는 열정이 있고 흥미가 있는 집단을 이상적으로 생각할 것이다. 이러한 집단은 치료사의말을 듣고 지시한 것에 열심일 것이다. 또한 동기가 있는 집단은 다른 집단과 자유롭게 상호작용을 하고 쉽게 공유하며, 자발적으로 집단 활동의 의미와 어떻게 적용될 수 있을지를 알게 된다. 하지만 의욕이 없는 집단은 치료를 필요로 하지 않을지도 모른다. 리더는 열성적이지 않은 집단들이 동기를 갖도록 하는 기술이 필요하다.

리더 자신감

리더에게 있어 집단 동기의 중요한 요소가 되는 것 중의 하나가 자신감이다. 만약 리더가 권위를 가지고 구성원들이 무엇을 하고 있는지 다 아는 것처럼 집단을 대한다면, 그 리더는 집단의 자신감 및 신뢰를 북돋을 것이다. 이러한 자신감은 구성원들에게 제공한 지지와 격려에 의해 더 증진된다. 만약, 클라이언트들이 치료사가 그들을 공감하고 그들의 상황을 이해한다고 느낀다면, 그들은 리더십을 받아들이는데 좀 더 협력적인 경향을 보일 것이다. 신뢰는 여기서 중요한 이슈이다. 클라이언트들은 리더가 그들에게 민감하고, 그들의 욕구에 반응할 수 있거나 반응하기를 원한다. 또한 그들이 안전하게 느끼도록 하는 능력이 있다는 것을 알기를 원한다.

열의 격려하기

리더는 구성원들의 열의를 격려함으로써 의욕을 증진한다. 이것은 몇 가지 방법으로 행해질 수 있다. 첫 번째, 리더는 언어적 또는 비언어적으로 말하는 방법으로 집단을 위해 열의를 보여줄 수 있다. 생생한 목소리 톤으로 웃고 말하는 리더는 자주 눈을 맞추고 가끔 집단의 열의를 넘어서 힘 있는 움직임을 보여준다. 개인적으로 구성원들과 이야기하고 그들을 격려하는 것 또한 효율적이다. 클라이언트에게 접근할 때는 그들의 인지적 수준에 맞추어야 한다. 높은 수준의 클라이언트들에게는 집단이 삶에 어떻게 차이를 줄 수 있는지 설명하고, 낮은 인지수준의 클라이언트에게는 즉각적인 효과로 설명해야 한다(예: “이 활동을 통해 당신이 좀 더 편안하게 느낄 것이다). 집단을 위해 선택한 게임이나 창조적인 활동들도 열의를 자극하며, 어떤 활동들은 보상을 필요로 할 것이다(예: 과자 만들기 집단, 공예 집단).

상호작용 격려하기

마지막 동기부여 요소는 집단 상호작용을 격려하는 것이다. 집단 안에서 얻어지는 것만큼 집단 활동 밖에서도 많은 것을 얻는다고 알려져 왔다. 집단 구성원들이 다른 사람과 상호작용하면, 그들은 참여하는 것 뿐 아니라, 집단을 위해 책임을 지는 것이다. 상호작용은 공유, 과정, 일반화, 집단 적용 단계에서 격려되어야 한다. 훌륭한 리더는 집단 구성원들이 가능한 범위 안에서 리더십을 공유하도록 허용한다. 만약 그들이 공유하는 동안 다른 누군가를 지지할 수 있다면, 과정동안에 다른 사람을 어떻게 느끼는지 표현하고, 일반화하는 동안 비슷한 점이나 차이점을 주목하고 적용에 대해 서로의 생각을 제안한다. 그런 후 리더가 그들을 위해 모든 것을 하는 것보다 더 많은 것을 배울 것이다. 리더는 간접적으로 그들을 격려함으로써 집단의 상호작용을 이끌어낼 수 있다; 리더는 물어볼 것이다, “Susan, Peter의 그림은 어때?” 또는 “Peter, 일반적으로 집단이 가지고 있는 것이 무엇이라고 생각해?” 가끔, 리더는 기대된 것을 이해하도록 집단에게 몇 번의 질문을 시도할 필요가 있다.

리더는 7단계 동안 계속 말해야 해서 매우 힘이 들 것이다. 그러므로 집단이 더 많은 이야기를 하도록 하는 것이 집단과 리더 모두에게 좋다. 상호작용하고, 반응하며 질문을 하며 열의를 보여주는 구성원들은 다른 사람들 또한 열정적이 되도록 돕는다. 리더의 지도하에 그 집단은 상호작용을 통해 많은 목표를 이룰 수 있다.

환경적 제한들

이것은 집단에게 리더가 권위를 어떻게 발휘하는지에 따라 다르다. 목표는 조절과 관용 사이의 균형을 만들어내는 것이다.

적절한 권한 갖기

리더는 적절한 권한(authority)을 가져야 하는데, 이는 모든 단계들을 통해 집단을 관리하고 구성원들의 생각, 느낌, 견해를 표현할 수 있는 자유를 주는 것이다. 좋은 리더는 집단을 확실히 이끌면서도 구성원들을 억누르거나 중재하지 않는다. 집단에 의해 조절되는 것을 허용하는 것은 좋은 리더가 아니다. 만약 집단이 감독하지 않는 그들만의 방식으로 진행되고 있다면, 구성원들은 치료적 변화를 배우거나 만들지 못하고, 그들의 목표에 도달하지 못할지도 모른다.

충분한 시간

환경적 제한의 다른 부분은 각 구성원들이 기여할 수 있는 충분한 시간을 허용하는 것이다. 더 많은 시간을 쓰거나 더 많은 집중력을 필요로 하는 구성원들은 항상 있다. 치료사는 모든 구성원들이 집단에 참여할 수 있는 기회를 가지게 해야 한다. 리더는 집단의 페이스를 잘 조절하여 구성원들이 이용 시간을 잘 분배하는 것보다 어떻게 쓰고 있는지를 알도록 한다. 이 방법으로 각 단계별로 집단을 관리하여 제 시간 안에 끝낼 수 있게 된다.

부적절한 행동 제한하기

부적절한 행동을 제한하는 것은 학생들에게 가장 어려운 일일 것이다. 리더는 점차 변화되어지는 방향으로 가는 것을 중단해야 한다. 만약 Joe가 부당하게 자신을 치료하는 치료사에 대한 장황한 토론을 시작했다면, 주제가 집단의 목표와 관계없는 것이기 때문에 리더는 이를 정지시키는 것이 필요하며, 집단이 다시 과제로 돌아오도록 재조정해야 한다.

존중된 제한 환경

제한은 큰소리 없이 구성원을 존중하여 부드럽게 만들어지는 것이 제일 좋으며, 이런 경우에 구성원들이 방어적인 자세를 취하지는 않는다. 치료사는 방어적인 클라이언트에게 공감하는 기술을 발전시켜야 한다. 리더가 구성원에 대한 클라이언트의 긴 열변을 멈추게 하려면 그 클라이언트가 왜 화가 났는지 알아야 한다: "______로 화난 것처럼 들리네요. 난 당신이 집단 모임 후에 그것이 무엇인지 말해주면 좋겠어요. 하지만 지금, 난 구성원 모두가 여가 계획에 대해 말하는 것을 듣고 싶네요." 다른 종류의 부적절한 행동으로는 다른 사람에 대한 불경이나 무관심 또는 감정의 육체적 표현이 있다.

한 가지 명심해야 할 중요한 요소는 항상 처음에 집단의 장점을 보는 것이다. 개개인이 작업치료 활동 안에서 이익을 얻어 집단을 혼란시키는 방법으로 개인적으로 행동할 때 리더는 집단의 신념을 바탕으로 중재할 의무가 있다. 특별한 클라이언트의 행동을 다루는 기술들은 다음 장에 논의될 것이다.

리더십 스타일

치료사가 사용하는 리더십 스타일은 집단의 결과에 영향을 미친다. 게다가, 다양한 이론들은 매우 다양한 리더십 접근방법들을 필요로 한다. 몇몇 접근법들의 특성과 집단에서 나타날만한 효과들을 아는 것은 우리를 유연하게 하고 원하는 결과를 성취하는데 더 효율적인 기술을 사용하도록 한다.

Lewin과 그 동료들(1938, 1939)에 따르면, 3가지 기초적인 리더십 스타일이 있다; 독재적, 민주적, 자유방임적. 독재적 리더십은 구성원들로부터 어떤 간섭도 없이 리더가 완전히 집단을 조절하는 것, 민주적 리더십은 구성원들이 선택권을 갖도록 하며, 자유방임적인 리더십은 최소한의 조절을 통해 개인의 자유나 집단 그대로의 힘 안에서 무간섭하려 하는 것이다. Lewin은 이러한 3가지 리더십 스타일의 효과를 소년여름캠프에서 연구했다. 그는 독재적 리더십이 가장 큰 생산성을 만들어내지만, 적개심이나 분노를 만들어내므로 일의 질을 저하시켜 리더에게 의존하도록 한다는 것을 발견하였다. 또한 자유방임형 리더십은 구성원의 독립성을 창출해내지만, 사기는 그다지 높지 않다. 민주적 리더십은 가장 높은 사기를 보여주고 가장 높은 집단 응집성을 나타낸다는 결과를 보여주었다. 그러나 Lewin의 연구는 소년캠프에만 적용하여 이해해야 하며, 캠프참가자들에게 가장 좋았던 민주적인 스타일은 다른 사람에게도 동일하게 적용되는 것이 아니며, 다른 스타일들이 더 적절할 수도 있다.

본서에서는 작업치료 집단 리더십의 양식을 지시자, 촉진자, 충고자의 3가지로 정의했다. 구성원 투입의 다양성이 있다면 3가지 모두 민주적이라고 할 수 있으며, 각각의 상황과 클라이언트들의 기능적인 수준에 따라서 달라질 수 있다.

지시적 리더십

정치에서, 독재자 리더는 지배권을 주도한다; 그들은 그들만의 관점, 만들어진 정부 구조들, 모든 의사결정에 따라 그 나라를 만들어낸다. 치료에서, 치료사 집단에 걸쳐 이 같은 많은 조절을 유지한다면 윤리적이거나 원하는 대로 되지 않을 것이다. 그러나 지도자로서, 작업치료사는 집단을 정의하고 활동을 선택하여, 클라이언트의 특별한 집단을 위해 치료적으로 적절하게 되는 방법을 알도록 하여 집단을 구조화한다. 지도자는 집단이 구성원들에게 치료적인 기능을 가질 수 있게 하는데만 권위를 사용한다. 부적절하게 사용하면, 많은 지시가 구성원들을 화나게 하고 스스로 생각하지 않는 아이처럼 치료하게 된다. 또한 이것은 리더에게 질문하거나 도전하는 것을 지지함으로써 집단의 발달과 성장을 저해할 수 있다.

그러나 문제를 해결하거나 의사결정을 할 수 없는 인지장애가 있는 낮은 기능의 클라이언트들에게는 지도력 있는 리더십이 절대적으로 필요하다. 이 클라이언트들은 치료사가 조절해주지 않으면 안전하지 못하다고 느낀다. 다시 말해서 치료사는 좀 더 민주적인 접근법을 쓸 때 조차도 조절해주어야 한다. 리더가 목표를 세우고 구성의 수준과 사용할 매개체를 설정하여 집단과 함께 리더십 책임을 공유하는 정도를 만든다. 어떻게 이끌어 나갈지에 대한 치료사의 결정은 그들의 선호도나 스타일에서 뿐 아니라 집단의 요구에 대한 전문적인 평가에 기초한다. 예를 들면, Allen은 치료사가 환경을 구성하고 과제를 요구하지만, 그들 스스로 할 수 있는 범위 안에서 만큼은 클라이언트에게 허용하는 방법을 제안하였다(Allen, et al., 1992). 만약 치료사들이 Allen의 이론에 대해 안다면, 클라이언트들이 과제를 수행하는데 얼마나 많은 도움이 필요한지 정확하게 예견할 수 있고, 집단 구성을 계획하게 될 것이다.

지도적 리더십의 가장 적절한 준거의 틀은 인지적 행동, 감각운동, 인지적 장애이다(참고: 여기서 사용되는 "지도적"이라는 단어는 chapter 10에서 논의 된 Kaplan의 "지도적 집단"과는 관련이 없다).

촉진적 리더십

조절과 자유의 연속선상에서 설명될 수 있는 리더십의 다음 스타일은 민주적인 것이다. 민주적 지도자가 시민들의 힘에 의해 선출되는 것처럼, 촉진자는 투표자들의 지지를 받는다. 촉진적 리더는 그의 편에 서서 그들의 관심을 보여 주는 구성원들을 확신시킬 수 있어야 한다. 촉진자는 그들이 선택하는 것을 허용하거나 관리될만한 일이나 관심사를 만들도록 하여 구성원의 지지를 얻는다. 결정사항은 촉진자의 지도아래 집단에 의해서 만들어진다. 치료사는 필요한 정보를 집단에 제공하거나 필요한 구성, 장치, 도구들을 주는 사람이 된다. 작업치료사로서의 촉진자는 집단의 목적과 목표를 열린 마음으로 토론한다. 마치 민주정부가 효율적으로 돌아가기 위해 시민들에게 어떤 교육 수준을 요구하거나 가정하는 것처럼, 치료에 있어 민주적 지도자는 구성원들이 어떤 지식이나 기술 수준을 가지고 있기를 원한다. 그래서 촉진자의 역할은 또한 교육자가 되기도 한다. 치료사는 활동의 치료적인 면을 설명함으로써 집단은 그들에게 이익이 될 수 있는 과제를 선택할 수 있다.

Lewin은 집단을 협동시키기에는 민주적 리더십이 가장 쉽다고 하였다. 이것은 집단 발전과정을 재검토하면서 확인된다(chapter 2 참조). 집단이 "조절" 시기에 오면, 구성원들은 리더십, 구조, 집단 과제에 도전해야 한다. 촉진자는 구성원들이 도전을 받아들이도록 하고, 이유와 논리를 사용하여 지속해왔던 방법들을 설명할 수 있으며, 집단 본연의 모습을 해치지 않는 방법으로 그들을 변화시킨다.

집단 촉진은 또한 한계점들을 가지고 있다. 낮은 인지 수준을 가지고 있는 클라이언트에게는 적절하지 않다. 그것은 자기인식, 지식, 통찰력, 자기이해에 대한 어느 정도의 수준을 의미하는 것이다. 개인적인 방향을 만들고 우선순위를 선택하는 이론적 틀 안에서 가장 유용해진다. 발전적이고 정신역동적인 인간작업 모델은 어떤 독립적인 기능과 클라이언트 집단 구성원들 안에서 의사결정을 할 수 있는 수준을 끌어올릴 수 있는 촉진적 리더십 스타일에 의존한다. 그러나 중재의 목표가 특별한 기술이나 능력으로 발전되거나 신경생리학적이고 인지적 발달을 증진시키는 것이라면, 민주적 접근방법은 적절하지 않을 것이다.

촉진은 클라이언트의 동기를 자극시켜 그들을 포함시키는데 가장 유용하다. 선택한 것 중 한 부분을 가지고 목표들을 추구하면 좀 더 사람들이 수용되는 경향이 있다. 그들이 좀 더 인지적일수록 그들은 강요되어지는 목표를 원망하게 된다. 그래서 집단을 우선하는 토론은 집단 자체가 좀 더 지도적일 때조차도 동기부여자로서 촉진적 접근법을 사용하여야 할 것이다.

충고자로서 집단 리더

충고자는 가장 수동적인 리더십 스타일이다. 작업치료 상담자들은 전문 집단이나 지역사회 집단과 함께 일할 때 충고자로서의 리더십을 사용한다. 문제를 해결하거나 변화에 목표를 둔 높은 기능의 집단에게는 제한이 있다. 작업치료 상담자 또는 충고자는 예방이나 건강유지 같은 최근의 실제 영역에 적절할 것이다. 특별한 문제에 대해 도움을 요청하는 클라이언트들은 일에 대한 스트레스를 다루거나 집안에 쏟는 에너지를 줄이거나, 사회적 장벽이나 건축물들을 제거하는 것 같은 주제에 대해 충고해주길 원하기도 한다. 충고자는

표 1-2 리더십 스타일 지침서들(leadership style guidelines)

구성원의 특징	지시적 리더십	촉진적 리더십	충고적 리더십
인지수준	낮음	중간-높음	높음
통찰력	최소	중간-좋음	아주 좋음
집단 성숙도	미성숙	중간-높음	성숙
언어적 기술들	결핍	평균	높음
의욕	낮음	중간	높음

활동 특성들	지시적 리더십	촉진적 리더십	충고적 리더십
구성	치료사가 활동 선택	치료사와 구성원들이 활동 선택	구성원들이 활동 선택
목표	과제 성취	경험을 통한 기술 학습	과정 이해
지시	치료사는 설명하거나 가르침	치료사나 구성원들이 과정을 가르침	구성원들이 필요한 만큼 의견을 찾아냄
집단 지속 역할들	거의 치료사에 의함	구성원들이 리더십 안에서 분배	구성원들 스스로 이끎
피드백	거의 치료사에 의함	구성원들 서로 주기 위해 격려	환경으로부터 자연스럽게 받음

필요한 만큼 전문성을 부여하지만 구조적인 면이나 목표들을 제공해서는 안 된다. 동기부여는 집단 그 자체에서부터 오며, 변화는 각 구성원의 내적 과정이나 사회적 행동의 결과로써 오는 외재적인 부분으로부터 만들어진다. 이러한 리더십의 종류는 가족, 보호자, 자가 도움 집단 또는 지역사회 조직과 함께 할 때 가장 적절하다.

집단 리더십의 일반적인 원칙들

치료 집단들의 리더들은 그들의 특별한 스타일이 무엇이던 간에 집단에 대한 특권을 가진다. 리더는 집단을 설계하고 만든다. 리더가 집단을 계획하는 기간에는 구성원의 선택, 목표설정 및 인식, 시간과 장소 설정, 환경의 조직화, 활동이나 매개체들을 선택하는 것들을 포함한다(때때로 구성원들의 도움을 받음). 집단 프로토콜은 치료 집단을 어떻게 만들지에 대한 지침서로 chapter 11을 참조한다. 주어진 클라이언트 환경 안에서 사용할만한 가장 좋은 리더십 스타일에 대한 결정이 종종 복잡할 때가 있다. 표 1-2는 구성원이나 활동 특성에 맞는 최고의 리더십 스타일을 선택하는데 도움을 줄 것이다.

리더가 갖고 있는 기능들은 집단이 목표들(과제 기능)에 도달하는데 도움을 주고, 집단 본연의 모습(기능의 지속)을 유지하도록 하는 것이다. 치료사는 이로부터 벗어나지 않도록 파세를 하는 동안 집중적으로 살펴볼 필요가 있다. 그 방법에 따라 활동과 과제에 적응시켜야 할 것이다. 집단을 유지하는 데에는 많은 리더의 기술 사용이 포함한다. 비밀스럽거나 상호적인 관계 같은 집단의 표준을 세우는 것이 중요하다. 학습되거나 효율적인 상호작용기술을 위한 행동들을 만드는 것은 집단 간 대화가 가능하고 문제를 재해결할 수 있도록 도움을 준다. Egan(1986)은 치료적 집단을 이끄는데 필요한 상담기술에 대해서 썼는데 정확한 공감, 구체성, 천재성, 대면성과 자기폭로 같은 것들이 그 예들이다. 이들은 chapter 3에서 부연 설명된다. 구성원들에게 피드백을 주거나, 피드백을 주고 받도록 돕는 것이 리더에게는 중요한 역할이 된다. 대화를 지속할 수 있는 길을 열어놓음으로써 집단이 지속적으로 성장할 수 있도록 한다. 이러한 규범과 역할들은 chapter 2를 참조한다.

학생들을 위한 지도사 경험

7단계 집단 리더십을 실습하면서, 학생들은 8명의 구성원으로 된 집단으로 나누어지게 될 것이다. 각 학생은 45분 동안 동료들과 집단을 계획하고 이끌어야 하며, 15분간 사회자(그리고 구성원들)로부터 피드백을 받는 시간을 갖게 된다. 전문적인 훈련을 시작한 학생들은 클라이언트의 역할시도를 해서는 안된다. 학생들이 이 집단에서 스스로 할 수 있는 유

워크시트 1-2
실습 집단 계획
Practice Group Plan

1. 집단 제목:

2. 집단의 목적:

3. 활동의 간략한 묘사:

4. 필요한 준비물 및 장치:

5. 집단의 목표들:

6. 토의를 위한 질문:

    - 과정

    - 일반화

    - 적용

7. 종합:

워크시트 1-3

리더십 평가

Leadership Evaluation

학생 이름: ______________________________ 날짜: ________ 시간: ________

집단 이름: ______________________________

_____ 기록된 집단 계획(10점)

_____ 소개(10점)

목적을 명확히 설명
집단을 안정/준비 시키기 위해 준비
예상결과 사전통보
집단의 시간적 틀/구조 윤곽 그리기

_____ 활동(10점)

적절한 준비
집단으로부터 피드백 요청
명확하게 주어진 지시사항들
적절한 시간
적절한 소재
적절한 환경

_____ 공유(10분)

공유에 대해 서로 부탁
적절한 언어적 또는 비언어적 대화 사용
구성원의 느낌을 공감하고 인식

_____ 과정(10점)

경험에 대한 구성원들의 느낌 도출
서로에 대한 구성원들의 느낌 도출
적절할 때 지도자에 대한 구성원들의 느낌 도출
자신만의 과정을 이해하도록 집단을 도움

_____ 일반화(10점)

비슷한 반응 지적
차이점 지적
배운 한두 가지 원칙 발전시키기

워크시트 1-3

리더십 평가(계속)

Leadership Evaluation

_____ 집단 동기부여(10점)

집단 자신감 고취
의욕의 격려
집단 상호관계 격려

_____ 제한된 환경(10점)

각 구성원에게 충분한 시간 허용
부적절한 행동 제한
적절한 권한 맡기(너무 많은 제지는 아님)

_____ 적용(10점)

경험의 언어적 의미(중요)
어떻게 이 경험이 매일의 삶과 연관될 수 있는지 보임
구성원들의 문제를 위해 경험을 관련시킴
구체적인 예를 드는지 또는 자기공개발표

_____ 종합(10점)

강조할만한 가장 중요한 요점 선택
집단 학습을 위한 언어적 강조
구성원 기여 인정
제시간에 집단 활동 종료

_____ 전체 리더십 점수

구성원 평가 종합(워크시트 1~4로부터)
평균 리더십 점수: _____

장점들의 종합:

개선을 위한 제안점 종합:

워크시트 1-4

리더의 구성원 평가

Member Evaluation of Leader

방법

이 형식은 실습 집단들에서 학생 리더의 수행을 토의하기에 앞서 학생 구성원들의 반응을 얻어내는데 유용할 것이다. 그런 후 지도자에 의해 수집되어 학생 리더를 평가할 때 고려된다. 구성원 평가들은 익명으로 이루어진다.

날짜와 시간: ______________ 활동 제목: ____

집단을 계획하고 이끄는 방법들을 통해 얼마나 만족했는가? (다음에서 하나만 체크해주세요)

☐ 1 모두 만족하지 않음
☐ 2 다소 만족
☐ 3 만족
☐ 4 매우 만족
☐ 5 완전히 만족

어떻게 당신이 이 집단의 경험을 발견했는지 의견을 말해주세요.

당신이 본 리더의 장점들은 무엇인가요?

당신이 본 리더의 약점은 무엇인가요? (최소한 한 가지를 써야합니다)

용한 일들을 많이 찾게 될 것이다.

학생들이 집단 계획을 잘 세우도록 실습 집단 계획(워크시트 1-2)을 제안하고, 학생들의 리더십 기술은 워크시트 1-3, 1-4를 사용하여 평가된다.

공동 리더십

리더십 기술들이 실습의 목적을 위해 개인적으로 학습되는 동안, 학생들은 함께 리더를 하는 상황에서 클라이언트 집단을 대하기가 더 쉽게 느껴질 것이다. 공동 리더는 6~8명의 클라이언트를 위한 작업치료 집단에서 상호지지, 객관성 증가, 지식 증가, 서로를 위한 모델링, 다양항 역할 수용 등의 이점이 있다.

공동 리더십의 이점

- 상호 지지. 당신과 함께 협력하는 공동 리더가 경험이 부족한 사람이라 할지라도, 당신은 다른 사람을 격려하고 서로의 단점을 보완해 줄 수 있을 것이다. 그 중 누군가는 다른 리더가 잊어버린 것을 기억하게 된다. 집단 내에서 어려운 클라이언트들이나 상황을 다루는데 느끼는 두려움 극복은 의지하고 있는 파트너가 있을 때 더 쉽다.
- 객관성의 증가. 관찰과 서로 간의 피드백을 비교할 수 있는 2명의 리더는 집단에서 배울 수 있는 것들이 좀 더 많다. 집단 과정을 객관적으로 이해하는 데에는 두 리더 간의 견해를 이용하는 것이 좀 더 쉽다.
- 쌓여가는 지식. 두 리더는 집단에 유용한 지식이나 경험이 2배가 된다는 의미이다. 두 리더 모두 계획된 단계 안에서 아이디어를 창출해낼 뿐 아니라, 기술적인 중재방법들과 집단 활동 동안의 리더십을 제공할 수 있다. 집단 모임이 끝나고 나서 리더 간의 토론은 초보 리더들에게 중요한 학습도구가 된다. Yalom(1995)는 토론이 상호간 치료를 위한 "필수적인 요소"라고 하였다. 그는 각 모임 전 최소 5분이나, 계획된 전략을 위해 남겨둔 각 모임 후의 15~20분 정도를 제안하여 집단 활동을 하는 동안 다른 사람의 행동에 대한 감상을 공유한다. 만약 어려운 클라이언트를 다루고 상호간의 문제들을 해결할지에 대한 견해가 다른 경우, 활동 이후의 토론이 그것들을 해결해 준다. 서로 다른 점에 대해 타협이 이루어지지 않는 공동 리더들은 다른 회기에 들어가기 전에 또 다른 관리나 통제를 찾는다.
- 서로를 위한 모델링. 공동 리더들은 서로에게 배우는 것이 매우 많다. 모든 리더는 다양한 중재 스타일을 가지는 것처럼 다양한 강점과 약점을 가지고 있다. 공동 리더팀은 능동적이거나 간접적으로 서로를 도와줄 수 있고, 청취자이면서 관찰자가 된다는 의미이다. 학생들은 임상에서 공동 리더로서의 치료사 연습을 하게 된다. 신입치료사들은 모델로서 공동 리더를 경험하게 될 것이다. 둘 다 이점이 있지만, 공동 리더팀은 궁극적으로 그들의 역할에 동등하게 책임감을 가져야 하기 때문에 결국 그들의 역할은 같다.
- 다양한 역할. 좋은 공동 리더팀은 다양한 리더십을 통해 서로의 장점을 이용하는 것을 배운다. 어떤 리더들은 집단 구성원들이 조절할 수 없는 환경적 제한에 있을 때 특히 효율적이라고 생각한다. 그 외 다른 리더들은 공감하여 지지하는 것에서 더 좋다. 순서를 돌아가며 문제에 직면하고 역할 조절을 하여 누군가가 "나쁜 사람"의 역할을 항상 맡지 않도록 해야한다.

공동 리더십 안에서 많이 논의되는 문제 중 하나가 집단 리더들이 집단 활동 하는 동안 공개적으로 동의하지 않음을 공표하고 활동 후 논의를 위해 그들을 보호하는지 안하는지이다. Yalom(1995)는 시간이 요소를 결정하는 것이라고 지적하였다. 새로 형성된 집단에서는 리더십 사이의 불일치를 보여서는 안되지만, 안정되고 협동적인 집단들은 열린 토론과 견해 차이에 대한 존중과 고려에 대한 모델로서 리더를 관찰하며 배운다.

남자/여자 공동 리더십은 부분적으로 그들이 다양한 역할을 모델로 할 때 집단 구성원들을 깨우칠 수 있다. 집단 활동 동안에 이루어지는 그들의 상호작용은 일반적으로 일차 가족과 관련한 문제들을 가져온다. 또한 그들은 성별 역할들에 고정되기 쉽다. 전형적으로 여성 지도자들은 지지적이고 양육하는 역할이 기대되는 반면, 남성 지도자는 비평적이고 판단적인 것으로 인식된다. 남자/여자 공동 치료팀은 서로가 전문적인 능력을 존중하는 유능한 리더가 될 수 있도록 직면과 조절을 통해 역할을 공유하도록 조언 받는다.

임상에서 작업치료사는 물리치료사, 심리학자, 사회사업가, 간호사, 레크레이션 치료사, 영양사와 같은 다른 전문가들과 함께 집단을 이끌어 갈 경우가 많다. 작업치료사와 간호사는 약물 교육 집단을, 보조작업치료사는 레크레이션 치료사와 감각인식 집단을 함께 이끌어갈 것이다. 각 전문가들은 다양한 지식적 배경과 견해를 가지고 있다. 목표와 리더십 역할을 확실히 하기 위해 주의 깊게 계획을 하는 것이 팀들을 융화할 수 있다. 다양한 분야에 걸친 협력은 많은 잠재적 이점을 가지고 있으므로 경험이 부족한 작업치료사에게는 뜻하지 않는 경험이 된다. 다른 전문가들과 집단을 함께 이끌기 전에 자신의 분야에 대한 전문적 본질이 잘 만들어져야 하므로, 학생들에게는 추천되지 않는다.

공동 리더십의 손실

함께 이끌어가는 집단들에게 많은 이점들이 있지만, 조심스럽게 다루어야 할 몇 가지 어려움이 있다. 그러나 공동 리더십(co-leadership)이 효력이 있다면 이러한 어려움들은 극복해야 한다.

- 분열: 두 리더가 있을 때 구성원들은 한사람을 더 좋아하는 경향을 가지고 있다. 클라이언트들은 가끔씩 한명의 동료 리더에게 서로 등을 돌리도록 압력을 넣기도 한다. 한 부모에 의해 핀잔받는 아이처럼 핑계를 다른 사람에게 돌려 집단 클라이언트들이 받아들이지 않는 리더가 되게 하거나, 하위 집단들과 함께 협동하려는 형태를 취할 것이다. 그러므로, 이에 협력하는 리더들은 집단을 분열하거나 싸우는 것이 아닌 집단 내에서 열린 토론을 시도하는 움직임을 확인할 수 있어야 한다.
- 경쟁: 함께 이끌어가는 집단에서 경쟁은 정상적인 현상이다. 리더들은 자신들을 유능한 치료사로 만들려고 노력하고, 다른 사람들의 동의는 그들의 자부심을 높이는데 기여를 한다. 학생 리더들이나 신입 치료사들은 감독자들에게 크게 인식되려할지 모른다. 모든 경쟁이 나쁜 것은 아니며, 협력하는 리더들 간에 일어나는 느낌들에 대한 열린 대화는 파괴적인 결과를 피하기 위해서는 필수적이다.
- 동등하지 않은 기여: 이 문제점은 리더가 혼자서 대부분의 일을 처리하고, 나머지 사람들은 관망하는 상황이 발생한다. 이런 경우 두 집단 모두가 불만을 가질 수 있다. 학생들은 현장의 경험을 감독하는 동안 가끔씩 이것에 대해 불만을 표출했다. 이 문제를 해결하기 위해서는 양측 모두 잘못이 있다는 점을 인정해야 한다. 다시 말해서, 이 문제는 개방적으로 논의되고 필요한 만큼 감독을 받아야 한다. 적극적인 파트너는 이 문제에 대해서 별로 심각하게 생각하지 않는다. 문제는 그 상황에 대해 불편해하고 나서서 말하길 두려워하는 조용하고 소극적인 파트너이다. 가끔씩 수동적인 리더는 파트너에게 지배당하는 느낌을 받게 되고 자신이 속한 집단에서 자신의 역할을 하지 못하게 되며, 필요한 경험을 얻을 기회를 박탈당하기도 한다. 이 문제는 스스로 해결되지 않고 시간이 갈수록 악화되기만 한다. 문제를 해결하고 집단 구성원들의 리더십의 균형을 유지하기 위해서는 많은 노력과 결심이 있어야 한다.

공동 리더십의 단계들

Lessler, Dick, Whiteside(1979)는 협력적 치료관계의 발달을 연구했다. 그들은 4가지 발달단계로 집단의 발달과 함께 증명하였다(chapter 2 참조).

1. 형성 단계: 이 단계에서 공동 리더들은 리더로서 자신의 가치에 대해 먼저 느끼고, 부적절성에 대한 두려움에 시달린다. 이 느낌들은 자연스레 경쟁할만한 공동 리더들을 이끌어낸다. "훌륭한" 리더가 되기 위한 노력이 너무 과하면, 그들은 또 다른 사람과 경쟁하거나 집단 멤버들과 대중성에 대해 논쟁을 해야 하는 결과가 생기기도 한다.
2. 발달 단계: 이 단계는 개인 간의 많은 토론과 차이점에 대한 인식이 필요한 단계이며, 공동 치료팀이 효율적으로 진행된다면 해결될 수 있는 단계이다.
3. 안정기: 그들은 문제점을 해결하기 위해 애쓰면서 치료사들은 서로를 개인으로서 바라보고 서로의 장점과 단점을 인식하게 된다. 그들은 다양한 리더십 역할을 수행함으로써 차이점을 평가할 수 있고, 집단 활동이나 활동 이후에 개방적으로 지각 능력을 확인할 수 있다.
4. 회복기: 위의 3가지 단계를 통해 공동 리더들 간의 관계는 리더로서의 그들의 역할이 커지는 것을 허용하면서 형성된다. 그들의 상호관계는 집단 경험을 위해 다시 새로운 열의를 만들어 서로를 돕는 잠재력이 된다. 그들은 새로운 주제들을 가지고 실험할 것이며, 함께 연구하거나 전문적인 모임들에서 집단 활동을 하게 될 것이다. 그들이 함께 일하면서 자부심과 흥미를 느끼는 것은 집단 구성원들에게 희망과 기대를 가짐으로써 힘이 된다.

이와 같은 연구 결과의 교훈은 상호 리더십 내에서의 경쟁은 개방적으로 토론되고 건설적으로 다루어질 때 긍정적인 결과를 이끌어 낼 수 있다는 것이다. 그러나 어떤 리더들은 얼마의 수업이 지나도 파트너로서 조화되지 못할 수 있다. 만약 차이점을 논의하는 동안 상호간 존중하지 않는다면, 다른 협력자를 찾아야 할 것이다. 왜냐하면, 집단의 초점은 공동 리더십을 위한 훈련용이 아닌 구성원들을 위한 치료

이기 때문이다.

공동 리더십은 실제로 많은 이점을 가지고 있지만, 공동 리더들은 주의깊이 선택되고 조화되어야 한다. 학생들은 집단의 공동 리더십을 시도하기 전에 먼저 개인적인 리더십을 습득해야 한다. 공동 리더십을 다루는 사람들은 어려운 일에 대비하여 피드백에 반응하고, 일반적 토대에서 함께 일할 수 있는 주제를 토론하기 위한 시간을 가져야만 한다.

결론

두 번째 회기에서는 작업치료사가 집단을 계획하고 이끄는데 그들이 지도해 왔던 작업치료사의 이론적 틀 6개 정도를 다시 살펴볼 것이다. 그러나 학생들은 종종 경험과 관련있는 경우에 이론을 잘 이해하므로, 먼저 집단을 이끄는 방법을 배우기를 제안한다. 그들은 동료의 집단들을 이끌어나가면서 기술을 연습해볼 수 있다.

집단 리더십의 7단계가 이론적 틀 없이 묘사되었다 하더라도, 접근방법이 전혀 이론적이지 않다고 여겨서는 안된다. 이 접근의 이론적 기반은 클라이언트 중심적이고 인지행동 준거 틀의 구성요소들을 가지고 있다. 이것은 계층적인 순서 안에서 발달하는 것으로 보여질만한 단계들의 순서를 가지고 있다. 이 접근방식과 작업치료 집단에서의 적용은 이후 장에서 논의될 것이다. Cole의 7단계 접근은 클라이언트들에게 모두 적용하라는 것은 아니고, 다양한 클라이언트들의 목표 또는 이론적 틀을 반영하는 다양한 방법으로 적용될 수 있는 것이다.

참고문헌

Allen, C. (1999). *Structures of the cognitive performance modes.* Ormond Beach, FL: Allen Conferences, Inc.

Allen, C., Earhart, C., & Blue, T. (1992). *Occupational therapy treatment goals for the physically and cognitively disabled.* Bethesda, MD: American Occupational Therapy Association.

American Occupational Therapy Association. (2002). Occupational therapy practice framework: Domain and process. *American Journal of Occupational Therapy, 56*, 609-629.

Egan, G. (1986). *The skilled helper* (3rd ed.). Monterey, CA: Brooks/Cole.

Lessler, K., Dick, R., & Whiteside, J. (1979). Stages of cooperation: Co-therapy viewed developmentally. *Transactional Analysis Journal, 9*(1), 67-73.

Lewin, K., & Lippitt, R. (1938). An experimental approach to the study of autocracy and democracy: A preliminary note. *Sociometry, I*, 292-300.

Lewin, K., Lippitt, R., & White, R. (1939). Patterns of aggressive behavior in experimentally created social climates. *Journal of Social Psychology, 10*, 271-299.

Mosey, A. (1981). *Occupational therapy: Configuration of a profession.* New York: Raven Press.

Pfeiffer, J., & Jones, J. (1973). *Reference guide to handbooks and annuals.* La Jolla, CA: University Associates.

Pfeiffer, J., & Jones, J. (1977). *Reference guide to handbooks and annuals* (2nd ed.). La Jolla, CA: University Associates.

Posthuma, B. (2002). *Small groups in therapy settings: Process and leadership.* Toronto: Little, Brown & Co.

Rider, B., & Rider, J. (2000). *The activity card book for mental health.* Kalamazoo, MI: Author.

Stevens, J. (1971). *Awareness.* Moab, UT: Real People Press.

Yalom, I. (1995). *Theory and practice of group psychotherapy* (4th ed.). New York: Basic Books.

Chapter 2

집단 역동의 이해

UNDERSTANDING GROUP DYNAMICS

집단 역동에 관한 지식은 행동과학자들이 집단의 작용에 대한 이해를 도우면서 60년 넘게 발전해왔나. 이 지식의 바탕은 여러 이론적 기초를 가지고 있다. 정신분석학, 실존주의, 행동, 인지 행동 그리고 최근 것으로는 체계 이론이 있다. 1970년대 중반 패러다임 변화는 집단 역동에 대한 연구에서 시작되었다. 오래된 이론들은 새로운 이론들과 모델들에게 도전을 받게 되었고 재조명되었다. 이 장에서는 새로 추가된 대표적인 이론에 대한 개요와 기존의 이론들을 설명할 것이다.

연구되고 있는 집단의 언어적 본질 때문에 이러한 이론들을 바탕으로 인구에 관한 몇개의 가정들(assumptions)이 만들어 지고 있다. 비기능적인 집단이라도 언어적 기술을 가지고 상호관계의 가능성이 있는 구성원들이라면 역동을 좀 더 쉽게 설명할 수 있다. 구성원들에게 충부한 자율성을 주고 선택하게 하는 가정은 그 역할들이 더 분명해진다. 세 번째 가정은 구성원들이 자기이해와 상호작용 능력을 키움으로서 자기향상을 하도록 본질적으로 동기부여를 받는다는 것이다. 모든 가정들은 chapter 3에서 묘사되는 클라이언트 중심의 접근과 일치된다.

집단 역동은 구성원들의 상호관계에 영향을 주는 힘으로 정의될 수 있으며 결정적으로 집단 결과에 영향을 준다. 이것은 작업치료사가 집단 중재를 계획하고 실행할 때의 힘을 이해하는데 중요하다. 집단 발달의 예상되는 발달단계가 있고, 서로 다른 단계들에서 다른 활동에 적절히 반응할 것이다. 리더가 집단 발달에 대한 단계를 인식하는 것은 활동 선택에 영향을 준다. 우리가 집단을 디자인하고 리드하는 것은 다양한 역동에 대한 이해와 인식의 영향을 받는다. 이 장에 포함 될 역동들은 집단 절차, 집단 발달, 집단 기준과 역할, 클라이언트의 문제 행동, 집단의 종결 등이다.

집단 구성원 경험은 이번 장에서 강조하였고, 학생들은 다른 조건의 집단에서 클라이언트가 얻게 될 경험이 무엇인지에 대해 알게 될 것이다. 작업치료 전공학생들은 구성원 경험을 통해 더 관찰력 있고, 다른 사람과 공감 할 수 있는 집단 리더가 될 수 있을 것이다.

집단 절차

우리는 이미 집단 리더십 단계의 절차에 대해 토의하였다. 집단에 기초가 되는 절차에 대한 이해는 치료사와 치료 집단에 필수적이다. 이것은 구성원들의 동기와 느낌을 우리에게 제공하고, 치료사가 이러한 것들을 클라이언트들이 느낄 수 있도록 만드는데 도움이 되고, 그들의 건강과 집단 기능에 영향을 준다. Irvin Yalom(1995)는 정신치료 집단의 절차에 대해서 정리하였다. 절차의 이해는 부정으로부터 시작되되 절차 자체가 내용은 아니다. 집단에서의 내용은 무엇을 했고 무엇을 말했느냐이다. 예를 들어, 집단은 연필그리기를 하고 구성원이 가진 직업과 그것을 좋아하는지에 대한 주제로 토의를 한다. Bob은 자신은 목수인 것이 좋다고 말하고, Sarah는 선생님인 것이 싫다고 말한다. 절차는 과거나 최근에 구성원들의 일을 포함하지 않는다. 중요한 것은 지금 집단 안

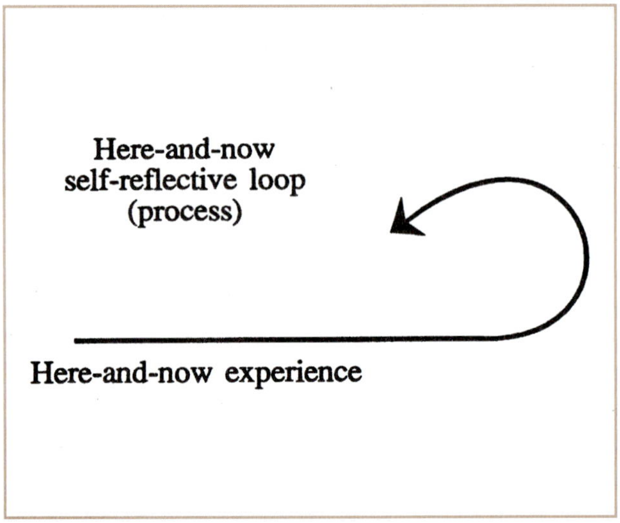

그림 2-1 Yalom의 자기-반사적 고리

에서 어떤 일이 일어났고, 구성원들 사이에 어떤 일이 일어났는지이다. 절차는 참가자들 사이에서의 관계와 관련이 있다.

Yalom에 따르면 집단 절차(process)는 두 부분으로 나누어 진다. "사람 사이 학습의 강력한 치료적 요인을 움직임에 정해둔다면, 집단은 절차를 인식하고 검토하고 이해해야 한다. 이것은 스스로 학습되어야 한다; 이것은 고유의 처리방법을 공부해야 한다; 순수한 경험을 넘어서야 하고 그 경험 통합에 스스로 적용시켜야 한다(Yalom, 1995, p. 129). 그래서 절차는 처음 경험이 되고, 이후 "자기-반사적 고리"를 수행해야 한다. 이전 장에서의 "절차" 단계는 단순화된 자기-반사적 고리를 나타낸다(그림 2-1). 구성원들은 그들이 리더와 서로에 대해 어떻게 느꼈는지와 경험했던 활동에 대한 느낌에 대해 대답해야 한다. 이것으로 절차에 대한 비평이 시작되며, 가끔은 감정적이라는 것이 중요하다. 이것의 목적은 구성원들이 집단 경험을 계속적으로 유지하여 일반화되고 적용될 수 있는 인지적 틀을 세우는 것이다.

절차에 대한 비평은 주로 치료사의 책임이다. 이는 리더가 할 수 있고 참여자들에게 요구할 수도 있으나, 그들은 집단에 필요에 따라 중재의 방향을 선택해야 한다.

예시

과제 지향적 집단에서, 작업치료사는 다음 활동에 대한 계획을 세울 수 있는 시간을 가진다. 집단은 빠르게 계획을 세울 것이다. 월요일의 계획은 병원에서 네블럭 떨어져 있는 가게에서 종이, 끈, 막대기 그리고 페인트를 사기 위해 걸어가는 것이었다. 이런 계획은 다음 두 회기 동안 세워질 것이다. 7명의 구성원이 집단에 모이고, 걷기 위해 준비하고, 자켓을 입고 신발을 신어야 한다. Hannah(63세)는 집단의 가장 연장자로 상태가 좋지 않아 활동하는 것을 거절한다. 23세의 Dave는 치료사한테 Hannah가 걸을 수 있을 만큼 건강한지 물어보았을 때 의학적으로는 괜찮다고 하였다. Dave는 Hannah를 "움직임도 느리고 아무것도 못하는 불평가"라고 말한다. 다른 구성원들은 Dave의 버릇없는 행동에 대해 나무란다. 그리고 열띤 논쟁이 잇달아 일어나고, 그로 인해 계획을 완수하는데 너무 늦어버렸다.

내용

작업치료 리더로서, 당신은 이 집단을 어떻게 이끌어 나갈 것인가? 처음에는 내용을 정의하는 것이 도움이 된다. 명백한 경험은 무엇인가? 집단은 계획한대로 가게에 가기 위한 준비를 한다. 계획은 Hannah가 가는 것을 거부하면서 제대로 수행되지 못했다. 어떻게 말로 표현될까? Dave는 Hannah을 비난했다. 다른 구성원들은 Dave의 무례한 행동에 말로 공격을 했고, 그는 다시 맞받아친다. 집단 안에서 큰소리가 오고 가면서, 노인을 위한 예의의 미덕이 논의된다.

절차

절차는 내용에 의해서 함축하고 있는 것을 포함한다. 치료사는 다음에 나올 가능성들에 대해 고려한다.

- Hannah는 관심을 원해서 수동성을 선택한다. 아마도 그녀의 거부는 집단을 조정하기 위해서이거나 자신의 병에 대한 관심을 받기 위한 일반적인 방법이다.
- 다른 구성원은 그들의 계획이 실패하게 되어 좌절하고 비난할 다른 사람을 찾는다.
- Hannah가 비난을 받지만, 그녀는 너무 약하고 쉽게 상처받는 것처럼 보인다.
- Dave는 성질이 급하고 공격적으로 좌절을 표현한다. 아마도 공격적인 것은 그가 일반적으로 좌절을 다루는 방법이고, 그에게 가끔씩 문제를 일으키는 버릇 아니면 자신이 죄책감을 느끼고 벌을 받을 방법을 찾고 있을 수도 있다.

- Hannah의 게으름으로 발생한 집단의 좌절은 Dave를 희생양으로 만들었다. 희생양은 집단에서 비난을 받는 상징이며, 이는 어떤 일이 일어났을 때의 책임을 피하기 위해 생겨난다.
- 집단은 활동이나 걷는 것을 피하길 원했을 것이다. Dave와 Hannah는 그들에게 과제 중심적 문제해결을 하는 것을 피할 구실을 제공했다.

이해되기 위한 필요성

어떤 가정이 맞는가? 그들 모두인가? 일부인가? 치료사는 이때 이러한 절차를 집단에게 이해시키기 위해서 어떻게 개입할 수 있는가? 치료사가 그들에게 첫번째로 질문해야 하는 것은 "이 집단에서 진짜로 필요한 것이 무엇인가?" 이다. 여기에 해결을 위한 몇가지 방법이 있다.

- 첫 번째로 필요한 것은 Dave를 "논쟁거리"에 내놓는 것이다. 그는 무례하고 공격적이므로 다른 사람들에게 좋은 표적이 되지만, 사실 이 좌절된 문제의 직접적인 원인은 아니다. Dave가 도움을 받지 않는다면 집단에서 퇴출당할 것이고 결국에는 화가나고 상처를 받을 것이다. 희생양이 되는것은 치료적 경험이 아니다. 치료사는 Dave에게 그의 행동이 다른 사람에게 이러한 반응을 일으키게 했다는 것을 알리고, 그 스스로 뉘우치도록 해야 한다. 또한 치료사는 집단의 구성원들을 위하여 Hannah에 대한 그들의 느낌을 토론하도록 한다. 그들이 왜 그녀를 비난하기를 두려워하는지 이해해야 하고, 어떻게 Dave와의 싸움을 중단하는지, 무엇이 논쟁을 피하도록 하는 것인지 찾아야 한다.
- 치료사는 아마도 Hannah의 조절에 대한 문제를 설명하길 원할 것이다. 무엇이 진짜 그녀에게 필요한 것이고, 어떻게 그들을 적절히 이끌어 나가는지? 다른 사람이 그녀의 병을 다룰 때 그녀가 그 사람을 통제하는 패턴을 아는 것은 치료적인 변화에 있어서 도움이 되는 시작 단계가 될 수 있다. 그녀의 새로운 목표를 성취하도록 구성원들이 함께하는 것은 또 다른 중요한 문제가 된다. 그들은 왜 그녀가 이러한 조절을 하도록 두어야 하는가? 그들이 얻을 수 있는 목표는 무엇인가? 왜 그들은 Dave 대신에 그녀를 제외시키지 않았을까?
- 마지막 문제는 과제에 대한 집단의 과제이다. 그들이 선택한 활동에 대해 그들이 어떻게 느끼고 있는지, 그들이 정말로 이 과제에 대해 노력하려고 하는지, 하지 않기 위해 변명거리를 만들고 있지는 않는지, 무엇이 집단의 선택이었는지, 그들을 만족시키기 위한 다른 방법이 없는지, Hannah가 활동하기 싫어하는 것에 대해 그들의 역할이 무엇이었는지?를 아는 것이 중요하다.

만약 집단이 실패의 경험을 배운다면, 이것은 작업치료사의 가이드가 그들에게 있어 문제의 해결을 위해 필요하다는 것을 인식시키는 사건이 될 것이다. 집단이 과제를 완수하기 위해서는 대안적인 해결방안 또는 양보가 필요하다. 학습은 좋지 못한 결과의 원인에 대한 집단의 반응효율성에 의존한다. 작업치료사는 다음 과제에서 실패의 반복을 피하는 쪽으로 집단의 방향을 가이드해야 한다.

집단 절차의 발견

집단 절차에 대해 배우는 방법 중 가장 좋은 것은 경험하는 것이다. 그러므로, 학생 집단의 경험으로부터 진짜 예시를 사용하는 것이 가장 좋다. 경험을 평가하기 위하여 워크시트 2-1을 사용하시오.

그 집단은 적극성 연습을 시행하였다. 모든 구성원들은 익명으로 카드에 상황을 쓰고, 테이블 가운데에 있는 바구니에 넣었다. 구성원들은 카드를 집어서 읽고, 카드에 묘사된 상황에 대처하기 위해서 어떻게 할지 말을 하였다. Mary는 카드를 골랐고, 그 집단에게 읽어주었다. "현장경험에서 나는 2명의 클라이언트와 함께 일을 하였는데 그 중 한명이 울기 시작하였다. 나는 그녀가 왜 우는지 몰라서 두 클라이언트들을 클리닉에 남겨둔채 간호사를 찾기 위해 복도를 뛰어 내려왔다. 그 후 나는 두 클라이언트들 만을 남겨둔채 내려왔다는 이유로 감독관이 나를 나쁘게 시켰다는 것을 믿을 수 없었다." Mary는 어리둥절 해 하면서 당신이 무엇을 해야 할지 어떻게 예상합니까? 당신은 단지 학생입니다." 라고 말했다. 다른 구성원 M은 "어떻게 학생이 그렇게 멍청합니까? 만약 그녀가 어떻게 해야 하는지 몰랐다면, 작업치료를 하지 말았어야 합니다." 라는 의견을 제시했고 또다른 구성원 Susan은 "그러나 나도 그 감독관과 같이 있었는데 정말 고집불통이고 참견이 심했습니다." 그 후 몇몇 사람들이 감독관의 부당한 행동에 말하기 시작했다. 그 중 Laurie는 Maureen에게 동의 하면서도 "네, 그러나 학생도 좀더 잘 알아야 합니다." Roberta는 이 토론을 조용히 듣고 있었고 회의가 끝날 때가 다가올수록 고민에 빠졌다.

워크시트 2-1

내용-절차 반응

Content-Process Reaction

방법: 집단 회기에 참가한 후 이 질문에 답하시오.

Ⅰ. 내용

A. 활동을 간단히 설명한다.

B. 어떤 주제를 가지고 토의를 하는지와 3명의 참가자에 대해 설명한다. 만약 3명 이상이라면, 당신이 중요하다고 생각하는 3명을 선택한다.

1. 사람:
   주제:
   다른 사람이 제공한 피드백:
   대략적인 시간의 길이:
2. 사람:
   주제:
   다른 사람이 제공한 피드백:
   대략적인 시간의 길이:
3. 사람:
   주제:
   다른 사람이 제공한 피드백:
   대략적인 시간의 길이:

Ⅱ. 절차

A. 집단에서 당신이 개인적으로 경험했던 3가지 느낌을 적어라. 누구에게, 어떤 느낌들이 선택 되었나?

1.
2.
3.

B. 말에 의한, 말에 의하지 않는 행동의 관찰에 근거하여, 집단의 절차에 대한 가설(가능한 설명, 해석)은 무엇이 있는가?

1.
2.
3.
4.
5.

C. 위의 가설에 기초하여 어떠한 치료적 중재를 만들어야하고 이유는 무엇인가?

표 2-1	집단 발달에 대한 여러 이론들 비교					
이론가	연도	집단의 시작				집단의 끝
Bion	1961	무리		싸움		결합
Schutz	1958	포함		조절		영향
Tuckman	1977	형성	기준	격동		수행
Yalom	1985	순응		투쟁	응집	성숙
Poole	1983	여러 순서, 싸이클, 중간지점; 여러 활동 통로				
Gersick	1984	첫 만남	단계 1	중점 변화	단계 2	결과

집단 발달

집단 발달은 처음부터 끝까지 그들이 지내온 과정단계이다. Tuckman, Bion, Schutz, Yalom, Poole, Gersick 등의 이론가들은 집단에 다음과 같은 점에 영향을 미쳤다(표 2-1). 각 단계에 대한 특징을 아는 것은 치료사가 문제를 해결하는데 도움을 주고, 활동들에 대해 집단이 어떻게 반응할 것인지 예측하는데 도움을 준다.

전통적인 연구가들(Bion, Schutz, Tuckman, Yalomn 등)은 예상 가능한 단계들의 연속을 통해 모든 집단의 절차를 제안한다. 많은 이론들은 이러한 단계들이 무엇이고, 모든 것들이 비슷한 특징들을 가지고 있다고 제안하였다. 리더에게 자립, 목표 구조를 찾는 시작의 첫 단계가 있다. 다음은 투쟁의 단계로 우세한 것에 대한 싸움과 리더에 대항하는 반항이 있다. 이 투쟁에 대한 해결로 사람 사이의 조화와 친밀함이 나타났고, 이것은 발작덕 및 응집덕이라고 한다.

새로운 이론가들(Poole, Gersick)은 전통적인 단계 이론들에 대해 반하여 결정을 이끌어 내는 것과 행동이나 소규모의 집단 의사소통의 절차에 대한 연구를 하는 체계 이론을 사용하는 경향이 있다. 집단 발달에 대한 우리의 지식은 치료 집단, 교육 집단, 자연적 집단, 실험실 집단의 관찰을 포함하는 연구들이 모여서 생긴 것이다. 발달에 대한 최종 결과는 높은 응집력과 집단의 목표에 대한 실행을 통하여 성숙한 활동을 하는 집단이다. 이러한 결과는 기존의 이론가나 새로운 이론가들 모두가 공감하는 것이다. 응집력은 작업치료 집단 리더가 바라는 것과 같이 가장 이상적인 것이다.

Tuckman

Tuckman(1965)는 집단 발달에 대한 4가지 단계의 이론을 요약하여 중요한 결과물을 발표하였다.

1. 형성(forming)
2. 격동(storming)
3. 기준(norming)
4. 수행(performing)

그는 이러한 단계들이 집단의 과정과는 상관없는 방법으로 일어난다고 믿었다(예: 짧은 기간의 집단은 빨리 해결하기 위한 문제해결 단계를 요구). 그러므로, 발달의 정도는 사용가능한 시간에 맞게 조절되는 경향이 있다. 그의 초기 단계(형성)는 시작을 포함하고, 집단 과제에 대한 테스트나 지도를 위한 리더의 의존성을 포함한다. 격동은 집단 구성원들이 과제, 역할, 리더에 대항한 집단 구성원 사이의 투쟁을 말한다. 기준은 소화되어 지면서, 구성원들은 받아들이고 투쟁을 피하는 동안에 다른 이들을 믿게 되는 단계이다. 수행 단계에서는 투쟁이 개방적으로 토론되고 해결될 수 있도록 한다. 수행 집단은 치료적 변화와 성장을 도와주는 지지적·감정적 환경 안에서 서로 효과적이다.

Bion

Bion의 연구는 3가지 단계로 쉽게 정리되어 있어서 자주 인용되고 있다.

1. 무리(flight)
2. 싸움(fight)
3. 결합(unite)

그는 치료적 관점보다는 과제에 대한 협의적 관점에서의 집단 행동에 주목했다. 집단은 어떤 문제나 치료에 대한 도피를 보인다. 구성원들은 이 단계에서 더욱 친밀한 감정적 반응을 위해서 무리를 만드는 경향이 있다. 싸움단계는 리더에 대한 도전을 표현한다(구성원 간 리더의 라이벌로 대신 희생이 된다). 결합은 이러한 두 감정적 상태에 뒤따른다. 이것은 상대적으로 봤을 때 감정적으로 안정적인 집단에 구성원들을 두게 된다. Bion의 업적은 조직과 산업의 장에서 생기게 되었음에도 불구하고 치료적 집단 안에서 많은 업적을 보였다. 이것은 목표가 치료적인 과제를 초점으로 하기 때문에 아마도 작업치료 집단에 적용할 수 있을 것이다.

Schutz

Schutz(1958)의 이론은 앞서 소개된 이론과 유사한 반면, 사람 관계에 초점을 두고 있다. 그는 모든 개인이 3가지 상호간의 요구를 가진다고 말했다.

1. 포함(inclusion)
2. 조절(control)
3. 영향(affection)

이러한 요구는 가족내의 아이들의 요구와 같고, 둘 이상의 사람 관계에서 일반적으로 나타난다. 다른 말로, 집단들은 사람사이의 관계와 마찬가지로 상호간의 관계에서 같은 단계를 보인다. Schutz의 단계는 개인 및 집단의 특성을 모두 포함한다.

포함 단계

이 단계에서 개인은 다음 사항을 받아들여지는 것에 대해 관심을 둔다. "내가 어디에 맞나? 내가 중요해질까? 존경 받을 수 있을까? 스스로 할 수 있을까? 리더가 나에게 어떻게 반응을 할까?" 관찰되어지는 집단 행동은 말 많이하기, 집중끌기, 세력형성, 개인의 자기중심적 행동이다. 구성원들은 서로의 말을 들으나 진짜로 귀 기울여 듣지 않는다. 구성원들은 그들이 말할 때 다른 사람들보다 리더를 보는 경향이 있다. 이 초기 단계에서는 논리적인 접근이 지배적이다. 감정은 자유롭게 개입되지 못한다. 집단은 목표와 이론적 근거, 구조를 탐색한다. 리더는 이것에 대한 답을 찾아야 한다. 그것에는 서로를 평가하기 위한 여러 가지 시도들이 포함된다. 구성원들은 서로의 비슷한 점을 찾거나 다른 점을 무시하는 경향을 보인다. 그것은 누가 참여를 이끌어내지 못하는지, 제대로 하는지가 포함된다. 만약 구성원들이 계속 수동적이라면 그들은 집단 전체의 진행을 방해하는 사람이 될 수 있다.

조절 단계

Schutz의 조절 단계 또한 개인 및 집단과 관계가 있다. 개인은 "나는 힘과 권위로 견주어 보았을 때, 그 위치는 어느 정도인가? 얼마나 많은 영향을 가지고 있는가? 나에게 너무 많은 책임이 있지는 않나?" 라고 질문을 한다. 집단은 일반적으로 리더십 투쟁을 만들어 낸다. 한 때 모든 힘과 지식을 가진 리더(치료사)는 회의론적이고 불신적인 시각으로 보여진다.

만약에 리더가 리더십을 버린다면 무모하고 쓸모없는 싸움이 구성원들 사이에서 일어나게 된다. 구성원 중에서 리더가 되려고 하는 희생양이 있으며, 이러한 시도는 심한 비판과 무시를 받게 된다. 또한 구성원들은 집단의 구조와 리드 방법에 대해 동의하지 않고, 하위 집단을 만들 수도 있다. 이것은 리더에 대한 모순이다; 2살된 아이처럼 자율성을 갖고 싶다고 해도 리더의 도움과 보호가 필요하다.

작업치료사는 반항과 구성원간의 도전이 정상적인 것이고, 집단의 건강한 발전을 위해 필요하다는 것을 알아야 한다. 도전에 대해 준비하고, 개인을 비방하지 않아야 한다. 작업치료사는 도전에 대해 어떻게 대처할까? 여기 3가지 선택이 있다.

1. 리더와 같은 충고자는 자신의 리더십을 버리려는 경향이 있다. 그렇게 하는 것은 집단의 내부분열을 유발하는데 그것은 클라이언트를 다루는 것보다 스트레스를 더 받는다.
2. 지도자는 반항을 진압한다. 이런 경우, 치료사는 리더로서 집단에 대한 의존성을 촉진시킨다. 그러나 이러한 접근 방식은 집단의 발달을 방해하는 것으로 알려져 있다.
3. 민주적인 리더는 자신의 힘을 다 버리지 않고, 집단에게 리더십을 공유하도록 격려할 것이다. 이것은 Yalom의 접근법이다. 그는 집단은 자유와 결과에 책임지는 것을 경험할 필요가 있다고 말하였다. 그는 리더에게 포기하지 말고, 의견 차이에 대해 표현과 자신의 지식을 표현하는 것을 허락해야 한다고 제시하였다. 치료사는 "폭로하기"를 해야 하지만, 집단 구성원 중에 희생양이 생기는 것을 허락해서는 안된다. 치료사는 이상적으로 집단 본래의 모습을 유지하는 동안, 집단에게 투쟁을 해결하도록 하여 변화를 만들 것이다.

영향 단계

만약, 리더십에 대한 투쟁이 성공적으로 해결되면, 집단은 영향 단계로 진행된다. 이 단계는 "다른 사람들이 나에 대해 어떻다고 느낄까?, 우리 서로가 어떻다고 느껴질까?" 와 같은 생각에 초점이 맞춰진 집단 응집력 단계이다. 이 단계의 집단은 집단 안에서 감정적 투자와 긍정적인 느낌을 표현한다.

영향 단계는 치료 집단의 목표이다. 여기의 구성원들은 안전하고 소중하다고 느끼고 다른 사람을 믿는다. 이것은 구성원들이 성장하고 새로운 행동을 경험하는 것을 허락한다. 그들은 다른 사람을 가치 있게 여겨서 스스로도 가치 있다고 생각하게 된다. 이것은 진짜 이타주의이고 진정한 교감적인 인정이다. 구성원은 서로를 위해 그들 스스로의 자기-자각을 평가하는 것으로부터 오는 피드백을 받아들이고 서로를 돕길 원한다. 이것은 우리의 집단이 이 단계까지 도달하도록 도와주는 작업치료사 역할의 한 부분이다.

그럼에도 불구하고 영향 단계로 가기 위한 장벽이 있다. Schutz는 집단은 영향 단계로 도달하게 된 후에도 긴 연휴, 새로운 구성원, 오래된 구성원의 탈퇴, 리더십의 변경 등으로 인해 퇴행할 수 있다고 말하였다. 타인을 믿지 못하거나 사회와 사람 사이의 기술이 결여되어 있는 클라이언트들은 영향 단계로 넘어갈 수 없을 것이다. 불가피한 집단의 결말에 대한 예상은 다시 예전으로 돌아가는 것의 원인이 된다. 응집력은 낮아지고 결속력이 깨뜨려지면서 준비 단계의 투쟁이 시작된다.

Yalom은 Schutz의 이론적 집단 단계의 특징을 자신의 이론에 결합시켰다. 그는 Schutz의 단계 1을 안과 밖, 단계 2를 위와 아래, 단계 3을 가까이와 멀리로 칭하였다.

Yalom

그는 최근 업데이트한 심리치료 교과서에서 집단 발달에 대한 이전의 연구 결과를 통합하였다. 그리고 나중 단계에서 되돌아가게 되는 각 단계의 이슈를 인정하였다. 다음을 "발달 단계의 원초적인 윤곽"이라 말하고 있다.

- 순응(참여에 대한 머뭇거림, 의미 찾기, 의존성)
- 투쟁(지배, 반항)
- 응집력의 발달(초기 단계와 나중 단계)
(Yalom, 1995, pp. 293-307)

순응

Yalom은 집단에 참여하기 위한 목적에 대하여 구성원에 대한 집단 치료사의 준비는 작업치료 집단의 초기 발달에 영향을 줄 것이라고 하였다. 작업치료 집단에서 잠재적 클라이언트의 집단 전 인터뷰는 중재전략처럼 협력적인 목표를 결정하고, 집단 구성원에 대해서 토론하는 두가지 목적에 도움이 될 것이다. Yalom에 따르면 집단 초기 단계에서 클라이언트의 참여에 대한 머뭇거림은 각자의 목적이 어떻게 집단 구성원에 도움이 될까에 대한 이해와 직면했을때 생겨난다. 사회화는 치료적 집단의 진행에 방해가 된다. 구성원 크기에 따른 순서에 따라 그들이 수락과 승인을 찾기 위한 것처럼 포함 될지, 안될 것인지가 결정된다.

의존성은 초기 단계의 또 다른 특징으로 치료의 처음 단계에서 일어나게 되는 딜레마에서 벗어나고픈 욕구에서 생겨난다. Yalom은 집단 지도자들에게 적응 단계에서 치료적 기준을 만들기 위해서는 초기의 구성과 답의 필요성에서 이익을 받아야 한다고 하고있다.

투쟁

두 번째 단계로, 구성원들은 권력과 통제에 대해 집중하게 된다. 사회적 규칙들은 버려지고, 구성원들은 개인적 비평과 비난에 대한 자유로운 느낌을 갖게 된다. Yalom은 "조절을 위한 싸움은 모든 집단에 존재한다."라고 주장한다. 그러나 반항에 대한 갈등은 아마도 의식적인 절차는 아닐 것이다. 예로, 잠재적인 갈등은 집단의 침체나 권태를 만들지 모른다. 반항은 집단 활동의 장소 또는 시간과 같은 구조적인 것에 불만일 수도 있고 집단 내용중의 다른 측면일 수도 있다. 이러한 경우, 리더의 역할은 절차를 거치면서 갈등에 대한 지각을 증진시키는 것이다. 앞에 언급하였던 리더에 대한 적의는 갈등에 대한 분명한 표현이 될 것이다. 치료사가 적의와 비평적인 시각을 어떻게 조절하느냐가 집단 발달에 강력한 영향을 미친다.

응집력

응집력(cohesiveness)의 초기 단계는 이전 단계의 투쟁을 성공적으로 해결했을 때 나타난다. 이것은 집단 정신, 높은 사기, 서로에 대한 지지를 높이는 것으로 특징지어 진다. 구성원들 사이에서의 경쟁은 친밀함, 믿음, 무조건적인 승인을 하는 감정적 분위기로 대체된다. 구성원들이 자신 스스로를 나타낼 때, "과거의 범죄는 공공연히 발견되어진다"(Yalom, 1995, p. 302), 그리고 지난 회기에 표현되지 않는 감정들이 나타날 것이다. 그러나 초기 단계는 진짜 응집력이 아니다. 왜냐하면, 부정적인 것들이 억압된 것에 영향을 주기 때문이다.

성숙

긍정적인 것이나 부정적인 것을 모두 자유롭게 표현할 수 있는 것은, 집단이 응집력 혹은 성숙에 도달하도록 한다. 성숙한 집단은 "그들의 저항감에서의 각 구성원의 노력을 제외한 우세, 우월을 위한 노력이 나타나지 않는 긴장감 안에서의 진짜 팀워크"라고 표현될 것이다(Yalom, 1995, p. 303). 이것은 집단 응집력이 좀 더 발전된 단계이다.

Yalom은 집단 발달 이론에 대한 비평에서 단계간의 구별이 명확하지 않다는것을 제한점으로 말하였다. 다음 단계는 기간이 아니라 정확하게 발달 과제라고 이름지어 질 것이다. 연구는 같은 주제가 반복되는 것과 어떤 집단의 사건이 믿을 수 없을 만큼 집단 발달에 영향을 주는 것을 보여준다.

Poole의 다양한 연속 모델

이 모델은 이전의 집단 발달 단계 이론의 정당성에 대해 도전 하는 갱신된 접근을 포함한다. Poole은 그의 연구를 위한 집단의 의사결정에 초점을 두었다. 그는 집단의 의사결정이 아래와 같은 3개의 활동 진로에 따라 연합된 행동의 여러 형태를 만들어 낸다고 제시하였다.

1. 과제진행 활동들
   – 집단이 이것의 과제를 관리하게 함
2. 관련된 활동들
   – 구성원들 사이의 관계를 조절하거나 반영함
3. 총론적인 초점
   – 집단과 관련한 이슈와 논쟁거리를 포함함(논쟁, 투쟁 해결)

Poole 발달 이론의 중심은 구분점이다. 구분점은 변화와 변이의 개념이다. Poole은 다음과 같은 3가지 타입을 인정했다.

1. 정상(토론주제의 변화, 과제의 다른 부분들)
2. 지체(문제로 인한 좌절, 집단 문제 해결)
3. 분열(중요한 투쟁, 중요한 변화는 집단의 진행을 요구함) (Poole, 2003)

Poole은 모든 집단에서 뚜렷한 단계가 없다고 하였지만 다른 과제들이나 목표들 그리고 집단 구성원의 특징은 내용과 절차의 특별한 패턴을 만들어 낸다고 하였다.

Gersick의 집단 발달의 시간과 변이 모델

Gersick(2003)은 어떻게 그들의 기능이 시간에 따라서 바뀌는지 발견하기 위해 8개의 다양한 연구팀을 구성하였다. 그녀의 발견은 이전 단계의 이론들과 모순되지만, 대체적 구조물들로 그것을 대신하였다. Gersick은 대부분의 조직이 조직화의 연구를 실행하기 위해 팀과 같은 기능의, 불변의 일시적인 집단으로 구성되는 것을 초점으로 잡았다. 그녀는 변화의 기전을 설명하려고 노력하고, 환경적 우연성을 고려하는 대표적인 행동들로부터 집단 발달의 초점을 바꾸었다. 그녀는 광범위한 연구조사에서 집단이 행동의 광범위한 변화를 이용하는 동안에 관찰을 했다. "집단이 높은 일관성을 가지고 일하는 방법". 이 모델은 단계 1: 첫 만남, 단계 2: 중간점 변이, 과도기 단계 3: 완성으로 구성된다. Gersick의 이론은 "강조된 균형"으로 불린다(Eldrige & Gould 1972). 이것은 "획기적인 변화의 집중적인 혁명적인 기간에 의한 강조" 되어지는 정체성의 교대를 통해서 체계가 진행된다고 이론화되어 있다(Gersick, 2003, p. 62).

단계 1

집단 과정 중 앞부분은 첫 모임의 끝에서 생기는 방향에 따른다. 이 부분은 집단의 절차와 내용이 쉽게 형성될 수 있는 중요한 시기이다. 첫 모임 동안에 Gersick은 구성원들의 행동은 이전의 예상이나 약속된 조직(사회적·문화적 내용)과 관련 있는 내용, 그들의 특성(개인적 요소)에 대한 전략적 특징과 우선되는 행동들에 의해서도 영향을 받았을 것이라고 생각하였다.

중간점 변이

정해진 시간의 중간점에서, 집단들은 집단의 방향이 단계 2로 바뀌는 동안에도 변화를 겪는다. Gersick은 이것을 "문제가 있는 탐색과 보측"이라고 불렀고, 이것은 초기 형식과 외부의 경계선에 의해 가해진 압력에 대한 문제들의 인식으로부터 나온다고 했다. 집단 변이는 40~45세 정도의 사람들이 자신의 삶을 재평가하고 죽기 전까지 그들에게 주어진 시간에 대해 재정의 하는 Levinson의 "중년의 위기"와 비교된다

(chapter 8). 중간점 변이에서 과제가 끝나는 시간의 제한을 현실적으로 직면하고 페이스를 적절한 조절한다. 이상적인 결과는 현실적이고, 변경한 목표로 조절하기 위해서 내용과 절차에 변화를 준다.

단계 2

관성의 두 번째 기간은 변이 동안에 구체적인 계획을 실행하는 것에 초점이 맞춰진다. 절차는 집단이 단계 2 동안에 생성된 것들을 빠른 속도로 마무리하여 결론에 도달할 수 있도록 노력한다.

상황의 역할

단계 이론가들에 의해 설명되지 않았지만, 집단에게 미치는 환경의 영향은 Gersick의 모델에서 중요한 역할을 담당한다. 상황은 다음과 같은 3개의 중요한 기간에서 집단의 발달에 영향을 준다.

1. 집단의 디자인
2. 첫 모임
3. 중간점 변이

작업치료 기간으로 이동하면서, 집단을 위한 구성원들에 대한 작업치료사의 선택, 과제의 구조화, 외부적 근원으로부터의 집단을 위한 지원은 초기 집단 기능에 크게 영향을 준다. 집단의 첫 모임 때, 내용(과제와 목적)과 절차(상호관계의 형식과 반응)는 모두 다음 집단들에게 연속적으로 영향을 준다. 관성의 단계 동안에, 집단은 환경적 영향에 대해 적게 반응한다. 다음과 마지막 단계에서 집단은 외부의 영향에 의해 스스로 내보이는데, 이를 중간점 변이라고 한다. 집단 활동시간 동안 구성원들은 외부자원 및 요구를 알기 위해서 과제들과 충분히 친숙해진다. 그 일을 재계획하기 위한 기초에 대한 시도 또는 경계선으로 접근하기 위한 스트레스는 합리적으로 성공적인 결과를 생산하는데까지 페이스를 조절할 수 있는 동기를 부여한다.

작업치료와의 관련성

작업치료 집단 리더를 위한 Gersick 연구가 중요한 것은 초기 계획의 중요성을 인정하고, 첫 모임 동안에 치료적 형식을 세우기 위함이다. 두 번째로, 작업치료 집단 리더는 진행되고 있는 과제 집단들의 중간점 변이를 예상해야 하고, 이것을 이용하여 치료적이지 않은 형식들은 바로 잡고, 목표의 방향과 정의를 다시 내리고 긍정적인 결과에 대한 가능성을 증가시키기 위해 필요한 정보를 제공한다.

집단을 성숙하게 만드는 방법

작업치료사는 왜 집단 발달을 연구해야 하나? 거기에는 몇 가지 이유가 있다. 첫 번째, 집단의 성숙을 위한 진행에 대한 이해는 노력하기 위한 어떤 것을 우리에게 준다. 이것은 무엇이 성숙하고 응집력 있는 집단의 진짜 가능성인지 우리에게 보여준다. 치료사로서 우리는 집단이 성숙해지고 일하는 단계에 도달할 수 있도록 우리가 할 수 있는 모든 것을 해야 한다. Corey, Corey, Callanan, Russel(1988)은 절차의 속도를 높이기 위한 한 가지 방법은 구성원들이 집단으로부터 가장 많이 얻어 갈수 있도록 준비하는 것이라고 제시하였다. Corey의 지침서는 집단 실험에 참여하고 있는 학생들을 돕고, 우리에게 높은 기능의 클라이언트들을 위한 제안을 하였다. 몇몇 제안은 다음과 같다.

초점을 가짐

집단에서 당신이 무엇을 얻고 싶은지 생각하고, 어떤 문제에 대해 알아가고 싶은지 그리고 당신이 무엇을 만들고 싶어 하는지 바꾸는 것에 대해 생각한다. 각 집단에서 도움을 주기 전에 당신의 목표를 적어본다.

느낌에 대한 집중

집단은 감정적으로 무겁게 눌리는 개인의 문제를 알아가는데 좋은 기회가 된다. 이것은 가끔 개인의 성장을 위한 기회와 중요한 통찰력을 제공하는데 나타나는 감정이다. 집단은 감정을 검열하는 장소가 아니라, 오히려 감정을 흐리게 하는 장소이다. 느낌들이 회기 후의 회기를 억누르는 것은 결국에는 "집단의 흐름을 억누르기"가 된다(Corey, et al., 1998, p. 48).

활발한 참여자가 됨

당신이 만약 집단 안에서 활동적인 역할을 하게 되면 스스로를 가장 많이 도울 수 있다. 조용한 관찰자들은 집단 안에서 그들의 참여만큼이나 많은 것을 얻어가지 못한다. 그리고 다른 구성원들은 침묵이 판단을 하고 있는 중이라고 생각할 것이다(Corey, et al., 1998, p. 48).

피드백을 줌

긍정적이든 부정적이든, 다른 이들에 대한 직접적인 반응과 당신의 정직함은 집단의 믿음을 더 깊이 있게 할 것이다. 작업치료사는 클라이언트들에게 적극적인 피드백을 주는 직업이다. 이것은 작업치료 학생들이 다른 구성원들의 공손함과 공감의 방법으로 진실한 피드백을 제공하는 기술을 발전시키는데 효과적이다.

피드백을 열게 됨

집단에서 적극적인 피드백을 주는 기술이 서툰 사람도 있을 것이다. 누군가 정확하지만 무디게 반응한 경우, 자신의 기준 안에서 정당화하지만 그들의 피드백을 거절하게 된다. 이처럼 자신의 고유한 표준을 정당화하는데 방어하는 것은 자연스러운 것으로 피드백을 거절하게 된다. 집단에서 희생양을 방어하도록 하는 것 대신에 집단은 당신의 방어('나는 좋지 않다' 라는 생각에서 합리적이고 거절하고 부인하고 비평적인)를 발견하는 기회로 사용할 수 있다(Corey, et al., 1998, p. 51). 당신의 방어를 넘고 적극적으로 피드백을 사용하는 것을 배우길 시도해야 한다.

당신이 성취하는 것에 대해 책임감을 가져야 함

당신은 집단 안에서 자신 스스로를 나타내기 어렵고, 귀찮고 지루할 때, 다른 이들을 비난하기 쉽다. 집단을 비난하는 것 대신에 당신의 업무에 대한 스스로의 기여를 바라보고, 당신이 어떤 것을 좀 더 나아지게 만들 수 있는지를 생각한다. 당신은 집단 안에서 다른 사람들과 상호관계를 만들기 위해서 선택과 조절을 훌륭히 할 수 있다. 마지막 분석에서 당신이 성공하는 지는 당신에게 달려있다. Corey의 제시는 집단을 도울 수 있다는 믿음과 개인적인 행동이 응집력을 위한 것이라는 것이다. 작업치료사는 집단이 응집력을 가지는 방향으로 나아가는 것을 응원할 수 있는 처리 능력을 가진 여러 활동이 있다고 생각한다. 예를 들면, 구조화된 집단 활동은 "주고 받는 피드백" 이라고 불린다(chapter 12 참조).

두 번째로, 단계를 예측할 수 있기 때문에 집단 발달의 지식은 다음에 무엇이 올 것인지 우리를 준비하게 한다. 이것은 우리에게 발달의 각 단계에 맞는 적절한 작업치료 활동들에 대한 계획을 좀 더 잘 만들 수 있게 해준다. 예로 "신뢰의 원" 연습시, 팔짱을 끼고 뒤로 넘어가면서 다른 집단 구성원들이 잡아줄 것이라는 것을 믿는 활동은 좋은 활동은 아닐 것이다. 가장 좋은 계획은 아마도 집단의 발달 단계의 변화에 따라 변화되어야 한다. 예를 들어, 나는 학생 훈련 집단에서 집단의 회기를 6개로 미리 구조화하는 연습을 계획하였다. 집단은 조절 단계를 지나 발달이 되어, 가장 응집력 있는 친밀함의 수준에 도달한다. 그들의 앞서나감은 매우 표면적이어서 그들은 그것을 거절하였고, 그리고 어떻게 문제있는 관계를 구원할 수 있는지에 대한 방법에 대해서 토론하는 활동으로 수정하였다. 집단은 나에게 좀 더 깊은 레벨로 가기 위한 어떠한 것이 필요한지를 알게 한다.

집단 발달을 연구하는 다른 이유는 각 단계에서 리더의 역할이 달라지기 때문이다. 작업치료 리더인 우리는 예상되는 것을 알아야 한다. 만약 당신이 어떤 집단을 이끄는 학생이고 어느날 모든 클라이언트들이 당신에게 반발하기로 마음을 먹었다고 생각해본다. 이것이 집단에서 정상적인 절차인지 알지 못했는가? 기분이 어떠한가? 물질남용자를 위해 시간관리를 해주는 집단을 이끄는 학생은 이러한 클라이언트들의 반란에 직면했다. 예상치 못하게, 집단 몇몇 구성원은 정해진 활동을 하는 것을 거절했다. 강제로 활동하도록 하는 것 보다, 집단에서 어떤 것들이 좋고 나쁜지 토의하도록 토의 사항들을 바꾼다. 이 학생은 방어적으로 나오지 않았고(다행히도), 그들의 불평을 신중히 듣고 그들의 제안을 기록했다. 집단 발달이론은 이 학생에게 집단 구성원들의 반란에 대해 대처하는 가이드 라인을 제공했다. 그녀는 자신의 리더십 역할을 포기할 수 없다는 것을 알았고, 6명의 성인 여성들에 대항하여 그들이 원치 않는 활동을 시키지도 않았다. 그들의 이야기를 듣고 신중히 생각하고, 집단의 통합을 위협하지 않고 그녀도 위협하지 않는 방법으로 그녀를 동정하게 하였다. 다음 주에 그들은 다시 재미를 느끼고 열정적으로 활동을 성취할 수 있었다(그들 스스로 제시했던 것으로).

집단 단계를 알기

집단 발달의 단계에 대해서 배우는 좋은 방법은 몇 개의 회기 안에서 구성원이 참여하는 것을 반영하는 것이다. 만약 집단이 10주 동안 만난다면, 발달의 단계에 대한 자기-반영은 최소한 15회기 전까지는 시작하지 못한다. 만약 단계들에 대해 너무 일찍 논의된다면, 투쟁이 시작되기 전, 토의는 의미가 없을 것이다.

더구나 너무 세밀한 조사는 집단의 자기-의식을 만들 것

표 2-2 Schutz의 집단 발달 단계

Ⅰ. 포함-행동들	Ⅱ. 조절-행동들	Ⅲ. 영향-행동들
1. 구조화된 리더에게 의지함 2. 해결책을 찾을 때 리더에게 의지함 3. 합리적인 접근은 주제/의견/생각/감정을 회피하는 것/목표를 추구하는 것/집단의 생각을 지배함 4. 개인적인 행동은 집중 혹은 유머 피하기·웃는 사람의 지배·경험 전에 언급되어지는 것은 듣지 않는 것에 더욱 우세함 5. 유사성들을 찾음, 조화안에 있는 에너지는 "우리가 동의하는 것"을 찾음, 투쟁을 피함 6. 소속감에 대한 걱정·찬성, 용인될 것들만 말함, 리더와 눈마주치고 대화함 자주 변화를 가짐	1. 리더에 대한 반대감정 목적과·구조에 도전, 리더 스타일에 도전, 리더의 권위에 도전, 한계·역할들에 대한 테스트, 리더를 보호·승인에 대한 필요성 2. 집단을 깨어나게 함, 하위 집단들이 서로 다툼, 리더에게 불신을 보임, 구성원들은 집단을 무시하고 비평함 3. 집단 책임감 공유, 의존-독립 싸움, 구성원은 리더십 기능들을 공유함, 구조 안에서의 변화를 위한 제안과 과제 출현, 구성원들-리더의 출현, 경쟁, 협력적이지 않고, 주도권 장악, 리더는 집단의 요구 쪽으로 기울음	1. 느낌에 대한 초점 서로간의 느낌 표현, 리더에 대한 느낌 표현, 합의에 의한 인증이 나타남, 올바른 정직함이 구조적으로 표현됨 2. 다른 사람들 안에서 동료로 즐거워함, 한사람이 매력적으로 사랑한다고 느낌, 한사람이 매력적이지 않고 사랑하지 않는다는 것에 대해 관심을 가짐, 다른 사람을 도와주고 싶은 이타적인 욕구, 짜증을 나눔, 새로운 행동들을 탐색

이므로 이것의 흐름을 억제한다. 리더는 발달 단계들에 대한 토의시간에 집단에서부터 그들의 단서를 알도록 한다.

자기-학습도구와 같이 학생 집단 구성원은 각 단계의 특징들을 보고 그들의 행동이 집단 안에서 찾아지는지 살펴본다. 표 2-2는 이런 절차를 도와주는데 유용할 것이다. 행동들이 인지되었을 때, 누군가의 집단 안에 이러한 예들이 언급되어 진다. 일반적으로, 주어진 단계에서 3~4가지 행동들이 발견된다면, 이중 하나가 맞게 되는 것이다. 예를 들어, 나의 학생 집단 연구에서 "주고 받는 피드백" 연습을 하기로 계획되어 있었다. 만약 그들이 준비가 되면 몇몇이 질문하기로 했다. 그들은 그들 서로 간에 어떤 것을 말할 수 있을 정도로 충분히 알지 못한다고 불평했다. 그들은 나에게 그들이 아무것도 말할 수가 없으니 활동을 수정할 수 있는지에 대해 물었다. 몇몇은 정직하게 그들은 단지 "무엇을 만드는" 것을 할 뿐이라고 말했다. 다른 이들은 그들이 클라이언트에 대해서 적극적인 피드백을 줄 것이라고 이론적인 설명으로 맞섰고, 이것은 그들에게 약간의 실습을 제공했다. 나는 그들이 활동을 수정하도록 허락하지 않았지만, 그들의 불평과 두려움을 드러낼 수 있도록 허락했고, 그들이 제안할 수 있게 하였다. 정화와 예시들은 어떻게 적극적인 피드백을 줄 수 있는지 제시했다. 활동은 많은 짜증과 불만을 만들지만 "생각하는 것만큼 힘든 것이 아니다"라는 생각으로 끝이 났다.

위의 예시를 고려하여, 워크시트 2-2의 집단 발달 평가를 작성한다.

집단 기준과 역할

기준

모든 집단에는 기준들이 존재한다. 이것은 확실한 태도와 집단이 인정하는 행동의 표준들을 통합시킨다. 기준들은 리더에 의해서 말로 전해지거나 구체화될 수도 있고, 말로 전해지지 않고 행동과 구성원들 사이의 상호관계로 의미하기도 한다. 집단의 기준들은 그것이 발전되거나 구성원의 교체시 변화할 것이다. 기준에 대한 치료사의 인지와 집단에 의한 적용은 구성원들 안에서 관찰되어지는 행동을 좀 더 잘 이해할 수 있게 한다.

리더는 시간 약속을 지키거나 다른 사람의 의견을 존중하는 것과 같은 명확한 규칙을 만드는데 책임이 있다. 이것은 리더가 처음에 집단이 시작할 때 발표해야 할 것이고, 지속적으로 강요해야 할 것이다. 비밀유지는 집단들의 공통되고 명백한 기준으로 초기에 언급되었다. 이것은 집단 회기 동안 구성원들이 한 말이나 행동은 비구성원들에게 드러나거나 그들과 논의되어서는 안된다는 것을 뜻한다. 집단의 일

워크시트 2-2

집단 발달 평가

Group Development Evaluation

방법

첫 번째 칸에서 집단 안에서 있었던 사건들이나 6개의 다른 행동들을 기록하여라.
두 번째 칸에서는 이 행동들을 가장 잘 구분지을 수 있는 발달 단계를 정의하여라.

집단 행동들	단계
1.	
2.	
3.	
4.	
5.	
6.	

이 집단의 발달 단계는 ________________이다.

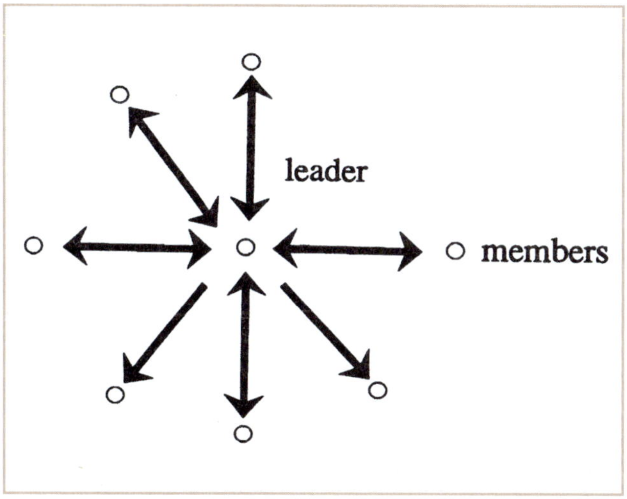

그림 2-2 리더-중심의 관계

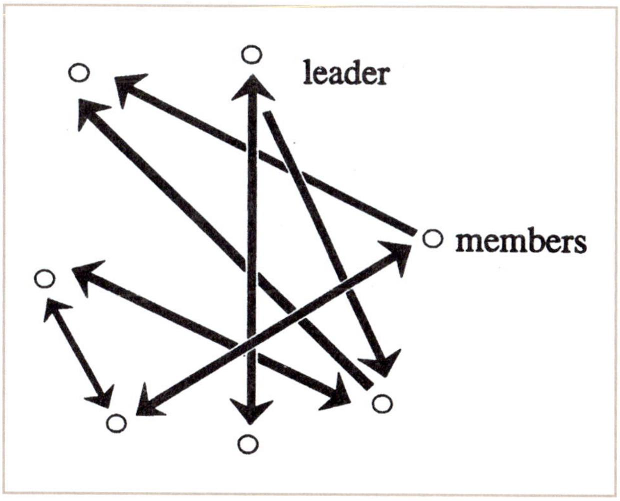

그림 2-3 집단-중심의 관계

을 비밀로 유지하는 것은 클라이언트와 치료사와의 관계의 연장이다. 클라이언트가 말하거나 한 것은 특별한 정보로 취급된다. 이것을 알게 되면 클라이언트들은 서로가 서로를 믿게 되고 집단에 조금 더 자기 자신을 드러내게 된다.

드러내지 않는 기준들은 말로 전해지기 때문에 더욱 파악하기 어렵다. 이것들은 집단의 인식을 넘어서 발생할 것이다. 이들은 집단에서 받아들여질 수 있거나 받아들일 수 없는 행동들을 통해서 이해됐을 것이다. 예를 들어, 투쟁에 대한 회피는 아마도 집단의 초기시작 단계에서의 기준일 것이다. 중요한 주제들은 금기시되고, 실망되거나 피하게 될 것이다. 기준은 모든 집단 안에서 치료적이거나 다른 방향으로 발달한다.

Yalom은 치료 집단의 기준들이 사회 집단들에서의 에티켓 규칙 역할들과는 근본적으로 다르다는 것에 초점을 두었다. 치료시, 구성원들은 자유롭게 관계를 맺을 뿐만 아니라, 각자와 리더에 관한 즉각적인 느낌에 대해 자유롭게 이야기할 수 있어야 한다. Yalom은 치료 집단의 바람직한 기준 및 형식을 "집단 안에서의 활발한 연계, 다른 사람을 판단하지 않는 수용, 자기-드러냄의 확대, 자기-이해, 변화를 위한 열망"이라고 묘사했다(Yalom, 1995, p. 117). 기준은 스스로 발전되지 않는다. 리더는 구성원들로부터 얻는 도움과 함께, 치료 집단의 기준을 형성하는데 영향을 미치는 것들을 이용해야 한다.

더구나 리더는 집단에 드러나지 않는 기준들을 면밀히 관찰해야 한다. 치료적이지 않은 기준을 이용한다는 것은 모든 면에서 반드시 경계를 해야 한다. 왜냐하면 한번 기준을 세워두면 이것은 바꾸기 어렵기 때문이다. 치료사는 기준을 형성하는데 중요한 영향을 미친다. Yalom은 치료사에게 두 가지 방법을 제시했다; 기술적 숙달자, 모델-설정 참가자.

기술적 숙달자 같은 치료사는 그들의 경험과 치료적 형식을 소개할 때의 지식과 그 이유에 의존한다. 치료사는 집단이 진행되면서 치료적이지 않는 형식들이 사라지는 동안, 치료적 형식을 만들어가기 위해 사회적 강화를 이용할 것이다. 예로, 집단 구성원이 리더에게만 말하도록 하는 패턴은 좋지 않다. 우리는 이미 이전에 리더에게 의존만 하는 특징은 집단의 초기 단계라고 배웠다. 이 관계의 대표적인 특징은 그림 2-2를 참조한다.

가장 초기 단계에서 리더는 몇 가지 방법들로 집단의 상호관계에 대한 기준을 세운다. 그들은 구성원들의 질문에 대답하기를 거절하고 다른 구성원에게 이것을 반영한다. 예를 들어, Mary가 리더에게 물었다. "우리는 무엇을 말해야 합니까?" 리더는 대답하지 않았지만 질문에 대한 반응을 보였다. "오늘 말하고 싶은 중요한 이슈는 무엇인가요?" 구성원들이 이것에 대한 생각을 말하기 시작할 때 치료사는 다시 묻는다. "Mary는 Sally의 생각에 어떻게 생각하나요?" 또는 "Sally, 왜 Bill에게 그의 의견에 대한 피드백을 주지 않지요?" 이 방법은 리더가 재치있게 그림 2-3과 같은 대화 방식을 만들어 가는 것이다.

구성원들은 리더에게 말하는 것뿐만 아니라, 각자에 대해서도 이야기한다. 이것은 상호작용하는 작업치료 집단을 만드는데 중요한 기준이다. 상호작용하는 작업치료 집단 구성원은 서로로부터 배우고 서로에게 피드백을 주는 기대를 할 수 있다.

이런 예로, 치료사는 기술적 숙달자나 모델-설정 참가자 같은 그들의 역할을 이용할 수 있다. 치료사는 집단 구성원 안에서 다른 사람에게 서로 상호작용하도록 가이드하고, 집단 구성원이 다른 누군가에게 묻고 질문하는 행동들에 대해 설명해준다.

자기-드러냄은 예상 행동들의 모델이 되는 다른 방법일 것이다. 그들의 느낌들을 공유하고자 구성원들에게 말할 때, 리더는 그들 자신의 공유로 인해 시작할 것이다. 치료사는 이전에 묘사된 상황을 언급하기 위해서 아마도 이렇게 말했을 것이다. "Maureen가 울고 있는 클라이언트가 무엇을 할지 모르는 것에 대해서 비평하였을 때, 나는 그 학생이 어떻게 느끼는 지에 대해서 궁금해졌다. 하지만 나는 이 상황이 익명으로 벌어졌고 나는 누가 이것을 썼는지 알 수가 없었다. 나는 이 학생이 그녀가 내보여지도록 억지로 시켜지는 것을 원치 않았고, 그녀가 진짜로 상처를 받을까 걱정스럽고 그녀가 공격을 받지 않게 보호해 주고 싶었다. 나는 '다른 구성원들도 이러한 생각을 가지고 있지 않을까?' 하고 생각했다." 이 예들은 몇 가지 예상들을 설명한다. 집단 안에서 감정의 자유로운 표현에 대한 기준은 두려움과 좌절에 대한 리더의 예상들에 의해 설명되어진다. "여기 그리고 지금" 의 초점은 집단에서 무슨 일이 발생했는지에 대한 다른 사람의 반응이 리더의 격려로 설명되어진다. 다른 한 사람에 관련된 치료사의 격려와 다른 누군가를 다치게 하는 구성원들의 비평을 허용하지 않는 것은 안전과 믿음의 기준을 세우는 것을 돕는다. 결국, 자기-표현 비평은 집단의 고유한 절차에 반영하도록 하고, 집단 안에서 자기-반영의 기준으로 장려된다.

이 예에서의 형식들은 Yalom이 치료적 기준으로 여겼던 것 중 몇 가지이다. Yalom이 제시하는 치료적 기준은 다음과 같다.

- 집단의 자기-반영
- 자기-드러냄의 장려
- 구성원들 간의 자유로운 상호관계 형성 장려
- 집단의 중요성 강화
- 구성원들을 변화의 대리인으로 여기고, 안전과 지원의 분위기 형성

기준들은 다른 집단들 안에서 반드시 바뀐다. 작업치료 집단에서 기준은 우리가 상대하는 클라이언트들과 우리의 준거의 틀에 따라 다양해질 것이다. 기준들은 발달의 단계들을 통해서 집단이 이동할 때 변화한다. 비평은 단계 1에서는 받아들여지지 않고 단계 2, 3에서 하는 것이 올바른 방법이다. 예를 들어, 투쟁에 대한 두려움은 보통 단계 1에서 나타난다. 그러나 단계 2에서는 집단 구조와 리더에 대한 비평을 하는 방법이 생긴다. 투쟁에 대한 형식은 단계 3에서 적극적인 피드백에 대한 수용의 기준이 생긴다.

만약 어떤 집단이 발달 진행되는 경우 기준들은 시간이 지남에 따라 도전을 받게 된다. 그렇게 하는 구성원들은 위험을 가지고 가게 된다. 위험들은 집단 안에서 당신이 공격받기 쉬워지도록 당신 스스로 들어나게끔 하고, 당신이 수용되어지고 지지되어 질 수 있는 기회를 가질 수 있게 하는 것을 포함한다. 위험 안에는 언제나 당신이 찾고 있는 반응을 얻지 못할 수 있는 기회도 있다. 예를 들어 "주고 받는 피드백" 에서의 매우 빡빡한 일정 이후에 Roberta는 그녀의 집단에서 공격적이고 협박적이라고 여기는 어떤 사람보다 오히려 상처를 받았다는 것을 집단과 같이 공유했다. 다른 구성원인 Jennifer는 Roberta의 조언을 듣고, 그녀는 신사인사인 척 하면서 다른 사람들은 영리하지 않다는 것을 느끼도록 "그녀를 내려다보기" 를 한다는 어떤 사람의 말에 의해 혼란스러웠다는 것을 공유하였다. Roberta와 Jennifer의 비평은 침묵을 만들었고, 이후에 집단은 끝이 났다.

Jennifer와 Roberta는 어떤 위험들은 가졌나? 어떻게 집단이 반응했나? 당신은 그들의 위험-획득 행동들의 결과로써 집단에 변화가 있어야 하는 것에 대해서 어떻게 생각하는가? 두 학생은 어떤 기준에 도전했나? 워크시트 2-3를 이용하여 집단 경험을 평가한다.

Roberta와 Jennifer의 예를 고려할 때, 집단 중 어느 누구도 행복하지 않다는 것은 명확하다. 그들은 다음 집단 회기 동안에 화가 나 있었고, 침묵했다. 집단은 집단의 상태를 위협하는 행동은 계속 무시하였을 것이다. 이 경우, 치료사는 몇 가지 판단을 반드시 내려야 한다. Jennifer와 Roberta는 집단의 반응을 다룰 만큼 성숙하고 안정되었는가? 아니면 위험을 감수하는데 지속적인 도움이 필요한가? 그 집단은 기준을 바꾸고 도전과 대립에 대처할 준비가 되었는가? 집단은 이것의 기준을 변화시키고 도전하고 투쟁할 준비가 되어 있

워크시트 2-3

기준 모니터링

Monitoring Norms

방법: 습득한 활동들 처럼, 각 집단의 경험 후에 다음의 것을 완성하시오. 당신의 비평은 개인적, 집단적 행동들을 설명할 수 있다. 그러나 여기에는 약간의 제시들이 있다: 착석 패턴, 집단의 형식과 구조, 시간, 침묵, 주제들의 토의, 대화 패턴, 감정의 표현, 절차의 토의 그리고 리더의 중재

집단에 의해 받아들여지는 3가지 행동을 열거하시오.

1.

2.

3.

집난에 의해 승인되어지지 않는 3가지 행동을 열거하시오.

1.

2.

3.

리더에 의해 세워진 3가지 기대를 열거하시오.

1.

2.

3.

이 집단에 대한 당신이 기대 3가지를 열거하시오.

1.

2

3.

어떤 (기준)형식들이 마지막 집단으로부터 바뀌었습니까? 어떤 (기준)형식들이 당신이 보기에 바뀌었습니까?

1.

2.

3.

는가? "주고 받는 피드백" 집단 연습에서(chapter 12, unit 3) 구성원들의 피드백은 익명이다. 구성원들이 그들의 말에 대한 책임을 수용할 수 있는 준비가 되는 시점인지, 익명의 안정성을 포기할 수 있는지? 리더의 중재는 집단 안에서 믿음의 수준이 민감해지는 동안에 Roberta와 Jennifer를 보호하고, 그들의 취약성을 보완해주어야 한다. 이러한 요소들을 고려하였을 때 가장 좋은 중재는 구성원들의 위험-획득 행동을 침묵하는 구성원들이 위험을 취하도록 용기를 심어주는 방법으로 사용될 수 있다. 오직 상처를 입히는 말을 쓰는 작가들이 자신이 드러날 수 있는 위험을 감수하는 것은 문제를 해결할 수 있고 토론할 수 있는 이슈이다. 구성원들은 이러한 절차를 통해서 보다 많은 것을 배울 수 있지만, 그 중에서 보살핌 안에서 비판적인 피드백을 주는 것과 치료적 변화를 만들고 성장할 수 있는 기회로써 비판적인 피드백을 받아들이는 것을 배운다.

역할

역할들은 구성원들이 그들 사이에서 집단의 일을 나눈 결과이다. 구성원들은 따라오는 사람, 시작하는 사람, 활력을 주는 사람 그리고 방해하는 사람과 같은 역할을 가지고 자연스럽게 집단을 이끌어가거나 리더에 의해 역할이 정해진다. 연구자들은 집단 안에서 좀 더 자주 역할을 맡게 되고, 그들의 기능에 따라서 구성되어진다. 어떤 사람이 집단의 대화 흐름을 유지하는 것을 돕는 동안, 어떤 역할은 집단이 과제를 수행하는 것을 도와주는 경향이 있다. 또 다른 역할은 집중 분산자 또는 독재자와 같이 집단 기능을 방해하는 경향이 있다. 치료사는 이러한 역할들을 인지할 필요가 있을 뿐만 아니라, 구성원들이 다양한 역할을 맡도록 도와주고, 집단에 해로운 역할들은 바꾸어 주어야 한다. 집단 구조에 놓여진 치료적 학습의 대부분이 다른 역할을 통해서 이루어진다.

집단 역할의 개념은 Kenneth Benne과 Paul Sheats 연구자들에 의해 1948년에 소개되었다. 그들의 생각은 집단의 리더십은 리더나 치료사가 단독으로 보여주는 것이 아니라, 모든 구성원들이 책임을 공유하는 것으로 본다는 것이다. 이들은 "집단 생산의 질과 양은 집단의 '책임' 이고, 목표들 쪽으로 향하는 요인들의 정렬은 성숙한 집단이 다양하게 공유될 수 있게 하는 것에 대한 모든 구성원들의 집단 책임"이라고 제시했다(Cathcart & Samovar, 1974, p. 180). Benne와 Sheats(1948)는 1947년 집단 발달에 대한 국립훈련연구실에서 있었던 연구에서 구성원 역할의 현재-기본적인 분류를 다음과 같이 발전시켰다.

- 집단 과제 역할
- 집단 생성과 역할 유지
- 개별적인 역할

집단 역할은 집단 안에서 행해지는 구조화된 방법 혹은 행동 패턴이다. 집단 역할들은 누가 그 안에 있는지 고려하지 않은 채로 남아 있으려는 경향이 있다. 그래서 한명의 집단 구성원은 집단 안에서 여러가지 역할을 맡을 수 있고, 구성원들은 그들이 원하는 것으로 역할을 바꿀 수 있다. 성격과 다른 사람들과 하는 역할들 사이에는 일반적으로 관계가 있기 때문에 구성원들이 자기 스스로를 찾을 수 있는 역할이 있을 수 있다. 그러나 역할은 저절로 변할 수 있으며, 성숙은 집단 역할의 다양성을 취할 수 있는 능력에 의해 평가되어진다.

집단 과제 역할들

집단이 할 수 있는 12가지 역할들은 다음과 같다.

1. 개시자-기부자: 새로운 생각을 제시하고, 문제에 대한 혁신적인 해결 및 특별한 절차와 새로운 방법을 구성함
2. 정보 탐구자: 사실에 초점을 맞추어 제안을 명확히 하기 위해 물음
3. 의견 탐구자: 존재하는 태도와 가치들의 설명 찾기
4. 정보 제공자: "자동적으로" 일반화 혹은 사실을 제공함
5. 의견 제공자: 믿음 혹은 의견을 진술함
6. 의견 대변자: 제안한 것들을 다시 말하고 예시를 제공함
7. 책임자: 여러 가지 아이디어들의 관계를 설명함
8. 확정자: 집단의 목표들을 존중하는 집단의 위치를 정의함
9. 평가자-비평가: 집단 기능의 어떤 기준으로 집단이 성취하도록 함
10. 활력을 주는 사람: 집단의 결정 또는 행동을 자극함
11. 절차상의 기술자: 재료를 분배하고 착석을 정렬하는 것과 같은 집단의 행동들에 의한 집단 움직임을 촉진함
12. 기록 담당자: 제안들과 집단 결정을 기록함, "집단 기억"과 같은 역할을 함

집단 형성과 역할 유지

집단 기능을 유지하는 7개의 지원적인 역할들은 다음과 같다.

1. 격려하는 사람: 다른 사람의 기여에 대한 수용과 동의 및 칭찬
2. 조화시키는 사람: 다른 구성원들 사이의 차이점 중재
3. 타협하는 사람: 집단 조화의 이해관계시, 그들의 위치 변경
4. 수호자와 촉진자: 대화의 흐름을 조절하고 다른 사람들의 참여를 촉진하여 대화가 지속될 수 있도록 함
5. 기준을 만드는 사람: 집단이 열망하는 이상적인 표준들을 표현함
6. 집단 관찰자와 논평자: 집단의 절차를 해석하고 비평함
7. 수행원: 다른 사람의 생각에 수동적으로 수긍하고, 집단의 움직임을 따라함

개별적인 역할

이것은 집단의 역할에 반하고, 개인의 필요에 의해 집단을 이용하는 것을 말한다. 이것의 역할은 집단의 기능을 방해하는 경향이 있다. Benne과 Sheats(1948)은 개인적 행동들의 범위(리더를 포함한)는 구성원들의 부적절한 집단 기술, 낮은 수준의 집단 성숙, 사기 또는 집단 과제의 부적절한 정의, 선택과 같은 다양한 집단 역기능의 징후라고 제시하였다. 저자가 정의한 8가지 역할들은 다음과 같다.

1. 공격자: 다른 사람의 상태를 작게 만듦; 행동, 다른 사람의 느낌들을 불만으로 표현; 집단과 집단 과제에 대한 공격 등
2. 방해자: 부정적이거나 완강히 저항하는 경향, 집단이 반대했던 문제를 유지하거나 이유와 상관없는 반대를 함
3. 인식-수색자: 자랑이나 과시를 통해서 스스로 집중을 유도, 통상적이지 않는 방법들로 행동 또는 남의 주목을 받는 것을 유지하기 위해 싸움
4. 자기-고백자: 집단적이지 않는 방향으로의 느낌들, 인식들, 이념들을 표현하기 위해 청중으로 집단을 이용함
5. 플레이보이: 농담, 냉소, 냉담을 통하여 참여의 분열을 보여줌
6. 지배자: 조종, 아첨, 권위적인 방향들로의 제시 또는 다른 사람들의 기여를 차단하여 집단을 독점함
7. 도움-수색자: 이유없는 불안, 개인적 혼동, 자기-가치 하락을 통한 집단으로부터 공감을 찾음
8. 특별한 흥미 중재자: 노동자, 주부, 노숙자, 작은 사업가처럼 사회적 이유(원인)의 고정관념에서의 그들 고유의 선입견을 덮어 둠

집단은 명백하게 집단 단계의 발달에 부분적인 기능을 한다. 대부분의 과제와 유지되고 있는 역할들은 덜 성숙되어 있는 집단보다 성숙한 집단에서 관찰된다. 진술되지 않는 것은 여러 가지에 따라 만들어진다. 모든 역할은 집단의 긍정적인 결과를 위해서 필수적이고 평등하다고 가정할 수 있다. 너무 많은 의견 제시자나 충분하지 않은 타협가들은 생산적이기보다는 혼돈을 유발한다. 충분히 기능적인 집단은 역할들의 균형이 필요하고, 구성원들이 서로 양립할 수 있는 역할들을 혼합하도록 해야 한다.

습득한 경험처럼, 구성원들의 역할을 분석하는 것은 도움이 된다(워크시트 2-4). 이것은 구성원들에게 어떤 역할들이 집단 안에서 취하는 경향이 있는지와 어떻게 집단이 결과에 기여하는지에 관한 피드백을 제공한다. 확장된 상호관계와 문제해결 및 의사결정을 요구하는 집단에서의 역할을 찾는 것이 가장 쉽다. 한 사람의 구성원이 여러 가지 역할을 취할 수 있다는 것을 기억해야 한다. 모두가 그들의 생각들을 쓴 후, 집단 구성원들은 그들의 답과 그들의 이유를 토의하고 비교해야 한다. 집단은 누가 어떤 역할을 하는지에 대한 일치된 의견에 도달한 후 확인해야 한다.

자기인식을 위해 자기역할 분석(워크시트 2-5)에서의 질문들은 집단 안에서 당신 고유의 역할에 대해 답을 해 줄 수 있다. 역할 안에서의 가변성이 성숙의 증거라고 고려되기 때문에 이것은 아마도 집단 모임 후에 새로운 역할들을 시도하고자 하는 구성원이 목표를 만들 수 있다.

클라이언트의 문제 행동

집단 내에서 특정 클라이언트의 행동은 집단의 기능을 방해하거나 심한 제한을 가져올 수 있다는 개인 역할의 토의에는 근거가 있다. 집단 역동의 인식은 리더가 이러한 특별한 문제를 다루는 방법을 아는데 도움을 준다. 예를 들면 독재자는 왜 독재가 필요한지, 어떻게 구성원들의 행동이 다른 집단 구성원들에게 영향을 미치는지 안다면, 치료적 중재의 형태는 결정되어질 필요가 있다. 종종 발생된 문제들은 리더에 의해 잘 다뤄질 수 있으며, 다른 사람들은 집단 활동이 효율

워크시트 2-4

역할 분석 활동

Role Analysis Exercise

방법: 당신의 집단이 끝난 다음에 몇 분을 투자하여 구성원이 다양하게 정의된 역할들을 수행하였는지 확인하시오. 당신의 선택을 지지할 수 있는 예를 제시하시오.

집단 과제 역할

역할	구성원 이름	간단한 설명 또는 행동
1. 개시자-기부자		
2. 정보 탐구자		
3. 의견 탐구자		
4. 정보 제공자		
5. 의견 제공자		
6. 의견 대변자		
7. 책임자		
8. 확정자		
9. 평가자-비평가		
10. 활력을 주는 사람		
11. 절차상의 기술자		
12. 기록 담당자		

워크시트 2-4

역할 분석 활동(계속)

Role Analysis Exercise

집단 건설과 역할 유지

역할	구성원 이름	간단한 설명 또는 행동
1. 격려하는 사람		
2. 조화시키는 사람		
3. 타협하는 사람		
4. 수호자와 촉진자		
5. 기준을 만드는 사람		
6. 집단 관찰자와 논평자		
7. 수행원		

개인적인 역할

역할	구성원 이름	간단한 설명 또는 행동
1. 공격자		
2. 방해자		
3. 인식-수색자		
4. 자기-고백자		
5. 플레이보이		
6. 지배자		
7. 도움-수색자		
8. 특별한 흥미 중재자		

워크시트 2-5

자기 역할 분석

Self Role Analysis

1. 집단에서 스스로 어떤 역할을 했는가?

2. 다른 사람들이 당신의 역할에 대한 행동을 보는 것이 같은가, 다른가?

3. 당신이 보통 집단에서 하는 행동과 비교하였을때, 이 집단에서의 당신 역할은 어땠는가?

4. 당신이 하고 싶은 역할은 무엇인가?

5. 어떤 비평들과 설명들이 새로운 역할을 맡는데 도움이 될 수 있는가?

적으로 이루어질 수 있도록 한다.

Yalom은 모든 클라이언트가 문제점을 갖고 있다고 하였으며, 실제로 클라이언트는 문제 해결을 위한 목적으로 집단 치료를 시행한다. 이곳에서 다루어질 문제 행동은 대화 독점, 주의력 획득, 침묵, 정신 이상 등이다. 이것은 집단 치료를 이끄는 작업치료사에게 각 클라이언트의 필요와 문제 행동을 다루는 기술을 향상시키는데 있어서 굉장히 중요하다.

이러한 문제 행동을 보이는 사람들은 집단 내에서 개인적으로 행동한다거나 집단의 진행을 막고, 다른 구성원들을 좌절시키기도 한다. 이러한 클라이언트들을 효과적으로 다루는 것은 치료사에게는 도전이 된다. 첫째, 치료사는 각각의 클라이언트의 개인 역동을 잘 알아야 한다: 이 클라이언트가 정말 필요로 하는 것은 무엇인가? 둘째, 치료사는 집단 치료의 본래 목적과 단결성이 유지되도록 전략을 세워야한다: 집단이 지금 필요한 것이 무엇인가? 리더는 이 클라이언트를 어떻게 다루어야만 집단이 치료적으로 기능을 지속할 수 있을까? 이상적으로는 클라이언트 개인의 요구와 집단의 요구가 만족되어야 한다. 그러나 리더에게 현실적으로 이것은 가능하지 않다. 만약 그 중 한 가지로 선택되었다면 클라이언트 개인이 만족하지 않더라도 치료는 유지되도록 해야 한다. 좋은 집단 치료사는 개인의 이득을 위해 집단 전체를 희생시키지 않는다.

독재자

Harry는 집단에게 화가 많이 났다. 그는 집단 치료의 목적을 들으려고도 하지 않고 활동에 참여하지도 않았다. "나는 유치원생 같은 이런 그림은 그리지 않을꺼야. 그리고 미안하지만 너(작업치료실습생인 리더)와 같은 어학생이 알콜중독에 대해 무엇을 알겠니? 내가 시립병원에 있을 때 그들은 나에게 그림을 그리게 하고 조각을 하게 했지만 이것은 나에게 하나도 도움이 되지 않았어...". 집단의 다섯 구성원들은 적막 속에 이런 이야기를 듣고 있었다. 그들은 전에도 Harry의 이러한 일상을 들었었다. 그렇다면 치료사는 이러한 Harry를 어떻게 다루어야 할까? 첫 번째, 두 가지 질문을 해보자. Harry에게 정말 필요한 것은 무엇일까? 아마도 그는 집단을 조절하고 집단의(리더의) 관심을 끌고, 자기 자신을 화나게 하는 문제를 피하는 것이 필요할 것이다. 그렇다면 집단의 구성원들에게 필요한 것은 무엇이었을까? 아마도 Harry의 "입 다물기"가 필요할 것이다. 하지만 침묵 집단은 독재자로 하여금 이를 조절하려 할 때 항상 동요하게 된다. 그렇게 되면 그들이 화나게 하는 이유 혹은 감정을 드러내기를 피하게 되고, Harry는 그들의 요구를 받아들일 지도 모른다.

이 예에서 Harry는 과제와 집단 리더의 가치를 감소화 시킴으로써 공격자의 역할을 하게 된다. 이 경우, 리더는 다른 집단 구성원들에게 호소하여 Harry에 대한 공격을 막을지도 모른다. "왜 당신들은 Harry가 이 집단을 독점하도록 하죠? 왜 당신들은 조용히 듣고만 있죠?"라고 묻는다. 그러면 다른 구성원들은 다음 문장을 완성하여 Harry에게 피드백을 주도록 할 수 있다: "당신이 그렇게 행동하면 저는 _____하게 느껴요". 이렇게 다른 구성원들이 그들의 당황스러움을 표현한다면 Harry는 다른 사람에게서 받은 부정적인 피드백을 통해 자신의 행동을 조절하는 것을 배울 수 있을 것이다.

침묵하는 구성원

침묵하는 행동은 집단 작업치료에서 종종 볼 수 있다. 활동적인 집단에서는 이런 클라이언트가 한 두 회기 정도에서는 인식되지 않지만, 결국은 집단 진행을 방해하게 된다. 왜 일까? 집단이 구성원의 침묵을 인식하였을때, 구성원은 침묵하는 구성원이 무엇을 생각하는지 상상하기 시작하기 때문이다. 이때 수동적인 구성원은 침묵에 대한 분노가 커져 "집단 안으로 자신을 포함시키지 않는다." 사실 말이 없는 클라이언트는 자신이 다른 사람들과 잘 어울리지 못하고, 집단에 잘 적응하지 못하므로 자신이 드러나는 것에 대해 두려워한다. 집단이 가장 원하는 것은 말문을 열고, 그 사람이 생각하고 있는 두려움을 진정시키는 것이다. 예를 들어, 학생 집단 안에 있는 Petty는 한 회기에 2~3마디 어물쩡거리는 것이 전부이다. Petty의 가장 큰 두려움은 주위의 관심을 받는 것이다. 그러나 집단 활동 안에서 상호간의 참여를 통해서 구성원들이 서로에 대해서 알아가게 되었을 때, 아무도 Petty에 대해 알지 못한다는 것이 분명해졌다. 두 명의 구성원이 결국, 수업이 시작된지 얼마되지 않았을 때 성난 모습의 그녀를 직면했다. 일단 시작되자 그녀는 계속 말을 멈추지 않았다: "나는 계속 너의 기숙사 생활의 문제점과 너의 남자친구에 대한 얘기를 듣고만 있었어. 그런데 난 통학을 하고 있어. 그리고 난 이 수업이 끝나면 오후에 일을 가야하고, 자정이 되어서야 집에 갈 수 있어. 주말엔 나는 몸이 불편한 엄마를 도와 집안 일을 해야 하고 같이 쇼핑하고 돈도 지불해야 해. 나는 너처럼 남자친구를 만나거나 숙제를 할 시간조차 없다고. 나는 다음 학기 학비를 어떻게 내야 할지 고민하고, 차를 수리할 돈을 어떻게 마련할지 고민하느라 너처럼 놀 궁리를 할 수 없다고. 나는 이 집단과 어떤 공통점이 없어도 화내지 않고 그저 들으며 많은 것을 배우고 있어. 그렇지만 내가 할 말이 없을 때 억지로 나에게 말하기를 요구하지 말아줘." 치료사는 집단이 반응하도록 둔 후에 그녀가 다르다는 이유로 혼자 내버려두기 보다는 그들과 Petty와의 공통점이 무엇이 있을지 찾아보도록 노력하라고 제안했다. Petty는 여전히 말이 없고, 다른 사람들과 분리되어 있음을 느끼는 것을 힘들어 했다. 그 "일"이 있은 뒤 집단은 더 이상 그녀를 방해되는 인물이라고 생각하지 않고, 그녀를 인정하고, 이해하고 그녀가 견딜 수 있는 정도에서 그녀가 포함될 수 있도록 협력했다.

주의를 끄는 행동

주의를 끄는 행동에는 다양한 형태가 있다. 대부분은 낮은 자존감과 그 사람의 가치의 외부적인 증거를 보여주는 것에 대한 필요성을 보여주는 상호작용의 자기중심적인 패턴을 보여준다. 우리가 논의할 3가지는 자기비하, 불평 그리고 자기도취이다.

자기 비하자

자기 비하자는 자신의 이야기를 계속적으로 한다. 그들은 자신을 항상 낮추고, 다른 사람이 자신을 인정해주는 것에 반응하지 않는 것처럼 보인다. Janice는 활동을 즐기고 작업치료 집단에서 치료사가 제안하는 것에 기꺼이 응한다. 그러나 그녀는 프로젝트를 끝냈을 때, 그것이 완벽하지 않았고 결점이 있다고 계속 이야기한다. 집단은 그녀에게 너무 잘했다고 말해주고, 그녀와 그 부분에 대해서 논쟁하곤 한다. 하지만 이러한 절차가 많이 반복되어, 그들은 Janice의 행동에 더 이상 반응하지 않았다. 이러한 집단 반응은 Janice가 거부당했다는 좌절된 느낌을 받게 했다. 집단이 그녀가 자기 비하하는 행동을 보도록 하는 것은 이곳에서의 중요한 중재였다. 집단의 피드백을 통해 Janice는 자기달성 예상(다른 사람들이 잘했다고 칭찬할거라는 생각)이 거절되는 것을 예상하는 방법을 배운다. 리더는 Janice에게 집단의 도움을 잘 받아들이고 구성원들이 그녀에게 거부반응을 보이기 전에 스스로를 과소평가하는 것을 중지하라고 조언해준다.

도움을 거절하는 불평자

도움을 거절하는 불평자를 Yalom은 "HRC"라고 하였는데(1995, p. 379), 이들은 만성적으로 집단이 그들을 도우려고 하는 것을 거절한다. Yalom은 이러한 행동을 해결되지 않는 의존이라고 하였다. HRC는 권위적인 사람에게만 의존하며 그 외 사람은 믿지 않는다. 약 5~6번의 "네, 그러나..."란 대답을 들은 후에 집단은 모든 제안이 거절당했다는 데에 정말 당황스럽고 화가 난다. HRC는 많은 시간과 에너지를 사용하고 얻는 것은 결국 아무것도 없다. 예를 들어 Marge라는 사람은 만성두통으로 몇 가지의 약물에 중독된 상태이고, 변비에서부터 성급한 분노에 이르기까지의 다양한 증상을 갖고 있었다. 어떤 의사가 약을 줄여서 Marge를 도우려고 노력하였다. 예상대로 그 의사의 좋은 선심을 Marge는 받아들이지 않았다. 오히려 의사는 Marge의 분노의 대상이 되어버렸다. 그녀는 집단에서 끊임없이 불평했으나 위로받지 못했고, 구석에서 화장이나 고치고 있었다. 그 집단이 그녀를 거절했을 뿐 아니라, 그녀도 그녀의 중독문제를 도와줄 처방을 가진 의사조차 계속 거절했다. 왜 일이 이렇게 됐을까? 왜냐하면 그 클라이언트는 자기자멸에 빠졌기 때문이다(그림 2-4).

어떻게 해야 할까? 클라이언트에게 요구되는 도움을 주면 안된다. 왜? 왜냐하면 클라이언트는 도움을 거절하고 자기자멸 싸이클이 더욱 강하게 될 것이다. HRC에 대한 유일한 희망은 이 싸이클을 깨뜨리는 것이다. 치료사는 집단이 Marge를 동정하고, 좌절이나 패배에 대한 그녀의 느낌에 대해서 알고 이해하도록 도와줄 수 있다. 집단이 뭉쳐졌을 때 클라이언트는 자신의 행동이 어떻게 거절을 불러오는지 볼 수 있고, 도움을 받을 수도 있다.

자아도취 구성원

집중-수색자는 집단의 지속적이고 연속적인 집중을 요구하는 것처럼 보인다. 나는 이러한 식으로 팀 모임에 합류한 의사들을 알고 있다. 자아도취적인 사람은 과장되게 스스로를 사랑한다. 그들은 다른 사람들에게는 관심을 주지 않으면서 본인은 관심, 감사, 선물, 놀라움 등을 받는 것처럼 느낀다. 예를 들면 Franklin은 작고 영리한 매력있는 남자인데, 코미디에 천부적인 재능을 가졌다. 그는 그의 유머로 집단의 주의력을 집중시키지만 다른 사람의 말은 거의 듣지 않는다.

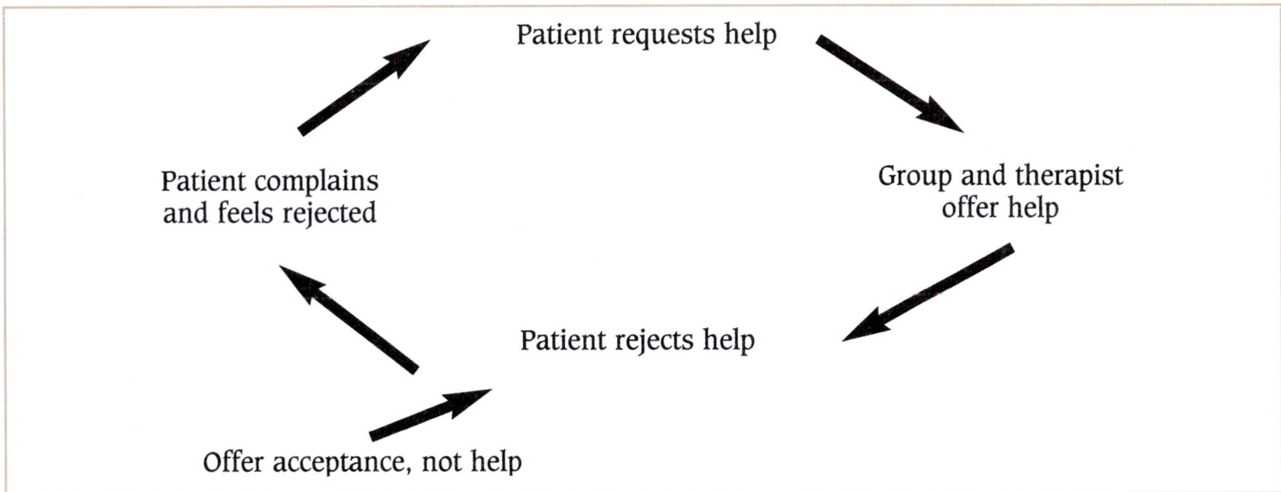

그림 2-4 도움-거절 불평가의 자기-좌절 싸이클

Franklin은 그가 사랑했던 여인에 관한 많은 이야기를 하는데, 그는 왜 이러한 관계가 지속되지 않는지를 이해하지 못했다. 집단의 구성원들은 그가 다른 사람의 이야기를 듣고 공감해주면서 집단에 기여해주기를 원했다. 집단은 본인과 다른 사람에 대한 지각을 변경하는 것이 필요한 클라이언트에게 유용하다. 그러나 치료사는 그러한 클라이언트들은 쉽게 상처를 받기 쉽기 때문에 그들을 보호해 주어야 한다. 집단의 피드백이 조심스럽고 배려하는 방식이었다면 수용할 수 있지만, Franklin과 같이 이성에 대한 본인의 과도한 매력에 대해 자신감을 가진 사람은 자존감에 쉽게 상처를 받을 수 있다. 그는 다른 사람에게 거절당하거나 혹은 받아들여지는 것에 민감하다. 집단이 거칠게 대한다면 그의 희망을 산산히 깨뜨리게 할 수 있고, 그를 거절한다면 그는 깊은 우울감에 빠질 것이다. Franklin은 그가 다른 사람을 신중히 대해주지 않는 것이 다른 사람에게 어떤 느낌을 주는지에 대해서 피드백을 받는 것이 필요하다. 치료사는 집단에게 Franklin이 방어적이지 않게 그를 거절하는 것에 대해서 물어 볼 기회를 찾아야한다.

정신이상 클라이언트의 행동

Yalom(1983, 1995)에 의하면 정신이상적이고 현실감이 떨어지는 클라이언트는 집단 치료의 효과가 떨어진다. 우발적이고 이성적이지 못한 클라이언트는 집단 에너지의 많은 양을 빼앗고 집단 활동을 정지시킬 수도 있다. 이들의 정신병이 약물치료에 의해서 조절될 때까지 집단 치료를 제한하여야 한다. 그러나 Posthuma(2002)는 정신이상 클라이언트들이 토론이나 사회적 상호작용보다는 활동 중심의 작업치료에서 효과를 얻을 수 있다고 하였다.

게다가, 정신이상은 정확히 변별하기 쉽지 않을지도 모른다. 어떤 클라이언트들은 겉으로 이성적인 매너를 보이며 상호작용을 지속하고 현실과 분리되는 것을 덮어버리기 위해서 개인적인 위헌이나 산만함을 만들어 내서 집단을 속일지도 모른다. 경계성 인격장애 클라이언트는 이러한 문제행동을 보이는 좋은 예라고 할 수 있다. 이렇게 경계선상에 있는 클라이언트는 치료하기 대단히 어렵다고 한다. Yalom은 이들을 "통합의 겉치레"를 가지고 있다고 하였고, 이것은 "혼란스럽고 원초적인 인격의 모습을 보인다"고 설명했다(Yalom, 1995, p. 399). 경계선상의 클라이언트들은 작업치료에서 많은 기술을 습득하여 종종 큰 효과를 거둔다. 훌륭한 예술가, 장인, 소설가, 설득력 있는 달변가일 수도 있다. 집단에서(인생에서) 그들은 위기에서 위기를 오간다. 자기파괴적인 행동은 매일 발생되며 예측도 불가능하다. 집단 구성원과 치료사는 이러한 이들의 잠재적인 모습을 성취하기 위해 함께 하지만 이들의 충동적이고 자기 파괴적 모습에 또 다시 실망한다.

집단 치료는 현실감을 시험하는 많은 기회를 제공하기 때문에 이러한 경계선상에 있는 클라이언트들에게 가치가 있다. 집단에서의 피드백으로 그들의 공포, 원시적인 요구,

많은 왜곡된 지각들이 계속 확인될 수 있다. 그러나 치료사는 많은 집단 활동시간과 에너지를 그 클라이언트들의 요구에 맞추도록 할애해야 한다. 또한 이러한 클라이언트들은 다른 집단 구성원에게서 잠시동안 떠나 있어야 한다.

집단의 종결

마지막으로, 집단 치료의 종결 시기에 리더는 집단이 종결의 절차를 거칠 수 있도록 도와주어야 한다. 어떤 집단은 그들이 시작하는 날부터 종결을 준비하기도 하는 반면, 어떤 집단은 종결이란 쟁점을 다루기를 피하기도 한다. 집단에 참여하여 얻을 수 있는 치료적 학습은 좋은 종결에 의해 더욱 향상될 수 있거나 적절하지 않은 종결로 망쳐버릴 수도 있다. 치료사는 집단이 종결하는 절차를 다루는 쟁점에 대해 빈틈없이 인식하여 건전하고 효과적인 방법으로 종결할 수 있도록 해야 한다.

다소 무서운 종결이라는 말은 여기서 무언가 끝낸다는 의미로 단순하게 사용된다. 집단에서 종결이란, 집단이 함께 모이는 것을 중지한다는 뜻이다. 구성원들이 다른 상황에서 우연히 서로 만나게 될 것을 기대하던 하지 않던, 집단의 종결은 그들이 함께했던 집단에서의 관계의 종결을 의미한다. 집단의 종결은 현실적인 상실이며, 이는 다른 상실과 비슷한 느낌을 갖게 한다.

종결에 직면했을 때 고통과 분노를 느낄 수 있다. 구성원들은 다음과 같은 다양한 방법으로 이를 피하려고 한다. 거절, 집단의 중요성을 낮춤, 리더나 다른 구성원에게 분노, 침묵, 부동, 집단 활동의 조기 중단 등이 있다. 이는 집단 발달 부분에서 언급되었는데, 몇몇 연구에서 종결 시기에 집단의 퇴보가 보여진다고 하였다. 성숙해진 집단은 종결 단계 이전의 충돌 단계로 다시 접어든다. 어떤 집단은 평소처럼 새로운 이슈를 가져옴으로써 종결을 무시한다.

건전한 종결이란 쉽지 않다. 그러나 리더는 이러한 종결 절차를 잘 견딜 수 있도록 다음과 같은 단계를 통해서 구성원들을 도울 수 있다.

- 그동안 집단에서 진행되었던 경험, 목표, 학습 등을 다시 돌아본다. 구성원이 집단을 폄하하더라도 리더는 이루었던 목표를 말로 표현하도록 유도하면서 긍정적인 학습 경험을 회상할 수 있도록 도와주어야 한다.
- 집단의 손실과 헤어짐에 대한 느낌을 다시 돌아본다. 좋은 치료사는 헤어짐을 준비하기 위해 구성원이 고통, 슬픔, 화남, 초조한 마음을 표현하도록 한다. 리더는 좋은 예로써 본인의 경험이나 느낌을 집단과 함께 공유한다.
- 상담 기술을 사용한다. 감정 이입과 직면(chapter 3 참조)은 종결을 피하기보다는 그 느낌에 대해 인지하는데 유용하다.
- 종결되지 않은 것을 종결하라. 이는 당연한 것처럼 보이지만 구성원들이 이를 피하고 싶어 하는 다양한 이유가 있다. 치료사는 구성원이 종결하지 못한 미정의 이슈를 가져오고 과거의 충돌을 종결로 이끌도록 한다.
- 학습한 기술을 피드백한다. 구성원은 집단 활동 동안 얻은 자신의 변경 사항을 다시 피드백하는 절차를 확인할 수 있다.
- 배운 것을 일반화 할 수 있도록 도와준다. 구성원이 종결을 받아들일 수 있는 방법으로 집단에서 배운 것들을 실습하고 어디에서나 적용할 수 있도록 강조하는 절차를 갖는다. 구성원들이 집단이 아닌 다른 곳에서 배운 기술을 적용하는 것을 알게 되었을 때, 집단 경험의 중요성을 축소하지 않고 사회로 복귀할 수 있다.

요약

학생들은 경험을 통해 집단 역동에 대한 습득을 한다. 따라서 학생들이 6~10 집단 회기의 절차를 경험하기를 권장한다. 학생들은 동료들이 이끌어줄 수도 있고 아니면 지시자가 안내하는 chapter 12, chapter 13의 형식을 참고하여 실행할 수 있다.

집단 역동에 대한 인식을 향상시키는 방법으로 개인적 집단 반응 종이 틀(워크시트 2-6)을 각각의 집단 회기 후 학생의 반응을 기록하는데 사용하는 것이 좋다.

집단 리더십 분석 과제(워크시트 2-7)는 좀 더 높은 학년의 학생들을 위한 새로운 틀이다. 집단에서 학생은 집단을 리드할 수 있도록 chapter 12와 13에 설명된 대로 기록하고 비디오테이프로 녹화해야한다. 그 분석 과제는 작업 치료 리더십으로 부터 집단과정의 심도 있는 관찰을 위한 가이드를 제공한다.

참고문헌

Benne, K., & Sheats, P. (1948). Functional roles of group members. *Journal of Social Issues, 2*(4), 123-135.

Bion, W. (1961). *Experiences in groups and other papers.* New York: Basic Books.

Cathcart, R., & Samovar, L. (1974). *Small group communication: A reader* (2nd ed.). Dubuque, IA: W. C. Brown Co.

Corey, G., Corey, M. S., Callanan, P., & Russel, J. (1988). *Group techniques* (Rev ed.). Pacific Grove, CA: Brooks/Cole.

Eldridge, N., & Gould, S. J. (1972). Punctuated equilibria: An alternative to phyletic gradualism. In Schopf (Ed.), *Models in paleobioloby.* San Francisco: Freeman, Cooper & Co.

Gersick, C. J. (2003). Time and transition in work teams. In R. Hirokawa, R. Cathcart, L. Samovar, & L. Henman (Eds.), *Small group communication: Theory and practice: An anthology* (8th ed.). Los Angeles: Roxbury Publishing.

Hirokawa, R., Cathcart, R., Samovar, L., & Henman, L. (Eds.). (2003). *Small group communication: Theory and practice: An anthology* (8th ed.). Los Angeles: Roxbury Publishing.

Poole, M. S. (2003). A multiple sequence model of group decision development. In R. Hirokawa, R. Cathcart, L. Samovar, & L. Henman (Eds.), *Small group communication: Theory and practice: An anthology* (8th ed.). Los Angeles: Roxbury Publishing.

Posthuma, B. (2002). *Small groups in counseling and therapy: Process and leadership* (4th ed.). Boston: Little Brown.

Schutz, W. (1958). The interpersonal underworld. *Harvard Business Review, 36,* 123-135.

Tuckman, B. (1965). Developmental sequence in small groups. *Psychological Bulletin, 63,* 384-399.

Yalom, I. (1983). *Inpatient group psychotherapy.* New York: Basic Books.

Yalom, I. (1995). *The theory and practice of group psychotherapy* (4th ed.). New York: Basic Books.

워크시트 2-6

개인적 집단 반응 종이 틀

Personal Group Reaction Paper Outline

제목(몇 개의 글자로 테마를 표현): ______________________________

회기(session)의 날짜: ______________

착석 패턴 도해:

1. 착석 배열의 도해를 그리고, 참석한 각 구성원의 이름을 적고 그들의 위치를 기록함

2. 착석 패턴, 리더와 가까운 자리, 리더와 떨어진 자리, 짝, 하위 집단의 중요성에 대해 토의함

3. 불참과 이들의 영향을 기록함

착석 도해

기준: 집단의 "규칙" 정의(기밀성, 존중 등)

1. 언어적인 것은 무엇인가? (정확히)

2. 어떤 기준들이 언어적으로 나타나지 않았나(분명히 표현되지 않은)? (예: 어떤 행동들이 집단에서 승인되고 승인되지 않았나?)

3. 지난주의 집단 기준 안에서 생긴 변화를 기록함

내용: 집단에서의 중요한 토의 주제들을 설명함

절차:

1. 주제－토의된 주제를 기초로 몇 단어나 구로 회기의 우세한 주제를 설명하시오(이것은 당신의 종이의 "주제"가 된다). 이 테마는 내용과 절차(또는 느낌) 요소들 모두를 포함해야 한다. 그리고 이 주제까지 어떻게 도달했는지 설명한다. 주제들은 어떻게 테마에 반영됐고, 왜 이것이 언어화(또는 비언어화) 되었나?

워크시트 2-6

개인적 집단 반응 종이 틀(계속)

Personal Group Reaction Paper Outline

3. 언어적 대화—집단 구성원들 사이에 참여하는 중요한 개인간의 관계는 무엇인가? 이름을 정확히 하여라. 막연함은 절차를 이해하는데 도움이 되지 않는다. 집단 토의에서 무엇을 내포하고 있는지 해석하시오. 어떤 주제들이 피해졌고 왜 그런 것인가?

4. 비언어적 대화—집단의 전반적인 분위기는 어땠나? 구성원들의 비언어적 행동들에 의해 무엇이 의사소통되었고, 특히 구성원들의 느낌들은 어땠는가? 중요한 것을 해석하시오. 집단 기능에 비언어적 행동들이 어떤 영향을 미쳤나?

개인적 반응: 집단에게 당신이 영향을 준 것과 당신의 역할을 설명하시오. 당신의 개인적인 느낌을 묘사하시오.

① 이 집단에서 당신은 어떻게 반응했나?

② 개별적 집단 구성원들과 당신의 관계에 관하여 어떤 느낌을 받았나?(이름들 제시)

③ 리더에게 당신은 어떻게 반응했나?

자가 평가: 집단에서 오늘 당신 스스로에 대해 무엇을 배웠나(간섭, 약점, 가치, 서로 영향을 미치는 스타일)?

목표: 다음 회기에 당신의 개인적 목표들은 무엇인가?

워크시트 2-7

집단 리더십 분석 과제(당신이 집단을 이끈 후 2주 때)

Group Leadership Analysis Assignment(Due 2 Weeks After You Lead Group)

비디오와 준비

당신은 반드시 당신의 집단을 비디오테이프에 녹화해야 한다. 집단의 리더와 같이, 당신은 정한 날짜에 카메라와 삼각대를 빌려서 준비해야 한다(계획이 먼저되어야 함). 내년에도 사용할 수 있을 정도로 좋은 품질의 비디오테이프를 사야 하며, 당신은 완성된 비디오의 질에 대한 책임이 있다. 삼각대의 위치는 모든 집단 구성원이 보일 수 있고, 소음이 적은 위치에 놓아서 목소리가 깨끗하게 들릴 수 있어야 한다. 당신이 집단을 시작한 후에는 테이프를 수정 할 수 없고, 당신은 리더로서 집단에 집중해야 할 것이다. 또한 집단 계획을 기록한 것과 워크시트 복사물을 준비한다.

분석 가이드 라인(4장 또는 이상, 한 행씩 띄어 타자, 1인치 여백)

1. **단계**: 비디오테이프를 지켜 보고, 각 7단계 동안에 일어난 것을 요약한다.
2. **목표**: 무엇이 치료적 목표들이고 어떻게 그들이 잘 수행할 수 있었나? 자세히 한다.
3. **절차**: 집단의 절차에 대해 토의한다. 무엇이 우세한 테마였나? 어떤 느낌들이 언어적·비언어적으로 표현 됐나? 자기-드러냄(집단 발달의 수준)은 무엇이었나? 방해물들과 투쟁들은 무엇이 있었는가(최소한 1명 이름을 적는다)?
4. **구성원 역할**: 각 구성원들이 어떤 역할들을 수행했나? 각 구성원에 의해서 표현된 감정적 이슈는 무엇인가(개별적으로 이름을 적고 각각 대답해야 한다)?
5. **의미 있는 상호관계**: 집단 안 구성원 사이에서 일어난 중요한 상호관계 3가지를 선택하라; 이들이 왜 중요한지 토의하고 묘사한다.

자가-분석

1. **리더십 역할**: 집단 안에서 당신의 리더십에 대해서 토의하여라. 집단 상황과 당신의 기대를 비교하여라. 구성원들이 리더인 당신에게 표현하는 도전은 무엇인가? 당신은 무엇을 향상시켰고, 다르게 해냈는가? 그리고 어떻게 했나?
2. **핵심**: 이 집단에서 당신의 리더십 기술 중 3가지 핵심을 설명하시오(이것에 대해서 비디오테이프 위치를 나열하라). 이것들은 집단 반응을 보여주고 당신이 리더로서 효과적인 집단 리더십을 보여주기 위해 도전한 관계를 설명해준다. 각 짧은 문단으로 설명하고, 무엇을 시작하였는지, 어떤 중재를 당신이 썼는지 그리고 왜 썼는지를 설명하라.
3. **전이·역전이**: 구성원들은 당신에게 어떤 감정적 반응들을 불러냈나? 그리고 이러한 반응들을 설명하는데 도움이 되는 이전의 관계들은 무엇이었나(긍정적이든 부정적이든지)?
4. **개인적 반응**: 이 집단을 이끌어 나가면서 어떤 느낌을 받았나? 무엇이 개인적으로 가장 의미가 있었고 왜 그런가?

클라이언트 중심 집단

CLIENT-CENTERED GROUPS

이 책에 설명된 7단계의 모든 집단 중재는 클라이언트 중심이다. 이 방법이 계획된 목적은 집단 활동을 촉진시키기 위한 것으로써, 공유 과제나 활동 속으로 구성원들의 참여를 유도하고, 개개인에게 그것의 의미를 투사시키기 위함이다. 집단 리더는 클라이언트 중심 치료 원리를 충실히 따르기 위해서 과정 중의 모든 단계에 익숙해지도록 충분한 연습을 해야만 한다. 7개의 단계들이 서로 다른 준거의 틀에 입각해 적용될 수는 있지만, 그것들의 기본적 접근은 클라이언트 중심이다. 이 장에서는 집단 중재와 관련된 클라이언트 중심 작업치료의 몇 가지 기본 원리들에 대하여 되짚어 보고자 한다.

1980년대 초, 캐나다작업치료협회(1991, 1997)가 클라이언트 중심 치료를 작업치료적 접근법으로 발전시켰고, 최근에야 비로소 미국작업치료협회(AOTA' s)의 중심 가치로 인정되었다(AOTA, 2004; Law, 1998). 클라이언트 중심 이론은 서로 양립된 Carl Rogers, Abraham Maslow, Robert White의 이론적 개념들을 한데 모아 놓았기 때문에 인본주의적 접근이라 불린다. 덧붙여, Irvin Yalom과 Rollo May의 저서들은 얼마나 많은 이론들이 집단에서 사용되는지 알려주고 있다. Irvin Yalom은 오랫동안 실존주의적 집단 심리치료사처럼 인식되어 왔고, Rollo May는 주류의 미국 심리치료에서 사용되는 많은 자원들을 실존주의적 개념으로 변형시킨 것으로 유명하다(Corey, 1996). 여기서 언급된 많은 개념들은 AOTA의 중심 가치, 도덕 그리고 작업치료의 철학을 대변한다(Crepeau, Chon & Schell, 2003). 사람들은 그들의 인종, 종교, 성, 지적 능력, 사회 경제적 지위 또는 건강 정도와 관계없이 동등하게 가치 있는 존재이다. 1979년 AOTA에 의해 채택된 "작업치료의 철학적 기초"에서 "인간은 의미 있는 활동을 통해 그들의 신체적·정신적 건강과 사회적·물리적 환경에 영향을 미칠 수 있다."고 언급하였다. 그리고 "적응은 생존과 자아실현을 증진시키는 기능의 변화이다."라고 진술하였다(AOTA, 2004, p. 403). 클라이언트 중심 집단은 이러한 기초적 철학과 전문적 가치에 입각한 집단 중재이다(Philosophical Base of Occupational Therapy, p. 56).

개인 중심적 치료는 치료적 관계를 형성하고 유지하는 기술들을 발전시키는 가이드라인을 제공한다. Mathenson (1998)은 이것을 치료적 계약(therapeutic engagement)이라고 부른다. 그는 클라이언트가 되는 것 보다 개인이 되는 것이 더 기본적이고 내재적이라서 클라이언트 중심과 개인 중심 사이를 구별지었다. 치료적 관계란 "치료사와 클라이언트가 협동, 대화, 치료적 공감 그리고 공동적 이해를 통해 신뢰를 세워가는 것"으로 정의되었다(Cole & Mclean, 2003). 집단 치료사는 자신을 치료적 도구로 사용함으로써 집단 구성원들과 이런 관계를 형성한다. Gerard Egan(2001)에 의해 발전된 상담 기술들은 학생들이 개별이나 집단 과정에서 클라이언트에 대한 공감, 이해, 관심, 안내하는 법을 배울 때 유용하다.

작업치료의 철학적 기초

인간은 목적 있는 활동의 사용에 의해 발달이 이루어지는 활동적 존재이다. 내적 동기에 의해 그들의 능력을 사용하며, 목적 있는 활동을 통해 그들의 신체적·정신적 건강, 사회와 환경에 영향을 미칠 수 있다. 인간의 삶은 연속적인 적응과정이다. 적응은 생존과 자아실현을 증진시키는 기능의 변화이다. 생물학적, 심리학적 그리고 환경적 요인들은 삶의 주기 전반에 걸쳐 언제든지 적응과정을 방해할 수 있다. 기능장애로 인해 이런 적응과정에 문제가 발생하게 된다. 목적 있는 활동은 적응과정을 촉진시킨다.

작업치료는 개인간의 그리고 환경적 요소를 포함한 목적 있는 활동(작업)이 기능 이상을 예방하고 중재하며, 최대한의 적응을 만드는데 사용된다는 믿음에 근거한다. 작업치료사에 의해 사용되는 활동은 내적 그리고 치료적 목적 둘 다를 포함한다.

This statement was adopted by the April 1979 Representative Assembly of The American Occupational Therapy Association, Inc. as Resolution C #53-79.

The text can be found as noted below:

American Occupational Therapy Association(1979). The philosophical base of occupational therapy. American Journal of Occupational Therapy, 33, 785.

American Occupational Therapy Association(1979). Policy 1.11. The philosophical base of occupational therapy.

In Policy manual of The American Occupational Therapy Association, Inc. Bethesda, MD: Author. Copyright American Occupational Therapy Association Reprinted with permission.

기여한 개념들

실존적 개념들

실존 이론은 인본주의와 개인 중심 치료의 선구자로 볼 수 있다. 실존주의는 세상에 대한 개인의 주관적 관점을 이해하는데 초점을 맞췄다. "치료는 클라이언트에 의해 지각되고 경험된 세상 속으로 치료사가 클라이언트와 함께 하는 여행이다"(Corey, 1996, p. 237). 실존주의 접근의 세 가지 주요 개념은 다음과 같다.

1. 자유와 책임감
2. 외로움과 관계성
3. 실존적 두려움과 의미 찾기

자유와 책임감

자유는 개인이 자아-인식과 스스로 선택할 수 있는 환경을 가지고 있다는 것에 대한 인식능력이 있다는 것을 의미한다. 욕구를 인식한 개인은 다른 사람이나 상황 그리고 과거 경험에 의해 현재 행동이 결정되지 않도록 한다. 그들은 홀로 자기 삶의 딜레마에 대한 책임이 있다. 이 접근을 사용하는 치료는 그들이 선택권을 가지고 있고 항상 선택을 해 왔었고, 그리고 그들이 현재 누구인지 결정하는 선택들에 대해 책임을 가지고 있다는 것을 클라이언트에게 알려주기 위함이다. 성인들은 그들의 단점에 대해 부모를 탓하지 않고 그것들을 바로 잡는데 책임을 지게 된다. 선택의 자유에 대한 개념은 클라이언트가 자신의 인생을 맡고, 과거를 뒤로 떠나보내며 미래에 대한 긍정적인 변화를 유도하는 것이다(Corey, 1986).

외로움과 관계성

인간은 대인관계에 의존하는 사회적 존재라고 실존주의자들은 믿었다. 외로움을 인식한다는 것은 무서운 일이다. 어떤 사람들은 두려움을 피상적 관계나 활동 속으로 감추려고 한다. 실존적 치료사들은 이런 개인들을 다른 사람들과 연결하려고 시도하기 전, 자신의 정체성과 내적 방향을 찾도록 돕는다. 집단 중재는 구성원 사이에 상호작용을 필요로 하고, 의미 있는 관계를 형성하는 연습의 기회를 제공한다. 작업치료에서 집단 활동은 다른 구성원들과 상호작용 경험을 갖게 하고, 이러한 경험이 실제 외부세계에서의 사회적 참여와 어떤 연관이 있는지 알 수 있게 해준다. 게다가, 작업치료 집단 중재는 사회화 기술을 평가하고 배우며, 사회 참여 장벽을 탐구하고 문제를 해결하는데 이상적이다.

실존적 두려움과 의미 찾기

실존적 관점에서 두려움은 삶의 필요조건이다. Rollo May는 두려움을 "우리 존재나 우리가 우리 존재성을 규명했던 가치들을 위협하는 것"이라고 정의했다(1977, p. 205). 그 개념은 우리의 존재 또는 "존재성"(May & Yalom, 1989)은 내적으로 미리 결정된 의미를 가지고 있지 않다는 생각에 근거한 것이다. 삶의 의미는 개인 스스로에 의해 발전된다. 따라서 치료의 초점은 개인의 가치들과 의미 있는 활동들이 무엇인지 발견하고 정의하는데 둔다. 두려움이 너무 많으면 사람을 움직이지 못하게 하지만, 어느 정도의 두려움은 정상이고 긍정적일 수 있다. 두려움은 모든 것이 다 잘 되지는 않고, 변화가 필요하다는 것을 깨닫게 해준다. 이런 경우, 두려움은 건강한 기능을 유지하고 증진시키기 위한 동력으로 작용하여 행동이나 가치 및 삶의 구조에서 필요한 변화를 만들어내게 된다.

인본주의와 클라이언트 중심 개념들

인본주의적 접근은 매우 긍정적이고, 대부분의 치료사들에게 받아들여지고 있다. 아마도 Carl Rogers가 가장 대표적일 것이다. Rogers는 간접적 상담법을 발전시켰는데, 그 기초는 자신을 위해 무엇이 최선인가 하는 것을 클라이언트 스스로가 잘 알고 있다는 것이다. Rogers는 그의 클라이언트들에게 "무조건적인 긍정적 공감"을 가지고, 그들 스스로 치료의 방향을 선택하고, 자신들의 목표를 설정하며, 문제 해결책을 갖도록 하였다(Rogers, 1967). Abraham Maslow는 자아실현을 위한 욕구 단계설을 통해 인본주의적 생각에 그 의미를 더하였다. Robert White의 작업적 능력 이론은 인간의 동기와 작업의 역할에 대하여 이해하도록 돕는다. 인본주의(클라이언트-중심) 접근의 주개념은 다음과 같다.

- 존중(respect)
- 진실성(genuineness)
- 비판단적 인정(nonjudgmental acceptance)
- 깊은 이해(deep understanding)
- 자아실현(self-actualization)
- 작업적 능력과 동기부여
  (occupational competence and motivation)
- 영성(spirituality)

존중

치료에서 존중은 기술이 아니라 클라이언트를 향한 태도이다. 클라이언트 중심 접근에서 치료사는 클라이언트를 본인 삶의 유일한 실제 전문가로서 본다. 그러므로 치료사는 클라이언트에 대해 미리 판단하거나 추측을 하지 않고, 개방형 질문으로 스스로에 대해 가능한 한 많이 말하게 함으로써 클라이언트에 대해 모든 것을 알아내도록 해야 한다. Yalom은 실제로 집단 구성원들끼리 서로 존중하고, 가능한 한 많은 대화를 나누도록 집단 중재를 이끌었다. 존중은 또한 사람이 그들의 문제에 대해 현실적으로 깨달을 때, 스스로 해결책을 만들 수 있다는 믿음을 포함한다. 그러므로 사기를 저하시키는 제안과 충고보다는 공감으로 표현되어야 한다. 공감은 클라이언트가 말한 것의 의미와 클라이언트가 어떻게 느끼는지에 대한 느낌을 치료사와 집단 구성원들 모두가 표현하는 것이다. 예를 들어, 한 클라이언트가 자신의 부인에게 문제를 표출하였는데, 그 이유는 자신의 부인이 자신의 어머니의 죽음에 대해 몹시 슬퍼하는 자신을 이해하지 못한다는 것이었다. 치료사는 이 클라이언트가 어떻게 느꼈을 것인지에 대한 이해를 얻기 위해 집단 구성원들에게 적절하게 물어 볼 것이다. 그러면 공감은 "당신은 부인과 어머니를 잃은 당신의 슬픔을 나눌 수 없을 때 버려진 듯한 느낌이 들 것입니다"라고 표현할 수 있다. 이런 진술은 클라이언트로 하여금 치료사나 집단 구성원을 신뢰하게 하고, 더 크게 자신을 열어 보이도록 고무시키게 된다.

진실성

진실성 또한 기술보다는 태도이다. 이것은 치료사가 클라이언트에게 진실된 감정적 반응을 표현하는 것을 의미한다. 클라이언트들은 날카로운 관찰자이므로, 치료사들에게서 성실하지 못한 느낌을 찾아내는 것이 빠르다. 치료사가 좌절이나 분노를 감추려고 시도할 때, 클라이언트는 보통 무언가 잘못되었음을 감지하고, 그 결과 침묵하게 되고 치료사를 신뢰하지 않게 된다. 정직한 대화가 촉진되는 것은 오직 클라이언트와 함께 부정적 느낌까지도 표현하는 것이다. 이것은 치료사의 화(또는 다른 감정들)까지도 비구별적으로 표현되어야 한다는 것을 의미하는 것은 아니다. 반대로 치료사가 감정을 치료적 방법으로 표현하는데 있어서 상당한 기술과 자기 이해가 필요하다는 것을 의미하는 것이다(Egan, 2001).

진실성의 가치는 집단에 중요한 영향을 미친다. 치료사가 구성원들에게 진실성을 격려할 때, 집단 구성원 간의 피드백은 훨씬 의미가 있고 도움이 될 것이다. 집단 초기 단계에서 구성원이 다른 사람에 대한 반응에 지연을 보이는 것은 자연적인 경향이다. 클라이언트는 종종 다른 구성원에게 부정적 감정을 표현하는 것을 꺼릴지 모른다. 이유는 chapter 2를 참조한다. 구성원들은 다른 사람에 대해 어느 정도의 신뢰를 형성한 후, 그들의 진짜 느낌들을 더 공유하는 경향을 보인다. 따라서 치료사의 중요한 역할 중의 하나는 집단 구성원들이 서로에게 꾸밈없는 반응을 나타내도록 안정감과 신뢰감의 분위기를 형성하는 것이다.

비판단적 인정

비판단적 인정은 배려의 하나로써, 클라이언트와 치료사의 관계를 일컫는다. 인본주의 접근에서는 클라이언트의 감정, 행동과 관계없이 클라이언트를 본연 그대로의 인간으로 받아들인다. 이런 "무조건적인 긍정적 공감"은 클라이언트가 치료사의 거절에 대한 두려움 없이 모든 내적 감정과 비밀을 드러내도록 한다. Rogers에 따르면, "클라이언트를 비소유적 방법으로 배려하고 상을 주고 인정하며, 가치화 할수록 치료가 더 성공하게 된다."고 하였다(Corey, 1991, p. 214). 인본주의적 치료사는 자신들의 가치를 치료적 관계에 이입시키지 않도록 매우 주의해야 한다. 감정이나 행동의 좋고 나쁨에 대한 판단은 인본주의적 접근에는 없다.

클라이언트가 집단 환경에서 갖는 가장 큰 두려움은 다른 사람에 의해 판단 받는 것이다. 예를 들어, 클라이언트가 집단에서 말할 때, 종종 다른 사람의 침묵을 불편해 한다. 클라이언트들은 이렇게 침묵하는 구성원이 자신이 말한 것에 대해 동의하지 않고 있다고 느끼게 된다. 치료사는 구성원들이 이런 방법으로 서로를 판단하지 않도록 집단 초기에 규준이나 기대를 설정하는 것이 가장 중요하다. 모든 구성원은 감정을 가질 권리가 있고, 그 감정은 좋거나 나쁜 것이 아니다. 이와 같이 행동 또한 그것 자체로 판단되어서는 안 되고, 자신과 환경의 개인적 지각 체계 내에서 들여다보아야 한다. 만약, 클라이언트가 지난 주말 동안에 술에 취했었다면, 클라이언트가 스트레스를 받았기 때문에 이런 행동을 보였을 것이라고 여길 것이다. 목표는 행동을 비난하는 것이 아니라, 그것을 이해하고 클라이언트에게 그것의 영향을 평가하는 것이다.

깊은 이해

인본주의적 접근에서 행동 변화는 자신에 대한 깊은 이해의 부산물로 여겨진다. 이런 이유 때문에 치료에서 엄청난 양의 시간과 에너지를 자신의 감춰진 면을 드러내도록 하는데 사용된다. 작업치료 집단에서 구조화된 활동들은 종종 집단 구성원들 사이에서 자신에 대한 이해를 증진시키는데 도움이 된다. 치료사는 클라이언트가 자신들의 눈으로 세상을 볼 수 있을 때까지 클라이언트로부터 계속 정보를 모아야 한다. 그런 다음, 치료사는 클라이언트가 그들의 행동을 바꾸도록 도울 수 있다. 새로운 치료사들은 행동 변화를 너무 빨리 밀어붙이는 경향이 있다. 새로운 치료사들은 도움이 되기 위한 바람에서 질문의 형태로 제안을 할 지도 모른다(예: "당신은 단순히 술 마시는 것 대신 당신 부인에게 말하려고 시도해 봤습니까?"). 그런 질문은 이해 뿐만 아니라 존중의 부족함을 드러내는 것이다. 문제점을 확실히 찾을 때까지 계속해서 질문을 던져야 한다. 클라이언트가 부인에게 너무 의지해서 그가 부인과 의견 불일치 할 위험을 감수할 수 없다는 것이 드러날 때, 그 고통을 막기 위해 술을 마시는 것은 덜 경멸할 만한 것이다. 게다가 문제는 음주 하나가 아니고, 의존성의 문제로 재정의 된다. 의존 성향은 자기 신뢰의 부족에 의한 것으로 설명될 수 있다. 문제들은 보이는 것처럼 간단하지 않다. Rogers는 "클라이언트들이 정체성의 분리 없이 자신만의 세상을 경험하도록 치료사들이 도와주었을 때, 구조적 변화가 일어날 것이다"라고 믿었다(Corey, 1991, p. 214).

자아실현

자아실현은 자신의 가능성을 성취하고자 하는 모든 인간의 타고난 성향이다. 이 개념은 우리 각자가 실현할 수 있는 타고난 가능성을 가지고 있고, 그것을 통해 의미를 찾을 수 있다는 것을 가정한다. Maslow는 자아실현을 욕구단계라 불리는 연속체의 제일 상위 단계에 두었다(그림 3-1). Maslow는 인간 본성의 핵심을 신체적, 심리적 생존에 대한 욕구를 충족시키는 것이라고 보았다. 각 욕구의 만족은 다음 단계의 만족을 위해 선행될 필요가 있다. 따라서 Maslow의 단계는 ① 신체적 욕구 ② 안전 욕구 ③ 소속감과 사랑의 욕구 ④ 존경 욕구는 자아실현 욕구에 대한 모든 선행 조건들이다. 그의 책 "Toward a Psychology of Being"에서 자아실현을 "최고점 경험"으로 설명하였다. 이 경험들은 설명하기 어렵지만, Maslow는 그것들은 환희와 자기 발견 그리고 뛰어난 창조성 또는 통찰력의 순간들이라고 설명하였다; 갑자기 클라이언트의 관점과 세상이 영원히 바뀌는 순간들이다. 최고점 경험들은 소멸되는 증상을 유발한다고 말했다; 그것들은 건강한 방향으로 자아-지각을 변화시킬 수 있으며, 더 큰 창조성과 표현성 및 성장을 이루게 할 수도 있다. "(그런 경험 후) 사람들은 더 쉽게 삶은 가치가 있다고 느끼는 경향이 있다. 비록 그것이 단조롭고 평범하게 고통스럽고 불만족스러움에도 불구하고 아름다움, 흥분, 정직, 유희, 좋음, 신뢰 그리고 의미가 클라이언트가 존재한다는 것을 증명하게 한다."(Maslow, 1968, p. 101). 우리는 치료사로서 우리의 클라이언트에게

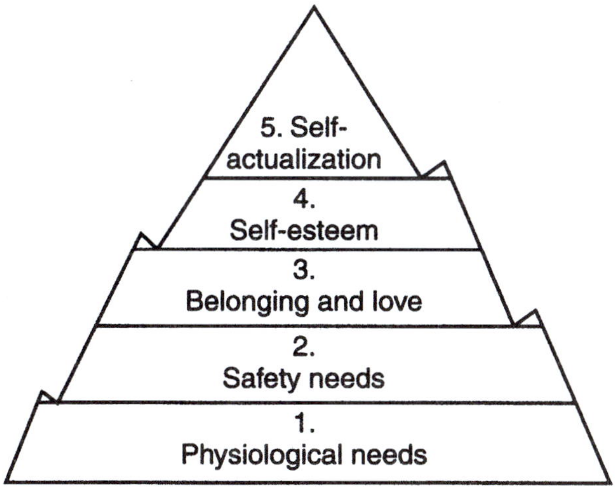

그림 3-1 Maslow의 욕구단계이론

이러한 방식으로 삶은 노력할 만한 가치가 있다고 느끼게 할 수 있을까!

작업적 능력과 동기부여

Robert White(1959)는 사람들이 환경을 탐험하고 정복하려는 타고난 욕구, 즉 본능적 동기를 가지고 있다고 믿었다. 이 생각은 작업치료의 기본 원칙에 적합하다. 아마도 우리는 작업치료 중재가 의미 있는 작업에 참여함으로써 클라이언트의 삶의 질을 향상 시킨다고 덧붙일 수 있다. 유사하게 Maslow는 동기를 욕구 만족과 생존 본능으로 보았다. 그러나 이것은 신체적 생존으로부터 심리적 생존까지 욕구단계의 상위까지 접근함에 따라 변화한다. 자아실현은 부족한 것이 무엇인가를 찾는 것이 아니라, 자기달성을 위한 내적 동기로 본다. 이것은 두려움을 중요한 동기로 바라보는 실존주의와는 다른 것이다. 클라이언트 중심 이론에서 사람들은 그들의 삶의 질을 향상시키려는 본능적 경향이 있다는 가정을 한다.

치료사들은 어디에 기능 이상이 있고, 어디에 클라이언트들이 멈춰져 있는지 그리고 자아실현을 막는 장애물이 무엇인지 찾을 필요가 있다. 아마도 클라이언트는 선택할 자유를 깨닫지 못할지도 모른다. 내가 일해 온 많은 클라이언트들은 체제에 의해, 정부나 기구 정책에 의해 그리고 사회의 편견에 의해서 좌절되어 선택할 능력을 더 이상 연습할 수 없었었다. 많은 이들은 최고점 경험보다 부정적인 삶의 경험을 가지고 있다. 보다 기본적인 욕구에서 충족되지 않았을 수 있다; 그들은 불안정이나 무소속 또는 속하지 않은 듯한 느낌을 가질 것이다. 정신적이건 신체적이건 장애를 가진 사람들은 자신은 부적합하다고 느끼고 다른 사람에 의해 조절되며, 상황의 희생자들이고 두려움에 의해 무능력해지며 "정상" 사람이 즐기는 삶의 구현을 즐기는데서 제외된다고 느낀다. 집단 치료사는 클라이언트들이 자신들의 고통을 밖으로 표현할 수 있도록 촉진시킨 후에 스스로 보다 긍정적인 면을 찾도록 도울 수 있을 것이다.

영성: 의미 경험

캐나다 작업수행모델의 유일무이한 면 중 하나는 사람의 중심에 인간의 정신이 존재한다는 것이다. 클라이언트 중심 이론은 인간 정신을 다른 부분(신체, 심리, 사회)과 함께 묶어 있는 단일화된 힘으로 보았다. 영성은 "매일 활동에서의 의미 경험"으로 정의된다(Urbanowski & Vargo, 1994, p. 89). 그것의 범위는 종교적 믿음을 포함하지만, 조직화된 종교의 구분을 초월한다. 작업치료사로서, 우리는 클라이언트의 일상 활동들의 의미를 고려한다. 활동은 그것의 의미와 분리될 수 없다. 클라이언트의 삶이 병이나 질병으로 파괴될 때, 우리의 첫 번째 우선순위는 "일상적인 존재"의 의미를 최대한 회복시키는 방법을 찾는 것이다. 그러나 그것은 클라이언트가 정할 것이다.

Hassellcus(2002)는 매일의 일상생활을 관습으로 논했다.

다른 습관과 다르게 관습은 개인적 의미뿐만 아니라 문화의 영향을 받는다. 예를 들어, 쿠키 굽기는 요리법 이상의 의미를 가질 수 있다; 그 활동이 개인에게 모성을 상징할 때 관습이 될 수 있다.

Dixon(1987)은 삶의 위기란, 의미 있는 삶에 중요하다고 여기는 무엇인가를 심각하게 위협하는 문제라고 진술하였다(Rosenfeld, 1997). Rosenfeld는 작업치료사는 이런 위기를 해결하기 위해 무언가 해야 할 "중요한" 문제를 이해하고, "중요한" 과제를 발견해야 한다고 제안했다. 과제의 기능은 감정을 표현하고 조절하고 작업 패턴을 유지하고 중요한 새로운 기술을 배우고 그리고 자기 신뢰에 재동기를 부여하고 회복을 상징하도록 한다(p. 26).

클라이언트 중심 접근법을 사용하는데 있어, 클라이언트와 함께 하는 집단 중재는 Rosenfeld가 정의한 단계 중에 초점을 맞추게 된다. 우리의 도움을 받아 클라이언트 스스로 설정한 작업적 목표는 영적 의미와 연관된 것일지도 모른다.

적용

클라이언트 중심 이론의 주요한 개념들의 임상적 적용은 다음과 같은 4가지 부분에서 다루어질 것이다.

1. 클라이언트 중심 집단의 본질
2. 클라이언트 중심 모델을 사용한 집단 구성원 선택
3. 클라이언트 중심 집단 지도자의 기술
4. 7단계 형식의 이점

클라이언트 중심 집단의 본질

이상적으로 클라이언트들은 작업치료를 통해 그들이 얻을 수 있는 것은 무엇인지, 목표와 우선순위가 무엇인지 알고 있다. 현실적으로 그 인식 수준은 상당히 드물게 존재한다. 초기 작업치료 인터뷰 동안, 클라이언트의 자아인식에 관한 상태를 평가하기 위하여, 클라이언트의 자기 이해를 촉진하기 위한 배려가 이루어져야 한다. 오직 작업치료사가 클라이언트의 작업적 상태에 따라 감정과 지각 평가를 발전시킬 때, 치료사와 클라이언트는 어떤 작업치료 중재가 도움이 되는지 협력할 수 있다.

클라이언트가 자신의 작업적 이슈를 잘 이해하지 못하는 데에는 많은 이유가 있다. 부인, 억압, 투사 또는 반응 형태와 같은 심리학적 장애물은 클라이언트의 통찰력을 방해할 것이다. 그리고 인지적 장애는 문제를 정의하고 나누거나 손상된 작업적 수행의 결과를 예상하는 것을 방해한다. 심지어 인지가 정상인 클라이언트들도 질병 또는 사회·문화적 배경에 의한 작업 참여의 방해를 이해하지 못할 수 있다. 작업치료사가 이러한 클라이언트들을 만났을 때, 자아인식과 자기 이해를 돕는 구조화된 집단 활동이나 운동을 계획하는 것은 초기 중재에 이루어져야 할 이상적인 체계일 수 있다. 클라이언트 중심 집단은 클라이언트의 자기표현, 선택의 지각 그리고 자기 결정의 권한을 촉진하는 구조화된 방법을 제공한다.

클라이언트 중심 모델을 사용한 집단 구성원 선택

작업치료 중재 과정에서 집단 구성원 선택은 초기 평가의 한 부분이다. 클라이언트 중심 작업 수행 과정 모델에서 COPM(캐내다 작업수행측정)(Fearing, Clark & Stanton, 1998)과 같은 비형식적 또는 반구조화된 면담을 통해 클라이언트들은 문제점을 발견하게 된다. 클라이언트의 실제 평가과정을 본문에서 설명하고 있지는 않지만, 각 단계에서 집단 과정을 어떻게 평가할지에 대해서는 설명하고 있다. 클라이언트 중심 면담에는 다음과 같은 여러 가지 목적이 있다.

- 치료적 관계 형성
- 작업 기능에 있어서의 문제점 확인과 우선순위 결정
- 가능한 치료 중재 확인
- 작업 수행 장애물의 이용이나 고안에 있어 환경의 영향에 대한 논의
- 강점과 약점 확인
- 목표와 협동 활동 계획 확인

모든 클라이언트들이 자기 인식력을 갖고 있는 것은 아니며 또한 많은 클라이언트들이 작업을 수행하는 다양한 환경에서 우선순위나 효과에 대해 충분히 생각하지는 않는다. 치료사와 클라이언트가 협력하여 해결해야 할 문제의 우선순위를 정한 후, 작업치료사는 치료 중재로 집단 치료를 제안한다. 집단 치료 초기 과정에서, 클라이언트에게 도움이 되는 잠재적 이익을 얻을 수 있다. 구조화된 집단 활동을 진행하면서 얻어지는 집단 피드백을 통해서, 문제점을 명확히 하고, 문제의 우선순위를 정하고, 주어진 환경 안에서 가능한 것과 불가능한 것이 무엇인지 탐색하고, 강점과 약점을

표 3-1	집단의 이점
	• 사회적 지지 제공 • 의사소통과 자아 표현 향상 • 비판단적인 수용적 분위기 형성 • 각 구성원의 독특한 문화적 가치 표현 허용 • 치료적 전략 학습과 적용 공유의 기회 제공 • 비용 효율적인 방식으로 정보 전달 가능 • 클라이언트의 참여 유도 • 모든 수준의 클라이언트 집단 상호작용 기술 향상 • 이상적인 타인과의 문제 해결 관계 형성의 장 제공

확인할 수 있다. 또한 집단을 통해 얻은 문제 해결 방법이 어떠한 결과를 보이는지도 확인할 수 있다.

클라이언트 중심 평가와 치료 중재 과정에서, 작업치료사는 표 3-1에 제시되어 있는 집단의 이점을 고려해야 한다. 이러한 집단의 이점은 평가 과정에서 클라이언트와 공유되어야 한다.

초기 평가 시, 대인관계에 초점을 맞춘 면담을 통해 집단 활동에 적합한 클라이언트를 찾을 수 있다. Yalom(1995)은 배우자, 가족, 친구, 지역사회 집단 등 타인과 클라이언트의 대인관계를 조사하라고 제안했다. 이것은 두 가지 측면에서 유용하다. 첫째는 개인에게는 의미 있는 사회적 참여를 방해하는 대인관계상의 문제가 무엇인지 확인시켜 주고, 치료사들에게는 그 내담자들이 어떤 집단에 적합할지를 평가하는 데 도움을 준다.

치료 중재가 도움이 될 것이라고 클라이언트가 동의한 이후의 단계는 클라이언트가 집단에 참여할 수 있도록 준비시키는 것이다. 치료사는 집단 구성원들의 목표, 이점, 기대사항 등에 관해 논의해야 한다. 클라이언트는 집단에 참여하기 전에 치료과정을 통해서 예상되는 결과에 대해 명확히 알고 있어야 한다.

클라이언트 중심 집단 리더의 기술: 자신의 치료적 사용

인본주의자들은 자신들이 클라이언트를 변화시킬 수 없고, 클라이언트 스스로가 변하고자 해야 한다고 말한다. 치료사의 기능은 안전한 분위기를 형성하고, 클라이언트가 긍정적인 변화의 가능성을 증가시키는 자아상과 자기이해와 같은 것을 확립할 수 있도록 돕는 것이다. 클라이언트 중심에 입각한 치료사는 치료적 관계와 활성화된 치료 집단을 통해 그것을 실현할 수 있다. Rogers(1961, 1975)에 의하면 행동변화는 깊은 자기 이해의 부산물이라고 하였다. 클라이언트가 자신의 삶을 긍정적으로 변화시키기 위해서는 먼저 자신이 변화에 대한 힘과 능력이 있다고 느끼고 믿어야 한다. 그렇게 하기 위해서는 필요한 기술과 능력이 있다는 신념뿐만 아니라, 자기가치와 자존감이 있어야 한다. 변화하기 위해 우선적으로 필요한 것은 변화가 가능하다는 믿음이다. 이 모든 것이 작업치료 집단에 필요하다.

작업치료 집단 지도자는 치료적 관계를 촉진시키는 기술에 중점을 두어야 한다. 이 기술은 작업치료 집단을 계획하고, 이끌어 나가는 데 광범위하게 사용된다. 이 기술을 사용하는 리더는 집단 규준을 확립하여 집단 구성원을 안내하면서 치료의 방향과 과정에서 능동적인 역할을 한다.

집단의 각 단계를 아는 것뿐만 아니라, 각 단계에 적합한 기술이 무엇인가를 아는 것이 중요하다. Gerard Egan의 The Skilled Helper(2001)에 이러한 기술들에 대해 자세히 기술되어 있는데, 개별 정신치료를 하는 사람들에게 기본적인 상담 기술을 가르치고자 하였다. 하지만, 여기에서는 집단의 발달과정에 따라서 집단 치료 중재 과정에 사용되는 특정 상담 기술들에 대해서만 언급하고자 한다.

Egan은 작업치료 과정과 유사한 상담의 3단계를 다음과 같이 기술하였다.

1. 문제 정의(작업치료 평가)
2. 자기 이해(작업치료 목표 설정)
3. 행동 변화(작업치료 치료 중재)

1단계는 문제 정의와 관련되어 있다. 이 단계는 집단 구성원이 서로를 알게 되고, 서로 상호작용하는 방식에 대한 규칙을 정하는 집단의 시작 단계와 유사하다. 이 단계에서 Egan이 제시한 기술은 집중(attending), 구체화(concreteness) 그리고 일차적 정확한 공감(primary accurate empathy, PAE)이다.

집중

집중(attending)은 우리 대부분이 생각하지 않고 하는 무언가를 말한다. 클라이언트는 한 명이 아닌 여러 사람에게 동시에 주의를 기울이고 있기 때문에 집단 리더는 방심하지 말고 잘 관찰해야 한다. 주의는 치료사가 클라이언트에게 초점을 두는 물리적인 것을 말한다. 누군가가 말을 하기 전에도 나타난다. 외모, 신체 언어, 자세, 앉은 모습, 눈 마주침, 표정 등을 기록하는 것 모두 주의가 될 수 있다. 치료사는 이러한 요인에서 구성원이 어떻게 느끼는지, 집단이 다양한 활동이나 치료 중재에 어떻게 반응하는 지에 대한 중요한 단서를 얻게 된다.

주의 기울임의 기술

첫 인상이 얼마나 강한지 알기 위해서 집단에 참석해 처음 몇 분간 말없이 앉아서 다음과 같은 행동을 한다.

- 사람들이 앉아 있는 위치를 도표로 그린다.
- 각 구성원의 외모를 한 두 개의 구로 묘사한다.
  예: Glenn－단정치 못함, 위생상태가 불결함
  Mary－잘 차려 입음, 단정함
  Sue－도발적임, 화장이 짙음
  Joe－부유층 복장, 잘 꾸밈
- 각 구성원의 자세를 한 두 개의 형용사로 묘사한다.
  예: Glenn－긴장을 품, 축 늘어짐
  Mary－주의 깊음, 긴장함
  Sue－편안하지 않음, 안절부절못함
  Joe－방심하지 않음, 솔직함
- 각 구성원이 누구와 눈을 마주치고 있는지 기록한다.
  예: Glenn－아무도 보고 있지 않으며 아래를 보고 있음
  Mary－모두를 보고 있음
  Sue－Joe만 바라보고 있음
  Joe－주로 지도자를 보고 있음
- 각 구성원의 표정에 나타나는 감정 상태를 묘사한다.
  예: Glenn－반항적임
  Mary－걱정이 많음, 두려워 함
  Sue－괴로워함, 무뚝뚝함
  Joe－열심임, 기대하고 있음

각 개인에 대한 묘사를 한 번에 하면, 각 개인에 대해 더 잘 알 수 있게 될 것이다(워크시트 3-1).

집단 활동을 시작하기 전에 첫인상에 대해 안다면, 리더는 클라이언트에게서 예상되는 반응을 예측할 수 있을 것이다. 치료사가 아는 것이 클라이언트의 이름과 나이뿐이었다고 할지라도, 관찰을 통해 자신이 생각한 집단의 방향성을 클라이언트들의 기대 수준에 맞춰 수정할 수 있을 것이다.

클라이언트 중 누가 가장 협력적인가? 누가 가장 비협력적인가? 집단을 가장 방해하는 사람은 누구인가? 가장 먼저 집단을 이탈할 것 같은 사람은 누구인가? 숙련된 치료사들은 구성원들에게 주의를 기울이고 첫인상을 형성하는 것이 자연스럽게 이루어지지만, 이제 막 일을 시작한 치료사들은 연습을 해야 한다. 워크시트 3-1은 집단 구성원 관찰 연습에 사용된다.

구체화

구체화는 클라이언트와 클라이언트들이 가진 문제점에 대한 특정 정보를 이끌어 내는 능력을 말한다. 만약 인본주의 치료사들의 목표가 클라이언트에 대한 전반적인 이해라고 한다면, 보다 명확한 이해를 하기 위해 수 많은 질문을 던져야 할 것이다. 구체화에서의 가장 기본적인 기술은 개방형(open-ended) 질문을 하는 것이다. 이 질문은 “예” 또는 “아니요”로 대답할 수 없는 질문을 말한다. 개방형 질문은 클라이언트로 하여금 명확히 지각하게 하고, 요점을 잘 설명하게 하며, 개인적인 예를 들어 말하도록 한다. 치료사는 개방형 질문을 통하여 클라이언트 스스로 문제의 해결책을 찾을 수 있게 해 주기도 하지만, 이런 과정은 대개는 치료 중재의 차후 단계에서 이루어진다.

개방형 질문을 하는 것이 항상 쉬운 것은 아니다. 새내기 치료사의 경우 폐쇄형(closed) 질문을 사용하는 좋지 못한 습관을 가지고 있는데, 이러한 습관은 개선하기 쉽지 않다. 아래에 작업치료 회기의 시작 과정에 관한 예를 살펴보도록 하자.

OT: 오늘은 그림을 그려볼까요?

Joe: 아니오

OT: 오늘 너무 피곤해요?

Joe: 예

OT: 잠깐 나와 얘기 좀 할 수 있어요?

Joe: 말하지 않겠어요.

OT: 말하기 어려운가요?

Joe: 예

OT: 왜요?

Joe: 저도 모르겠어요.

워크시트 3-1

첫인상

First Impression

방법

첫 열에는 집단 구성원의 이름을 기록하시오. 한 두 단어를 사용하여 외모, 자세, 표정 등을 표현하시오.
말하기 전, 각 구성원이 눈을 마주치고 있는 사람을 기록하시오. 이것은 당신의 집단 구성원에 대한 첫인상을 말해 줄 것입니다.

구성원 이름	외모	자세	눈 마주침	표정
1.				
2.				
3.				
4.				
5.				
6.				
7.				
8.				

이제 또 다른 시작과정을 살펴보도록 하자.

OT: 회기를 시작하기 전에 당신이 당신 감정을 얼마나 잘 표현하는지 알고 싶어요. 당신이 지금 느끼고 있는 것에 대해 말해 주겠어요?

Joe: 아무것도 없어요.

OT: 무엇 때문에 나에게 감정을 말하기 어려운가요?

Joe: 당신과는 상관이 없어요. 나는 그냥 기분이 나쁠 뿐이예요.

OT: 왜 기분이 나쁜가요?

Joe: 담당의사가 나는 이번 주에 집에 갈 수 없다고 말했어요.

작업치료 집단을 이끌어 갈 때 개방형 질문은 구성원간의 의사소통과 상호작용을 촉진하기 때문에 훨씬 더 효과적이며, 폐쇄형 질문은 의사소통을 단절시키는 경향이 있다. 이 점은 집단 활동 진행의 논의과정에서 사용될 질문을 계획할 때에도 기억해야 할 중요한 사항이다. 개방형 질문으로 질문할 때는 "무엇"이나 "어떻게"와 같은 단어로 시작하는 것이 가장 좋다. "왜"를 사용하는 것은 모호한 대답을 이끌어 내거나, 클라이언트로 하여금 과거에 부모에게 추궁 받았던 경험처럼 여겨질 수도 있기 때문에 좋지 않다. 또한, 보기에서와 같이 "~하나요? ~할 수 있나요?, ~할 것입니까?, ~입니까?, ~한 적이 있습니까?"와 같이 "예"나 "아니요"로 쉽게 대답할 수 있게 시작되는 질문은 피해야 한다. 이제 워크시트 3-2를 살펴보도록 하자.

일차적 정확한 공감

일차적 정확한 공감(PAE)은 많은 인본주의 이론가들, 특히 Carl Rogers에 의해 많이 논의되어 왔다. 이것을 치료 초기에 사용할 때, 가장 중요한 것은 지나치게 강조해서는 안 된다는 것이다. 일차적 정확한 공감은 클라이언트가 표현한 감정과 내용을 반영한 것이다. 이런 과정이 효과적으로 이루어지게 된다면, 클라이언트는 치료사와 집단 구성원들이 자신의 말에 귀를 기울이고 있고 자신의 의견에 공감하고 있다고 느껴, 자신을 이해하고 있다는 확신을 갖게 된다. 공감의 효과는 클라이언트가 자신을 더욱 많이 드러내도록 하는 것이다. 집단에서 자주 사용되는 일차적 정확한 공감은 안전하고 믿을 수 있는 집단 분위기를 형성하게 하고, 집단이 보다 단결될 수 있도록 도움을 준다.

일차적 정확한 공감은 표면에서 깊이 들어가지 않기 때문에 "일차적"이라고 한다. 이것은 클라이언트가 실제로 말한 내용을 반복하되, 클라이언트의 말을 있는 그대로 반복하지는 않는다. 공감은 클라이언트가 인정받고 있다는 느낌을 받아야 하고, 클라이언트가 실제로 말한 것뿐만 아니라 비언어적인 신호까지도 주의 깊게 관찰해야 한다(연습을 할 때는 밑줄 사이 부분만 읽으면 된다). 공감의 "정확한"이라는 부분은 감정을 명확하게 밝혀야 함을 뜻한다. 감정은 그 종류와 강도가 다양하다. 많은 심리학자들은 감정을 슬프고 성나고 나쁘고 즐거운 것으로 분류한다. "당신은 화가 났군요."라고 말하는 것으로는 불충분하다. 화는 '성가시거나' '혼란스러운'과 같은 저강도의 것부터 '격분한'과 같이 고강도의 것까지 그 표현이 다양하다. 클라이언트들은 대개 감정 어휘를 폭넓게 사용하지 않는다. 감정을 단어로 표현할 때 많은 어휘를 사용하지 않는다. 종종 클라이언트들은 자신의 감정을 정확하게 표현하기 위해 적절한 어휘를 사용할 수 있도록 치료사에게 도움을 청한다. 워크시트 3-3과 3-4는 "감정" 어휘 개발에 도움이 될 것이다.

"감정" 단어에 대한 지식을 확장시킨 후, 우리는 그것을 일차적 정확한 공감 기술에 적용해야 한다. 일차적 정확한 공감의 기술을 연습할 때는 적절한 어휘 단어를 찾을 수 있도록 하기 위해 문장 완성을 사용한다. "당신은 지금 _____라고 느낀다. 그 이유는 _____때문이다."라는 문장을 완성한다. "당신은 지금 _____라고 느낀다."는 클라이언트가 어떻게 느끼는지를 가장 잘 반영한 감정 단어를 말한다. "그 이유는 _____때문이다."는 그 감정을 유발한 것으로 보이는 생각이나 행동을 말한다. 집단을 이끌어 갈 때, 공감을 나타내는 당신만의 단어를 사용하도록 연습해야 할 것이다. 이제 워크시트 3-5를 살펴보도록 하자.

Egan(2001)에 의하면, 상담 2단계의 목표는 자기 이해이다. 집단 발달의 중간 단계는 하부 집단, 지도성, 노력, 목적과 가치에 대한 질문이기 때문에 훨씬 더 복잡하다. 하지만 결과는 여전히 더 폭넓은 자기 이해이다. 지도자가 이러한 집단 발달의 주요 단계를 통해 2단계의 기술을 사용하고 가르치면 집단에 도움이 된다. 2단계의 기술은 즉시성(immediacy), 높은 수준의 정확한 공감(advanced accurate empathy, AAE) 그리고 직면(confrontation)이다.

워크시트 3-2
개방형 질문
Open-Ended Questions

방법: 아래 각 보기의 내용에 맞도록, 개방형 질문을 사용하여 클라이언트에게 대답하시오.

- 좀 더 구체적인 정보를 이끌어 냄
- 특정 문제점에 토의의 초점을 맞춤
- 문제점을 밝히도록 도움

1. "난 항상 운이 없어요!"
   치료사 대답:

2. "난 무엇을 하든지 이길 수가 없어요."
   치료사 대답:

3. "나는 요즘 바르게 생각하지 않아요."
   치료사 대답:

4. "이런, 난 지루한 주말을 보냈어!"
   치료사 대답:

5. "의사가 나에게 새로운 약을 주었어요. 난 내가 아니에요."
   치료사 대답:

6. "인생은 불공평해요. 세상에 정의가 있다고 생각하나요?"
   치료사 대답:

7. "일정을 받아쓰는 것이 무엇이 좋죠? 집에 가면 모두 쓸모없어요."
   치료사 대답:

8. "난 정말 내 감정을 말하는 게 두려워요."
   치료사 대답:

9. "혼자 내버려둬요. 난 오늘 기분이 최고예요."
   치료사 대답:

10. "내가 왜 엄마가 생각하는 것에 관심을 가져야 하죠?"
    치료사 대답:

워크시트 3-3

공감 어휘 향상, 1부

Developing Your Empathy Vocabulary, Part I

방법: 이 활동은 집단 또는 개별로 할 수 있습니다. 10~15분간 첫 열의 가장 위에 있는 각 범주에 따라 당신이 생각하는 감정 어휘를 최대한 많이 쓰시오. 5열에는 범주에 들지 않지만, 감정을 표현하는 단어를 쓰시오. 표를 채울 때 백과사전을 사용해도 좋습니다(한 열 당 최소 20단어). 마치면 워크시트 3-4로 넘어가시오.

성난, 격한	화난	나쁜 (두려운)	기쁜	다른 감정

워크시트 3-4

공감 어휘 향상, 2부

Developing Your Empathy Vocabulary, Part II

방법: 워크시트 3-3에서 완성한 표의 단어를 왼쪽에 나와 있는 3가지 강도: 약함, 보통, 심함으로 분류하시오. 예를 들어, "나쁜" 열에서 약한 감정은 "걱정하는", 보통 감정은 "두려운", 심한 감정은 "망연자실한"이 될 수 있습니다. 일차적 정확한 공감(워크시트 3-5)을 완성할 때, 여기에서 완성한 표를 참조하시오.

성난, 격한	화난	나쁜 (두려운)	기쁜	다른 감정
약한				
보통				
심한				

워크시트 3-5

일차적 정확한 공감

Primary Accurate Empathy

방법: 집단 내에 있는 각 클라이언트의 설명을 읽은 후에, "당신은 지금 __________라고 느낍니다. 그 이유는 ___________ 때문입니다."의 문장을 완성하여 대답을 쓰고, 다음에 대해 의견을 나누시오.

- 클라이언트가 느끼고 있는 감정(가능한 정확하게)
- 감정을 유발한 것으로 보이는 생각과 행동 요약

1. "나는 그림을 잘 못 그려요(희미하게 그린 그림을 보이며). 이건 내 소파와 개예요."
"당신은 지금 _________라고 느낍니다. 그 이유는 ____ 때문입니다."

2. "그는 내가 편견이 있다고 비난했어요. 나는 그가 얼간이라고 말했어요!"
"당신은 지금 _________라고 느낍니다. 그 이유는 ____ 때문입니다."

3. "브라이언은 매우 잘해요. 그는 내일 새로운 인생을 시작하러 떠나요. 그리고 나는 여기 병원에 그대로 있죠."
"당신은 지금 _________라고 느낍니다. 그 이유는 ____ 때문입니다."

4. "나는 지금 나가도 될까요? 이 집단은 나를 화나게 해요. 특히 마트가 화낼 때는요."
"당신은 지금 _________라고 느낍니다. 그 이유는 ____ 때문입니다."

5. "이 집단은 내게 도움이 안돼요. 당신 뿐 아니라 어느 누구도 나를 이해하지 못해요."
"당신은 지금 _________라고 느낍니다. 그 이유는 ____ 때문입니다."

6. "난 오늘 작업치료 집단에 오고 싶지 않았어요. 목표 설정이 너무 많아요."
"당신은 지금 _________라고 느낍니다. 그 이유는 ____ 때문입니다."

7. "로리가 나는 감각이 둔하다고 말했어요. 하지만 난 무슨 의미인지 모르겠어요."
"당신은 지금 _________라고 느낍니다. 그 이유는 ____ 때문입니다."

8. "내가 아는 건, 난 다시 병동에 갇혔다는 거예요. 그들이 내게 벌을 주는 것 같아요."
"당신은 지금 _________라고 느낍니다. 그 이유는 ____ 때문입니다."

9. "내 남자친구는 자신이 기분 나쁠 때 나를 괴롭혀요. 지금 난 너무 화가 나서 이 집단에 참여할 수 없어요."
"당신은 지금 _________라고 느낍니다. 그 이유는 ____ 때문입니다."

10. "(로리가 울며) 내가 왜 화가 났는지 모르겠어요. 단지 로이가 늙는 것과 혼자되는 것에 대해 말하는 것을 들었어요. 그는 두 달 전 돌아가신 나의 아버지를 떠올리게 했어요."
"당신은 지금 _________라고 느낍니다. 그 이유는 ____ 때문입니다."

즉시성

즉시성(immediacy)은 치료사와 클라이언트간의 직접적인 상호 의사소통이다. 이것은 치료사가 현재 대인관계에서 일어난 일이 무엇인가를 개방적이고 직접적으로 논의할 수 있게 해준다. 이는 관계성 과정으로 이끄는 것이며, 집단에 사용되는 가장 좋은 방법이다. 집단이 막다른 길에 이르러 아무 일도 일어나지 않을 것 같을 때, "지금 무슨 일이 일어나고 있지?" 또는 "이 침묵이 무엇을 의미한다고 생각하는가?"와 같은 질문을 통해 집단이 본래 과정에 다시 초점을 맞출 수 있게 한다. 리더와 집단의 관계는 즉시성이 도움이 될 수 있는 2단계에서 주로 문제가 발생한다. 예를 들어, 리더는 종종 구성원 사이에서 화, 분개, 배반 등을 느낄 수 있고, 집단과 논의하고자 하게 된다. 리더는 "내가 당신에게 서로 구조적인 피드백을 주어야 한다고 해서 화가 납니까?"라고 질문한다. 이러한 직접적인 질문은 구성원으로 하여금 집단 통제 단계의 필수 과제인 리더에 대한 자신의 감정을 검토할 수 있게 한다. 신뢰성 역시 치료사의 즉시성을 도와주는 중요한 문제이다. "나는 당신이 요즘 이 집단에서 다른 사람을 신뢰하기 어려워하는 것을 알고 있어요."라는 말은 집단 구성원으로 하여금 서로의 관계를 평가하게 한다. 이제 워크시트 3-6을 살펴보도록 하자.

높은 수준의 정확한 공감

높은 수준의 정확한 공감(AAE)은 일차적 정확한 공감보다 상위 단계이다. 이는 클라이언트가 깊숙히 숨기고 있는 생각과 감정의 진정한 의미가 무엇인지 치료사가 끄집어내는 것이기 때문에 더 어렵다고 느낀다. Egan(2001)은 높은 수준의 정확한 공감을 이렇게 정의하였다.

> …치료사가 생각하는 치료목표 설정과 실행에서 클라이언트가 자신의 문제점과 관심사를 더 명확하게 볼 수 있도록 하기 위해 클라이언트의 경험, 행동, 감정에 대한 예감을 공유하는 것

높은 수준의 정확한 공감은 수많은 구체적인 방식으로 클라이언트에게 도움이 된다. 먼저, 클라이언트들이 숨기려 하거나 금지된 감정이 무엇인지 인식하도록 돕는다. 예를 들어, 남자 클라이언트는 슬프거나 상처받은 감정을 숨기려 하는데, 그 이유는 그런 감정이 허약함의 증거라고 생각하기 때문이다. 두 번째, 치료사는 클라이언트가 행동 패턴이나 일반적인 경향을 볼 수 있도록 돕기 위해 높은 수준의 정확한 공감을 사용하기도 한다. 예를 들어, 의사에게 나쁜 경험이 있는 클라이언트는 모든 의사를 불신하게 될 수 있다. 높은 수준의 정확한 공감이 클라이언트를 도울 수 있는 세 번째 방법은 자신의 행동이나 말에 대해 논리적인 결론을 이끌어 내도록 하는 것이다. 부모에게 얽매여있다고 느끼고, 부모가 자신을 아이처럼 다루는 것에 지쳤다고 말하는 십대 후반 청소년의 경우, 집을 떠나 좀 더 독립적이고 싶은 욕구를 표현하기도 한다. 사실 한 번도 독립해 보지 않은 청소년이 독립한다는 것은 매우 두려운 일일지도 모른다. 그렇지만 그것이, 그가 진정으로 말하고 싶은 것일지도 모른다.

높은 수준의 정확한 공감은 클라이언트의 암시에 대한 치료사의 가설 또는 추측이기 때문에 임시로 표현하는 것이 가장 좋다. "~일 수도 있다.", "~인 것 같다." 또는 "내가 틀릴 수도 있지만, ~"과 같은 구문을 사용하는 것이 좋다. 그래야만 당신의 추측이 틀릴 경우에도 클라이언트가 이를 수용하여 수정할 수 있도록 할 수 있다. 당신이 틀리지 않았다 해도 클라이언트가 배우자에게 화난 감정을 숨기고 있는 경우에는 이런 표현을 받아들일 준비가 되어 있지 않을 수도 있다. 이런 임시적 표현은 클라이언트가 치료 관계를 손상시키지 않고도 그 감정에서 벗어날 수 있게 해 준다.

높은 수준의 정확한 공감을 배우는 가장 쉬운 방법은 일차적 정확한 공감으로 시작하는 것이다. 높은 수준의 정확한 공감은 워크시트 3-7로 연습한다.

직면

직면(confrontaion)에는 클라이언트가 자기 이해와 행동 변화를 피하기 위해 사용하는 모순, 왜곡, 장난, 연막법 등이 포함된다. 클라이언트에게 있을지 모르는, 드러나지 않았거나, 사용되지 않았거나, 잘못 사용된 잠재성, 기술, 자원 등에 도전하는 것이 포함된다. 직면 기법은 사실 높은 수준의 정확한 공감이 연장선 또는 해석이라 할 수 있다. 하지만 해석은 클라이언트의 행동에 대한 치료사의 이해인 반면, 직면은 행동에 대해 클라이언트 스스로 의미를 부여하는 것이 허용된다. 직면에서 치료사는 클라이언트의 부적합한 행동이나 모순된 말과 행동을 지적하고, 클라이언트에게 그것에 대해 설명하도록 하거나 의미를 이해할 수 있도록 한다.

직면은 가혹하고 비난적이라고 알려져 있다. 하지만, 숙

워크시트 3-6

즉시성 연습

Practice of Immediacy

방법: 다음의 보기에서 집단이 지금 현재의 관계성을 평가할 수 있도록 직접적인 질문이나 설명으로 대답하시오.

1. 약물 남용으로 입원한 청소년 집단

Tina: "만약 우리가 여기서 우리의 문제에 대해 토의를 하면, 당신은 우리 부모에게 말 할 거예요. 그들이 바로 우리를 처음 여기로 보낸 사람들 이예요."

Bob: "맞아요. 당신이 우리를 배반하지 않을 거라는 걸 어떻게 알겠어요?"

Mikki: "난 당신에게 아무것도 말하지 않을 거예요. 내가 이 집단에 오긴 했지만, 말해야 할 필요는 없어요."

치료사 대답:

2. 취업 준비반에서 일하는 섭식장애 클라이언트 집단. 이 집단은 작은 수공예 작업을 하기로 했다. 구성원 어느 누구도 좀 더 도전적인 것을 하려고 하지 않았다. 구성원 중 3명이 3~4번의 작업치료 회기 후에 퇴원을 해야 한다.

치료사 대답:

3. 여가 계획 집단의 세 번째 회기에 참여한 관절염 클라이언트 집단.

Morgan: "이 집단에서 우리는 무엇을 하나요? 내가 하고 싶은 것은 직장으로 돌아가는 거예요. 난 여가생활은 전혀 하고 싶지 않아요."

Jackie: "난 고등학교로 돌아가 운동하는 것을 그만두었어요. 물론 저에게 좋은 것이지만, 너무 많이 힘이 들어요."

Ellie: "그래요, 의사가 내게 여유를 갖고 즐기는 시간을 계획하라고 말했어요. 하지만 언제 어떻게 해야 하는지에 대해 누가 내게 말해주길 스스로 원하는지는 잘 모르겠어요."

치료사 대답:

워크시트 3-7

높은 수준의 정확한 공감

Advanced Accurate Empathy

방법

첫째, 일차적 정확한 공감으로 반응해라. 그리고 높은 수준의 정확한 공감의 반응을 보여라. 클라이언트들이 자신의 상황을 보다 잘 이해할 수 있도록 해 주어라.

1. Sam, 54세

상황: 이 남자는 많은 문제를 가지고 있다. 이번에는 요통을 없애는 수술을 막 끝냈다.
그는 자신의 문제에 대해 끊임없는 생각에 빠진다.
"내가 할 수 있는 일이라곤 나에게 무슨 일이 일어났는가 하는 것을 살피는 것뿐이다. 지난 4개월 동안 술에 젖어 있었다. 시간이 지나자, 나의 결혼생활은 뒤죽박죽 되어버렸다. 지금 나와 아내는 별거중이다. 두 집살이를 할 정도의 수입이 되지 못 한다. 그리고 일을 구하기가 어렵다. 내가 가진 기술을 가지고 무슨 일을 해야 할지 모르겠다."

치료사의 일차적 정확한 공감 반응:

치료사의 높은 수준의 정확한 공감 반응:

2. Adele, 44세

상황: 이 여성은 출혈성 궤양으로 세 번째 입원하였다.
"나는 완전히 우울증에 빠졌어. 더 이상 아무 일도 하고 싶지 않아. 실제로 나는 줄곧 일만 해왔어. 하루라도 일을 하지 말아야겠다고 생각해 본 적이 없어. 좀 편히 살아야겠다는 생각을 꺼려왔는데. 지난 이년동안 쉰 날이 하루도 없어. 힘든 일을 마치고 나면 스스로 아주 만족해 해왔는데. 결국, 그렇게 시간을 써버린 것은 내 선택이었다고, 그렇지?"

치료사의 일차적 정확한 공감 반응:

치료사의 높은 수준의 정확한 공감 반응:

련된 직면은 가혹이 아닌 배려의 행동이다. 클라이언트에게는 말과 행동에 대한 판단이 아닌 진실된 피드백을 주어야 한다. 여기서 치료사의 어조는 매우 중요하다. 맞는 단어일지라도 화나거나 비난적인 목소리이면 원하는 결과를 얻지 못할 것이다. 목표는 클라이언트가 직면을 통해 자기개발을 하게 하는 것이다.

예를 들어, Ben이 자신은 "행복하고 행운아이며, 거의 모든 것에 대처할 수 있다"고 표현한 경우, 치료사는 "만약 그것이 사실이라면, 당신은 정신과 병동에서 무엇을 하고 있습니까?"라고 물을 수 있다. 이러한 직면에서, '자신이 건강하다'는 자기표현과 정신과에 입원하고 있는 현재 상태와의 모순을 설명해야 하는 것은 바로 Ben 자신이다. 치료사는 "건강하고 대처할 수 있는 사람은 정신과 병동에서 받아주지 않습니다. 당신처럼 건강한 사람이 어떻게 정신과 병동에서 인생을 끝낼 수 있습니까?"라고 말할 수 있다. 여기에는 Ben 스스로가 이 점을 설명하지 않았다는 문제가 있다. 하지만 직면의 요점은 문제를 가진 Ben을 비난하는 것이 아니다; 요점은 Ben 자신이 문제를 해결하지 않고, 자신의 문제를 부인하거나 숨기는 것을 멈추게 하는 것이다.

자기 이해에 관심을 갖고 향상시키기 위해 워크시트 3-8을 통해 직면 기술을 연습하라.

7단계 형식의 이점

이 장의 뒷부분은 chapter 1에서 언급된 일반적인 집단이 어떻게 클라이언트 중심의 접근법을 사용하는가에 대하여 부연하여 설명하고 있다.

소개

클라이언트 중심의 집단에서 집단의 구성원들이 통찰력이 있다면, 집단에서 행하고자 하는 활동이나 활동의 목적에 대하여 충분한 설명을 해주어야 한다. 초기에 충분한 설명을 듣게 되면 구성원들이 활동을 할 때, 그 목적을 성취하고자 노력하게 될 것이다.

활동

어떤 활동을 선택할 것인가 하는 것은 집단 구성원들의 치료적 목표가 무엇인가 하는 것에 달려 있다. 사용된 준거의 틀이 무엇인지, 클라이언트들의 흥미와 선호도가 무엇인지에 따라 활동은 다양해질 것이다. 흥미 있는 것을 탐색하는 것일 수도, 무언가를 선택하는 것일 수도 혹은 새로운 기술을 개발하는 것에 관련된 것일 수도 있다. 그림 그리기나 조각하기, 이야기하기, 드라마와 같은 창조적인 활동들은 자기 안에 숨겨진 모습을 잘 표현하는데 도움이 된다. 그리고 자기 인식이나 통찰력과 같은 목적을 달성하는데 도움이 된다. 치료사들은 최상의 목표를 이루기 위해 클라이언트들과 협력하여 활동들을 선택하고 구조화한다.

예를 들어, 어떤 클라이언트가 자신의 감정을 표현하는 능력을 향상시키고 싶다고 한다면, 작업치료사는 "감정들의 원"이라고 불리는 활동을 제안할 수도 있다. 이것은 9×12inch의 도화지의 중앙에 원을 그리는 것이다. 그리고는 색깔 있는 마커를 사용하여 감정의 층들을 그리는 것이다. 원의 바깥부분은 외면적인 자아를 대표하는데, 타인에게 보여지는 감정들이다. 반면, 원의 안쪽은 내면적인 자아로써, 타인에게는 좀처럼 보이지 않는 감정들이다. 그러한 활동들을 통하여 자신의 내면에 있는 감정들에 대하여 솔직한 토론이 이루어질 수 있도록 해준다. 그리고 구성원들 사이에서 자기 이해라는 목표를 잘 이룰 수 있도록 도움을 준다.

활동의 시간은 전체 집단 활동 시간의 1/3 이상을 넘어서는 안 된다는 엄격한 규칙을 따라야 한다. 항상 강조되는 것은 토론과 과정이 중요하다는 것이다.

공유

클라이언트 중심의 집단에서 피드백은 가장 중요한 치료적 도구이며, 초기부터 제대로 이루어지도록 해야 한다. 그것은 모든 집단 구성원들이 배워야만 하는 기술이다. 개개인의 작업 내용을 정확히 이해하고, 집단 안에서 탐색하기 위해서는 상당히 많은 시간이 요구된다. 치료사들은 모든 구성원들에게 그들의 이슈를 분명히 하고, 초점을 맞출 수 있도록 질문들을 해야만 한다. 구체화(concreteness), 일차적 정확한 공감(PAE), 즉시성(immediacy), 직면(confrontation), 높은 수준의 정확한 공감(AAE) 등은 토론 단계에서 효과적으로 사용될 것이다.

"감정들의 원"이라는 활동을 예로 들면, 집단 구성원들은 색깔의 의미나 감정 등에 관하여 질문을 할 수가 있다. 그들은 클라이언트가 묘사한 바깥 쪽 원에 관하여 동의를 할 수도, 동의하지 않을 수도 있다. Ben이 바깥 쪽 원을 노란색

워크시트 3-8

직면 연습

Practice in Confrontation

방법

아래의 예로 든 클라이언트에게 일차적 정확한 공감 반응을 보인 다음, 직면의 반응을 보여라.

예: Sheila는 "모든 게 좋아!" 라고 말한다. 하지만 눈은 바닥을 응시하고 슬퍼 보인다.

치료사 직면: "당신의 표정이 우울해 보이는 걸 보면, 슬프다고 느껴야만 한다. 하지만 당신은 나에게 '모든 게 좋다' 라고 말하고 있다. 당신을 그것을 어떻게 생각하죠?"

1. Mike, 25세, 척수손상 클라이언트. "와이프가 나에게 했던 말을 생각하면 정말 상처가 된다." 그리고 미소를 지으며 어깨를 으쓱한다.

   치료사 직면:

2. Anne, 35세, 관절염으로 소수의 친구를 제외하곤 사회적으로 고립된 클라이언트. 그녀는 어떻게 하면 다른 사람과 보다 나은 대인관계를 형성할 수 있을까 고민하고 있다. "나는 친구들에게 많은 것을 베풀지만 또 많은 것이 되돌아오기를 기대해. 불행히도 다른 사람들은 그런 나의 기대를 저버려, 그래서 나는 그 사람들에게 화를 내게 돼."

   치료사 직면:

3. Robert, 심장병 클라이언트, 최근에 이혼하고 실직하였다. 그는 그것에 대하여 농담을 한다.

   치료사 직면:

으로 그리고 다른 사람이 그를 쾌활하고 신중한 사람이라고 본다고 하였다면, 그 진술은 다른 집단 구성원들의 비평을 이끌어 낼 수 있게 된다. 어떤 사람은 쾌활한 외면을 보고서 Ben에게 동의할 수도 있지만, 다른 사람들은 그의 내면에 있는 고통을 볼 수도 있을 것이다.

과정

클라이언트 중심의 집단을 통하여 구성원들의 잠재성을 최대화시킬 수 있다. 피드백을 주고 받는 기술은 과정 단계에서 이루어진다. 구성원들이 활동을 하면서 느낀 감정들에 대하여 토론을 할 때, 지도자는 서로에게 감정을 표현하도록 격려하여야 한다. 우리가 가장 바라는 것은 다른 사람에 대한 순수한 호기심을 집단 활동의 다음 단계로, 제대로 이끄는 것이다. 과정 단계에서의 초점은 클라이언트들로 하여금 자신의 주관적인 경험에 관하여 생각하도록 하는 것이다. 치료사는 구성원들로 하여금 자신의 경험을 사용하고, 다른 사람을 도울 수 있는 능력을 통하여 집단의 장점을 최대화시키고자 노력하게 된다.

일반화

클라이언트 중심의 이론에서 작업의 의미는 중요한 관심사이다. 일반화 단계는 집단 경험을 통해 삶의 의미를 이끌어 내도록 노력하는 과정이다. 치료사들은 경험의 의미를 말로 표현하도록 도와야 한다. 어떤 것이 의미를 가지고 있는지에 대해 유사성과 차별성의 관점에서 바라보는 것은 각각의 구성원들이 가지고 있는 가치를 강화시키는데 도움이 될 것이다. "감정의 원"을 예를 들면, 어떤 사람들은 자기 자신의 내면의 감정을 보다 더 잘 이해하는데 의미를 찾는 반면, 다른 사람들은 남들이 자신을 어떻게 바라보는지 알고자 하는데 더 가치를 둘 수도 있다. 어떤 사람들은 말로 감정을 표현할 수 있다는 것에서 자신을 찾을 수 있는 반면, 다른 어떤 사람들은 타인에게 자신의 속내를 드러내는 것을 마음 내켜하지 않을 수도 있다. 어떤 사람들은 자신의 감정을 드러냄으로 다른 사람들의 이해를 구한다. 그리고 또 다른 사람들은 다른 사람들과의 폐쇄된 관계 속에서 의미를 찾는다. 치료사들은 옳고 그른 지에 대한 가치를 판단하지 않는다는 것에 주의를 기울여야 한다. 집단 구성원간의 차이를 수용하는 것이 일반화 단계에서 이루어져야 할 중요한 발달 과제이다.

적용

이 단계에서는 의미가 확장되고 개별화되어야 한다. 클라이언트 중심의 집단에서 집단 활동과 개개인들의 목표들 사이에서 연결이 이루어져야 할 필요가 있다. 치료사들은 집단의 경험이 자신의 삶 속에 어떻게 적용될 수 있는지를 모든 구성원들에서 순서대로 묻는다. 치료사들은 구성원들에게 현실적인 경험을 갖도록 해주게 하는 것이 중요하다. 이 단계에서는 치료사와 클라이언트들이 결과를 확인하는데 협조할 기회를 제공해 준다. 그것은 자기 인식의 기회를 주고 새로운 학습, 기술의 발달, 문제를 해결할 수 있는 전략들을 배울 수 있도록 도와주는 것이다. 클라이언트들에게 집단 활동을 통해 얻을 수 있는 이점을 말로 표현하게 하는 것은 집단 치료의 가치를 증대시킨다. 그러나 치료사들은 부정적이거나 중립적인 말들도 받아들여 재평가하고, 문제를 해결할 수 있는 기회로 활용하여야 한다.

요약

전체 집단 경험을 분석하고 어떤 부분이 가장 의미가 있는지 판단할 수 있는 능력이 있다고 가정한다. 치료사의 역할은 이런 과정이 잘 이루어지도록 돕는 것이다. 집단 활동이 끝나기 5분 전에 집단 활동을 요약하면서 기대되는 것이 무엇이었는지 빨리 배우게 되고, 자발적으로 그러한 과정이 이루어지도록 해준다.

클라이언트 중심의 집단 활동 계획

Yalom은 Theory and Practice of Group Psychotherapy 4th edition(1995)에서 실존적 인본주의 접근법에 대하여 언급하였다. 클라이언트들은 집단 치료를 통해 특별한 이득을 얻을 수 있다. 치료의 목적은 자아 이해, 자아 가치, 자기실현을 증가시키는 것이다. 집단 환경에서 구성원들은 자신의 삶이나 문제와 성공에 대하여 토론하게 된다. 구성원들은 자신의 속내를 드러냄으로 인해 다른 사람과의 관계를 발전시키고, 신뢰하는 법을 배우게 된다. 집단 구성원들 서로에게서 얻는 피드백은 다른 누구에게서 얻을 수 있는 것보다 훨씬 더 가치가 있다.

Yalom이 지적한 치료적 요소들(희망의 주입, 보편성, 이타주의, 집단 응집력, 대인관계 학습)은 구성원들이 자신들의 목표를 성취하는데 도움이 될 것이다. 희망의 주입은 '집단 경험이 자신에게 도움이 될 것이다' 라는 기대를 가지게 하는 것이다. 집단 치료를 받는 클라이언트들은 자신의 문제가 특별하지 않다거나, 자신의 고통을 다른 사람과 공유하게 될 때, 종종 엄청난 해방감을 느끼게 된다. 이타주의는 클라이언트들이 다른 사람들로부터 받는 것뿐만 아니라 줌으로써 이익이 된다는 것을 의미한다. 집단에서 다른 사람에게 무언가를 준다는 것을 배우는 것은 가장 중요한 경험이 될 수도 있다. 집단 응집력은 집단의 발달에서 마지막에 이루어지고 가장 바라는 단계이다. 모든 구성원들과 공유된다는 것은 매력적인 것이다. 응집력이라는 것은 모든 것을 긍정적으로 만들 수 있고, chapter 2에서 설명된 노인 집단에서 성취될 수 있는 생산적인 작업이다. 대인관계 학습은 다른 사람들과 감정적이고 사회적인 관계에 있어서 주고 받는 것에 대한 다양한 경험을 할 수 있게 하는 것이다. 치료적 요소에 관한 자세한 내용은 chapter 1과 2를 참조한다.

클라이언트 중심의 집단에서는 구성원들이 적당하게 높은 인지 수준을 가지고 있을 때, 보다 효과적으로 활동할 수 있다. 일정 수준의 자아인식 능력이 필요하고, 구성원들에게 이치에 맞게 자신이 느낀 것에 대하여 의사소통할 수 있어야 한다. 통찰력이라는 것은 자기 자신의 문제행동에 대하여 아는 것뿐만 아니라 문제행동을 하게 된 원인에 대해서도 인식하는 것을 의미한다.

그러나 클라이언트 중심 이론가들은 인지 능력이 부족한 클라이언트들이 자신의 목표에 대하여 표현하는 것을 과소평가해서는 안 된다고 주의를 준다. 그러므로 집단 구성원들은 이해와 통찰 수준이 맞도록 구성되어야 하고, 치료사들은 구성원이 기여할 수 있는 모든 참여를 가능하게 해야 한다.

예를 들어, Ross는 심각한 인지손상 클라이언트들에게 감각통합에 초점을 맞춘 다섯 단계 집단을 사용한다. 시설에 있는 클라이언트들로 구성된 집단에 관해 설명은 다음과 같다.

> 말을 하지 않고 다른 사람과 관계한다는 것은 상당히 흥미롭다. 두 사람 사이의 관계가 말이 없이 단지 행동만으로 연결되었다고 하면, 아마도 적나라하게 느껴져서 좀 더 상처가 될 수도 있을 것이다. 처음에는 구성원들에게서 서로서로 항목들을 공유하는 것을 관찰할 수 있었다. 집단 구성원 중에서 알츠하이머병을 가진 한 남성이, 바로 옆에 앉아 있는 남성이 손을 뻗기 전에 갑자기 크고 부드러운 공을 가로챘다. 그리고는 옆에 앉아 있는 수줍음을 타는 여성에게 공을 넘겨서 그녀가 공을 만질 수 있게 해 주었다. 접촉을 싫어하던 사람이 갑자기 미소를 짓고 자세를 바로하고, 기대하지 않던 포옹을 하는 것을 관찰하였다. 그런 갑작스런 행동이 일어났을 때, 믿기 어려운 감정들이 발생되고, 나중에 어떻게 진행될 것인지에 대하여 좀 더 이해할 수 있었다.

익숙한 집단 리더는 다양한 수준의 능력과 환경을 가진 클라이언트들에게 7단계 형식을 적용할 수 있을 것이다.

활동 예시

이 장의 후반부에 있는 활동의 예들은 평가를 위해 고안된 것들이다. 이런 활동들은 클라이언트들이 자신의 문제를 보다 정확히 이해하고, 자신의 목표에 대하여 이야기하고, 집단 안에서 신뢰와 지지를 얻는데 도움이 될 것이다. 어떤 활동들은 문맥상의 요소들을 탐색하게 한다든지, 방해물이 무엇인지 확인할 수 있도록 한다. 그리고 장애를 제거하고 환경을 변화시킬 수 있도록 집단 피드백을 사용하게 해준다.

참고문헌

American Occupational Therapy Association. (2004). *The reference manual of the official documents of the American Occupational Therapy Association* (10th ed). Bethesda, MD: Author.

Canadian Occupational Therapy Association. (1991). *Occupational therapy guidelines for client-centered practice.* Toronto, Ontario: Author.

Canadian Occupational Therapy Association. (1997). *Enabling occupation: An occupational therapy perspective,* Toronto, Ontario: Author.

Cole, M., & McLean, V. (2003). Therapeutic relationships redefined. *Occupational Therapy in Mental Health, 19*(2), 33-56.

Corey, G. (1986). *I never knew I had a choice* (3rd ed.). Monterey, CA: Brooks/Cole.

Corey, G. (1991). *The theory and practice of counseling and psychotherapy* (4th ed.). Monterey, CA: Brooks/Cole.

Corey, G. (1996). *The theory and practice of counseling and psychotherapy* (5th ed.). Monterey, CA: Brooks/Cole.

Crepeau, E., Cohn, E., & Schell, B. (Eds.). (2003). *Willard and Spackman's occupational therapy* (10th ed.). Philadelphia: Williams & Wilkins.

Dixon, S. (1987). *Working with people in crisis* (2nd ed.). St. Louis: Mosby.

Egan, G. (1994). *Exercises in helping skills.* Monterey, CA: Brooks/Cole.

Egan, G. (2001). *The skilled helper* (5th ed.). Monterey, CA: Brooks/Cole.

Fearing, V., Clark, J., & Stanton, S. (1998). The client-centered occupational therapy process. In M. Law (Ed.), *Client-centered occupational therapy.* Thorofare, NJ: SLACK Incorporated.

Hasselkus, B. (2002). *The meaning of everyday occupation.* Thorofare, NJ: SLACK Incorporated.

Law, M. (Ed.). (1998). *Client-centered occupational therapy.* Thorofare, NJ: SLACK Incorporated.

Maslow, A. H. (1968). *Toward a psychology of being* (Rev. ed.). New York: Van Nostrand Reinhold.

Matheson, L. N. (1998). Engaging the person in the process: Planning together for occupational therapy intervention. In M. Law (Ed.), *Client-centered occupational therapy.* Thorofare, NJ: SLACK Incorporated.

May, R. (1977). *The meaning of anxiety* (Rev. ed.). New York: Norton.

May, R., & Yalom, I. (1989). Existential psychotherapy. In R. J. Corsini & D. Wedding (Eds.), *Current psychotherapies* (4th ed., pp. 363-402). Itasca, IL: F.E. Peacock.

Rogers, C. (1961). *On becoming a person.* Boston: Houghton Mifflin.

Rogers, C. (1967). The conditions of change from a client-centered viewpoint. In B. Berenson & R. Carkhuff (Eds.), *Sources of gain in counseling and psychotherapy.* New York: Holt, Reinhart, and Winston.

Rogers, C. (1975). Empathic: An unappreciated way of being. *The Counseling Psychologist, 5*(2), 2-9.

Rosenfeld, M. (1997). *Motivational strategies in geriatric rehabilitation.* Bethesda, MD: American Occupational Therapy Association.

Ross, M. (1997). *Integrative group therapy: Mobilizing coping abilities with the Five Stage Group.* Bethesda, MD: American Occupational Therapy Association.

Ross, M., & Bachner, S. (Eds.). (2004). *Occupational therapy with the developmentally disabled.* Bethesda, MD: American Occupational Therapy Association.

Urbanowski, R., & Vargo, J. (1994). Spirituality, daily practice, and the occupational performance model. *Canadian Journal of Occupational Therapy, 61*, 88-94.

White, R. (1959). Motivation reconsidered: The concept of competence. *Psychoanalytic Review, 66*, 197.

Yalom, I. (1995). *The theory and practice of group psychotherapy* (4th ed.). New York: Basic Books.

클라이언트-중심
활동 예시 3-1

자아 인식

Self-Awareness

방법: 다음의 질문에 답하시오. 그리고 집단에서 공유하고 싶은 부분을 선택하시오.

나의 이름(당신이 좋아하는 이름)은:

내가 필요로 하는 것은:

나의 희망(바람)은:

나에 대해 스스로 묘사하자면:

현재 나의 삶에서 중요한 것은:

나에게 중요해 질 것 같은 것은:

내가 성취하고자 노력하고 있는 것 3가지가 있다면:

내가 잘하는 것은:

나에게 좋아지기를 바라는 면이 있다면:

내가 피하고 싶은 것이 있다면:

내가 자신감을 느낄 때는:

내가 자랑스럽게 여기는 것은:

나의 가장 두드러진 특징은:

클라이언트-중심
활동 예시 3-2

긍정적인 태도

Positive Attitudes

준비물

다양한 주제의 사진이 있는 잡지

방법

잡지에서 부정적이거나 문제가 있는 사진을 골라보세요. 제한은 없고 고르고 싶은 만큼 찾아보세요. 시간은 15분 드리겠습니다.

과정

1) 모든 참가자들은 각자 자신이 선택한 사진을 보여주면서, 부정적인 상황에 대하여 묘사한다.

2) 그리고는 집단 멤버들에게 그 사진들 속에서 긍정적인 면을 찾아보도록 한다.
   예) 사람의 외양, 위생상태, 날씨, 의사소통 등

3) 그러면 집단 멤버들은 문제를 해결할 수 있는 몇 개의 상황들을 선택할 수 있을 것이다.

다음의 질문에 답을 해보세요.
"이 상황이 좋은 결말로 되기 위해서는 어떤 것이 행해져야 할까요?"

클라이언트-중심
활동 예시 3-3

여가 콜라주

Leisure Collage

준비물

다양한 주제의 잡지, 가위, 풀, 흰 종이, 마커

방법

잡지에서 좋아하는 그림을 골라서 오리시오. 그리고 종이 위에 잘 배열해서 붙이시오. 20분의 시간을 드리겠습니다. 그림을 붙이는 것이 다 끝나면, 마커를 사용해서 각각의 그림에 'ing' 으로 끝나는 단어로 제목을 쓰시오.

예) eating, talking, playing volleyball, singing

클라이언트-중심
활동 예시 3-4

작별 인사하기

Saying Goodbye

준비물
흰 종이, 펜

방법
삶을 살다 보면, 우리는 사랑하는 사람을 떠나보내야 할 때가 온다.
(친한 사람이 떠난다던지, 애인에게 새로운 사랑이 찾아오던지, 죽었던지, 아이들이 학교를 찾아 떠난다던지)
우리는 종종 이별을 하기 전, 우리가 하고 싶었던 말들을 할 수 있는 기회를 가지지 못할 수도 있다.
그래서 지금 그 기회를 주고자 한다.
사랑하는 사람에게 그 사람이 알기를 원하는 것에 대해 말하면서 편지를 쓰기 바랍니다.
시간은 15분을 드리겠습니다.

"친애하는 또는 사랑하는 _________" 으로 시작하고, 작별 인사로 끝맺음 합니다.

클라이언트-중심
활동 예시 3-5

나의 집

My House

준비물
연습장, 자, 색깔 있는 마커, 지우개 달린 연필

방법
상상해 보세요. 당신은 지금부터 한 달 동안 휴가를 갑니다. 그리곤 해변에 있는 작은 집에서 살 겁니다. 그 해변에는 시내로 가는 하나의 길이 있습니다. 거기로 가면 당신이 필요로 하는 음식 등을 살 수 있습니다. 그 집이 어떨지 머릿속에 그려보세요.
당신은 가방을 가지고 택시를 타고 막 도착합니다. 테라스 위에 올라섭니다. 그리고 앞문을 열고 안으로 들어갑니다.
뭐가 보이죠? 자! 이제부터는 당신이 좋아하는 것을 한 번 그림 위에다 그려볼까요?
예) 소파, 침대, 찬장, 융단, TV, 책장, 냉장고, 스토브, 세탁기, 건조기, 자전거, 보트 등(그림 3-2).

그림을 그리는 동안, 꼭 필요한 것인 무엇인지, 당신이 휴가를 즐겁게 지낼 수 있도록 도와주는 것은 무엇인지 생각해 보세요. 그 해변에 다른 사람이 있다고 가정할 수도 있지만, 그들은 당신과 함께하지 않을 것입니다. 당신 집에 살고 있는 사람은 오직 당신뿐입니다.

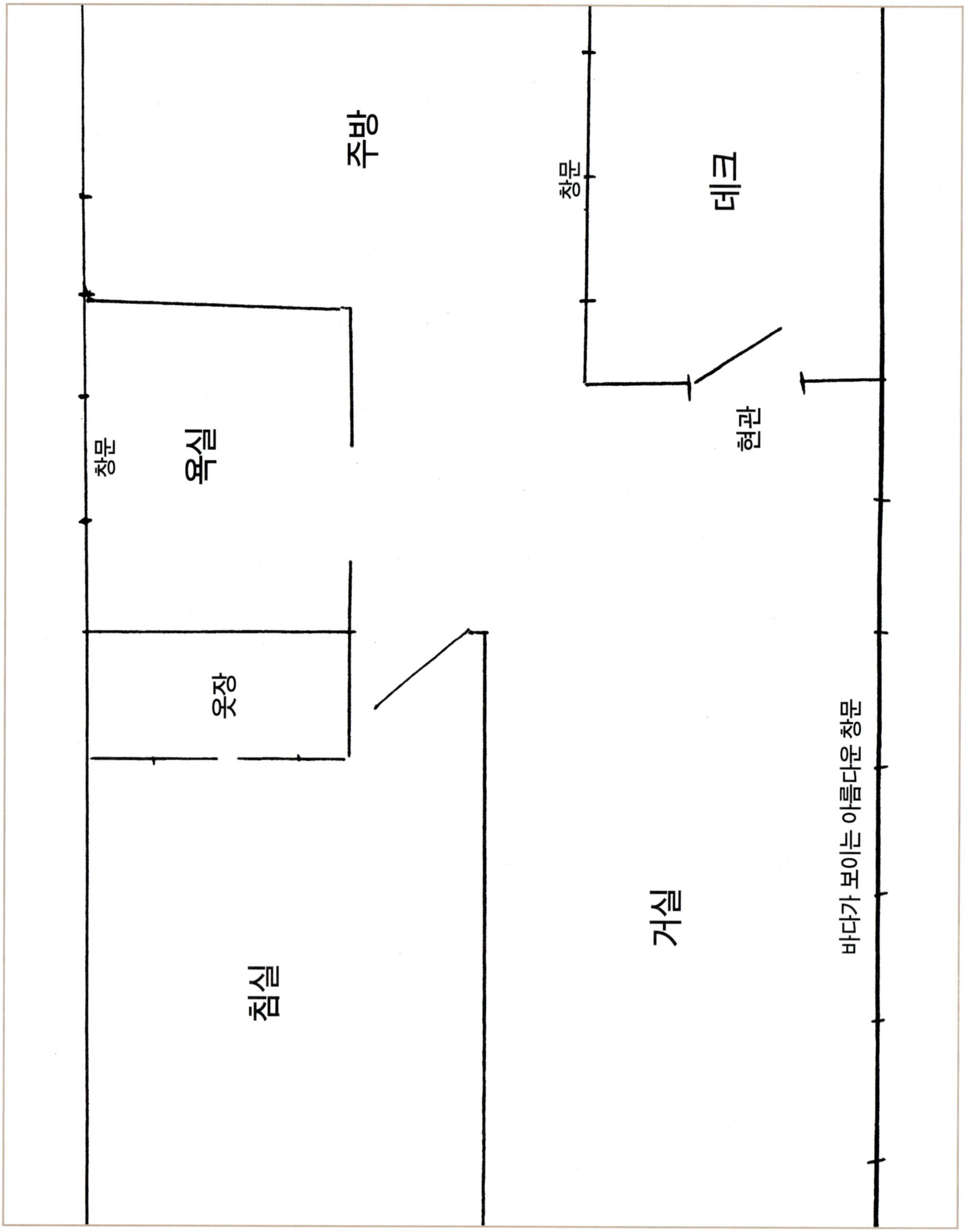

그림 3-2 나의 집 그리기

클라이언트-중심
활동 예시 3-6

나의 이상적인 직업

My Ideal Job

준비물

연습장, 연필

방법

당신은 당신이 원하는 직장에서 일하도록 훈련받을 수 있는 기회를 가졌다고 상상해보자.
당신이 상상하는 직업은 무엇인가요? 그 직업을 구체적으로 표현하기 위해서 아래의 질문에 대한 당신의 대답에 표시를 하시오.
대답이 한 개 이상이면, 답 옆에 "1지망", "2지망"이라고 쓰시오.

1. 당신이 선호하는 작업장은?
   현대적인 사무실
   정비가 잘된 작업장
   집 같은 분위기
   야외
   기타
2. 함께 일하고 싶은 사람은?
   혼자
   팀원
   상사
   타인에게 충고를 주는 전문가
3. 선호하는 작업 기술은?
   손 기술
   예술적, 창조적 기술
   지능, 지혜, 아이디어
   정치적 기술, 전략, 설득
   기술적인 문제해결 기술
4. 직업으로부터 기대하는 것은?
   많은 돈
   다른 사람을 돕는 것에 대한 만족
   다른 사람들이 당신의 기술을 인정하는 것
   자기 자신의 잠재성을 성취하는 것
5. 당신이 하고 싶은 직업은 어떤 형태의 위험요소를 갖고 있는가?
   정기적으로 급여를 받는 일
   정기적인 급여를 받을 수 없는 일
   새로운 아이디어를 시험해 보는 일
   위험요소가 늘 있는 일

클라이언트-중심
활동 예시 3-6

나의 이상적인 직업(계속)

My Ideal Job

질문에 대한 당신의 대답을 생각해 보면서 아래에 있는 목록 중에서 당신의 기준에 적합한 직업들을 골라 표시하시오.

작은 옷 가게 안의 판매원

자격증을 갖춘 전기기사

정비사

어린이집 교사

대형병원 간호사

의사 사무실의 접수원

광고 예술가

뉴스 리포터

고등학교 코치

헤어디자이너

인테리어 감독

교환원

손해 사정인

방문 판매원

고급 식당 지배인

고급 식당 호스티스

슈퍼마켓 주인

골동품상점 매니저

가정 간호사

밴드부원

호텔 홍보부

약물 재활센터 상담가

도시 설계자

클라이언트-중심 활동 예시 3-7

당신의 벽 그리기

Draw Your Wall

Anne Golensky, MS, OTR은 알코올 중독을 극복하는데 유용하다고 하였다.

준비물

흰 도화지, 색깔 있는 마커

방법

이 활동의 목적은 우리가 자아실현을 이루지 못하도록 방해하는 장벽이 무엇인지 발견하는 것이다. 멤버들은 서로 소개를 하고 각자 문장을 완성하도록 한다. "내가 항상 하기를 원했던 것은 _________." 그리고는 종이와 마커를 가지고 "벽"을 그려라. "벽"은 자신의 꿈들을 성취하는데 방해가 되었던 것들을 상징화하는 것이다.

클라이언트-중심
활동 예시 3-8

첫 번째 관심

Primary Concerns

준비물

3×5inch의 카드 3장, 펜, 전화번호부

방법

이 활동은 급성기 입원 클라이언트 집단을 위한 것이다.
멤버들은 각자 자기 이름과 병원에 입원하게 된 이유에 대하여 이야기 한다.
퇴원한다면 그들이 가고 싶은 곳이 어디인지 짧게 이야기 하도록 한다.

3장의 카드에 각각 아래의 정보에 대하여 쓴다.

카드 1—지금 현재 가장 관심 있는 것은 무엇인가?
카드 2—당신이 병원을 떠난 후에 가장 걱정이 되는 것은 무엇인가?
카드 3—이 집단을 떠난 후에 당신의 관심사에 관하여 도움을 줄 수 있는 사람은 누구인가?

당신 주치의의 이름과 전화번호, 당신의 주거지와 가까운 약국, 가장 가까운 식구와 친구들, 당신에게 도움이 될 만한 곳 등을 적어라.

클라이언트-중심
활동 예시 3-9

활동 바퀴

Activity Wheel

준비물: 24시간을 표시하는 2개의 원이 그려진 연습장, 계산기

방법: 매 시간마다 일반적으로 당신이 행하던 활동들의 이름을 적어보아라. 그리고는 각각 일반적 범주에 해당하는 시간을 더하여 보아라. 마지막으로 각각의 범주가 몇 %에 해당하는지 계산해 보아라.

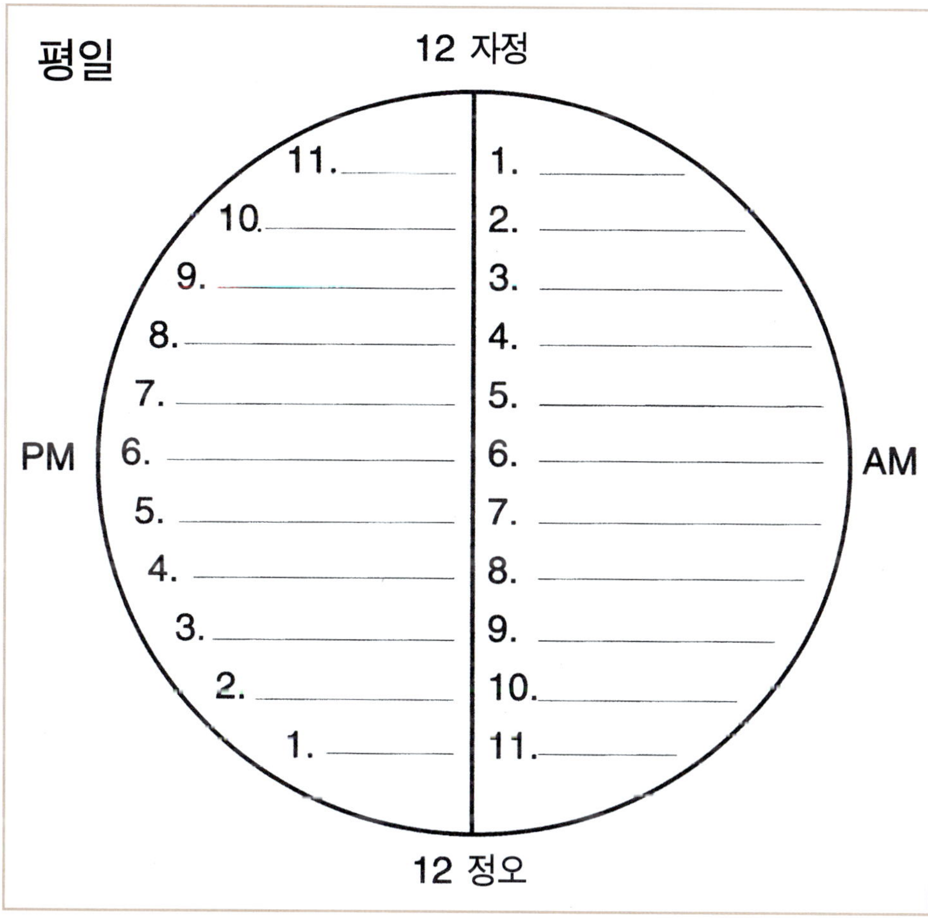

일: ____________________
전체 시간 : ____________________

레저 · 휴양 : ____________________
전체 시간 : ____________________

취침 · 휴식 : ____________________
전체 시간 : ____________________

신변처리 · 간병 : ____________________
전체 시간 : ____________________

기타: ____________________
전체 시간 : ____________________

클라이언트-중심 활동 예시 3-9

활동 바퀴(계속)

Activity Wheel

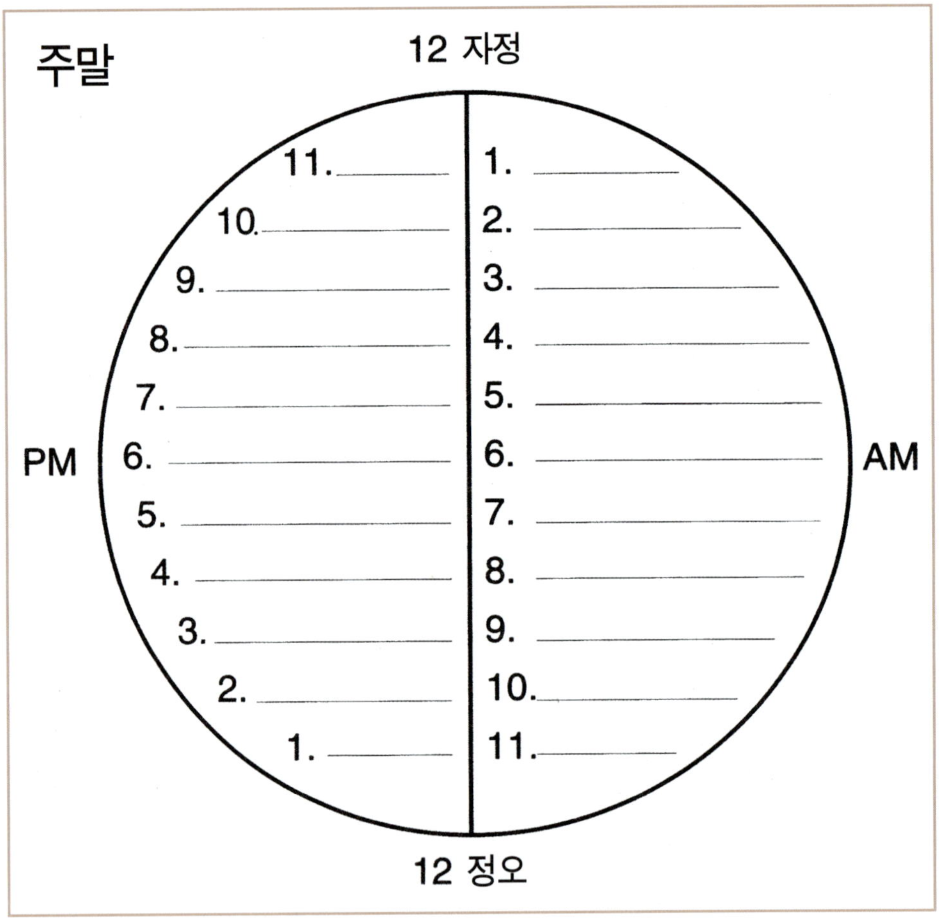

일: ______________________
전체 시간 : ______________________

레저 · 휴양 : ______________________
전체 시간 : ______________________

취침 · 휴식 : ______________________
전체 시간 : ______________________

신변처리 · 간병 : ______________________
전체 시간 : ______________________

기타: ______________________
전체 시간 : ______________________

클라이언트-중심
활동 예시 3-10

삶이라는 도표 안에서의 목적

Purpose in Life Chart

내가 사랑하는 것
1.
2.
3.
4.
5.

내가 싫어하는 것
1.
2.
3.
4.
5.

내가 자랑스러워하는 것
1.
2.
3.
4.
5.

내가 부끄러워하는 것
1.
2.
3.
4.
5.

내가 얻으려고 노력하는 것
1.
2.
3.
4.
5.

내가 결코 이루어지기를 바라지 않는 것
1.
2.
3.
4.
5.

오늘 스스로에 대하여 더 좋게 느낄 수 있게 해 주는 것
1.
2.
3.

Chapter 4

사회적 환경에서의 집단

GROUPS AS SOCIAL CONTEXTS

미국작업치료협회(AOTA, 2002)의 영역과 과정(domain and process)의 틀은 작업치료 과정의 일반적인 큰 틀의 결과를 "가정, 학교, 직장 그리고 지역사회에서 원하는 역할 혹은 삶의 위치에...참여하는 것"을 전제로 한 "작업의 참여(engagement)"로 정의하였다. 사회 참여는 작업 실행 영역에서 다음과 같은 틀로 정의하는데 "주어진 사회 체계 안에서 개인 혹은 타인과의 상호작용의 형태와 기대 수준의 조직화된 행동 양상을 통합하는 활동들"로 규정한다(p. 621). 작업치료에서 집단 치료를 통해 클라이언트에게 다양한 사회참여를 준비해주는 것이 가장 이상적이다. 개인은 가족, 동료 혹은 친구, 학급, 스포츠 팀이나 레크리에이션 집단, 직장, 교회 그리고 지역사회 조직 등 다양한 자생적 집단에 참여한다. 이 장에서는 역할이론, 사회지지이론, 체계이론, 가족이론, Mosey의 개체발생이론서 팀과 팀워크 등 다양한 이론적 조망을 통해, 클라이언트의 주변에 발생하는 자생적 집단의 형태에 대해 알아보도록 하겠다. Mosey의 집단 적응 기술(Appendix C 참조)이라는 새 연구는 Mary Donohue에 의해 만들어진 사회 참여 측정을 포함하며, 이것은 Mosey의 집단 상호작용 기술의 정의에 기초를 두고 있다(Donohue, 2003).

집단의 틀 정의

작업치료 실행 틀에서는 클라이언트(client)를 "(a) 개인(individuals, 개인의 생활에 영향을 미치는 도우미, 선생님, 부모, 고용주, 배우자 등의 타인을 포함), (b) 집단, (c) 일반 조직 집단(populations, 예: 조직, 단체)"로 정의한다(AOTA, 2002, p. 630). 이와 같이 클라이언트의 정의를 확장하는 것은 작업치료사가 다양한 수준의 집단 치료를 개발할 수 있게 해 줄 것이다.

- 개인 집단(groups of individuals): 작업치료사는 일반적인 문제, 장애, 목적 등이 같은 3~8명의 클라이언트와 함께 하는데, 특정한 집단이나 하나 또는 그 이상의 목적을 가진 일련의 집단에 참여하게 된다. 이 형태의 집단은 개인의 목표로 결과를 측정하게 되고, 집단의 일원으로 선택된 과정에 능동적으로 참여하게 된다. Chapter 1에서 소개된 7단계의 형식은 비슷한 목적을 가진 개인 집단을 위한 형태이다.
- 사전 선택 집단(preselected groups): 이 집단은 작업치료사가 설정된 목표를 완수하기 위한 집단 치료로 전체 집단 구성원을 평가하고 추천하고 계획한다. 예를 들어 집단 홈에 있거나 낮 병원(day care program)에 내원하는 치매 집단에 속한 정신지체인 클라이언트가 이 집단에 속하게 된다. 이 형태의 집단은 작업치료사가 목표를 달성하기 위해 다른 전문가, 보호사, 가족 등의 협력을 구하게 된다. 이 집단에서는 집단 리더십을 위한 7단계 형식이 변형되어 적용된다.
- 대중 집단(populations): 작업치료사는 모든 주민을 상대로 평가를 시행하며 전체 주민을 대상으로 집단 치료를 개발한다. 이것은 지역사회에 거주하고 있는 노인을 위한 건강 프로그램을 예로 들 수 있다. 지역노인센터가 목표를 설정하고 전략을 선택하는데 협력하는 작업치료사의 "클라이언트"가 되기도 한다. 지역사회 조직은 서비스를 받고 있

는 주민들의 삶의 질 향상을 위해 만들어 졌다. 예를 들어, 노숙자 등 또 다른 특화된 집단들의 공익을 위해 작업치료사는 자문을 제공하게 된다. 작업치료 자문은 집단 리더십 기술을 사용하는데 있어 문제 영역을 정의하고, 증거에 기반한 치료를 가르치며, 치료를 위해 전략을 발전시키고, 목표와 관계된 작업들을 진행하거나 구성하도록 돕는다(예: 기금 적립, 옹호, 멘토링, 후원 집단 조직).

- 클라이언트 가족(client families): 다른 잠재적 집단 치료는 클라이언트와 가족 구성원, 간병을 도와주는 개인 등과 협력하게 된다. 이 새로운 실행의 영역은 집단 역동 이론 지식을 사용하고, 가족 집단 생활에 클라이언트가 참여하기 위하여 활동들을 적응시키고 계획하는 것을 도와주는 전체 가족 집단의 사회적 상황을 연구한다.
- 팀과 팀워크(team and teamwork): Latella(2002)는 "둘 혹은 그 이상의 개인이 특정한 목표를 향해 함께 일하는 것"이라고 팀을 정의했다. 학제간 건강관리팀(interdisciplinary health care team), 직업 집단, 운동 팀 등이 그 예이다. 팀은 힘과 본질적으로 규정되지 않은 역할을 기반으로 한 사회적 구조를 갖는다. 팀은 이해와 신뢰를 기초로 한 활동들을 통해 다른 집단과의 의사소통과 협력에 도움이 되도록 자문을 받는다. 예를 들어, 직업 집단은 작업치료사의 자문을 통해 사회적이고 신체적인 부분에 문제해결 전략을 세움으로 작업을 가능하게 하고 상해와 스트레스에서 보호받게 된다.

사회적 환경에서 집단에 기여하는 이론들

초점이 되는 환경

이 글의 새로운 초점은 작업치료 실행의 평가와 수행에 대한 환경의 이해이다. 이 접근법은 체계-지향적(system-oriented) 초점을 사용한다. 연구들을 통해 사람들이 각기 다른 상황에 따라 다르게 작업을 수행한다는 것을 알 수 있다. 예를 들어, 알츠하이머병 클라이언트는 친숙한 환경에서의 자조활동을 독립적으로 잘 수행한다. 현재 존재하고 있는 이론과 개발되고 있는 이론 모두가 장애물과 안전 위험을 제거하고, 작업 수행능력을 최대화시키기 위해 환경을 평가하는 작업치료사의 전문성을 제공해 주고 있다. 가정, 학교, 직장, 종교 그리고 여가활동 모임(인위적이거나 자생적인)과 같은 많은 지역사회 환경에서의 임상활동을 통해 이러한 지식들은 확장된다.

집단 활동을 위해 선택한 장소는 클라이언트가 참여하기에 적절한 곳으로써 산만함이 제거된 개인 공간, 경청할 수 있는 환경, 신뢰와 공감이 발전할 수 있다고 확신이 되는 곳이 최적의 장소이다. 실제 환경에서 집단의 활동이 더 성공적이며, 이러한 변경을 필요로 할 때 특별한 상황에서 문제를 수정하기 위해 관찰과 평가를 할 수 있다(식당에서 저녁식사 동안 사회 기술을 평가하는 것).

집단 활동에서는 클라이언트의 사회적·문화적 특성이 가장 중요한 부분이다. 작업치료 실행 틀은 사회적 환경을 다음과 같이 정의한다. 배우자, 친구 그리고 보호자와 같은 중요한 개인들은 사회 집단에 규준, 기대 역할, 사회적 일상을 설정하는데 영향을 준다(AOTA, 2002, p. 623). 문화적 환경의 정의와 중복되는 부분이 있는데 정의는 다음과 같다.

> …개인이 속한 사회의 구성원으로 습관(풍습), 신념, 활동 양상, 행동 표준 그리고 기대 등이 허용된다(문화적 환경). 인권을 대변하고 인간의 기본권에 영향을 미치는 법과 같은 정치적 환경을 포함한다. 또한 그것은 교육, 고용, 경제적 지지의 기회를 포함한다(AOTA, 2002, p. 623).

그래서 문화적 환경과 사회적 환경은 분리될 수 없다. 문화적 이슈를 깊이 있게 다룬 chapter 13에서 집단의 예를 참고하기 바란다.

역할 이론

역할의 개념은 사회심리학에서 유래되었다(Mead, 1934; Sullivan, 1953). 작업치료 틀에서 역할은 다음과 같이 정의하는데 "사회적으로 수용되는 기능과 준거 규약으로 이루어진 행동들의 집합이다(Christiansen & Baum, 1997, p. 603)." 그들이 규칙과 절차를 정의함으로써 "사회 상호작용의 핵심"을 만들었다. "원만한 사회 상호작용은 집단의 각 구성원이 역할을 잘 바꾸어 수행하거나 또는 효과적으로 역할을 수행하는 것을 필요로 한다"(Christiansen & Baum, 1997, p. 56). Chapter 2에서 소개된 집단 역할의 3가지 형태는 과제 역할, 집단 유지 역할, 개인 역할이다. 과제 역할은 정신사회적 문제가 있는 역할에서도 집단이 과제를 완수하는 것을 돕는다. Benne and Sheats(1978)에 의하면, 개인 역할은 집단 전체의 응집력을 방해하면서까지 개인의 욕구 충족을 하고

자 할 때 나타난다고 정의했다.

역할은 행동과 기대의 집합이라고 볼 수 있는데, 개인은 사회적 존재로서 구조적(단일체의 위치)이거나 기능적(구조적 역할과 함께 연합되는 실행의 요구)인 상황에 놓이게 된다(Schaber, 2003, personal communication). 가족의 역할은 배우자, 형제, 어머니, 아버지, 딸, 아들, 조부모 뿐만 아니라 확장된 가족 구성원들을 포함할 수 있다. 각각의 역할은 사회, 개인의 문화, 개인 자신으로부터 나오는 기대의 집합을 의미한다. 그 각각의 역할은 사회 구성원이 서로 합의된 기능을 수행하는 한 형태의 작업을 갖고 있다. 예를 들어 돌보기, 가족 부양하기, 세탁하기, 집 청소하기와 같은 전형적인 어머니의 역할을 들 수 있다. 그러한 작업의 수행과 수행 방법들은 자기 기대와 문화적 기대에 영향을 받게 된다.

작업치료에서 집단 치료는 클라이언트 구성원 사이에 역할 능력과 상호작용을 보조하는 사회적 환경을 사용할 수 있다. 역할의 상호작용이 촉진된 집단 활동은 기념일 파티, 식사 준비, 여행 등과 같은 분리된 과제에서 서로 다른 역할을 갖고 있는 모든 구성원을 필요로 한다. Chapter 5에서 서술된 과제-집중 집단은 역할 상호작용을 통해 작업 수행을 가능하게 하는 예이다. 이 접근법을 사용할 때 클라이언트는 계획과 준비, 다양한 역할 수행 그리고 집단 과제의 평가 등을 맡게 된다. 이 형태의 집단에서는 구성원들이 의사 결정, 계획 수행, 문제 해결, 의사소통, 타인과의 협동 등을 돕게 된다.

역할은 클라이언트 집단을 형성할 때, 공동 단체의 기초가 된다. 예를 들어, 직업역할에 유의한 문제가 있는 클라이언트들은 감독 수용 문제, 권한 문제, 공동 작업자와 지내는 문제, 직업 스트레스에 대처하는 문제와 같은 영역에 공통 관심을 가지고 함께 대처하고자 집단을 형성할 수도 있다. 스스로 사회적 위치 또는 역할과 관련된 작업의 수행을 통해 우리는 우리 스스로 학생, 직장인, 가족 구성원이라 부른다(Kielhofner, 2002).

역할 이론은 작업치료 실행에서 역할 갈등(conflict), 역할 과부하(overload) 그리고 역할의 혼란(confusion)과 같은 문제를 잘 설명하는데 도움을 준다. 역할의 갈등은 개인이 기대하고 있는 하나의 역할 혹은 다른 역할 사이에서 선택의 기로에 섰을 때 발생한다. 직장에서 집에 있는 아픈 아이의 치료를 위해 호출된 엄마의 상황이 역할 갈등의 좋은 예이다. 엄마는 아픈 아이를 무시하거나, 직장에서 일을 마치기 전에 떠나야 한다. 역할의 과부하는 개인이 감당할 수 없는 역할이 주어지는 상황에서 발생한다. 예를 들자면, 밤낮으로 일만하는 "일벌레(workaholic)"로 너무 많은 사회적 역할이 개인에게 부과되어, 모든 책무를 결코 다 수용할 수 없는 상황에 직면하는 경우이다.

역할은 사회 상호작용과 행동들을 규정하는 각본을 제공할 수 있다. 예를 들어, 직장에 있을 때나 가족과 함께 집에 있을 때 상황에 따른 작업, 옷의 유행, 상호작용 스타일 등을 다르게 제시한다. 역할의 혼란은 남편과 부인이 함께 사업을 시작했을 때 혹은 직장 상사가 부하직원과 저녁 식사를 할 때 발생할 수 있다.

집단 치료는 클라이언트의 역할 갈등, 혼란, 과부하와 같은 상황뿐만 아니라 어려움을 발생시키는 또 다른 역할 행동을 해결하는데 도움을 줄 수 있다. 집단은 그들에게 의미가 있는 클라이언트의 역할 선택에 따라 조직될 수 있는데, 더 효과적으로 역할을 수행하거나 가치 있는 목적을 성취할 수 있도록 도움을 줄때 역할을 위한 준비를 할 수 있다. 예를 들어, 클라이언트가 더 나은 직업을 얻기 위해 학생으로의 역할을 선택하는 것이 그 예이다. 어떤 역할은 우리가 더 높은 사회적 위치를 얻도록 필요한 작업의 조직과 순서를 결정하는데 도움을 준다.

사회적 지지 이론

사람들은 다양한 수준에서 사회적 지지를 필요로 한다. 사회적 지지는 "보실핌과 사랑, 가치, 손경의 경험과 다른 사람에게 필요하다는 생각이 들게 하는 것"(McColl, 1997, p. 412)으로 정의된다. 개인적인 수준에서, 이러한 형태의 지지의 근원은 동료, 가족 그리고 특별한 타인으로부터 생겨난다. 어떤 사람은 상당한 량의 지지가 필요하고, 또 어떤 사람은 지지를 수용하거나 주는데 어려움을 가진 사람도 있으므로 사회적 지지는 상호 과정에서 가장 고려되어야 하는 부분이다. 정신 장애가 있는 사람들은 아주 많은 지지를 필요로 하지만 그들에게 어떠한 지지도 제공되지 않을 수 있다. 집단 치료를 통해 사회적 지지를 제공하고 수용하는 연습과 실제를 경험할 수 있다. McColl(1997)은 장애를 가진 사람에 대한 사회적 지지의 효용성을 증명하였다. McColl에 따르면, 장애인은 편협한 사회적 관계를 갖는 경향이 있는데, 그들의 사회적 욕구를 채워줄 수 있는 사람이 단 한명 혹은 매우 적은 수의 사람들이다.

집단 치료는 두 가지 방향으로 문제를 다룰 수 있다. 첫째로 사회적 지지의 상호 본질을 이해하고, 각 개인의 사회적·감정적 욕구들을 충족시킬 수 있는 기회를 제공하는데 도움을 줄 수 있다. 다른 방법은 지역사회에서 장애인을 위한 지속적인 지지 집단을 조직하는 방법이다. 클럽하우스(clubhouse) 개념의 예로 정신장애인과 음주와 약물 남용자의 12단계 집단을 들 수 있다. 어찌 되었든, 이러한 사회적 지지 집단에 대한 요구는 계속 증가하고 있다. "Health people 2010"은 모든 질병이 있는 사람들의 건강을 증진시키기 위해 사회 참여뿐만 아니라 감독과 건강증진 프로그램을 시행해야 한다고 주장했다(U.S Dept of Health & Human Services, 2000/2001). 작업치료사는 다양한 질병을 가지거나 위험성이 있는 사람들을 대상으로 지역사회 지지 집단을 시작하기 위해 필요한 집단을 촉진시킬 수 있는 전문 지식과 훈련을 가져야만 한다.

보호자는 사회적 지지가 필요하다. 작업치료사는 보호자 지지, 필요한 교육 제공과 장애 클라이언트를 위한 작업 수행에 안전과 보호를 증가시킬 수 있는 환경의 변화를 어떻게 하는지에 대한 교육을 위해 집단을 조직할 수 있다. 작업치료사는 광범위한 지역사회 지지 사업 혹은 공적·국가적 지지 등의 지식을 활용할 수 있어야 한다. 또한 지원가능한 서비스의 한계가 있을 때, 방해요소와 관련된 특별한 요구를 충족시킬 수 있도록 지지와 정치적 활동 혹은 지역사회 활동으로 극복해야 한다.

표 4-1 지지와 관계된 외적 자원

- 가족
- 친지
- 친구
- 지인, 동료, 동업자, 이웃
- 상사
- 부하
- 보호자, 도우미
- 낯선 사람
- 애완 동물
- 보건 전문가

Adapted from World Health Organization.(2001). The international classification of functioning, disability, and health. Geneva: Author.

The International Classification of Functioning, Disability and Health(세계보건기구[WHO], 2001)는 표 4-1에 제시한 지지와 관계의 외적 자원 목록을 만들었다.

집단 치료는 가능한 지지와 클라이언트의 요구에 더 잘 적용하기 위한 사회적 네트워크를 만들도록 전략을 개발할 수 있으며, 이러한 것을 포함하여 조직될 수 있다. 사회적 지지는 보편성과 이타주의에 근거한 Yalom의 치료 집단 요소를 포함한다(1995). 집단은 클라이언트가 위기상황에 처해 있을 때 사회적 지지를 제공할 수 있으며, 그들은 혼자가 아니며 그들 스스로를 필요한 존재로 느끼게 하고, 다른 사람을 도울 수 있다는 것을 알도록 함으로써 위로할 수 있다. 작업치료 집단은 집단 구성원의 욕구 증가에 유용한 사회적 지지를 통해 더 밀접하고 더 의미있는 타인과의 관계를 맺는 기술을 개발하는데 더욱 중점을 둘 수 있다.

사회적 지지는 다양한 형태를 가질 수 있다. McColl(1997)은 다음과 같은 3가지 형태로 사회적 지지를 정의했다.

1. 실행적(practical)
2. 정보제공적(informational)
3. 정서적(emotional)

클라이언트는 다양한 시간에 다양한 지지를 필요로 한다. 실행적 지지는 점심 식사 정리와 세탁과 같은 실체적이거나 도구적인 과제를 포함한다. 클라이언트는 이러한 형태의 지지가 작업 수행을 가능하게 하기 때문에 가장 작은 지지라고 보고한다. 정보 제공적 지지는 가장 자주 보아 왔던 형식적이거나 사회적인 수준의 지지이며, 그것은 의료보장 제도를 어떻게 받을 것인지와 같은 내용이다. 정서적 지지는 위기의 상황에서 가장 도움이 되는 것으로 알려져 있다.

체계 이론

체계는 사물의 상호작용을 이해하는 구조들이다. 체계는 생물학(근골격계 체계)과 사회학(정치적 체계)과 같은 많은 다양한 영역에서 연구되어지고 있다. Bertalanffy(생물학자)는 사물의 존재에 대한 일반적인 체계 이론을 적용하였는데, 이를 열린 체계(open systems)라고 정의했다. Bruce와 Borg(1991)는 야구팀의 예를 통해 열린 체계로 집단의 개념을 설명하였다. 팀은 각기 다른 선수들로 구성되는데, 각각 역할이 특별하게 나누어져 있다. 운동이 시작되면 팀은 서로 의존하는 전체로서 이해되어진다. 모든 체계는 다음과 같은 4가지로 구성된다.

1. 입력(input)
2. 처리 진행(throughput)
3. 출력(output)
4. 되먹임(feedback)

열린 체계에서는 처리 과정에 체계의 변화를 허용하고 되먹임의 결과를 통해 수정한다. Bruce와 Borg(1991)는 작업치료 집단의 상호작용을 이해하기 위한 모델로 일반적 체계 이론을 사용하여 제안했다.

Kielhofner(2002)는 인간을 열린 체계로, "처리" 과정을 3개의 하위체계를 이용하여 정성들여 만들었다.

1. 의지(volitional)
2. 습관(habituation)
3. 수행능력(performance)

이러한 하위체계는 환경의 변화에 따른 인간의 적응을 설명하고 되먹임을 통해 새로운 전략을 학습하며, 어떻게 반응(출력)을 보이는지에 대해 설명하였다. 집단에 적용할 때 작업치료사는 경험을 나누도록 촉진하고, 각 구성원들로부터 작업 수행의 결과를 주고 받는 되먹임의 과정을 통해 적응이 일어날 수 있도록 한다.

우리는 다양한 수준에서 사회적 체계의 작용을 이해하기 위해 체계 이론을 사용한다. 복지 체계는 국가 정책에 따라서 어디에 가난과 장애가 있는지 특별한 기준을 만들어서 재정과 이익을 나누게 된다. 주 정부(미국)는 복지 수혜를 제공하기 위해 각기 다른 가이드라인을 갖고 있으며, 각 도시는 서로 다른 정책과 절차를 가지고 있다. 지역 공무원은 이 체계에 들어올 수 있는 잠재적 수혜자를 돕고, 체계 안에서 움직일 수 있도록 수혜자가 따라야 하는 특정 규칙이 필요하다. 이와 같은 광범위한 관료 체계에서 개별적으로 문제가 존재할 수 있다. 예를 들어, 체계에 포함된 장애인은 장애관련 혜택을 상실하지 않은 채로 고용을 보장 받을 수 없다. 이러한 사실은 장애인이 충분히 할 수 있는 능력이 있다고 할지라도, 직장인으로서 역할을 하고 싶어하는데 동기부여를 거의 제공하지 못한다. 복지 체계는 사회적 수준의 좋은 예이다.

사회적 환경 수준들은 다음과 같이 정의 한다.

- 즉각적(immediate)
- 근접적(proximal)
- 지역사회 중심적(community)
- 사회적(societal)(spencer, 1998)

즉각적 수준의 사회적 환경들은 클라이언트와 보호자 혹은 그들의 가족 중 다른 사람들에게 초점을 맞춘다. 보호자의 태도와 가치는 장애인의 작업 수행에 영향을 주는 요소 중에 가장 강력하다(Mattingly & Fleming, 1994). 작업치료사는 작업적 이슈들에 대해 문화적·도덕적 차이점을 해결하기 위해 클라이언트와 그들의 보호자를 포함하는 집단을 만들었는데, 그것은 어떤 작업이 클라이언트를 안전하게 할 수 있는 일이며 보호자에게 어떻게 도움을 주어야 하는지에 대한 것이다.

근접적 수준의 사회적 내용은 학교, 직장, 병원 등과 같은 집 밖에서의 활동에서 자주 만나게 되는 사회적 환경을 포함한다. 작업치료사는 각각의 그들의 환경에서 사회체계에 대한 이해가 필요한데 역할, 기대, 작업 패턴 그리고 상호작용을 위한 법칙들이 그것이다. 많은 문화적 요소들은 이와 같은 사회적 요소들과 중첩된다. 작업치료사는 직장인, 학생 혹은 의사소통을 촉진하기 위해 주간 보호시설에 참여하는 사람들에 대한 자문을 할 수 있어야 한다; 직장인·클라이언트의 작업 기능을 가능하게 하는 요소를 향상시킨다; 사회참여의 장벽을 최소화하거나 제거한다. 고용인, 선생님과 관리자 혹은 지역사회 주간 보호시설 스탭과 함께 하는 자문은 비슷한 목표를 추구하더라도 클라이언트-중심의 접근을 시금 시도해야 한다. 자문에 대해 Townsend와 Landry (2005)는 다양한 접근법을 제안해 왔다. 사회적 집단을 실행하도록 하는 가용한 안내 지침은 다음과 같다.

- 참여(participation): 서비스에 참여를 제안 받은 사람들은 집단 과정에 포함되어야 한다.
- 협력(collaboration): 문제 해결과 의사 결정에 대한 권한을 나누어야 한다.
- 변화를 위한 옹호자(advocating for change): 신경 쇠약에서 보호하거나 스트레스를 줄이기 위한 정책의 변화와 같은 조직적 변화 안에서 집단 구성원으로 포함되어야 한다.
- 자격부여와 공정(empowerment and justice): 불공정을 깨닫고 사회 참여를 유도한다.

지역사회 수준의 사회적 내용은 사회적 네트워크와 다양한 형식적 또는 비형식적 서비스를 포함한다. 지역사회는 종종 가정-방문 의료서비스, 이동 서비스, 분만 서비스, 노인 서비스와 같은 서비스를 제공한다. 집단은 지역사회 자원을 활용할 수 있으며 정보를 공유한다. 작업치료사는 지역사회 서비스에 접근할 수 있도록 준비하여 사회 참여를 가능하게 해야 한다. 예를 들어, 많은 교회들은 지역사회 수준에서 구인을 하는 사람들을 위해 보조하거나, 방문하여 사회활동에 참여하도록 도움을 준다. 지역사회 조직은 작업치료사를 통해 "클라이언트"의 가능성을 볼 수 있어야 한다. 장애인의 사회 참여를 위한 장벽을 인지하고 제거하기 위한 최고의 조직이 반드시 필요하다.

가족 집단: 환경 안에서의 클라이언트

가족 치료의 훈련과 가족 과학은 가족 중심 접근에 근거하여 많은 연구가 이루어 졌고, 그것은 가족 집단이 개인들의 하나의 집단이라기보다 하나의 전체로 보는 것이 바람직하다(Schaber, 2003, personal communication). 광범위한 문헌 내용을 고찰하는 것은 이 장에서 설명하고자 하는 범위를 넘어서기 때문에 하지 않는다. 작은 집단 이론(small group theory)의 적용은 기초적인 개인 간의 관계 모델(Fundamental Interpersonal Relations Model, FIRO)에서 가족에게 적용되어 왔고, Family FIRO model에서 재규정하였는데, 알츠하이머 질환이 있는 클라이언트 가족의 독특한 요구사항에 따라 작업치료사가 치료하는 형식을 제공한다(Schaber, 2002). FIRO 모델은 Schutz(1958)의 이론을 기초로 하고 있으며, 그는 각 개인의 3가지 내적 요구를 제안했다. 포함(inclusion), 조절(control), 애정(affection)은 집단 구성원을 통해 만날 수 있다. 이미(chapter 2) 이러한 욕구들은 집단의 발달단계를 기초로 하여 형성되었다. 여기서, 이론은 가족 집단 안에서 가족 구성원에게 적용된다. "환경으로써 가족"은 일상생활에서 가족에게 의존하고 있는 클라이언트를 평가하고 함께 수행하는 욕구 충족자로의 역할을 담당한다. Schaber(2003, personal communication)는 이 적용이 가족-중심 치료 모델을 대신하는 것이 아니라고 지적했지만, 가족의 기능을 이해하도록 하며 면접 과정을 도울 수 있다. 이것은 가족 치료를 대신하지 않고 사회사업 접근도 아니다. 오히려 사회적 환경을 측정하기 위한 방법을 제공하고, 또한 클라이언트가 작업을 수행하도록 하며, 가족 관계의 내용 안에서 의미 있는 도전이 되도록 한다.

사실상 작업치료에서 가족 개입은 클라이언트의 입장에서 가장 먼저 시작된다. 우리는 치매 할머니의 예를 통해서 그녀의 딸과 초보 보호자의 생활을 보도록 하겠다. 체계의 관점에서 보면, 가족 구성원 중 한사람의 만성 질병의 진행이 구성원들에게 서로 다른 영향을 주고 있다. 그래서 작업치료사는 할머니 한사람에게 초점을 맞추는 것이 아니라, 치매 가족 구성원 모두를 치료의 대상으로 한다. Schaber (2003, personal communication)는 1차적 보호자가 작업치료 집단 치료에 참여하는 구성원들을 선택하는 것을 제안했다. 할머니의 시각으로 사위, 손자, 근처에 사는 형제 혹은 자매, 질녀와 조카 혹은 가까운 친구와 이웃 등 기꺼이 참여에 동참할 수 있는 사람들로 집단을 구성한다. Schaber는 작업치료 이슈가 항상 순서적 방법을 따르지 않고 포함, 조절, 애정의 이슈를 동시에 필요로 한다고 경고했다. 그러므로, 순서적 구조는 가족의 우선순위에 따라 변화가 가능하도록 해야 한다.

아래 내용은 가상의 가족 집단을 통해 6주간의 작업치료 회기를 위한 구조로 제안하는데, chapter 11에서 묘사한 집단 프로토콜 방법을 사용하였다. 각 회기는 집단 촉진의 모든 7단계를 포함해야 하지만, 작업치료사는 감정, 사고, 실제적 적용을 회기에 걸쳐 반복적으로 다루면서 가족의 질서를 변경시킬 수 있다. 가정 환경에서 가족과 함께 치료적 개입을 했다할지라도, 활동들(작업치료 개입)이 가족 회기 동안 전혀 일어나지 않을 수도 있다. 예를 들어, 작업치료는 회기 동안 공동으로 계획되지만 평소에 발생되기도 하고, 다음 주에 진행될 수도 있다. 각 회기는 어떻게 "과제" 활동을 수행하였는지에 대한 이야기를 나누는 것으로 시작한다. 진행과정(예: 그것을 어떻게 느꼈는지), 일반화(예: 무엇을 배웠는가), 적용(예: 전략을 어떻게 수정했는지 혹은 추가로 계획을 변경했는지)은 토론을 촉진시키면서 자연스럽게 흘려 가게 한다. 각 회기의 마지막에 결과를 내야 하며, 가족을 위한 작업치료가 다음 주에 어떻게 진행될지 정해야 한다. 다시 말하면, "활동"은 chapter 1의 단계 2에서 서술했으며, 각 회기 시작 전에 발생한다.

가족 집단 프로토콜의 예

회기 1: 포함

첫째 회기에서 할머니의 작업을 고려해서 전체 가족 관계를 평가한다. 가족생활에서 할머니는 어떠한 방법으로 참여 또는 배제가 이루어지는가? 다양한 집단 구성원으로부터 장애물로 인식되는가? 할머니는 참여 또는 배제된다고 느끼는가? 할머니 스스로 말하지 않더라도 가족 중에서 누가 할머니의 요구와 희망을 가장 잘 아는가? 클라이언트-중심 접근을 사용하면, 작업치료사가 지속적으로 유지되기를 희망하는 특별한 작업을 제시하였을 때 가족들은 협력한다. 집단은 다음 주를 보내기 위해, 그리고 할머니가 참여할 수 있는 작업을 수행하기 위해서 가족 구성원들이 의논을 통해 실험적 활동을 선택한다. 예를 들어, 할머니가 일요일 저녁식사를 준비하는 것을 도울 수 있도록 식탁 환경이나 파이를 만들기 위한 사과 껍질 벗기기와 같은 익숙한 활동을 사용한다.

회기 2: 지배하기

필요한 실험적 활동과 문제해결 방법을 보고 받은 후, 이 회기에서는 일상생활 중에 자연스럽게 도움을 줄 수 있는 영역을 추가한다. 어떠한 활동이 가족으로부터 약간의 도움을 받아 할머니를 계속 수행하도록 할 수 있는가? 클라이언트와 가족에 의해 특별한 활동을 선택하여 사용하는 것은 가족들과 치료사의 전문성을 공유하게 되고, 할머니가 스스로 안전하게 수행할 수 있는 것이 무엇인지 그리고 할머니가 독립적으로 자기관리 활동을 촉진할 수 있도록 어떠한 도움을 주어야 하는지, 수단적 일상생활 동작의 실행에 기여하는지 등의 의견을 나누어야 한다. 이 회기에서는 할머니가 하나의 과제를 수행하는 것을 관찰하는 것이 포함되며, 작업치료사는 작업을 수행하는데 자연스럽게 실행할 수 있는 적당한 구두 힌트 등을 제공하게 된다. 집단에서 어떠한 도움이 필요한지 그리고 어떤 가족 구성원이 도움을 제공할 것인지에 대한 문제를 해결한다. 이 회기의 결과는 또 다른 가족 구성원들을 참여시킴으로써 감독자 또는 보조자의 스케줄을 정하는 것일 수 있다.

회기 3: 조절과 안전의 균형 맞추기

치매의 경우, 할머니가 하고자 하는 작업과 안전하게 수행할 수 있는 작업 간에 안전의 문제가 가장 중요하게 대두된다. 여기서 다시, 치료사의 전문성은 치매의 중간 단계로 인해 발생될 수 있는 결과에 관하여 공유해야 한다. Allen 인지 수준 평가를 통해 할머니의 인지 단계를 평가하고, 이 이론을 사용하여 잠재적인 안전의 문제를 예측하게 된다. 예를 들어 할머니가 요리를 하고 싶다면, 스토브를 사용할 때 안전하지 않은 과정에 대해 이해하는 것이 필요하고 안전 예방책을 기억해야 한다. 가족 구성원은 화상에 대한 상황과 냄비 집게 사용에 대한 문제점을 보고해야 한다. 문제해결방법은 할머니를 포함하여 구체적인 안전 문제를 해결할 수 있는 가정 환경 개조를 포함해야 한다. 권고에 따른 환경의 변화에는 가족 구성원 전체에 대한 고려가 필수 요소이다. 예를 들어, 선이 없는 스토브의 사용은 선택사항이 아니라 가족 구성원의 동의하에 요리를 할 때 항상 사용되어져야 한다. 할머니가 감독없이 작업을 수행할 수 있을 때까지는 부엌으로의 접근을 제한해야 한다. 집을 둘러본 후 할머니가 선택 가능한 기회를 최대한 제공할 수 있도록 안전을 고려한 개조계획을 수립하는 것이 이번 회기의 결과가 될 수 있다.

회기 4: 조절, 충돌의 해결

가족들은 지난 주를 회고하고 환경의 개선과 집의 개조에 대한 계획을 수립한다. 어떠한 과제가 가족 구성원이 할머니를 도울 수 있으며, 어디에 여전히 문제가 남아 있는가? 이와 같은 문제의 탐구영역은 아래와 같다.

- 누가 언제 도움을 제공할 것인가?
- 어떠한 자기 관리 활동이 할머니가 배울 수 있는 독립적인 수행 과제인가?
- 도움을 주고 받을 때 어떤 태도로 할 것인가?
- 어떤 기대를 하거나 표시해야 하는가?
- 어떻게 보살핌을 받을 것인가? 보호자에게 어떻게 감사해야 하는가?
- 보호자 혹은 감독관에게 제공하는 재정적 문제는 무엇인가?
- 가족생활이 지속되는데 장애는 무엇인가?
- 기타 다른 문제들은 클라이언트와 가족들이 상의해야 한다.

가족 구성원들은 가장 중요하게 반영되어야 하는 문제에 대한 전략적 토론이 필요하다. 가족 문제 주변에 있는 작업치료사에 의해 협력적 의사 결정이 촉진될 수 있다. 다음과 같은 전략을 참고하기 바란다.

- 할머니에게 존경을 표시하는 수준을 낮추어라.
- 가족 활동 중에 할머니가 실제로 참여할 수 있는 역할을 주어야 한다.
- 위험을 줄이기 위해 환경을 개선해야 한다.
- 선택권을 주거나 타협해야 한다.
- 할머니의 언어적·비언어적 자기 감정 표현을 경청한다.
- 할머니에게 애완동물을 기르도록 한다.
- 할머니가 혼자 남아있는 동안, 그녀와 소통할 수 있는 방법을 찾는다.
- 구성원으로 포함되지 않을 여지를 남기거나, 구성원이 과로하지 않도록 한다.

결과는 구성원들이 할머니에게 존경과 애정을 보이거나 할머니에게 다가오는 기간 동안, 비생산적인 반등들을 수정하게 하는 것이다.

회기 5: 작업을 통해 감정 표현하기

할머니와 가족 구성원간의 애정 표현을 방해하는 갈등을 해결하기 위해 문제해결 방법을 준비한다. 이번 회기의 중심은 작업을 통해 할머니에게 가족 구성원들이 도움을 받는 것이다. 가족 구성원들은 할머니로부터 배우고 따라하며 상황을 호전시키면서 인지적 손상 전에 느꼈던 기쁨을 느끼게 하는 것이다. 몇 가지 예로, 가문의 조리법을 적거나, 조상의 사진을 회고하고, 그들에 대한 이야기들을 나누거나 오래된 사진을 정리한다. 가족사의 회고는 몇 가지 목적을 두고 회상하도록 한다. 그것은 할머니와 가족 구성원 사이의 연결고리로써, 할머니에게 가족 역사가로써의 특별한 역할을 줌으로써 자녀 또는 손자들과 긍정적인 상호관계를 맺게 된다. 할머니의 특별한 경험과 관심사는 이야기하기와 전문성 나누기(직장인으로서의 역할, 타국에서의 생활, 역사의 특정 시기에 대한 경험, 바느질하기, 요리하기, 정원 가꾸기, 노래하기 등)를 통해 공유될 수 있다. 또한 치매의 후반기에는 각 사람의 이름, 관계, 대략적인 날짜 등을 할머니가 회상할 수 있도록 명확한 단어로 가족사진을 만들어야 한다. 이 방법은 대가족인 사람에게 매우 효과적이며 가족이 아닌 보호자가 이해하는 것을 돕거나 다양하게 발생했던 삶의 역사를 혼란스럽지 않고 명확하게 정리해 준다. 이 회기의 결과는 한주 동안 가족 구성원이 선택한 회상 활동을 공유하기 위한 순서를 정하는 것이다.

회기 6: 결과 측정

이번 회기는 이전에 있었던 모든 회기들을 재검토해야 한다. 포함(inclusion), 조절, 애정의 관계에서 원하는 결과물은 무엇인가? 첫 번째 회기 이후에 무엇이 바뀌었는가? 어떤 문제가 남아 있는가? 자기관리 활동을 돌아보고 가족 활동들에 참여하도록 해야 한다. 환경의 개조를 위해 집안을 돌아보고 만약 변경이 가능하다면 시행하고, 그것이 할머니의 작업 수행과 문제 해결에 효과적인지 알아보아야 한다. 작업치료사는 치매의 진행에 대한 전문적 정보를 공유하고, 현재의 심각성과 다음 단계에서 어떤 일이 일어날지를 예상해야 한다. 가능한 보호 전략이 의논되어야 하고, 할머니가 안전하게 돌아올 수 있도록 팔찌에 이름, 주소, 전화번호 등을 새겨 길을 잃고 헤매지 않도록 해야 한다. 할머니가 참여할 수 있는 사회활동과 보호자에 대한 지역사회의 지지를 받을 수 있도록 해야 한다. 마지막으로 사후 관리 및 미래에 더 필요한 개입에 대한 계획이 논의되어져야 한다.

Mosey의 집단 상호작용 기술: 사회 참여의 측정

Mosey는 개체발생 이론의 발생반복을 통한 집단 행동을 언급하였는데, 이는 집단 상호작용의 5가지 하위기술을 대략적으로 말했다. 집단 상호작용은 원초적인 집단에서 생산적인 구성원이 되는 능력을 필요로 한다. 적절한 역할분배, 결정에 참여하는 것, 효과적으로 대화하는 것, 집단의 규범을 인식하고 따르는 것, 목표달성에 기여하는 것, 분쟁 해결을 돕는 것, 집단 응집력을 높이기 위해 노력하는 것이 있다(Mosey, 1986, p. 435). 5가지 하위기술은 발달 집단의 연속성 안에서 조직되어 지는데, 자세한 내용은 chapter 5를 참조한다(appendix B, C 참조). 다음과 같다:

1. 평행 수준 집단(18개월~2년)
2. 투사·연합 수준 집단(2~4년)
3. 자아 중심적 협력 수준 집단(5~7년)
4. 협동 수준 집단(9~12년)
5. 성숙 수준 집단(15~18년)

Donohue(1999)는 집단 상호작용 기술의 5단계에 대한

Mosey의 개념을 이론적 기초로 해서 인용하고 분석하여 다음과 같은 새로운 가설을 추가하였다.

> ① 대부분의 사람은 발달 집단 상호작용에서 두 개 혹은 그 이상의 기능을 한다. ② 거기에는 활동의 본질과 기능의 수준 사이에 관계가 있다. ③ 그 활동이 필요로 한다면 성인들은 집단 상호작용에서 낮은 발달단계로서의 기능을 하기도 한다.(p. 35).

Donohue는 성숙한 집단의 나이범위를 성인기가 끝날 때까지로 연장하는 것을 제안하기도 했다.

집단 프로파일

집단 프로파일(Donohue, 2003)은 활동 집단 참여의 수준 평가를 위한 사정도구로 설계되었다. Parten(1932)과 Mosey(1968)의 집단 상호작용 수준의 설명을 기초로 과제 참여를 둘러싼 집단 구성원들 사이의 집단 기능을 5가지 수준으로 프로파일화하여 통합하였다(Donohue, 1999). 그 프로필의 집단 성취도의 5가지 단계는 위에서 언급된 집단 참여도의 5가지 단계를 측정한다.

행동에 관한 집단 상호작용 단계와 관련된 행동의 예는 표 4-2에 제시 되어있다.

집단 프로파일 등급 정하기

집단 프로파일의 항목들은 집단 참여의 3가지 카테고리를 측정한다.

1. 집단 구성원(group membership)
2. 집단 상호작용(group interaction)
3. 집단 활동 행동(group activity behavior)

항목들은 5점 리커트 척도로 분류된다(항상 그렇지는 않음). 집단 프로파일은 전형적으로 단일 회기의 집단 기능을 1단계, 2단계 또는 3단계 수준으로 하거나 여러 활동 회기로 집단 참여를 측정한다.

예를 들어, 10세 아동의 방과 후 야구 게임에서 규칙에 대해 때때로 감정을 표현하는 것을 2단계-때때로, 3단계-종종 그리고 4단계-드물게 등으로 묘사할 수 있다. 프로파일은 한 회기 혹은 여러 회기에 걸쳐 그들의 행동을 개략적으로 설명한다. 다른 예에서 독립적인 일상생활활동을 하는 정신과 클라이언트들은 한 달의 경비에 대해 토론하고, 제한된 예산에서 오는 스트레스를 표현하는데, 3단계-대부분의 시간 그리고 4단계-때때로 등으로 그들의 행동 수준을 분류하게 된다.

치료사는 집단 프로파일을 사용하여 집단 회기를 관찰하는 동안, 기호로 표시하고 빈칸에 적어 넣음으로 구성원의 행동 단계를 설정한다. 행동의 빈도는 역할, 상호작용, 활동 등 구성원의 3가지 영역으로 연관되는데, 5점 척도를 사용하여 수준을 설정한다. 훈련 작업표에 규정된 각각의 수준은 메뉴얼에 제공된다.

집단은 평행놀이를 하는 2세 집단은 제외하고 보통 한 회기와 여러 회기에 참여하는 다양한 수준으로 상호작용한다. 참여의 수준을 측정하는 프로파일을 완성하기 위해 집단 회

표 4-2 Donohue' s 집단 프로파일(2003): 활동과 행동의 예

집단 프로파일 수준	활동과 행동의 예
1. 평행 수준 집단 (parallel level group)	• 3세 모래상자에서 순서대로 분리하기 • 성인 활동 집단 안에서 음악과 함께 줄을 서서 움직이기
2. 투시 · 연합 수준 집단 (project · associative level group)	• 4세 2분간 전화 놀이하기 • 5세 블록으로 5분간 함께 성 만들기 • 성인 상대방의 이름을 말하며 공 넘겨주기를 15분간 참여하기
3. 자아 중심적 협력 수준 집단 (egocentric cooperative level group)	• 7세 역할 상호작용을 위한 각자의 안내에 따라 복장을 갖추고 역할 놀이하기 • 성인 일상생활활동 집단으로 과일 샐러드를 만들기 위해 씻고, 자르고, 섞고, 서빙하고, 먹기
4. 협동 수준 집단 (cooperative level group)	• 16세 퍼레이드 행진을 위해 장식을 만드는 동안 노래 가사에 대해 느낀 점을 말하기 • 노인 동료의 질병에 대해 대화하고, 지난 과거를 회상하며, 죽음에 대해 생각하기
5. 성숙 수준 집단 (mature level group)	• 20세 대학생으로 컴퓨터 과목에 대해 서로 코치해 주기 • 40세 학습 장애가 있는 아이를 둔 부모로 부모 후원 집단 안에서 그들의 아이에 대한 치료 방법에 대해 코치해 주기

기 동안 관찰된 모든 수준에서 등급을 설정하는 것이 언급되었다. 집단이 가장 높은 수준이거나 발달 단계에 있음에도 불구하고, 다양한 활동들은 집단 참여의 수준 혹은 형태에 영향을 줄 수 있다. 성숙 수준의 집단은 에어로빅 반에 참여하는 동안, 평행 수준의 운동 수행하기를 선택할 수 있다. 집단은 목적에 따라 적절한 참여 수준을 설정하여 주어진 활동에 참여할 수 있다. 발전하고 있는 성숙 수준의 집단은 함께 영화를 감상하며, 영화에 대해 느낌과 의견을 표시하고, 팝콘을 나눠 먹는 등의 1, 2, 4단계의 수준을 동시에 보여주기도 한다. 활동이 선택된 후에는 구성원의 집단 역할과 상호 행동들에 영향을 주게 되며, 각각의 5단계 수준에서 행동을 자극하는 집단 활동의 잠재력 또한 점수화된다(Mary Donohue, PhD, OTR, August 2003, Personal communication).

집단 프로파일은 집단 안에서 사회참여에 대한 첫 번째 작업치료-기반 평가로 제공된다. 학생들은 fieldwork I 프로파일을 사용하여 가족 집단, 자조 집단, 지역사회 집단의 다양한 요소들을 평가하고 동시에 관찰해야 한다. 이 평가 도구는 상호작용과 개인 클라이언트들의 추진력을 그 클라이언트들이 속한 사회에서 본질적으로 발생할 수 있는 집단과 연결시킬 수 있다.

팀과 팀워크

작업치료사는 종종 협동 연구팀의 일원으로 일하게 된다. 의학팀에서 팀 접근의 목적은 여러 배경에서부터 나온 클라이언트의 문제를 토론하고 치료계획을 조절하는 것이다. Latella(2002)는 팀을 "특별한 목적들을 달성하기 위해 둘 혹은 그 이상의 사람들이 함께 일하는 것"으로 정의한다(p. 96). Latella는 Holpp(1999)의 팀 조직을 적용하였는데, 건강증진 팀을 다음과 같은 5개의 "Ps"로 설명하였다.

1. 목적(purpose)
2. 장소(place)
3. 힘(power)
4. 계획(plan)
5. 인간(people)

팀의 목적은 무엇을 성취할 것인가를 내다보는 것이며, 조직의 사명을 반영한다. 건강증진 팀의 경우, 클라이언트의 전반적인 상태를 향상시키며 높은 질의 평가와 치료를 목적으로 한다. 장소는 전체 조직적 구조를 위해 팀의 상호관계를 고려하여 결정한다. 건강증진 팀은 병원 혹은 가정관리 에이전시(home care agency)의 한 분야이다. 힘은 지도력과 구성원의 분권(권력의 분산)으로 설명한다. 병원 모델에서 건강 증진 팀은 케이스 또는 클라이언트의 상황에 따라 구성원이 결정되며 의사, 정신과 의사, 의학적 측면의 책임자에 의해 조직된다. 계획은 팀의 구조와 구성원의 역할에 따라 결정된다.

Latella는 건강증진 팀에는 다음과 같은 3가지 접근법이 사용된다고 정의했다.

1. 다학제간 접근(multidisciplinary)
2. 학제간 접근(interdisciplinary)
3. 초학제간 접근(transdisciplinary)

다학제간 접근법은 다양한 분야의 구성원이 함께 일하지만, 분화되고 구별된 역할을 유지한다. 협력과 협조는 이 접근법에서 정형화되어 있지 않다. 학제간 접근법에서는 구성원의 협력과 분화된 사정, 보고서, 목적, 치료계획 등이 더 유동적이다. 초학제간 접근법에서는 각 분야에 따라 결정된 경계선이 없고 역할이 명확하게 구분되지 않는다. 이 모델에서는 각 분야의 효과성을 최대화하며, 클라이언트의 요구와 우선순위에 따라 지도자가 순환하게 된다(Latella, 2002, p. 97). 사람들은 팀의 구성원이다. 전형적으로 건강증진 팀은 의사, 간호사, 사회사업가, 언어치료사, 물리치료사 또는 작업치료사 등 5명으로 구성된다. 팀원은 조직에서 안정적으로 구성되거나 요구나 목표 혹은 다른 기준에 의해 변경이 가능하다. 작업치료사는 집단 역동의 지식과 그들의 실행을 잘 이해하여 팀의 상호관계를 이 모델에 더 적절히 연결할 수 있다.

생산적인 측면에서 보면, Luthans(1995)는 "높은 응집력이 있는 집단은...긍정적인 리더십을 주며, 가장 높은 생산성을 갖는다."는 주장으로 팀의 다른 관점을 제공한다(p. 251). 이 저자에 따르면 팀은 전통적인 집단과 몇 가지 면에서 다르다. 집단은 일을 대표하고 구성원들에게 일을 적절히 분배시킬 수 있는 강한 리더가 있다. 집단은 효율성, 응집력, 전체적인 조직 목표에 대한 집중도로 평가된다. 반면에, 팀은 리더십을 공유하고 목표를 위해 같이 일한다. 팀의 회의는 상당히 상호적이다. 집단 문제해결을 하고 결정과 결과에 대해서 동등하게 책임을 진다. 팀워크 평가의 기준은 집단의 응집력, 솔직한 피드백, 모든 경영의 단계에서 열린 의사소통을 한다. 팀은 자립적(감독을 맡는 사람이 없을 때)이고 조직의 업무에 대해 책임이 주어졌을 때 가장 효과적이다.

비지니스를 하고 있는 팀과 작업치료를 하고 있는 집단에서는 많은 공통점을 볼 수 있다. 둘 다 재능있고(각 구성원의 가치를 평가하고 개개인의 고유한 역할을 이끌어내는) 잘 훈련된 리더에게 의존한다. 목표는 다양할 수 있지만 회기나 모임을 이끄는 과정은 많은 유사한 원칙이 있다. 집단은 그 날의 이슈에 대해 개방적으로 다루고 각각의 구성원은 그들의 의견을 공유하기도 하고, 문제들이 정의되고 명확해진다. 그리고 집단은 가능한 해결책이나 결과를 갈구한다.

팀은 일터, 교육적, 사회적 환경에 많이 존재한다. Gersick (2003)은 "조직은 새로운 문제를 해결하기 위해 팀을 통해 사람들 사이에 새로운 관계를 설정하고 위원회를 통해 중요한 결성을 내린다." 실제로 조직은 크게 영구적인 집단과 일시적인 집단으로 구성된다."라고 말했다(p. 59). 클라이언트들은 팀의 구성원과 관련해서 어려움을 가질 수 있다. 낮은 자기인식이나 자기, 사회적 및 문화적 인식과 함께 팀 역할과 관련된 작업치료사의 역할을 방해한다. 작업치료 집단에 대한 참여는 클라이언트들이 어떤 환경에 처하든 좋은 팀으로 만들기 위한 목적으로 조직될 수 있다.

요약

이 장의 목적은 작업치료의 주된 관심사에 포함될 수 있는 집단들에 대한 학생들의 시각을 넓히기 위함이다. 집단은 우리 클라이언트들의 삶에 대한 참여에서의 통합적인 부분을 형성한다. 이 장은 작업치료 실행틀의 전망으로부터 집단 활동의 작업치료 접근과 클라이언트들의 참여에 의해 자생적으로 발생한 집단들, 가족 집단과 지역사회 기관, 직장 조직들의 본질에 대한 것을 이론적으로 조망하여 본다. 이 장에서는 새롭게 졸업한 학생이 되었을 때, 지역사회 환경에서 집단을 다루는 작업치료사들을 위해 이 장의 내용이 새로운 역할을 정의해주고 더 넓어주기를 희망한다.

참고문헌

American Occupational Therapy Association. (2002). Occupational therapy practice framework: Domain and process. *American Journal of Occupational Therapy, 56*, 609-629.

Benne, K., & Sheats, P. (1978). Functional roles of group members. In L. Bradford (Ed.), *Group development* (2nd ed.). La Jolla, CA: University Associates.

Bruce, M. A., & Borg, B. (1991). *The group system: The therapeutic activity group in occupational therapy.* Thorofare, NJ: SLACK Incorporated.

Christiansen, C., & Baum, C. (1997). *Enabling function and well-being* (2nd ed.). Thorofare, NJ: SLACK Incorporated.

Donohue, M. (1999). Theoretical bases of Mosey's group interaction skills. *Occupational Therapy International, 6*(1), 35-51.

Donohue, M. (2003). Group Profile: Studies with children: Validity measures and item analysis. *Occupational Therapy in Mental Health, 19*, 1-23.

Donohue, M., & Greer, E. (2004). Designing group activities to meet individual and group needs. In J. Hinojosa & M. L. Blount (Eds.), *The texture of life: Purposeful activities in occupational therapy.* Bethesda, MD: American Occupational Therapy Association.

Gersick, C. (2003). Time and transition in work teams. In R. Hirokawa, R. Cathcart, L. Samovar, & L. Henman. (Eds.), *Small group communication: Theory and practice.* Los Angeles: Roxbury Publishing Co.

Holpp, L. (1999). *Managing teams.* New York: McGraw Hill Co., Inc.

Kielhofner, G. (2002). *The model of human occupation* (2nd ed.). Baltimore, MD: Williams & Wilkins.

Latella, D. (2002). Teams and teamwork. In K. Sladyk (Ed.), *The successful occupational therapy fieldwork student* (pp. 95-101) Thorofare, NJ: SLACK Incorporated.

Law, M., Cooper, B., Strong, S., Stewart, D., Rigby, P., & Letts, L. (1997). Theoretical contexts for the practice of occupational therapy. In C. Christiansen & C. Baum (Eds.), *Enabling function and well-being* (2nd ed., pp. 73-102). Thorofare, NJ: SLACK Incorporated.

Luthans, F. (1995). *Organizational behavior* (7th ed.). New York: McGraw Hill, Inc.

Mattingly, C., & Fleming, M. (1994). *Clinical reasoning: Forms of inquiry in a therapeutic practice.* Philadelphia: Davis.

McColl, M. (1997). Social support and occupational therapy. In C. Christiansen & C. Baum (Eds.), *Enabling function and well-being* (2nd ed., pp. 411-425). Thorofare, NJ: SLACK Incorporated.

Mead, G. (1934). *Mind, self, and society.* Chicago: University of Chicago Press.

Mosey, A. C. (1968). Recapitulation of ontogenesis: A theory for practice of occupational therapy. *American Journal of Occupational Therapy*, 22, 426-433.

Mosey, A. C. (1970). *Three frames of reference for mental health.* Thorofare, NJ: SLACK Incorporated.

Mosey, A. (1986). *Psychosocial components of occupational therapy.* New York: Raven Press.

Parten, M. B. (1932). Social participation among preschool children. *Journal of Abnormal and Social Psychology, 27*, 243-269.

Schaber, P. (2002). FIRO model: A framework for family-centered care. *Physical & Occupational Therapy in Geriatrics, 20*(4), 1-18.

Schutz, W. (1958). The interpersonal underworld. *Harvard Business Review, 36*(4), 123-135.

Spencer, J. (1998). Evaluation of performance contexts. In E. Crepeau, E. Cohn, & B. Boyt Schell (Eds.), *Willard & Spackman's occupational therapy* (pp. 427-448). Philadelphia: Lippincott, Williams & Wilkins.

Sullivan, H. S. (1953). *Conceptions of modern psychiatry.* New York: W.W. Norton.

Townsend, E., & Landry, J. (2005). Interventions in social context: Enabling participation. In C. H. Christiansen, C. M. Baum, and J. Bass-Haugen (Eds.), *Occupational therapy: Performance, participation, and well-being.* Thorofare, NJ: SLACK Incorporated.

U.S. Dept. of Health & Human Services. (2000/2001). Healthy people 2010. Retrieved November 3, 2003 from http://www.healthypeople.gov/Document/table of contents.html

World Health Organization. (2001). *The international classification of functioning, disability, and health.* Geneva: Author.

Yalom, I. (1995). *The theory and practice of group psychotherapy* (4th ed.). New York: Basic Books.

Unit 2

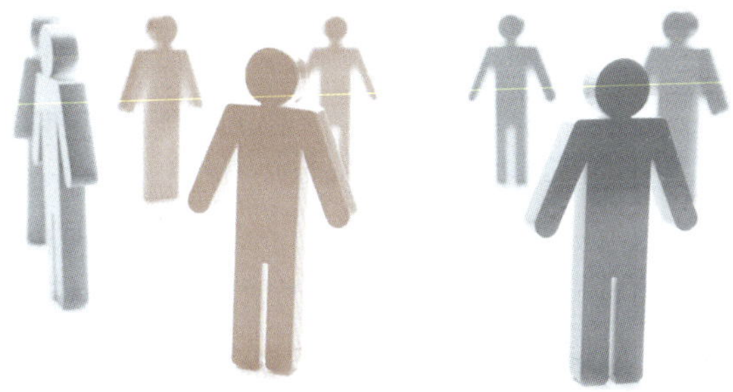

6가지 준거의 틀로 본 집단 적용 지침서

GROUP GUIDELINES FROM SIX FRAMES OF REFERENCE

소개

집단 역동의 기본과 클라이언트 중심 실행은 충분히 습득되어졌다. 치료사는 각기 다른 임상 환경에 적절하게 Cole의 7단계를 응용할 수 있다. 작업치료 실행 틀은 작업치료사로 하여금 평가와 치료 계획에 임상적 근거를 제시하므로 "이론들과 준거의 틀"을 선택하도록 제안한다(미국작업치료 협회[AOTA], 2002, pp. 616-617). 따라서, 작업치료 분야 안에서 평가 혹은 치료의 목적을 선택하고 집단을 계획할 때, 작업치료사는 반드시 집단 구성원의 요구에 가장 적합한 이론 또는 준거의 틀을 적용해야 한다. 이 장에서는 집단 접근법에서 우리의 생각들에 가장 적절한 6가지 준거의 틀을 복습하고 Cole의 7단계를 사용하여 집단 구조를 각각 어떻게 적용할지에 대해 설명한다.

준거의 틀 대 모델

작업치료 문헌에는 많은 수준의 이론들이 존재한다. 1997년에 Christiansen과 Baum은 "저자들 사이에는 그 분야의 조직화된 지식을 어떻게 묘사할지에 대한 동의가 희박하다... 이론의 용어들, 모델, 준거의 틀 그리고 패러다임 등은 전문 지식의 많은 부분들(subset: 부분 집합)에서 매우 다양하게 묘사되어져 왔다"(p. 41). 2004년에도 이러한 경향은 지속되어졌는데 Blount와 Blount 그리고 Hinoyosa 등은 작업치료에서 우리가 이해하는 이론적 이슈들이 "누가 정의하는가"에 달려있다고 주장했다(p. 36). Reed와 Sanderson(1999)은 이론과 실제 사이의 연결 혹은 연관성을 묘사하기 위해 모델(models)이라는 용어를 사용했다. 모델이라는 용어는 우리가 무엇을 관찰했는지를 설명하기 위해 만들어졌고, 이 저자들은 '개념 모델과 실행 모델(conceptual models and practice models)' 이라는 두 가지 형태를 제시하였다.

개념 모델은 "전문가는 있는 그대로 하고 있는가?"를 설명한다(Reed & Sanderson, p. 201). 일부는 이것을 큰 이론들, 중요한 틀의 이론들, 우산 이론들(umbrella theories), 혹은 작업 실행 모델이라 불러 왔다(Baum & Christansen, 2005). 몇 가지의 예로는 인간 수행능력의 생태학(Dunn, McClain, Brown & Youngstrom), 작업 적응(Occupational Adaption(Schultz & Schkade)), 인간-환경-작업 모델(Person-Environment-Occupation Model[Stewart et al., 2003]) 그리고 인간-환경-작업-실행 모델(Person-Environment-Occupation-Performance(Baum & Christiansen, 2005)) 등이 있다. 이 모델들은 포괄적인 경향이 있으며 인간, 환경, 작업의 계통적 관계를 어떻게 개념화 할 것인지를 설명한다. Reed and Sanderson(1999)에 따르면, 포괄적인 모델은 활동적 실행을 위한 많은 방향을 제시하지 않는다. 그래서, 저자는 그러한 "매우 중요한(overarching)" 작업 실행 모델들은 다시 복습하지 않지만, 인간 작업 모델(MOHO Kielhofner, 2002)만은 다시 보도록 한다.

Reed and Sanderson(1999)에 따르면, 실행 모델들은 "클라이언트에게 제공되는 서비스의 활동 계획을 개념적으로 이론적 모델을 사용하여 어떻게 적용할 수 있는지를 설명한다"(p. 201). Mosey(1981)는 이 개념을 설명하기 위해 준거의 틀이라는 용어를 즐겨 사용했는데, 이것은 다음과 같이 정의 될 수 있다. "특정한 초점을 향해 치료사를 이끄는 이론에서 출발한 양립된 개념들의 집합이며, 기능과 기능 장애를 확인할 수 있고, 어떤 변화가 있었는지 설명할 수 있으며 평가와 치료 전략을 수립할 수 있다." Mosey는 다음과 같이, "많은 저자들이... 어떠한 이론도 직접적으로 적용할 수 없었다는 것을 인정한다. 하나의 이론은 첫째로 구조와 관련되어 유용한 정보로 변환되어야 한다."고 서술했다(Mosey, 1989, p. 195). Mosey는 우리의 연구에서 준거의 틀을 발전시키고 재수정하며 효과성을 검증해야 한다고 주장한다. 작업치료사는 이론을 사용하기 위해 "추정법(extrapolation)"이라는 방법을 사용하는데 다음과 같은 몇 가지 단계를 거친다.

- 적절한 이론들을 확인
- 이론으로부터 사용가능한 개념 선택
- 다양한 이론들로부터 개념과 가정들을 결합
- 선택된 개념의 재정립과 치료를 위해 지침서를 제공하도록 가정

작업치료 집단들의 계획과 지도에 문제가 생기게 되면 저자는 비슷한 기술로 이론들을 적용하곤 했다.

적절한 이론들을 확인

첫째로 저자는 6가지 적절한 실행 이론들(준거의 틀)을 정의했다.

1. 정신역동적(psychodynamic)
2. 행동인지적(behavioral cognitive)
3. 인지장애적(cognitive disabilites)
4. 발달적(developmental)
5. 감각운동적(sensorimotor)
6. 인간 작업 모델(model of human occupation)

이것들은 단지 가능성 있게 사용되는 이론으로만이 아니다. 정신역동과 발달에서는 정신과적 이론들이 폭넓게 묘사되고 있으며, 행동인지와 감각운동에서는 주로 신경학(역동체계와 운동 학습이론들을 포함하여) 및 해부학과 생리학(의학 분야와 연관되어) 분야가 설명되고 있다. 작업치료사에 의해 발전된 인간 작업 모델은 직업과 관련하여 폭넓게 사용되고, 신체로부터 도출된 체계 이론을 이용하여 설명된다. 작업치료 준거의 틀로부터 만들어진 이론적 개념은 다른 학문들에서 연구되고 적용되어지고 있다. 이 준거의 틀들을 심리학, 기본과학, 의학에서의 비슷한 이론들과 다르게 만드는 것은 개념들이 우리가 계획하고 작업치료 집단을 이끌 수 있는 방법으로 재조직화 된 것이다.

사용가능한 개념들의 선택과 결합

준거의 틀을 선택할 때, 작업치료 집단 중재에 적용할 수 있는 개념은 여러가지 이론에서 부터 선택될 수 있다. 첫째, 각 개념과 기본적인 정의는 각 출처의 자료나 저자에 따라서 선택된다. 그 다음에 작업치료 집단의 개념에 대한 관계는 예문과 학습연습을 통해 촉진된다.

양립되는 개념 결합

적절한 개념은 기능, 기능 장애, 변화와 동기의 관점을 체계적으로 설명한 다양한 이론들과 연관되어진다. 하나의 준거의 틀은 클라이언트의 질병과 장애를 이해하는데 도움을 준다. 집단 치료로 뛰어 넘기 전에 작업치료사는 집단 구성원의 건강 상태를 이해해야 하며, 이러한 이해를 토대로 각 준거의 틀에서 다르게 적용할 수 있다. 기능 장애의 정의는 감각 운동 준거의 틀에서 신경학적 기능 장애를 정의하고, 정신역동 틀에서 무의식의 갈등을 반영하고, 발달의 틀에서 적응기술 발달의 부족을 정의할 수 있다. 치료에 도움이 되도록 체계적으로 설명된 이론으로부터 변화에 따른 법칙들이 정해지거나 재정립 되는데, 이것은 다음과 같다. "기능 장애 발생을 막고 기능을 유지하며, 방해 행동은 수정하고, 기능 장애의 상태에서 기능의 상태로 옮겨가도록 도와주는 법칙이다(Mosey, 1981, p. 141)." 작업치료 실행의 틀은 생활에 "참여"하기 위해 "작업을 가능하도록"하는 것이다(AOTA, 2002).

Mosey(1981)는 치료 법칙은 발전된 기능(예: 몸통의 균형, 자의식)과 함께 시작하고 근본적으로 외적 환경의 치료적 변화가 일어남과 동시에 끝나게 된다고 설명한다. 다른 말로는, 이러한 법칙들은 어떻게 변화가 일어났으며 기능의

발전 혹은 작업 수행이 촉진되는 작업치료 활동들이 제시되는가에 따라 변화를 예측하는데 도움을 준다. 예를 들어 파킨슨씨병이 있는 노인에게 발달적 준거의 틀을 사용할 때, 치료에 필요한 선결 조건은 다음과 같다. "지난 과거의 업적 중에 어디에 초점을 맞추느냐에 따라 집단 활동은 참여자로 하여금 고결한 느낌과 삶과 죽음에 대한 수용이 일어날 수 있다." 동일한 집단에서 행동 인지적 준거의 틀을 사용한다면, "무겁게 변형된 식사 도구를 사용하는 동료의 예를 보고 사회적으로 수용 가능한 먹기 방법을 학습할 것이다." 이 각각의 준거의 틀은 기능과 기능 장애의 다른 정의 또는 다르게 설정된 목표와 다른 활동으로 설명한다. 작업치료 집단의 평가와 치료에서 중요한 부분은 선택 가능한 다양한 틀에 있다. 준거의 틀을 설명한 각각의 장에서 집단 구조, 한계, 리더의 역할, 적절한 목표, 제안되는 활동 예시에서 그 개념들이 적용되어졌다.

각 준거의 틀이 집단에서 어떻게 작용하는지를 구체적으로 학생들에게 설명하기 위해서 chapter 1에서는 설명한 집단의 리더십의 7단계 형태가 각 준거의 틀에 따라 바뀌어진다. 소개에서 설명된 변형, 활동의 사용, 공유, 일반화, 적용 그리고 요약은 이번 unit에서 각 장의 마지막에 설명된다. 6가지 준거의 틀에 기초를 둔 집단의 구조에서 반영된 차이들은 Appendix E를 참조한다. 이번 분석을 통해 적어도 부분적으로나마 이론을 적용하는데 어리둥절하지 않기를 희망한다.

참고문헌

American Occupational Therapy Association. (2002). Occupational therapy practice framework: Domain and process. *American Journal of Occupational Therapy, 56*, 609-639.

Baum, C., & Christiansen, C. (2005). Person-environment occupational performance: An occupation-based framework for practice. In C. Christiansen C. Baum, & J. Bass-Haugen (Eds.), *Occupational therapy: Performance, participation, and well-being* (3rd ed.). Thorofare, NJ: SLACK Incorporated.

Blount, M. L., Blount, W., & Hinojosa, J. (2004). Perspectives. In J. Hinojosa & M. L. Blount (Eds.), *The texture of life: Purposeful activities in occupational therapy.* Bethesda, MD: American Occupational Therapy Association.

Christiansen, C., & Baum, C. (1997). The occupational therapy context: Philosophy, principles, practice. In C. Christiansen & C. Baum (Eds.), *Occupational therapy: Enabling function and well-being* (2nd ed.). Thorofare, NJ: SLACK Incorporated.

Dunn, W., McClain, L., Brown, C., & Youngstrom, M. (2003). The ecology of human performance. In E. Crepeau, E. Cohn, & B. Boyt Schell (Eds.), *Willard & Spackman's occupational therapy* (10th ed.). Philadelphia: Lippincott, Williams & Wilkins.

Hinojosa, J., & Blount, M. (Eds.). (2004). *The texture of life: Purposeful activities in occupational therapy* (2nd ed.). Bethesda, MD: American Occupational Therapy Association.

Kielhofner, G. (2002). *A model of human occupation: Theory and application* (3rd ed.). Baltimore: Williams & Wilkins.

Mosey, A. (1981). *Occupational therapy: Configuration of a profession.* New York: Raven.

Mosey, A. (1989). The proper focus of scientific inquiry in occupational therapy: Frames of reference. *Occupational Therapy Journal of Research, 9*, 195-201.

Reed, K., & Sanderson, S. (1999). *Concepts of occupational therapy* (4th ed.). Philadelphia: Lippincott, Williams & Wilkins.

Schultz, S., & Schkade, J. (2003). Occupational adaptation. In E. Crepeau, E. Cohn, & B. Boyt Schell (Eds.), *Willard & Spackman's occupational therapy* (10th ed.). Philadelphia: Lippincott, Williams & Wilkins.

Stewart, D., Letts, L., Law, M., Cooper, B., Strong, S., & Rigby, P. (2003). The person-environment-occupation model. In E. Crepeau, E. Cohn, & B. Boyt Schell (Eds.), *Willard & Spackman's occupational therapy* (10th ed.). Philadelphia: Lippincott, Williams & Wilkins.

Yalom, I. (1995). *The theory and practice of group psychotherapy.* New York: Basic Books.

Chapter 5

정신역동적 접근방법

PSYCHODYNAMIC APPROACHES

이전에 출판된 책에서는 '정신분석(psychoanalytic)' 준거의 틀로 불려졌다. '정신역동적(psychodynamic)' 이라는 용어는 자아심리학(ego psychology), 인본주의(humanism), 인간 영성(human spirituality)이라는 개념을 포함하면서 작업치료 준거의 틀의 개념적 기초를 확장시켰다(Bruce & Borg, 2002). 역사적으로 작업치료 이론가들이 정신질환을 가진 클라이언트를 대상으로 중재를 할 때, 다양한 형태의 정신분석 이론을 사용해 왔다는 것은 잘 알려진 사실이다. Diasio(1968)은 정신분석적 관점에서 동기(motivation)와 환경을 탐색했다. Fidlers(1963)는 무의식의 중요성을 지적했으며, 활동을 본능적인 욕구를 효과적으로 충족시키기 위해 인간과 물체와의 의사소통 과정의 한 부분으로 보았다. 분석적 준거의 틀을 고려했던 Mosey(1986)는 "정신분석 이론과 연결된 구조, 활동의 상징적 잠재력과 현실적 측면, 환경과 상호작용하면서 더 적응적인 방향으로 변화시키는 내적 심리적 과정"을 강조했다. Llorens와 Johnson(1966)은 활동 집단에 클라이언트의 참여의 효과성을 설명하면서 "사회적으로 수용가능하고 자아-적응적인 기능"을 언급했다. 그래서 작업치료 기술은 자아의 기능을 개발하고 강화하도록 돕는 것이다. Fidler와 Velde(1999)는 "사람이 가진 성질과 특성에 맞는 정신역동과 일치하는 활동"을 말하였다(p. xi). 최근에는 Fidler와 Velde(1999), Hasselkus(2002) 등은 "목적 있는(purposeful)" 모든 활동의 성질을 넘어서 보고 있으며, 영적 측면에서의 상징적 및 은유적 의미에 초점을 두고 있다.

틀의 초점 / 프레임워크 초점

정신역동적 이론은 사랑하고 일하는 사람의 능력에 두고 있다. 작업치료실행틀(Occupational Therapy Practice Framework)에서의 작업 영역은 모든 수행능력에 영향을 미치는 자아정체성(self-identity)과 대인관계 모두를 포함한다(American Occupational Therapy Association [AOTA], 2002). 환경(context) 영역은 "나(self)"를 계속적으로 형성하는데 영향을 주는 중요한 환경적 요소이다. 정신질환을 치료하는데, 이 접근방법을 사용하는 것을 제한하는 것은 좋지 않다. 정신역동적 접근방법은 특히, 모든 클라이언트의 인간적 정서와 동기적 문제를 다루는데 유용할 뿐만 아니라, 작업의 상징적 의미를 탐색하는데 중요하게 사용된다. 자신의 자아인식(self-awareness)과 통찰력을 증진시키기 위해 투사적 방법을 사용하는 집단 활동에서 정신역동적 방법은 가장 좋은 방법이다.

왜 정신분석이론을 공부해야 하는가?

정신건강 영역에서 처음 시작된 정신분석이론은 이 영역에서조차 관심이 사라져 가고 있다. 이러한 이유는 효과적으로 연구하기가 어려우며 치료적 과정이 더디고 추상적이라는 것에 있다. 작업치료 접근방법에서 이 이론을 사용하고자 한다면, 아마 다시 정의를 내려야 할 것이다. 작업치료 영역에서 이 이론이 다시 돌아왔다는 것은 영적(spirituality) 영역의 등장에서 알 수 있다. 영적이라는 것은 종교적인 것이 아니라, 인간적인 영적 영역이 있다고 믿는 것이다. 영적(spirit), 또는 정수(essence), 영(soul)은 정신분석이론의 '자아(ego)' 또는 의식적인 나(self)와 그렇게 다르지 않다. 게다가, 정신분석학의 복잡성은 다양한 질병(예: 자살시도, 위험초래 행동, 편집증, 자기자신을 굶기는 행동, 강박행동(obsessive compulsive behavior))을 가지고 있는사람에게서 볼 수 있는 비합리적이며 괴이한 행동에 대한 설명을 해준다.

초기 이론가들에 따르면, 작업치료 집단의 2가지 일반적인 목표는 성격 변화와 자아 기술의 개발이었다. 이 장에서는 작업치료 집단을 계획하는데 사용된 정신분석이론을 먼저 살펴보고 자아기능(ego function)과 작업치료와의 관련성에 대해 알아보고자 한다. 마지막으로, 작업치료 문헌을 통해 이론 발달에 기여한 부분을 요약해 보고 정신역동적 개념에서 작업치료 집단 리더십의 지침을 끌어내 보고자 한다.

19세기 후반과 20세기 초에 Sigmund Freud가 만들어낸 정신분석이론은 집단 중재 방법에 깊은 영향을 끼쳤다. Corey(1991)는 "성격과 심리치료 영역에서 지금까지 개발된 이론 중에 가장 포괄적인 것이다"라고 언급하면서 "지적 거인(intellectual giant)"으로서 Freud를 설명하였다. 1990년대, 다른 많은 이론가들이 이 이론에 반대되는 이론을 발전시켰기 때문에 정신분석이론은 이 시기에 과소평가되는 경향이 있었다. 인간행동 결정 요소에 대한 뇌 생화학의 강조는 우리가 정신적인 질병을 이해하는데에 성격 역동의 중요성을 가렸다. 새로운 기술은 연구자들에게 이전에 결코 할 수 없었던 뇌의 생리적 및 생화학적 기능을 관찰 가능하게 하므로써 새로운 유전적 고리를 발견하게 되었다.

그러나, 작업치료사에게 이러한 새로운 과학적 발견은 많은 정신질환이 그럴듯한 설명을 제공하는 정신분석이론에 의해 진단받고 있다는 사실을 변화시키지는 못하였다. 예를 들어, 경계성 인격장애(borderline personality disorder)에 대해 관심이 증가하고 있는데, 이 인격장애는 약 2세경에 부모와 분리되는 과정과 자아의 자율성 획득의 실패로 인해 발생되는 것으로 생각되어지고 있다. 만약, 안전한 환경에서 부모가 아동 자신의 환경을 탐색하지 못하게 하고, 자신이 스스로 활동을 선택하지 못하게 한다면 어른이 된 후의 활동으로부터 어떤 만족도 끌어내지 못하게 된다. 이와같은 이유로 작업치료사는 경계성 인격장애 클라이언트에게는 그들이 흥미를 가지고 있는 활동을 탐색할 수 있는 기회를 제공한다. 경계성 인격장애에 대한 최근 연구에 의하면, 과제지향(task-oriented)의 작업치료 집단에 참여시킴으로써 자율성을 강화시킬 수 있다고 한다(Greene & Cole, 1991).

작업치료사에게 정신분석이론은 신체적 장애 영역의 임상 현장에서도 유용하다. 자기가치(self-worth)의 개념과 많은 자아의 방어기제는 왜 클라이언트가 질병을 부정하는지 또는 중재에 저항하는지를 이해하는데 도움을 줄 수 있다. 작업치료사는 성격구조 안에서 질병 또는 외상의 상징적 의미와 어떤 증상이 클라이언트 자신에 대한 지각과 통합되어졌는지를 결정하는 것이 중요하다. 예를 들어 골다공증과 만성 관절염을 앓고 있는 83세의 Julia라는 여성이 있다. 작업치료는 독립적인 기능을 향상시키기 위해 많은 시도를 하였다. 79세 때, 남편이 죽은 후, 그녀는 독립적으로 자기관리를 수행하는 것을 배웠다. 남편이 죽기 전에 Julia는 질병을 무력감으로 상징화 하였다. 개인적 자기관리에 대해 남편에게 의존하는 것으로 관심과 사랑의 욕구를 충족하였다. 클라이언트의 자아감(sense of self)은 정신 또는 신체 질환 모두에게 작업치료 중재를 수용할지 또는 거부할지를 결정하는 매우 중요한 요소이다.

정신분석이론의 원래 형태는 때때로 '이드 심리학(id psychology)'으로 불리워졌다(Fine, 1979, p. 319). 정신분석이론은 이론이 명확하지 않고 연구에 적당하지 않다는 이유로 과거 20년 동안 심리학자들, 사회과학자들, 작업치료사들에게 상당한 비난을 받아왔다. 정신분석학과 정신질환을 치료하는데 타당성에 대한 의문제기로 인해 불만이 더 폭발하게 되었다. 정신분석학은 Freud에 의해 개발된 치료적 접근방법으로, 클라이언트가 수년 동안 겪었던 드러나지 않는 무의식적 갈등을 치료사와 대화를 통해 이해하는 것을 돕는다. 비평가들은 잠재의식을 보거나 측정할 수 없으므로 그것을 연구할 수 없다고 한다. 자아심리학(ego psychology)에서 현재 강조하고 있는 것은 성격의 무의식적인 측면보다 의식적 측면이다. 이로써, 정의를 사용하여 더 관찰가능하고 측정가능하게 하는 것에 중점을 두고 있다. 자아(ego)는 나(self)를 이해하는데 가장 최고의 것이다. 클라이언트의 자아감 또는 자기개념(self-concept)은 작업치료 중재시, 참여의 정도를 결정하게 한다. 만약 클라이언트가 자신을 유능하고 가치 있는 사람으로 여긴다면, 장애를 극복하는 일에 더 동기화 된다. 만약 Dean이 회계사로 자신을 생각한다면, 직업에 복귀하기 위해 자신의 우울을 극복하려고 노력할 것이다. 이 준거의 틀에서 자아는 치료적 변화에 저항하게 하거나 또는 촉진시킬 수 있는 강력한 동기적 힘을 가진 요소로 보고 있다.

Bellak, Huruich와 Gediman(1973)은 자아의 기능을 연구 목적에 적합하도록 12가지로 정의하였다.

1. 현실 검증(reality testing)
2. 판단(judgment)
3. 자아감과 세계(sense of self and the world)
4. 욕구, 정동, 충동의 조절 (control of drive, affect and impulse)
5. 대상 관계(object relationships)
6. 사고의 과정(thought processes)
7. 자아의 역할로 일어나는 적응적 퇴행 (adaptive regression in service of the ego)
8. 방어 기능(defensive functioning)
9. 자극 장벽(stimulus barrier)
10. 자율 기능(autonomous functioning)
11. 종합적 통합 기능(synthetic integrative functions)
12. 숙련, 능력(mastery, competence)

작업치료에 가장 적용 가능한 기능들은 이 장의 뒷부분을 참조한다.

기본 가정

다음 글은 Freud 정신분석적 이론의 본래 개념을 대략적으로 검토한 것이다. 다른 기본적 심리학 관련 도서를 살펴봄으로써 더 많은 이해를 얻을 수 있다. 정신분석이론은 매우 복잡하고 현재 사용하는데 많은 변화가 있어 왔다. Freud 이론은 성격과 성격발달의 지적 이해를 제공한다는 것을 기억해야 한다. 이 이론에서 설명하는 이드(id), 자아(ego), 초자아(superego)는 수평적 구조물도 아니며, 뇌의 기능을 설명하는 것도 아니고, 명백한 발달단계를 나타내는 것도 아니다. 이 책에서 사용하는 정신분석이론의 목적은 우리가 정신질환의 역동과 정신과 신체 모두를 이해하고 중재 기술에 존재하는 역동을 개발하는 것을 도울 수 있는 개념을 정립하는 것이다. 집단 중재에 초점을 맞추고 있기 때문에 Freud 이론의 많은 중요한 부분들이 생략되어 질 것이다.

인격 구조

Freud는 성격을 이드, 자아, 초자아 3가지로 나누었다. 이 구조는 그들의 규율이나 선호하는 이론과 관계없이 많은 심리치료사들로 부터 받아들여지고 있다. 이 구성요소들 간의 균형이 이상적이라고 여겨지는데 이 글에서 자아의 기능이 작업치료 집단과의 연관성 때문에 강조될 것이다.

이드

이드(id)는 무의식으로 보여지기도 한다. 그것은 원초적인 본능, 욕구, 갈등의 존재하는 인격의 한 부분이고 자아가 이것을 통합하지 못한다. 이드는 인격의 생물학적 부분이고 일차과정사고(primary process thinking)를 통해 작동한다. 일차과정사고는 유아시기에 발달하는 가장 미숙한 사고를 말한다. 그것은 비논리적이고 훈련되지 않고, 욕구를 즉각적으로 충족시키고자 하며 쾌락을 원칙으로 움직인다.

자아

자아(ego)는 심리적 구성요소이며 외부세계와 만나는 부분이다. 논리적으로 기능하며 내적 욕구와 외적 기대 사이에 균형을 맞추는 역할을 한다. 자아는 이차과정사고(secondary process)를 가지는데, 이는 타협을 이끌어내는 것을 경험을 통해 배우고, 환경에 적응하기 위해 논리와 규율에 따라 행동하는 것을 말한다.

초자아

초자아(superego)는 개인의 도덕 관념, 선과 악의 구별, 옳고 그름의 판단과 관련된 인격의 사회적 구성요소이다. 초자아는 이상주의와 완벽주의의 경향으로 인해 종종 비논리적이며 비현실적으로 보이기도 한다. 초자아는 자아가 발달과정에서 부모와 사회로부터 배우게 되는 신념을 받아들이면서 형성된다.

정신성적 단계

Freud는 인격이 초기 유아시절의 경험에 의해 크게 결정되는 것으로 믿었다. 정신성적 발달단계는 태어나서 성숙까지, 18세 범위에서 욕구 충족을 제공한 대상의 변화로 달라진다.

대상은 욕구를 충족시켰거나 또는 좌절시켰던 누군가나 어떤 물체이다. 구강기 대상의 고전적인 예는 엄마의 가슴이다. 엄마의 가슴을 대신하는 인간이 아닌 물체는 젖병이다. 아동의 욕구가 충족되어졌을 때, 성장하며 발전할 수 있고 다음 단계로 이동할 수 있다. 그러나, 아동의 욕구가 지속적으로 좌절되어졌을 때, 무의식적으로 남아있게 되는 고착 상태로 발전하게 되며 질병의 증상으로 알려진 성인시기의 많은 문제를 야기하게 된다. Freud의 정신 성적 발달단계는 표 5-1을 참조한다.

정신성적 단계는 정신질환의 이해에 중요하다. 몇몇의 질환들이 발생하는 유전적 및 생화화적 원인이 현재 발견되었다 할지라도, 대부분 정신병리학에서는 여전히 인격의 구성을 Freud의 용어로 설명하고 있다. 일반적으로, 갈등이 일찍 발생할 수록 질환은 더 심하다. 단계와 어떤 질환의 발생 사이에 엄밀한 관계를 설명하기는 어렵지만, 초기 단계의 고착은 다음 단계로의 발달에 결함을 가져오거나 불완전하게 한다. 예를 들어, 항문기에 자기조절 능력의 발달 실패는 다음 단계에서 자기조절 능력의 부족을 보상하기 위해 자아는 방어기제를 과도하게 발달시키거나 오용하게 하는 결과를 가져올 수도 있다.

작업치료사로서 치료 집단에서 작업을 같이 하지 못하는 클라이언트를 관찰했을 때, 클라이언트가 정신성적 발달단계를 어떻게 거쳤는지를 알게 된다면, 왜 클라이언트가 작업을 같이 하지 못하는지를 이해하는데 도움이 될 수 있을 것이다. 또한, 단계는 어떤 치료적 중재방법이 필요한지를 알려주는 가이드라인을 제공해 줄 수 있다. 예를 들어, 신뢰(trust)는 구순기에 다루어져야 하는 문제이다. 구성원들 서로 간의 기본적인 신뢰감이 부족한 집단에서는 자기노출(self-disclosure)을 하면서 더 안락한 느낌을 주는 활동들이 효과적일 수 있다. 자기노출은 치료사와 구성원들 서로 간에 신뢰관계를 이루어가는데 기본적인 요소이다.

정신에너지, 리비도, 공격성, 불안

Freud의 관점에서 정신에너지의 양은 제한되어 있으며, 성격의 세 부분에 나누어져 있다고 정의된다. 이러한 점은 과거의 해결하지 못한 갈등을 다루고자 시도할 경우에 너무 많은 에너지를 사용하기 때문에 사람들이 기능적으로 행동하는 것을 왜 중지하는지를 설명해 준다. 건강한 개인은 일어나는 갈등을 해결할 수 있으므로, 자아가 성장하고 발전하며 환경과 효과적으로 상호작용하는데 정신에너지를 사용할 수 있다. 정신질환에서 정신에너지는 이드에게 잡혀 있고, 우리가 증상이라고 부르는 비적응적 행동을 하게 된다.

정신에너지의 2가지 형태는 Freud에 의해, 리비도 욕구

표 5-1 Freud의 정신성적 단계

나이	단계(만족의 원천)	고착된 특징(잠재적 문제 영역)
0~1세	구순기(oral stage) 초기: 빨기 후기: 물기	주제: 신뢰, 의존 퇴행: 정신증(psychosis)
1~3세	항문기(anal stage) 초기: 방출하기 후기: 보유하기	주제: 조절, 자율성 퇴행:신경증(neurosis), 성격장애(character disorders)
3~5세	남근기(phallic stage) 생식기에 관심 남근선망(penis envy)	주제: 오이디푸스(oedipal) / 엘렉트라 콤플렉스(electra complex)
5~12세	잠재기(latency stage) 성적 욕구의 승화 초자아 발달	주제: 기술 발달 사회적 역할 발달 죄책감의 등장
12~성인	성기기(genital stage) 사춘기(puberty) 친밀감	주제: 성 정체감 사랑과 직업에 대한 성인의 의무

와 공격적 욕구(libidinal & aggressive drives). 리비도(libidinal)는 영생하고자 하며, 친밀하고 사랑하고 재생산을 대표하는 성적 에너지이다. 또한 생명의 힘(life-force)으로 일컬어지기도 하며, 다른 사람과 관계를 형성하고자 하는 사람의 경향으로 설명되어진다. 공격적 욕구는 죽음의 힘(death-force)과 같으며 적개심, 증오, 파괴하고자 하는 욕구와 관련이 있다. 자기만족을 위해 움직이는 경향으로 표현되며 다른 사람들과 거리를 유지한다. 리비도 욕구와 공격적 욕구(aggressive drives) 모두는 이드의 부분이며, 둘 다 사물을 통해 표현된다. 자아의 기능은 이러한 욕구를 조절하는 것이며, 사회적으로 수용 가능한 방법으로 표현되도록 돕는 것이다. 초자아의 기능은 개인의 리비도 욕구와 공격적 욕구에게 건설적이며 도덕적으로 수용 가능하도록 표현하는 것을 안내하는 것이다.

Freud의 관점에서 불안은 욕구와 자아의 조절기능 양쪽의 관계로 정의내릴 수 있다. 불안은 무언가가 살볏되고 변화가 필요하다거나 위험을 벗어나기 위해 어떤 행동을 해야 할 필요가 있다는 것을 우리에게 알려주는 경계하는 반응이다. 그러나, 실존주의자들은 불안을 삶의 정상적인 상황으로 보는 반면, Freud는 병리적인 것으로 여겼다. Freud에서 보는 불안은 성격 안에서 사용가능한 정신에너지의 조절이 벗어나 갈등을 해결할 수 없도록 발전 된다. 이 불안은 현실세계에서의 위험을 넘어선 것이다. 이드가 우세할 경우, 사람을 불합리하게 행동하도록 만들거나 비도덕적인 방법으로 행동하게 한다. 또는 초자아가 우세할 경우에는 지속적인 죄책감과 자책감을 야기하게 한다. 자아가 조절능력을 유지하는 동안에는 불안을 안전하게 붙잡아 둘 수 있고, 현실적으로 문제에 대처할 수 있나. 그러나 신경성 불안(neurotic anxiety)의 수준이 높으면, 긴장을 감소시키고 자아의 생존을 위해 무의식적인 자아 방어기제를 사용하게 된다. 방어기제에 대한 내용은 이 장의 뒷부분을 참조한다.

작업치료사는 활동을 통해 정신에너지의 표현을 촉진시킬 수 있으며, 다양한 방법으로 클라이언트를 도울 수 있다. 활동을 통해서 공격적 욕구는 생산적 일, 건설적인 가정관리 또는 경쟁적 스포츠로 방향을 조정할 수 있다. 리비도 욕구는 사회기술을 개발하고 기술을 성장시키며 다른 사람들과 협력하도록 클라이언트에게 에너지를 공급할 수 있다. 다양한 자아 기능은 감정의 적절한 표현이나 사랑과 공격 또는 현실적인 자아감을 발달시키기 위해 구성원들과 자신의 지각을 이야기하는 것으로 작업치료 집단에서 촉진될 수 있다.

상징, 투사 그리고 무의식과의 의사소통

정신병(psychosis)의 삽화를 제외하고 무의식의 내용은 거의 알려지지 않았다. 정신분석 치료의 주요 신념은 무의식적인 갈등과 고착을 개인이 인식하도록 도와서 성숙한 자아가 효과적으로 갈등과 고착을 처리하게 하고 해결할 수 있도록 하는 것이다. 그러나 무의식적 재료를 알게 하는 주요 과정은 매우 복잡하다. 이 과정은 조직화되어있지 않거나 논리적이지 않고 단어나 완벽한 사고체계로 기억되지 않는다. 지나친 감정적 재료는 본래 감정을 발생시킨 경험이라는 상징적 형태를 띠고 있을 수 있다. 예를 들어, 교통사고로 부모의 폭력적인 죽음을 경험한 아동은 본래의 기억을 억압하게 된다. 어른이 된 후에 작업치료 활동에서 차를 그린다면, 큰 슬픔이나 상실감을 이유도 모른채 느낄 수도 있다. 치료사의 역할은 성인 클라이언트가 자신이 만들어낸 상징의 의미를 해석하는 것을 도와줌으로써, 정신과 의사가 환자를 돕는 것과 같이, 본래의 외상성 경험을 기억하고 해결하도록 돕는 것이다.

대상관계

대상관계(object relationships)는 이전에 언급한 것처럼 정신성적 단계의 원칙에서 조직화되어졌다. Freud는 대상관계라는 것을 사랑하고 일할 수 있는 개인 능력의 기초로 보았다. Fidlers(1963)는 작업치료를 인간(치료사)과 비인간적인 물체(환경)와의 관계를 발전시키는 것으로 정의하였다. 인간관계에서 클라이언트는 작업치료사와의 치료적 관계를 통해 인식(recognition), 자존감(self-esteem), 소속감(belonging)과 같은 기본적 욕구를 충족시키는 능력을 개발하게 된다. 안전한 치료적 환경에서 클라이언트는 자신이 가지고 있는 자신과 타인에 대한 비현실적인 개념과 기대를 수정하도록 돕는 치료사와 다른 클라이언트로부터 현실적인 피드백을 받게 된다. 비인간적 물체는 작업하는 클라이언트의 능력과 관련이 있다. 클라이언트는 작업치료에서 상징을 사용하는 법과 본능적 욕구를 만족시킬 수 있는 물체의 실제 특성을 배울 수 있다. 예를 들어, Bob은 진흙 공을 평평하게 만들거나 나무 조각을 톱질하는 것으로 적개심을 표현함으로써 욕구를 충족시킬 수 있었고, Mary는 완벽하게 부엌을 청소하고 조직화함으로써 강박적 욕구를 표현할 수 있다. 이 원리를 사용해서 작업치료활동들이 집단 구성원들의 본능적인 욕구에 의해서 선택될 수 있다.

자아심리학의 가설

Alfred Adler는 자아의 특성과 중요성에 대해 Freud에게 처음으로 갈채를 보냈다(Fine, 1979). 그는 생물학적 힘과 초기 아동기 경험에 의해 성격이 형성되는 것보다는 자아가 성격을 형성하는데 큰 책임을 지고 있다고 믿었다. 자아의 중요성을 인정한 또 다른 이론가는 Heinz Hartmann이다. Hartmann(1939)은 정신분석의 과정을 살펴보고 무의식에 묻혀 있는 것을 재건하는 것이 아니라고 제안했다(Freud의 관점). 또한 심리치료는 성숙한 자아가 나타나는 기억들에서 올바른 인과관계와 판단을 하도록 하는 것이라고 말하였다. Hartmann 연구의 중요성은 정신분석이론에서 이드로부터 분리하여 자아의 자율성을 세웠다. 자아심리학은 1923년부터 발전해 왔으며, 대표적인 학자로는 Adler, Sullivan, Hartmann, Erikson, Lewin, Rapaport 등이 있다(Fine, 1979). 일반적인 요소는 자아를 강조하는 것이다. 자아의 모든 기능을 검토하지 않고, 간결하게 강조된 아래와 같은 부분만 살펴보겠다.

- 현실검증(reality testing)
- 자아감(sense of self)
- 사고의 과정(thought processes)
- 판단(judgement)
- 자기조절(self-control)
- 방어기제(defensive mechanisms)
- 능력/숙련(competence/mastery)

현실검증

현실검증은 아마 치료에서 자아의 가장 중요한 기능일 것이다. 내적 욕구와 외적 욕구 사이를 구별하는 지각을 사용하고 판단하는 것은 자아의 능력이다. 이 과정은 자기와 세계에 대한 관점을 형성하고 재형성하기 위해 환경과 다른 사람들과의 상호작용을 포함한다. 다시 말하면, 이 과정은 환경에 적응하는 과정이다. 자아는 이드로부터 욕구를 인식하지만, 사회적으로 수용 가능한 방법으로 만족시킬 때까지 욕구 충족을 연기시킨다.

합의적 타당성

현실검증은 집단에서 치료적으로 사용되는 통합적 부분이다. 집단에서 자기 자신과 외부 세계의 다른 사람에 대한 지각을 서로 이야기할 때, 다른 사람의 반응을 경청함으로써 유익을 얻는다. 집단 구성원들은 자신과 타인에 대한 지각을 지지해 줄 수 있는 근거자료를 피드백을 통해 얻게 된다. 다른 사람들에 대한 지각이 자기 자신이 가지는 것과 다를 때, 내가 가진 지각이 현실적인가, 아닌가에 대한 의문을 가질 필요가 있다. 자신의 지각 또는 신념이 다른 사람들의 지각이나 신념과 통합되는 과정을 '합의적 타당성(consensual validation)' 이라고 한다.

예를 들어, Lisa는 그녀의 아버지로부터 거부당했던 고통스런 경험을 집단에서 이야기하였다. Lisa는 이러한 거부감을 가지고 살아야만 했고, 이것은 변화되고자 하는 Lisa를 무력하게 만들었다고 믿었다. 다른 여러 구성원들도 비슷한 경험을 바탕으로 자신의 아버지로부터 거부당한 비슷한 감정을 차례대로 이야기하였다. 이러한 피드백은 거부당한 감정을 명백한 근거를 바탕으로 타당하게 하도록 Lisa를 도왔고, 거부당하는 것은 있을 수도 있는 일이고, 다른 누군가도 경험하는 것이라는 생각을 하게 되었다. 또한 집단의 다른 구성원인 Roberta는 7년 동안 침묵한 후에 어떻게 아버지와 다시 이야기를 시작하게 되었는지를 말해 주었는데, Roberta는 더 성숙한 대화와 감정을 나눔으로써 부녀 관계를 유의하게 향상시킬 수 있었다고 했다. Roberta의 피드백은 Lisa에게 현재 자신의 위치를 다시 생각해 보게 했고, 어쩌면 그녀가 믿고 있는 것처럼 무력한 것이 아니었을 수도 있다는 생각이 들었다. 집단은 Lisa가 실제 경험(거부당함)과 실제가 아닌 경험(무력감)에 대한 그녀 자신의 지각을 다시 볼 수 있도록 도왔다.

외부 현실 탐색

작업치료 집단에 구체적인 과제를 사용함으로 감각 수준의 또 다른 종류의 현실 검증을 알아 볼 수 있다. 물체와 재료에 대한 조작은 감각입력을 제공한다. 또한 미각, 촉각, 후각, 시각, 청각과 고유수용성 감각(자세, 압박, 균형 등)은 내적 지각을 자극한다. Robert는 스스로 에너지가 없다고 느꼈고, 그래서 목재작업 프로젝트를 완성하지 못했다. 집단 구성원들이 그에게 권유하여 시도하도록 하였을 때 톱질하기와 망치질에 의한 감각자극(고유수용성 감각과 청각)을 받은 것이 필요한 에너지를 배출하는 것을 도와주었다. 적절한 운동 활동에 참여하는 것을 경험을 통해 배운 Robert는 환경에서 긍정적인 효과를 만들어내기 위해 그의 에너지를 직접적으로 사용할 수 있게 되었다(완성 프로젝트). 만약 집단이 그의 목재작업에 대해 긍정적인 피드백을 제공한다면, 비효과적인 "나는 할 수 없다"에서 효과적인 "나는 할 수 있다"로 그 자신을 보는 관점이 변화되는 방향으로 이끌 수 있을 것이다. 중요한 것은 작업치료사가 성공적인 경험을 할 수 있는 과제를 선택하면서 Robert의 능력을 인식하는 것이다.

자아감

자아감의 많은 부분은 문헌에서 나타난다. 그리고 그 의미는 다소 혼란스러울 수 있다. 여기에서는 3가지의 구체적인 측면을 정의해 보겠다.

- 자기개념(self-concept)
- 신체상(body image)
- 자존감(self-esteem)

자기개념

자기개념 또는 자기정체성(self-identity)은 때때로 자아(ego)라는 단어와 함께 상호교환적으로 사용되곤 한다. 발달적으로 자아의 개념은 유아가 엄마로부터 자기를 구별할 때부터 시작되고, 일반적으로 환경에서 구별능력을 넓혀가게 된다. 자아심리학자들은 정신병을 앓는 사람들이 자신과 다른 사람을 구별할 수 있는 그 시점을 넘어서 퇴행했다고 본다. 정신병적인 개인은 자아의 경계가 "빈약" 또는 "느슨하다"고 말한다. 이 점에서 정신병적 클라이언트는 특히 환경에서 민감하게 반응한다. 예를 들어, 집단에서 누군가가 화가 났을 때, 화가 난 사람이 현실적으로 또는 적절하게 화를 표현하지 않았을지라도 정신병적 클라이언트가 종종 제일 먼저 알아챈다.

Freud의 전통적인 형식을 따르면, 시도는 정신성적 발달 중 고착된 시점에서 다양한 임상적 실재와 관련을 가지고 있다. 기본적으로 구순기는 정신병, 항문기는 신경증, 남근기는 히스테리와 관련이 있다. 자아심리학자들은 너무 단순화된 정신질환의 개념을 정교하게 만들었고 변화를 주었지만, 정신과적 진단의 3가지 단계에서 기본적으로 자아 또는 자아개념이 다르다는 신념을 계속 사용하였다. 단어 연상(word association, Jung, 1910), 잉크얼룩의 해석(Rorschach, 1921), 사진 연상(Murray, 1951)과 같은 심리학적 검사는 자기개념이라고 여겨지는 자아기능을 측정하기 위해 가장 초기에 시도되어졌던 것이다.

정신질환을 가진 개인이 일반적으로 가지고 있는 자아개념의 문제는 작업치료사가 자아개념을 형성하도록 도우며 자아개념과 관련된 개념들(신체상, 자존감, 자기지각)에 작업치료 중재의 초점을 맞추도록 해야 한다. 운동, 춤 또는 신체적 스포츠 및 운동을 사용하는 집단들은 클라이언트가 현실적인 신체상을 개발하는 것을 도울 것이다. 다양한 심리검사에서 종종 사용되는 그리기와 단어 연상과 같은 활동은 자아에 대한 지식을 증진시키는데 도움을 준다. 자존감은 성공적인 경험과 다른 사람들의 피드백을 통해 작업치료에서 더 긍정적으로 접근되어진다. 특히, 작업치료의 평가와 중재 모두에서 사람그리기 과제는 유용한 치료적 도구이다.

신체상

신체상은 자아인식의 기초를 형성하는 신체적 자아에 대한 지각을 말한다. 아동발달이론에 의하면, 가장 초기 학습은 체성감각을 연관시키고 구별하면서 시작된다. 몸은 위치적인 지식과 "나"라고 정의내릴 수 있는 것이 어떻게 작동하는가에 대한 지식을 제공한다. Allport(1958)에 의하면, 신체감각은 아동이 개성을 개발하도록 돕는다고 한다. 초기 놀이를 통해 감각운동적 탐색은 나의 몸의 경계를 알게 하고 "내가 아닌" 것으로부터 "나"를 구별해내도록 돕는다. 성인기에, 신체감각은 환경적 상호작용이 발생하는 기초적 참고지점을 제공하는 것을 계속한다. 예를 들어, 감각계는 사람들이 어떻게 느끼는지 아는 데 도움을 준다. 신체로부터 오는 영향력은 매일의 행동을 안내해 준다. 또한, 당신이 피곤해서 직장에 가지 않고 집에 머물거나 가만히 있지 못해서 잠시 걸을 수도 있다. 아동은 신체욕구를 충족시켜주는 환경과 접촉함으로써 자기 신체에 대한 조절감을 얻는다. 우유병은 배고픔을 만족시켜준다, 장난감은 즐거움의 욕구를 충족시켜준다, 엄마는 안락한 욕구를 채워준다. 어른이 되기까지 우리는 환경과 우리 신체의 지각을 기초로 하여 타인이나 우리가 필요로 하는 무엇과 끊임없는 접촉을 한다.

질병은 신체상을 왜곡시키는 경향이 있다. 이 점은 문제 행동을 만들어내는 원인이 될 수도 있다. 작업치료사의 치료 목표 중의 하나는 클라이언트의 신체상이 현실적인지 아닌지를 결정하는 것이다. 클라이언트가 자신의 감정과 감각을 더 잘 인식하게 될 수 있도록 활동을 통해 향상시키는 것은 신체상의 왜곡을 수정하는 것을 도울 수 있다. 운동 활동과 사람 그리기는 대표적인 예이다.

자존감

자존감은 자기자신의 능력에 대한 주관적 느낌이라고 말할 수 있다. 감각운동이나 지각 및 인지적 과정을 통해서 아동이 성장해가면서 이러한 느낌은 내재화되고 발전하게 된다. 그러나 느낌 또는 정서는 대상과 복잡하게 연결되어 있고 그들의 표현이 사람들이 어떻게 다른 사람들 또는 세상과 어떻게 연관시키는지 보여준다. 자아의 상태에 영향을 주는 개념은 Freud의 1926년 연구에서 억제(inhibitions), 증상(symptoms), 불안(anxiety)이라는 요소가 나오게 되었다(Bellak, Huruich & Gediman, 1973). Rapaport(1953)는 정서이론(affect theory)을 명백하게 설명하고자 시도했다. 정서는 정신에너지에서 유래되며 내적 감정 상태를 알리기 위해 자아가 보내는 신호로서 보아야 한다고 제안했다. 또한 Spitz(1959)는 아동에서 다음과 같은 정서발달이론을 제안했다.

- 울기(crying)
- 미소 짓기(smiling)
- 낯선 사람에게 대한 고통 또는 두려움 (stranger distress or fearfulness)

그런 후에, 언어발달은 점점 복잡해지는 감정 상태를 다양하게 표현하게 한다.

정서 또는 감정의 표현은 자아의 중요한 기능이다. Rapaport의 의해 제안된 것으로, 자아가 기능 중의 하나로 이드의 에너지를 조절하고 지배하는 것이다. 행동화(acting out)는 행동을 통해 정서를 표현하는 덜 사회화된 형태로, 원시적인 것으로 이미 설명되었다. 특별한 재능을 가진 사람은 페인팅, 음악, 시나 드라마와 같은 예술적 매체를 통해 정서를 표현할 수 있다. 이러한 방법은 사회적으로 수용 가능하지만, 정서를 표현하는 가장 일반적이며 수용적인 방법은 언어를 사용하는 것이다.

작업치료사는 종종 우리의 클라이언트(그리고 우리자신도 마찬가지로)가 타인에 대한 감정을 의사소통할 능력이 부족한 것을 보게 된다. 자아적응 준거의 틀(ego adaptive frame of reference)에 의하면, 집단 작업치료의 일반적인 목표는 감정의 적절한 표현이다.

사고의 과정

사고과정은 자아가 하는 인지적 기능이다.

- 주의(attention)
- 기억(memory)
- 학습과 논리적 사고(learning and logical thought)
- 타협(compromise)
- 문제해결(problem solving)

주의

주의는 일정한 시간동안 무언가에 초점을 유지하고 있는 자아의 능력이다. 정신의 각성(alertness)과 새로운 정보를 받아들일 준비성이 필요하다. 감각계를 통해 입력된 정보는 관련성에 따라 선별되고, 뇌는 적절하게 반응해야 되는 환경정보에만 집중하게 된다. 지속적 주의력(sustained attention) 또는 집중력은 집단 작업치료에 참여하기 위해서 필요한 부분이다.

기억

기억은 Freud가 초기 유년시절 사건을 불러일으키고자 끊임없이 노력하는 것을 볼 때, 정신분석 이론의 중심에 있다. Rapaport(1942)는 기억과 감정적 요소들과의 관계를 인정하였다. 자아는 연관된 감정적 요소들의 정도와 같이 기억하는 센서로 생각되어졌다. 다시 말하면, 극도로 고통스런 사건들은 억압되어진다; 자아는 의식의 수준 밑으로 그 기억을 저장하고 다시 전혀 기억할 수 없게 된다. 또한 자아는 비극적인 사건의 인식을 바꾸어 감각을 마비시킴으로써 뇌에서 처리할 수 있는 것보다 더 강한 자극을 받아들이지 않을 것이다. 이런 경우, 사건의 기억은 부정확하거나 비현실적이 되어질 수 있다. 기억과 가장 밀접하게 관련된 현재의 메타포(mataphor)는 원래의 활동에서 정보 저장과 인출을 통해 계산되어진 것이다. 기억처리는 이차적인 처리기능의 개인적 경향을 반영한다고 생각되어진다. 다시 말하면, 누구를 기억하는 것은 처음 장소에서 그 사건을 어떻게 지각하고 이해하는지에 달려있다.

작업치료사는 집단에서 과거에 생각나는 사건을 클라이언트가 말하고자 할 때, 그 사건의 사실 뿐만 아니라, 클라이언트가 표현하고자 하는 감정적 편견들도 주의 깊게 들어야 한다. 만약 클라이언트의 감정적 반응이 문제가 된다면, 특히 중요하다. 예를 들어, Shelley는 지난 집단에서 있었던 무언가가 자신을 일주일 내내 힘들게 했다고 집단의 시작부터 이야기했다. 지난 주에 여러 명의 집단 구성원들 사이에서 심각한 토론이 이루어지는 동안에 Shelley는 의자에서 일어나 바닥에서 기어 다니는 거미를 죽이기 위해 집단 중심으로 걸음을 옮겼다. 그녀는 그녀의 행동이 폭력적이거나 구성원들을 무시한 것처럼 보일까봐 "지독한" 감정을 느꼈다. 이러한 고백에 대한 집단의 반응은 놀라웠다. 그녀의 행동을 기억하는 2~3명의 구성원들은 아무 문제될 것이 없다고 말했으며, 토론에 참여했던 3명의 구성원들은 그녀의 행동 자체를 기억하지 못했다. 거미를 죽이고자 했던 그 사건은 모두에게 똑같지만, Shelly는 그녀 자신에 대한 부정적 관점에서 강한 감정적 편견을 가지고 그 상황을 받아들였다. 다른 집단 구성원들의 피드백에서 그녀는 자신의 편견을 알 수 있었고, 좀 더 현실적인 관점에서 사건을 이해할 수 있게 되었다.

우리 삶에서 우리는 가장 중요한 사건들에 대해서 가지고 있는 감정적 편견을 수정하는데 도움을 줄 수 있는 다른 사람의 피드백을 얻는 기회를 가지지 못한다. 그 집단에 의해 목격되지 않은 사건이 보고된다면 구성원들이나 치료사가 연관된 감정에서부터 사실을 분리해서 보기 어렵다. '지금-여기(hear and now)' 의 상황에서만 집단은 도움을 줄 수 있다. 이러한 이유 때문에 작업치료 집단에서 '지금-여기(hear and now)' 에 초점을 둔다.

학습과 논리적 사고

학습은 정신분석 추종자들이 거의 관심을 갖지 않은 자아의 기술이며, 치료적 변화를 만들어내는 개념의 중심에 있다고 할 수 있다. 지적 발달(학습)은 따뜻하고 안전한 환경에서 가장 잘 이루어지는 것으로 자아 심리학자는 말하고 있다. 작업치료 집단을 안전한 환경으로 조성하고 유지하는 것의 중요성을 인식하는 것이 작업치료에서 도움이 된다. 즉, 신체적으로 안전해야 하며, 작업치료 환경에서 위험한 물체 또는 요소(예: 날카로운 물건들, 느슨해진 와이어, 젖었거나 미끄러운 바닥)들을 제거해야만 한다. 또한 심리적 안전 역시 제공되어져야 한다. 작업치료사는 구성원들 간의 상호존중 및 언어적 공격의 예방을 위해 집단 규범을 세움으로써 심리적 안전의 조절능력을 유지해야 한다.

문제해결

자아에 의해 생기는 사고의 종류는 이차적 처리사고(secondary process thinking)이다. 이것은 또한 추론(reasoning) 또는 논리적 사고라고 불리기도 한다. 현실의 관점에서 사실을 고려하고, 적절한 행동을 하는데 받아들여진 사실을 사용하는 자아의 능력이다. 문제해결은 논리적 사고를 사용함으로써 얻어지는 인지적 기술이다. 사실상, 자아의 기능 모두는 문제를 해결하기 위해 있는 것이다; 정확한 지각력 및 현실검증, 기억, 충동조절 그리고 적절한 방어기제의 사용. 문제해결의 과정은 매우 복잡하다. 하지만, 이 능력은 클라이언트가 일상생활활동을 하는 능력을 가지고 있는지 없는지를 결정하게 되는 요소이다. 작업치료사는 종종 클라이언트의 문제해결 능력을 평가한다. 집단 활동에서 클라이언트를 관찰하는 것은 문제해결 능력을 살펴볼 수 있는 또 다른 방법이다. 예를 들어, Rich는 요리활동에서 샐러드를 만들기 위해 당근의 껍질을 벗기고 자르는 것에 익숙하지 않다. 그러나, 늦게 도착했기 때문에 Rich가 할 수 있는 일은 당근을 깎는 것 뿐이었다. Rich는 칼을 들고 당근을 깎기 시작했고, 당근의 한 부분만 껍질을 벗겨내고 있었다. 다른 클라이언트가 Rich에게 야채 깎는 도구를 주었을 때, Rich는 돕는 척 하면서 다소 위협적인 방법으로 다른 클라이언트에게 칼을 흔들었다. 칼로 당근 깎기를 서너번 더 시도한 후에 Rich는 당근을 내려 놓고 당근 깎는 과제를 그만두었다. Rich의 행동을 관찰한 후 작업치료사는 그 상황에 대해 Rich와 같이 이야기 했고, Rich의 문제해결 능력이 미흡하다는 결정을 내렸다.

작업치료 집단에서 어떻게 Rich가 문제를 해결할 수 있도록 도울 수 있을 것인가? 명확히게, 야채 깎는 도구의 사용법을 가르치는 것은 이런 특정 상황에서만 통용되는 일시적인 도움일 수 있으며, 진짜 해결되어야 하는 문제는 Rich의 혼자 활동하고 도움을 거절하는 그의 성향일 것이다. 요리과제 후에 집단 토론은 당근 문제를 해결하는 Rich의 방법이 무엇이 문제였는지를 이해하도록 도왔으며, 위협적이지 않은 방법으로 도움을 요청하고 받아들이는 것은 다음 집단 과제에서 Rich의 치료목표가 되었다.

판단

판단은 작업치료 집단에서 자주 초점을 두고 있는 또 다른 자아의 기능이다. 좋은 판단은 다음과 같은 인지적 과정이 필요하다.

- 상황에 대한 정확하고 현실적인 지각
- 의도한 행동의 확인과 발생 가능한 결과
- 행동이 다른 사람에게 미칠 영향력 예측
- 선택 가능한 옵션을 고찰해 볼 때까지 반응 조절
- 이루어진 것에 대해 평가

잘 알려진 심리검사로 클라이언트에게 질문을 한다. "만약, 당신이 거리에서 주소가 적혀있고, 우표가 붙어있는 편지봉투를 발견했다면 어떻게 하겠는가?" 가장 좋게 받아들여지는 대답은 "우체통에 넣는다" 이다(Wechsler, 1981, p. 126). 이러한 반응에 도달하기 까지는 복잡한 지각, 추론 및 결과의 예측 과정이 필요하다. 판단은 가장 높은 수준의 인지적 기술이며, 배우거나 가르치는 가장 어려운 기술들 중 하나이다.

자기조절

Freud는 이드의 본능적 욕구를 조절하는 것으로 자아의 주요 기능을 개념화했을 때, 조절능력은 가장 초기에 인식되어지는 자아기능이다. 충동조절은 더 초기의 개념에서 이끌어낸 것으로 보여진다.

작업치료 집단에서 우리는 종종 많은 방법으로 충동조절을 촉진한다. 우리는 집단 구성원들이 정각에 도착하고 집단치료시간인 50~60분 내내 집중하기를 기대한다. 우리는 집단 구성원들이 집단 안에서 다른 구성원들을 이해하고 경청하며, 말할 순서를 기다리고 도구들과 재료들을 나누어 사용하며, 풀이나 가위를 서로 주고 받으며 사용하기를 기대한다. 요리 집단에서 손가락으로 음식을 맛보지 않고, 전체 집단이 자리에 앉을 때까지 먹는 것을 기다리기를 구성원들에게 요청한다. 쇼핑시, 우리는 가게에서 상품을 맛보지 말고 충동적으로 상품을 구매하지 말고 쇼핑이 끝날 때까지 담배를 피우지 말라고 한다. 이와 같은 사회적 규범을 따르고 집단에서 효과적으로 상호작용하기 위해 충동을 적절히 조절하는 것이 필요하다.

방어기제

방어는 불안을 피하고 안전을 확보하며 정상적 자아를 유지하는 방법으로서 폭넓게 이해되어진다. 건강한 방어능력을 강화시키는 것은 작업치료 집단의 일반적인 목표이다. 또한, 방어의 개념은 작업치료 활동시 클라이언트의 반응을 더 잘 이해하도록 작업치료사를 돕는다. 클라이언트의 방어전략을 우리가 인지함으로 작업치료사로서 활동을 더 잘 계획할 수 있게 되며, 클라이언트 삶의 건강한 균형을 성취할 수 있도록 집단 내에서 치료적 중재를 통해 더 잘 도울 수 있게 된다. 방어기제는 자아 구조의 중요한 부분이다. 정신분석기술을 발전시킬 때 초기 심리학자들은 이 측면을 강조했다. 정신분석의 목표는 중요한 어린 시절의 숨겨져 있는 사건에 대한 기억을 꺼내기 위해 개인의 방어를 깨트리는 것이었다.

Kaplan과 Sadock(2003, pp. 208-209)은 4가지의 종류로 방어기제를 분류하였다.

1. 자기애적 방어(narcissistic defenses): 투사(projection), 부인(denial), 왜곡(distortion)
2. 미성숙한 방어(immature defenses): 행동화(acting out), 차단(blocking), 건강염려(hypochondriasis), 내재화(introjection), 수동공격성 행동(passive-aggressive behavior), 퇴행(regression), 분열성 공상(schizoid fantasy), 신체화(somatization)
3. 신경성 방어(neurotic defenses): 통제(controlling), 전치(displacement), 해리(dissociation), 외부화(externalization), 참기(inhibition), 지식화(intellectualization), 격리(isolation), 합리화(rationalization), 반동형성(reaction formation), 억압(repression), 성화(sexualization)
4. 성숙한 방어(mature defense): 이타주의(altruism), 예기(anticipation), 금욕주의(asceticism), 유머(humor), 승화(sublimation), 억제(suppression)

동시대의 자아 심리학자들은 건강한 적응적 기능을 수행하게 하는 것을 성숙한 방어로 보았다. 이 점은 작업치료를 하는 우리와 가장 많은 연관이 있다. 작업치료에서 가장 많이 다루는 방어를 여기에서 다시 살펴보겠다. Kaplan과 Sadock(2003)이 앞에서 방어에 대해 더 잘 설명해 놓았기 때문에 독자들은 참고하기 바란다.

승화

1936년 Anna Freud에 의해 인정된 승화(sublimation)는 리비도적 또는 공격적 욕구의 건설적인 활동으로 검증되었다. 승화는 심리학적 문헌에서 더 이상 관심을 받지 않지만, 그 개념은 활동(activity), 창조성(creativity), 과제 또는 일에 포함된 함축된 의미이므로 작업치료의 중심에 아직도 남아 있다. 작업치료사가 심리분석학적 준거의 틀을 사용하므로 우리는 지속적으로 에너지를 다시 돌리는 것의 명백한 증거를 찾고자 한다. 이 개념은 왜 일(work)이 삶의 중심이 되는지를 이해하게 되며, 왜 일의 상실이 공격성과 불안을 만들어 내고 자기가치를 급격히 떨어지게 하는지를 알게 한다. 중립화(Neutralization [Hartmann의 승화에 대한 새로운 다른 용어])는 리비도적 및 공격적 욕구를 다시 에너지화하는 것을 말한다. 성숙한 자아가 현실을 능숙하게 다루도록 하는 것이 성공적인 방어(successful defense)이다.

투사

Freud(1914)에 의해 만들어진 투사는 작업치료의 가치를 계속적으로 부여하게 하는 또 다른 방어이다. Melanie Klein(1948)은 투사적 동일시(projective identification)라고 말하였다. 자아의 일부분이 분열되고 외부 사물 또는 사람에게 투사한다. 투사는 자신의 나쁜 부분을 제거하는 수단으로 자아가 제공한다. Sam은 상사에게 화가 났지만, 화를 내는 것은 나쁜 것이라고 생각하기 때문에 그는 그의 상사에게 화를 투사한다. 이제 Sam은 자기자신을 좋아할 수 있고 그의 상사가 화를 잘 내는 나쁜 사람이라고 믿는 것이 정당화 되었다고 믿는다. 또한 자아의 좋은 부분을 나쁜 부분으로부터 안전하게 유지하거나 분리되는 것을 막기 위해 또한 투사되어진다. 더 높은 수준의 투사는 동기, 느낌, 태도 또는 다른 사람의 의도를 잘못 해석하는 것이다.

하나의 개념으로서 투사는 투사적 치료기술의 형태로 작업치료에서 넓게 사용되어진다. 투사적 기술은 일반적으로 그리기(drawing), 조각(sculpture), 시(poetry), 창조적 작문(creative writing), 드라마(drama)와 같은 자아의 숨겨진 부분을 표현하도록 촉진하는 창조적 양식이다. 클라이언트는 자신의 일부분을 투사한다고 말한다. 특히, 클라이언트는 자기 자신을 예술이나 캐릭터의 상징 또는 모양 아니면 글이나 드라마에 잘 투사하는 것으로 알려져있다. 성인이 되었을 때, 이미지나 환상들은 성숙한 자아의 해석을 통해 열린다. 치료사들은 자신의 작품을 집단 구성원들에게 설명할 때, 투사적 창조활동의 생산물을 통해 클라이언트가 논리적이고 성숙한 판단을 적용하도록 격려한다. 베트남 퇴역 군인을 대상으로 하는 투사적 예술 작업치료 집단에서 잔혹한 전쟁을 공들여 그린 그림을 설명하도록 했다. 총들, 시체의 일부분들, 파괴된 건물 잔해들은 그가 받아들이기 힘든 자신의 나쁜 부분을 상징화하고 있다.

퇴행

퇴행(regression)은 Freud가 정신질환의 원인으로서 "고착(fixations)"을 설명하는데 도움을 주는 것으로 퇴행을 또한 강조했다. 퇴행은 발달 후기 단계에서 전단계로 후퇴하는 것이다. 1964년에 Arlow와 Brenner는 퇴행을 "정신발달 초기 단계의 특징적인 정신기능의 재등장"이라고 정의했다. 또 퇴행은 일반적으로 일시적이며 가역적이라고 말하였다.

병리는 퇴행의 깊이(구순기, 항문기 등)에 의해 결정되어지지 않고, 가역적인 성질로 인해, 발생시키는 갈등에 따라, 적응 과정의 방해로 결정한다. 퇴행은 현재 경계성 성격장애와 정신병적 상태 사이에서 많이 나타나는 것으로 보인다. 정신병적인 개인은 Freud의 정신성적 발달단계의 가장 초기 단계인 구순기(0~1세)로 퇴행되어졌다고 볼 수 있다. 경계성 성격장애 개인은 항문기(1~3세)로 퇴행되어지는 것으로 생각되어지고 있으며, 항문기에 고착된 것으로 여겨진다. 퇴행에 대한 이러한 관점은 자아기능으로 진단받은 클라이언트의 행동을 설명하는데 도움이 될 수 있을 것이다. 그러나 이렇게 하는 것은 Freud의 정신성적 발달단계의 이해를 통해 얻어진다.

퇴행은 작업치료사가 치료 중재 계획을 세울 때 중요하게 여겨질 수 있는 또 다른 암시를 보여주는 것으로 "자아의 주도 아래 일어나는 퇴행능력(regression in the service of the ego)"의 개념이다. Ernst Kris(1936)는 자아조절의 상실 없이 기능이 더 초기 형태로 가는 목적 있는 퇴행을 의미하는 용어를 처음으로 사용했다. 캔버스 위에 그림을 그리는 화가는 극노의 감정을 그림에 표현하지만, 정상적 세계로 복귀할 수 있는 조절능력을 보유하고 있는 것이 좋은 예이다(정신병적 클라이언트는 할 수 없는). 자유 연상(free association)의 기술 또는 종종 검열을 거치지 않는 비논리적인 단어와 이미지의 연상은 또 다른 예이다.

퇴행의 치료적 사용은 더 명확하게 자아를 이해하는데 도움을 준다. 클라이언트에게 찰흙 활동 또는 손가락 그림그리기를 하도록 했을 때, 이러한 과정은 특징적인 항문기(배설물을 문지르는 것)의 (때때로 금지된)환상을 반영한다. 우리의 치료적 목적은 퇴행을 촉진하는 것이 아니라, 묶여있을 수도 있는 숙달능력을 향해서 갈 수 있는 내재적 힘을 다시 찾을 수 있다는 희망을 가지고 억제되지 않은 방법으로 개이인의 정서를 자유롭게 표현하도록 하는 것이다. 창조적 과정에 참여한 후, 클라이언트는 더 성숙한 수준의 기능으로 회복되어진다. 하지만, 퇴행동안 발견된 정시를 자각하고 있다. 이 정서는 클라이언트가 이해하는 방법의 변화를 갖고, 건강한 기능으로 회복하기 위해 활동을 사용할 때 필수적이다.

행동화

행동화는 행동으로 가장 잘 정의내릴 수 있다. 대체적으로 행동의 성질은 반복적이고 강박적이며 종종 자기파괴적이다. 또한 행동은 외적 수단을 사용해서 억압된 내적 갈등을 해결하려는 무의식적 목적에서 일어난다. 분석적 용어로 자기파괴적 행동이라는 용어가 일상적으로 사용되고 있지만, 미성숙한 자기조절의 부족을 나타내고 있으며 퇴행적으로 정신증과 성격장애를 보여주고 있다.

집단에서 대화 대신 행동화로 감정을 나타내는 것을 볼 수 있다. 예를 들어, 집단에서 나가버리거나 문을 "쿵" 하고 닫는 것으로 누군가에게 화를 표현한다. 이 행동은 감정 상태의 성숙한 언어적 설명을 대체한 것이다. 집단 리더인 작업치료사는 행동화 반응을 억제해야 한다. 또한 클라이언트와 집단 회원들 모두에게 부적절하며 비생산적이므로 정동을 언어적으로 표현하는 더 성숙한 자아기술을 촉진시켜야 한다.

동일시

동일시는 Freud에 의해 설명된 방어기제 중 하나로, 글자 그대로 자신에게 다른 사람의 특질을 자신의 것으로 받아들이는 것을 의미한다. 반대 성 부모에 대한 성적 욕구를 같은 성을 가진 부모와 동일시함으로서 대체하는 외디프스 갈등의 논리적 결과로서 생긴 개념이다. Anna Freud(1936)는 "공격자와 동일시"라고 이러한 현상을 설명했다. 두려움을 주는 "공격자(aggressor)"를 아동이 동일시하는 것은 부분적으로 가족 내에서의 행동 패턴의 반복을 설명하기 위함이다. 아동학대는 아동 학대를 받았던 아동이 자라서 자신의 아동을 학대하는 것이다. Erikson(1950)은 후기 청소년기에 발생하는 정체성의 위기에 대해 방대하게 토론을 함으로써, 이 개념을 받아들여지게 하는데 크게 기여했다.

능력/숙련

Bellak 등(1973)은 자아의 기능을 일에 대한 적응적 수행능력, 대인관계 및 자신의 능력에 대한 주관적 느낌으로 정의했다. R. H. White는 능력(competence)을 '환경에 효과적으로 상호작용하는 유기체의 능력' 이라고 말하였다(Bellak et al., 1973, p. 260). White의 관점에서 '환경과 적절한 상호작용을 위한 조건' 을 위해 언어, 운동 기술(motor skills), 인지 및 고위사고과정을 포함한다. White는 효율감에 대해 환경에서 바라는 효과를 가져올 수 있는 반응을 만들도록 더 많은 노력과 에너지를 사용하는 개인의 경향을 언급하면서 '효능 동기(effectance motivation)' 라고 불렀다(Bellak, et al., 1973, p. 260). 능력에 대한 느낌은 잘 발달된 자아의 결과이며, 환경에 성공적으로 대처한 경험의 과거력이 포함된다.

대처하는 자아의 능력은 질병 또는 위기가 닥쳤을 때 어떻게 사람을 구하는지를 말한다. 감정적 위기의 초기에 설명한 많은 자아방어는 정신에너지를 전환함으로써 파괴로부터 자아를 보호하는 대처 기전으로 볼 수 있다. 신체적 외상의 경우, 자아는 신체의 어떤 기능이 정상인지를 결정하기 위해 신체상과 현실검증을 사용한다. 자아의 자아감은 종종 잃어버린 기능을 보상하기 위해 다른 방법을 찾는 것에 동기를 제공한다. 예를 들어, 오른쪽 편마비인 클라이언트는 왼손으로 글쓰기를 다시 배울 것이다. 보상방법은 대처 전략의 한 가지이다.

대처 전략의 또 다른 예는 에너지 보존 전략이다. 신체적 및 정신적 악화가 발생했을 때, 매일 일상에서 사용되는 에너지를 많이 제한하게 된다. 과제를 수행하기 전에 주의 깊게 계획한다면, 클라이언트가 필요 없는 움직임에 에너지를 낭비하지 않도록 예방할 수 있다. 예를 들어, 수술 후 나는 단지 서있을 수만 있거나 휴식이 끝나기 전에 15분 동안 걸을 수 있다. 식사를 준비할 때, 나는 15분 동안에 미트볼을 만드는데 필요한 모든 재료를 모으도록 배웠다. 그런 후에 부엌 테이블에 앉아서 그것들을 조립하고 나서 요리는 스토브가 아니라 테이블에 있는 전기프라이팬에서 한다. 나는 내가 청소하는 것보다 내 주위에 있는 쓰레기를 정리하는 것에 만족하는 법을 배웠다. 그리고 매일 몇 분을 사용하여 개수대에서 손을 씻는 것보다 손을 닦기 위해 젖은 스폰지를 사용한다. 만성장애를 가진 클라이언트가 에너지를 절약하는 것은 클라이언트의 자아정체감을 유지할 수 있는 지속적인 기능을 수행하기 위해 절대적으로 필요한 대처 기술이다. Bellak 등(1973)은 자아의 기능으로 적응 수행능력 정의했다.

기능과 기능장애

기능성을 가진 성인은 내적인 갈등과 고착 없이 사회적 환경과 문화에 적합한 방식으로 자신의 욕구와 지시를 만족시킬 수 있다. 기능성이 있는 개인은 이드(id), 자아(ego)와 초자아(superego) 간에 자유롭게 흐르는 정신적 에너지가 균형을 이룬다. 자아는 과장됨이 없는 조절과 방어 기제로, 건강한 개인의 자아는 대부분 다른 사람들과의 효과적인 상호작용 및 에너지의 성장과 발달에 사용될 수 있다. Fidler의 모델에서 건강한 사람은 하나의 과제를 완성하기 위해 다른 사람들과 함께 생산적인 활동을 할 수 있다. 성인은 Mosey(Mosey)의 적응 기술의 6가지 모두를 획득한다(Mosey, 1981; Appendix A 참소). 개인의 유용한 방어는 완성하는 것, 일의 부당한 행위에 대한 승화, 사람의 이상적인 정체성과 충동적 욕구의 억제이다. 건강한 자아는 자신감과 유사하다; 신체 이미지, 자아 정체성, 자존감은 적응 기능의 기초가 되는 것이고 현실적인 것들이다.

정신분석 준거의 틀에서 기능장애는 부적절한 심리성적 발달, 갈등과 고착의 현존과 성격(personality)의 세 부분간의 정신 에너지의 불균형이다. 이러한 비정상적인 상태는 신경증(neurosis), 정신장애(psychosis) 혹은 성격장애(character disorder)의 증상을 유발할 수 있고, 일상생활활동을 수행하는데 장애를 일으킬 수 있다.

기능장애는 자아기술의 부족으로 보여질 수 있다. 이것은 부족한 현실감, 부족한 혹은 비현실적 신체 이미지, 부족한 자아정체성, 부족한 자존감, 충동성 혹은 수동성, 방어의 불균형적 사용 그리고 대처능력 장애의 형태를 취할 수 있다. 자아기능의 평가는 작업치료의 목표를 세우는 것을 안내할 수 있다. 유사한 목표를 가진 클라이언트는 집단(group)으로 치료받을 수 있을 것이다.

변화와 동기부여

변화는 적절한 자아적응 기술의 학습과 수행을 통해 일어난다. 이러한 기술은 치료 집단의 사회적 맥락 안에서 학습될 수 있으며, 문제 행동이 어떤 결과를 나타내는지 논의할 수 있다. 기초적 기술은 단순하고 구조화된, 현실지향적인 과제를 통해 얻어질 수 있는 것으로써 감각운동 및 지각과 인지기술의 발달에 중점을 두는 것이다. 동기부여는 작업치료의 성공적인 경험을 통해 확장시킬 수 있다.

동기부여는 자아기술을 숙련하려는 정신에너지의 흐름에서 나온다. 에너지가 갈등을 다루는 한계를 가질 때, 사람은 자아기술을 발달시키는 동기부여가 이루어질 수 없다. 자아는 관계의 성숙과 의미 있는 일 활동(work activity)을 통해 욕구를 만족시키고 긴장을 감소시키는 것을 돕는데 유용하며, 사람은 자아기술의 발달을 증진시키기 위해 동기부여가 이루어진다. 작업치료사는 클라이언트를 위해 적절한 자아기술의 실행, 성공적 경험, 만족한 결과를 클라이언트가 얻을 수 있도록 치료 집단을 만들 수 있다. 또한 강한 자아개념과 높은 자존감은 동기부여를 가져오게 한다. 이러한 것은 더 큰 기술 발달을 위한 에너지의 통제력을 기르고 직접적으로 사람을 이끈다.

작업치료 전망의 검토

이 장의 다음 부분에서는 정신분석 준거의 틀의 원리를 반영한 작업치료의 3명의 창시자를 검토할 것이다; Gail Fidler, Lela Llorens, Ann Mosey. 1960년대와 1970년대의 작업치료계는 이 준거의 틀이 유행했고 그 결과 창시자들은 그것에 대한 많은 출판 작업을 시작했다.

Fidler, Llorens와 Mosey의 초기 작업 시기에 작업치료에 중요한 영향을 준 것은 영국의 Maxwell Jones(1953)에 의해 시작한 지역사회 치료의 중재 접근이다. 지역사회 치료는 1960년대와 1970년대의 정신 질클라이언트 중재 접근에 근본적인 변화를 주었다. 성격의 정신역동학 이론과 사회학 이론 둘 다 책임 있는 지역사회 구성원으로서의 "클라이언트 역할(sick role)"에서 클라이언트 역할로 변화하는데 기여했다. 유럽과 미국의 모든 병원과 시설은 정신병동에서 지역사회 치료를 시작했고, 작업치료사는 이러한 새로운 접근을 통합했다.

1960년대 이전, 집단에서 행하는 작업치료는 수공예와 생산적 일 기술의 사용을 강조하는 과제 기술에 중점을 두었다. 지역사회 치료는 작업치료사에게 통합 환경 원리(incorporate milieu principle)의 중재 접근을 요구하게 되면서 발생했다. 이러한 원리의 예는 다음과 같다.

- 의사결정에 영향을 주는 것은 그것을 만들어 내는 것과 관련되어 있어야 한다(Jones, 1953).
- "자신과 타인의 책임성에 관해 클라이언트는 하위자(subordinate)에서 또래 집단 구성원으로 자기지각(self-perception)을 대체하여 생각할 것이다(Fairweather, 1964)."
- 클라이언트가 자신의 행동의 결과에 대해 경험할 때

Fidler의 과제지향적 집단

1969년에 Gail Fidler는 "치료 맥락으로서 과제지향적 집단"이라는 제1의 저서를 출판했다(appendix A 참조). 그녀는 이론적 근거로 Sullivan 및 Lewin과 같은 몇몇 자아심리학 대변자들을 언급했고 "자아기능과 적응 기술의 새로운 초점"에 대해 지적했다(Fidler, 1969, p. 43). 또한 Fidler는 치료에 "학습 촉진과 행동 변화의 역동적 힘"과 같이 집단 사용에 중점을 두는 것을 언급했다(Lewin, 1945).

Fidler는 치료적 환경과 작업치료 통합 원리에서 클라이언트가 하는 것을 관찰하는 것이 가치있다고 지적했다. 그녀는 "클라이언트가 활동 혹은 사물을 창조하는데 참여할 때 기질 특성학(characterological)적 어려움이 나타나기 때문에 현재 활동되고 출현되는 문제에 주의하게 되면 클라이언트는 이익을 가져올 수 있다는 것이다"라는데 주목했다(Fidler, 1969, p.45). 거기에는 활동을 경험하면서 클라이언트가 직면하는 문제와 외부 세계에서 만나는 어려움 간의 관계를 나타내고 있다. 이러한 가정은 자아 심리학자들에 의해서만 만들어진 것은 아니다. 클라이언트의 어려움이 대인관계 혹은 과제 수행에 있다면 치료사는 클라이언트의 자아기술의 어려움에 유용하게 활용될 수 있는 것이 경험 자체인지, 집단 피드백인지 또는 개인 피드백인지를 알아야 한다. 자아기술의 강화는 과제지향적 집단의 목표가 된다.

과제는 총체적으로 집단에서 행하는 최종 결과 혹은 서비스로 정의됨에도 불구하고, Fidler는 과제 완성이 진정한 목표는 아니라고 지적했다. 오히려, 과제는 "감정, 사고 혹은 행동 간의 관계 속에 있는 공유된 일 경험(shared working experience)을 제공하고, 그들은 다른 사람 그리고 과제 완성과 생산성을 보고 탐구하는데 영향을 준다"(Fidler, 1969, p. 45)라고 정의했다. 집단의 과제 경험을 통해 클라이언트 내부에 있는 자아기술과 결함이 관찰되어 질 수 있다. 집단에 클라이언트가 실제로 참여하는 것을 보고 상호작용 및 행동에 문제가 있다면, 그것이 집단의 문제 해결의 초점이 될 수 있다. 치료사와 집단을 통한 피드백 둘 다를 통해서, "기능성의 대체적 패턴이 현재의 맥락 내에서 고려되고 검토될 수 있으며, 그것을 학습하면 그 결과로 자아성장과 기능 향상을 이끌 수 있다"는 것이다(Fidler, 1969, p. 45).

달리 말하면, 클라이언트가 다른 구성원과 과제 완성의 결과에서 나타나는 집단 내에서의 그들의 행동을 반영하고 그것을 이해할 것을 기대하게 된다. 다른 사람을 방해하거나 혹은 역효과를 나타내는 행동이 확인되어지고, 또한 좀 더 적응적인 행동 형태가 제안되고 시도되어지게 된다. 작업치료사는 집단에서 이러한 과정을 촉진하게 되며, 나타나는 문제를 중재하고 집단의 문제 해결을 도와준다(Fidler의 저서의 Appendix A 참조).

Llorens의 자아적응적 환경에서의 작업치료

Lela Llorens는 정신분석 준거의 틀을 통한 작업치료 프로그램에 대한 글을 썼다. Johnson(1966)과 함께 발행한 그녀의 논문 "Occupational Therapy in an Ego-Oriented Milieu"와 Rubin(1967)과 함께 출판한 그녀의 저서인 "Developing Ego Functions in Disturbed Children"은 이 실행 모델을 통한 작업치료 평가와 중재의 유용한 아이디어를 제공한다. Llorens는 "적응적 기능성의 확장과 지원을 하도록 디자인된 작업치료 프로그램은 자아기술의 발달을 제공하고, 실행을 위한 기회와 숙련을 지원한다"고 발표했다(1966, p. 179). 그녀는 작업치료 집단의 치료를 다음과 같은 3단계로 기술했다.

1. 평가(evaluation)
2. 회복(convalescence)
3. 재활(rehabilitation)

평가 단계에서는 관찰을 강조한다. 집단은 3일 연속해서 매일 1회씩 만나고, 작업치료 활동에는 작업치료 오리엔테이션, 배경 정보 시트 기록지 완성과 작은 모자이크 타일 접시를 만드는 활동들이 포함된다. 이러한 활동을 하는 동안, 작업치료사는 클라이언트의 분위기, 관계형성, 동기부여, 수행과 기술들을 관찰할 수 있다. 평가의 결과를 보면, 클라이언트가 환경에 대해 적응을 잘 할 수 있도록 도와주는 것이 자아의 기능성이 된다. 정상보다 자아의 기능성이 적은 사람은 치료의 회복 단계에 해당된다.

회복 단계의 목표는 기능성의 독립을 촉진시키고 적절한 감정을 증진시키는 것을 촉구한다. 이러한 목표를 성취하는 데 제안되는 적용 형태(modalities)는 바느질, 자수, 미술, 가죽 공예, 금속 공예와 목공예 등이다. 회복 집단은 2명의 치료사와 5~15명의 클라이언트로 구성된다. 이 단계에 할 수 있는 몇 가지의 자아기술들은 아래와 같다.

- 수용적 태도로 욕구의 표현 혹은 승화
- 집중력 그리고 작업 지구력
- 현실 검증(reality testing) 그리고 지남력
- 감정의 언어적 그리고 비언어적 의사소통

치료사는 클라이언트의 능력에 따라서 이들 집단에 대한 계획을 수립해야 할 책임이 있다. 좀 더 높은 자아기능성을 가진 클라이언트는 작업치료의 재활 단계에 이르게 된다. 이 단계의 집단을 위한 적용 형태(modalities)로는 남녀 취미 집단, 일상생활활동으로 집단 토론, 우아한 생활, 타이핑, 요리 활동 등과 같은 좀 더 상호작용적인 것이 포함된다. 덜 권위적인 리더십 스타일이 이들 집단에 사용된다. 숙련가는 동기부여와 목표 2가지 다 사용한다.

Mosey의 적응적 기술과 발달 집단

Anne Cronin Mosey의 적응적 기술의 개념 또한, 정신분석 준거의 틀에서 유용하다. 발달 맥락에 있는 적응적 기술의 틀(개체발생학)에 있는 기술들이 초기에 기술된 자아의 기능과 많이 밀접하게 닮았다는 것이다. Mosey에 따르면(1970b):

> ...적응이라는 용어는 개인적 목표를 얻기 위한 환경과의 상호작용과 충족하기를 원하는 환경적 욕구를 지식적으로 선택하는 것으로, 개인 본연의 욕구와 타인의 욕구를 충족시킬 수 있는 개인적으로 획득되고 활용되는 기술을 나타내는 데 사용한다(p. 134).

Mosey는 정신분석 이론의 영향을 받아서 의식, 전의식, 무의식 및 복합적 형성과 퇴행의 적응적 기술의 개념을 수용하지만, 추가로 숙련을 위한 욕구도 중요한 요소로 본다. 그녀는 고착은 적응적 기술 학습의 결함의 결과일 수 있다고 제안했으며, 6가지 적응적 기술을 발표했다. 그것은 아동의 성숙처럼 순서적으로 학습되며, 상호의존적이며, 일부는 중복된다.

1. 지각-운동 기술(perceptual-motor skill)
2. 인지 기술(cognitive skill)
3. 양자 상호작용 기술(dyadic interaction skill)
4. 집단 상호작용 기술(group interaction skill)
5. 자아-정체성 기술(self-identity skill)
6. 성 정체성 기술(sexual identity skill)

집단 상호작용 기술은 자아정체성 혹은 성 정체성의 숙련을 가능하도록 하는 아주 중요한 것이다. 이들의 정교화를 위해, 독자는 Mosey의 Psychosocial Compo-nents of Occupational Therapy(1986)를 참고한다(Mosey의 적응적 기술과 하위기술의 구성 목록은 Appendix C 참조).

Mosey의 발달 집단의 요약

집단과 함께 일하는 작업치료사는 Mosey에 의해 기술된 집단 상호작용 기술의 구성요소에 특히 관심을 보였다. 그녀는 정상 발달에서 부딪칠 수 있는 것들을 모의 실행할 수 있는 비친숙한 집단의 5가지 유형을 제안했다. 이들 집단의 의도는 정상적 발달 순서에 있는 집단 상호작용 기술을 발달시키는 기회를 제공하는 것이다. 집단 상호작용 기술은 "자신과 동료 집단 구성원들의 만족을 위한 방법으로 다양한 집단에 참여하는 능력"이다(Mosey, 970b, p. 273). 집단의 5가지 유형은 다음과 같다.

1. 평행 집단(parallel)
2. 투사 집단(project)
3. 자기 중심적 협동적 집단(egocentric-cooperative)
4. 협동 집단(cooperative)
5. 성숙 집단(mature)(Mosey, 1986)

(이 집단들을 설명하고 있는 Mosey의 글을 보려면 Appendix B 참조)

평행 집단

평행 집단은 가장 낮은 수준으로, 나란히 늘어놓는 개별적 과제를 클라이언트가 하는 것으로 구성된다. 취학 전 아동이 놀이터에서 이와 유사한 과정으로 한 사람은 그네를 타고, 다른 사람은 미끄럼틀을 올라가고, 또 다른 사람은 모래상자를 파는 활동을 하는 것을 관찰할 수 있다. 상호작용이 거의 요구되지 않으며, 치료사는 과제를 정하고 클라이언트에게

필요한 보조와 정서적 지지를 제공한다.

투사 집단

투사 집단은 과제의 완성을 강조한다. 자료와 도구를 공유하고 작업(work)을 공유하는 것과 같은 몇 가지 상호작용을 수립할 수 있을 것이다. 실외 과제의 사회적 상호작용은 기대하지 않는다. 치료사는 과제를 완성하는데 2명 이상이 요구되는 집단 과제로 구조화한다.

자기 중심적-협동적 집단

자기 중심적-협동적 집단은 구성원들에게 과제 선택과 이행을 요구한다. 과제는 더 긴 시간과 사회적 상호작용을 요구한다. 과제가 이 집단을 조직화함에도 불구하고, 구성원들은 서로간의 사회적·정서적 요구에 대한 반응을 기대하고 치료사는 이러한 과정을 촉진한다.

협동 집단

협동 집단은 단지 조언자로서의 치료사를 요구한다. 구성원들은 "과제 완성과 함께 서로의 사회적·정서적 요구를 확인하고 만족하는 것을 고무시키는 것"이라고 정의된다(Mosey, 1970b, p. 273). 협동 집단의 과제는 이차적인(secondary) 사회적 측면이 될 수 있다.

성숙 집단

성숙 집단에서 치료사는 동등한(coequal) 구성원이다. 집단 구성원들은 구성원들의 욕구 만족과 함께 균형적 과제 완성을 위해서 필요한 리더 역할 모두를 가진다.

집단 중재

작업치료의 저자들은 과제중심적 집단(task-focused groups)의 맥락 안에서 평가되고 발달될(학습될) 수 있는 자아기능을 제시한다. 정신분석학적 틀을 통한 집단 과제는 인본주의적(humanistic) 틀보다 더욱 중요하다. 그것은 과제에 초점을 두지 않을 경우에도 토의나 문제해결 및 치료적 변화가 일어나는 맥락이기 때문이다. 그러므로 이 틀 안에서의 작업치료 집단의 구조는 근본적으로 다르다.

구조와 제한

도입 후, 집단 회기의 우선 과제(task predominates)는 집단을 위해 구조와 시간의 틀 모두를 제공하는 것이다. 과제는 몇몇 회기를 지속하거나 한 회기 부분을 지속하기도 한다. 하나의 과제는 한번에 3시간이 걸린다. 토의는 일어나는 문제와 치료사가 어떤 중재를 선택하느냐에 달려 있다. 평가적 토의는 각 회기의 마지막에 15분 동안 지속하며, 더 긴 평가적 토의는 과제가 끝나고 이어서 한다. 이러한 대체적 구조는 Fidler의 과제지향적 집단에 일차적으로 기초를 하게 되며, 좀 더 확장되기도 하고 더 한층 규정되기도 한다. Mosey의 발달 집단의 개념은 리더의 변화적인 역할을 반영한다. 리더는 덜 수용적이고 덜 조력적인 집단을 좀 더 도와주고 구조화하여 자아기능의 수준을 더 높이게 된다. 과제 집단은 높은 기능성을 가진 클라이언트에 대해 제한을 하지 않는다. 구조와 리더의 도움의 양의 변화와 함께 낮은 단계의 집단 상호작용에 적용될 수 있다.

리더의 역할

Fidler는 촉진자 중의 하나로서 작업치료사의 역할을 규정한다. 리더의 주요한 목적은 학습을 가능하게 하는 것이지, 떠맡는 것이 아니다. 그러므로 촉진은 "구조적으로 자기결정"을 할 수 있도록 치료사가 집단의 수용성에 대한 기본적 믿음을 가지고, 집단을 유지시키고 의사소통을 하도록 요구하는 것이다(Fidler, 1969, p. 46). 이것은 자기결정을 할 수 없는 집단 혹은 어려움을 가진 집단을 구제하는 것을 의미한다. 오히려, 스스로 결정하게 하고 자신의 문제를 해결하게 하여 집단을 고무시키는 방법이 집단 과정의 중재이다. 집단 구성원들의 자아기능 단계 평가에 따라서 집단 구성원들이 얼마만큼 자기 결정을 하도록 허용할지 치료사가 결정한다. 성공과 실패 간에는 미묘한 균형이 있고, 도움없이 문제를 해결하거나 과제를 하는 것이 정말 힘들 때 좌절하게 되고 그 집단에 들어가지 못하게 된다. 이러한 리더십의 종류는 철저한 역동적 집단의 이해가 요구된다.

목적

정신분석학적 틀 안에서 집단의 목적은 클라이언트를 위한 자아기술을 발달시키고 실행하는 것이다. 이러한 기술은 이 장의 초반부에 검토되었는데 현실성 검사, 신체 이미지, 자아정체성, 자존감, 통제감과 건강한 방어의 사용과 대처 전략 등이 있다. 이들 기술의 기초는 인지 및 지각과 감각운동 기술들이다. 클라이언트들은 과제의 작업 경험을 공유함으로써 집단 맥락에서 이 기술들을 좀 더 개발하고 실행하도록 격려 받을 수 있다.

활동의 예

집단 스스로가 구성원들의 자원을 통해 과제를 결정해야 한다. 일부 성공적인 집단 과제를 여기서 검토한다. 과제의 대부분은 자아기술을 발달하고 개발하는 기회를 제공한다. 이들 중 극소수는 개별 집단에 초점을 두지만 많은 다른 것들도 가능할 수 있다.

집단 신문

집단은 물질 남용(substance abuse) 증상과 외상 후 스트레스 증상을 나타내는 여섯 명의 베트남 군인으로 구성하였다. 이 집단은 하나의 과제를 그들이 선택하는 것에 의미가 있다. 그들은 베트남 베테랑들에 대해서 "세상에 진실을 말하는 것"을 가장 의미있는 일로 여겼다. 집단은 도서관을 방문해 베트남 전쟁에 관한 논문과 도서가 어디 있는지 찾았고, 외상 후 스트레스 증상을 읽고 적었다. 메모와 기사도 썼다. 집단 구성원들은 그들이 모아둔 오래된 기사 뿐 아니라 자신의 이야기 및 시와 그림 등을 추가했다. 결과적으로 인쇄, 복사, 교정된 20페이지 짜리 소책자는 UA(베트남 군인) 병원의 클라이언트들과 집단 구성원들의 직원들에게 널리 배포되었다.

이 집단에서 구성원들은 "알려지지 않은 영웅"으로 일반적인 자아정체성을 강화했다. 과제는 사회적 환경 안에서 수용할 수 있는 감정과 견해를 표현하는 수단으로서 구성원들의 통제감을 촉진했다.

부활절 초코렛

초코렛은 진정한 하나의 생산품이고, 서비스 프로젝트가 결합된 상품이다. 집단은 장애아동을 위해 지역사회에 위치한 학교를 알아야 하고 그들이 무엇을 원하는지도 알아야 한다. 부활절이 휴일이 된 이래로, 집단은 부활절 캔디를 그들에게 주기로 결정했다. 그러나 집단은 예산의 제한을 받았고, 그래서 그것을 사는 대신에 캔디를 만드는 생각을 했다. 캔디를 본뜨고, 초콜릿을 굽고, 설탕을 얹었고 단, 은박지만은 구입을 했다. 구성원들은 포장된 캔디를 담기 위해 오래된 부활절 바구니를 충분히 모을 수 있었다. 그 캔디는 계란, 병아리, 작은 토끼 모양으로 만들어진 것이다. 구성원들은 은박지에 각각의 조각을 싸고 바구니에 담았다. 집단 구성원 중 두 명이 부활절 한주 전에 지역사회에 있는 학교의 직원에게 바구니를 전달했다. 한 주 뒤 그들은 아이로부터 아주 고맙다는 편지를 받았고 매우 영광으로 생각했다.

자아 정체성과 자존감은 이 집단이 타인을 위해 활동함으로써 강화되었다. 구성원들은 그들이 타인에게 행복을 줄 수 있다는 사실을 배웠고, 애타주의(altruism)로 인정받았다. 건강한 방어로서의 정체성은 아이들을 양육함으로써 장려되었고, 그들은 혹 자기 자신들을 양육하고 싶어 했는지도 모른다.

애완동물 가게 가기

그들의 가장 중요한 원인은 병원에서부터 가능한 멀리 떨어지는 것이었고, 그들은 정신과 클라이언트들이고 에스코트 없이는 걸어다니는 것도 허용되지 않는다. 과제 집단에서 작업치료사 직원의 에스코트 하에 애완동물 가게에 가는 것은 정해진 시간에 집단으로써 밖에 나갈 방법을 제공하였다. 그들은 애완동물 가게가 가깝고 재미있고 비용도 저렴하기 때문에 그 곳을 목적지로 정했다. 이 과제 집단은 그들에게 직접 계획을 해서 걷고, 밖에 있어서 생기는 통제감의 회복과 함께 그들이 원하는 것을 할 수 있도록 하게 했다. 또한, 감각운동 기술을 증진시키기도 했다.

스파게티 요리하기

거의 모든 집단은 요리하는 과제를 즐거워하는 경향이 있다. 요리는 비교적 단시간에 모든 사람들의 기본적 욕구를 만족시키고(먹는 욕구) 모든 구성원들이 참여할 수 있도록 충분한 작업을 제공할 수 있다. 가능하다면, 집단은 실제적인 요리 준비 뿐만 아니라 메뉴를 계획하고 쇼핑을 할 수도 있다. 스파게티와 샐러드는 비교적 적은 돈으로 집단 전체가 먹을 수 있으므로, 집단은 디저트 뿐만 아니라 마시는 음료도 제공할 수 있다. 이 집단은 주 요리 시작 전에 브라우니(browny)를 만들었으며, 구성원들은 샐러드 만드는 사람, 스파게티 만드는 사람, 디저트 만드는 사람과 식탁 차리는 사람으로 나누었다. 사람들은 식사를 맛있게 먹고, 모두 함께 정리하기로 했다.

이 집단은 많은 적응적 자아의 기능성이 요구된다. 구성원들은 현실적 목적(realistic goal)의 작업에 대해 다른 역할을 확인하게 된다. 그들은 과제의 일부분에 대한 대처 기술을 사용하고, 그들의 수행에 대한 타인의 피드백을 받는다(현실성 검사). 모든 감각들은 요리 과제를 통해 자극받고 충동 조절은 도구와 장비를 사용할 때 필요하다(칼, 스토브).

세차 집단

이 과제는 승인 및 작업 공간과 물 공급을 제공받기 위해서 병원과 스폰서 기관과의 협력이 요구된다. VA(베트남 군인) 병원에서, 집단은 승인을 요청받기 위해 다양한 병원 행정가들에게 편지를 적었다. 편지는 작업치료사와 다른 스탭의 연락처와 함께 보내졌다. 공급물은 대부분 친척과 친구들로부터 빌려온 물통, 비누, 손수건, 스폰지, 호스의 분사구 등이 포함된다. 구성원들은 세차 1주일 전에 병원 전체에 세차에 대한 안내문을 준비했으며, 세차하는 날은 스탭이 직접 구성한 집단의 소수 구성원들이 세차장에 있는 많은 고객들의 차를 직접 거리와 주차장에 세우고 안내를 하기 위해 밖으로 나갔다. 클라이언트와 스탭들은 6시간 동안 2시간마다 교대를 하였다. 차 한 대 당 3달러이고, 집단은 약 200달러를 벌었다. 그것으로 그들 전체가 주말에 영화를 볼 수 있었고 또한, 비디오 테이프를 빌려 볼 수 있었다.

이 확장된 과제의 계획에는 인내와 참을성이 요구된다. 그 과제 속에는 현실성 검사에 대한 많은 기회가 주어지며, 신체 이미지(대근육 운동 행동), 자아 정체성(작업 역할을 통해) 및 자존감(구체적 노력을 통해)이 강화된다.

집단 리더십

이 준거의 틀에는 초기에 제안한 것처럼 집단의 구조는 활동이나 과제의 맥락 안에서 대부분의 토의 영역을 포함하기 위해 수정된다. 활동, 공유, 과정, 일반화 및 적용은 집단의 분리 단계(separate phase)가 아닌 과제를 하는 과정 동안에 연결된다. 이 집단의 목적은 자아기술을 발달시키는 것이며, 리더는 구성원들이 배우는 기회를 언제든지 가질 수 있도록 그 집단의 활동과정 중간에 중단을 할 수도 있다. 평가 부분은 집단의 토의 단계 모두와 요약의 끝부분을 포함해야 한다.

도입

집단의 이 부분은 웜업(warm-up)에 해당되고, 선택한 과제로 대체할 수도 있다. 과제지향적 집단에서 앞의 초반부에 있는 몇몇 행동 원리(ground rule)가 리더를 도와줄 수 있다. 이들 중의 일부는 특성화되어 있으나, 때와 장소에 따라 얼마나 길게 집단을 충족시키고 유용한 공급을 위한 과제를 선택하느냐는 실제적으로 제한이 있다. 또한 리더는 그들이 모든 작업을 함께 하고 한 번에 결정을 내릴 수 있도록 앞의 세트에 필요한 과제를 그들이 선택하도록 할 것을 기대하고, 집단의 모든 구성원들이 과제 완성에 기여할 것으로 기대한다. 과제 집단의 도입에는 3단계가 있다.

1. 계획(planning)
2. 실행(doing)
3. 평가(evaluating)

시간의 틀은 과제에 따라 다양할 수 있고, 과제 자체가 끝날 때까지 토의를 통해 지연될 수도 있다.

1단계 - 계획

촉진자에 의해 짧게 도입된 후, 계획 단계는 브레인스토밍을 시작한다.

브레인스토밍

브레인스토밍(brainstorming)은 모든 구성원들이 가능한 집단 과제를 제안한다. 요리하기, 집단 산책계획, 자수(needlepoint) 배우기와 아동을 위한 부활절 바구니 만들기는 집단 과제의 몇몇 예들이다. 종종 생각을 기록하는 것이 집단 구성원들을 위해 유용하다. 치료사는 브레인스토밍을 하는 동안 제안된 생각을 집단이 판단하지 않도록 주의해야 하지만, 생각의 목록을 수집하는 것은 해야만 한다.

설득

계획의 다음 단계는 설득이다. 구성원들은 각각의 제안에 대한 찬반론(pros and cons)을 고려하고, 그들 중 하나가 낸 의견에 대해 집단을 설득하도록 한다. 여기서 치료사는 의미 있는 생각을 도입하는 것이 필요할 것이다. 쉽게 성공하는 과제는 구성원들에게 의미 있는 것 중의 하나이다. 그것은 몇몇 집단은 쉽게 완성하므로 매우 매력 있는 것이긴 하지만, 종종 쉬운 과제는 구성원들에게 주는 가치는 적은 편이다. 이것은 실행 단계에 있는 구성원들에게 이런 결과가 나타난다. 치료사는 어떤 상황 하에서도 집단의 결정에 영향을 주지 말아야 하고, 모든 구성원들이 이야기하고 고려하는 견해가 있을 때 더 나은 결정을 내릴 수 있도록 아마도 지적해 주어야 한다.

집단 리더의 중재는 권위적이 되지 않도록 하는 것이 중요하며, 낮은 자아기술을 가진 집단은 더 강한 자아기술을 가지도록 돕는 게 필요하다. 의심이 될 때는 집단에게 행동의 결과를 경험시키는 것이 최선이며, 어떤 문제가 일어나면 학습될 수 있는 것을 발견하는 것도 중요하다. 작업치료사는 "실패" 혹은 나쁘게 변하는 집단을 맡으면 종종 어려움을 느낀다. 그러나 과제지향적 집단은 "실패"를 통해서 클라이언트가 배우기도 한다. 성공적인 집단은 또한 많은 방법에서 이익을 얻지만, 종종 실제적인 치료적 변화를 촉구하는 데는 실패하기도 한다.

예를 들면, 나는 때때로 과제지향적 집단에서 집단의 토론시간인 45분 혹은 50분 동안 집단의 결정을 이끌어낼 수 없는 다양한 진단, 나이와 기능의 수준을 가진 집단 구성원을 때때로 보게 된다. 아무것도 계획할 수 없기에 한 시간동안 아무것도 하지 않고 집단에 앉아있는 것보다 더 좌절할 수 있는 것은 없다. 이것은 집단이 보통 두번 하지 않는 실수이다. 회기 계획은 한 집단이 보편적으로 아주 생산적으로 비춰진다.

결정

어느 정도 설득한 이후에 집단은 어떤 결정의 유형에 도달하게 된다. 집단의 결정에는 몇 가지 방법이 있다. 집단에 있는 다수결의 원칙에 의해 누군가를 선출할 수도 있다. 아마도 마지막 토의에서 의견 일치에 도달 할 수 있으며; 반대가 없다면 모든 사람이 동의하는 것으로 가정할 수 있다. 클라이언트의 리더는 집단 안에서 다른 구성원들이 선호하는 사람이 될 수 있고, 제거 과정에 의해 결정이 만들어 질 수도 있다. 그러나 결정을 하는 것은 계획의 마지막 단계에 고려될 수 있다. 종종 집단은 앞으로 나아가기 위해 리더에 의해 인정되고 승인된 결정을 필요로 한다.

구체적인 계획과 일 분배

한 번에 결정을 내리기 위해 과제를 어떻게 완성할 수 있는가가 토론의 주제가 되어야 한다. 어떤 장비와 공급물이 필요한지에 대한 의문은 이것을 어떻게 획득할 것이고, 어디에서 집단을 열어야 하고, 어떻게 필요한 절차를 배울 수 있는가에 중점을 두어야 한다. 이 단계에서는 촉진자로서 종종 집단의 자원이 될 필요가 있고, 공급 자원이나 절차와 공간 유용성에 관한 지식도 제공할 필요가 있다. 낮은 기능성을 가진 집단에서는 이 정보가 좀 더 쉽게 제공되어야 하며, 좀 더 높은 기능성을 가진 집단에서는 치료사가 단지 요청되는 정보만 제공할 수 있다. 절차에 관한 토의는 자연스럽게 일의 분배로 이어진다(누가 무엇을 할 것인지). 계획과 준비를 집단 구성원들 모두가 할 수 있을 때가 좋은 것이다. 각 클라이언트는 일부 항목을 획득할 책임을 맡고, 그 집단에 그것을 가져온다. 각 구성원들이 과일 샐러드나 피자의 재료를 가져오는 것이 하나의 예이다. 이렇게 보면, 집단과제의 성공은 자신의 책임을 기억하고 수행하는 각각의 구성원들에게 달려 있다고 쉽게 보여진다.

2단계 - 실행

실행 단계는 계획보다 하루 이틀 뒤에 하는 것이 가장 실용적이다. 이것은 구성원들이 충분히 준비할 시간을 준다. 실행하는 날에는 소집(gathering)과 조직화(organizing)가 집단 구성원들에게 남아있다. 활동에 권위를 사용해야 한다면 리더는 이것을 허용해야 한다. 일반적으로 주의 깊게 계획을 했다면, 촉진자의 역할은 상담이나 조언과 정보 제공자로서의 역할로 확대될 수 있다. 리더는 집단의 비 조직화가 임박할 때 또는 요청될 때만 이들 서비스를 주의 깊게 제공해야만 한다. 그러나 촉진자로서의 역할은 그 방법에 따라 문제를 살펴보고 주의를 기울여야 한다. 문제가 있을 때, 리더는 집단에 알릴 수 있으며: "Mary가 따돌림을 받는 느낌을 받는 것 같아" 또는 "Sam이 모든 일을 다 처리하는 것 같아." 그 집단이 자신의 문제를 대처할 수 없다는 것이 명백할 때까지 해결안을 제시하지 말아야 한다.

3단계 - 평가(Step 4에서 7: 처리과정, 일반화, 적용, 요약)

실행은 과제를 끝마칠때까지 완성되지 않는다. 회기는 이러한 과정이 일어나도록 충분히 길어야 한다. 리더는 실행의 중단 시간과 시작할 때를 통상적으로 아는 것이 필요하다. 토의는 집단의 과정과 선택된 놀이에서 각 구성원들의 역할에 초점을 두어야 한다. 처리과정 및 일반화와 적용에 관한 토의 단계는 과제 집단의 평가 단계와 연결된다.

행동의 반영과 그 결과

구성원들이 그들의 경험을 통해 학습되는 것이 있다면, 이러한 것을 말한다. 왜 Mary가 따돌림을 당하는가? 그녀는 부끄러움 때문에 움추려드는 것인가? 그녀는 참여하지 않고 다른 사람의 이목을 끄는가? 과제에서 그녀의 부분을 어떻게 해야 할지를 모르는가? 다른 구성원의 우위를 지각하고 위협을 느끼는가? Mary의 문제에 집단이 어떻게 잘 대처할 것인가? Mary는 어떻게 느끼는가? 그녀에 대해 다른 사람들은 어떻게 느끼는가? 집단이 Mary에 관해 어떤 다른 선택을 했는가? 이러한 것들이 집단 평가에서 일어나는 문제의 유형들이다.

집단에 대한 구성원들의 감정

이러한 "처리과정"적 측면은 평가의 중요한 부분이다. Sam이 집단에 대해 정말 좋은 감정을 느끼고 있다면, 그러나 Mary는 두려운 느낌을 가지고 있다면, 이러한 이유는 무엇일까? Sam은 전체적인 일을 다 할 수 있어서 좋은 감정을 가지고, Mary는 기여할 기회를 갖지 못하기 때문인가? 다른 구성원들은 이것을 어떻게 보는가? 대부분의 구성원들이 과제에 싫증을 내는가? 지루함에 그들이 어떻게 책임을 지는가? 그것에 대해 그들이 무엇을 할 수 있는가? 어떤 리더는 과제의 일부를 포기하는 것을 매우 꺼린다. 배우는 기회를 포기함으로써 무엇을 얻는지 혹은 잃는지를 결정해야 한다. 비록 좌절과 문제가 있을지라도, 집단이 작업을 함으로써 더 배울 수 있다. 그러나 그 집단이 좌절로 압도당한다면, 구성원들의 불안이 학습 능력을 방해할 수 있다. 이것은 리더가 판단하기 어려운 것이다.

과제 완성의 평가

마지막으로, 과제 완성의 전체 평가는 순서에 따라 해야 한다. 결과에 대해 집단은 어떻게 느끼는가? 그 결과를 그들이 희망하고 기대했던 것과 어떻게 비교하는가? 그것의 완성에 각 구성원들이 어떤 기여를 했는가? 결과에 영향을 주기 위해 확장된 계획은 무엇인가? 이 단계에서는 사고 및 감정과 행동 간의 관계가 가장 중요하며, 치료사는 그것을 강조할 기회를 결코 놓쳐서는 안된다. 좋은 계획(사고)은 일반적으로 성공적인 행위(행동)와 자신과 집단에 대한 좋은 감정을 갖게 한다. 동시에 나쁜 계획은 종종 비성공적인 결과를 산출하고, 자신과 집단에 대해 나쁜 감정을 촉진하게 된다. 또한 이러한 과정은 개별적인 예를 통해 지적될 수 있다. 모든 경우에서 실수를 통해 배우는 것은 구성원들이 다음에 더 잘 할 수 있도록 힘과 능력을 개발할 수 있게 강조되어야 한다.

상징적 그리고 전환적 대상을 이용한 작업치료 집단 중재

과제지향적 집단은 정신역동학적 준거의 틀의 좋은 예이다. 그것은 논의되는 자아기술의 모든 것이 평가되고 작업될 수 있는 맥락이다. 그러나 그것은 단지 이 틀의 접근뿐만이 아니라는데 주의해야 한다. 미술, 시, 드라마, 댄스, 운동 혹은 창작 글을 통해서 자기표현을 촉진하거나 상징적 의미의 활동을 사용하는 집단은 대체적인 목적의 집단이 된다. 무의식적이고 드러나는 아픈 혹은 갈등적 기억을 촉진시키는 작업치료의 집단은 인기는 적으나, 정신역동학적 이론의 합법성과 응용에서는 같은 것이다.

애완동물 치료

다음의 집단 중재는 목적관계이론에 기반을 둔 애완동물 이론이다. 사람들은 욕구를 충족시키고 능력을 사용하고 사회에 참여하고 삶의 의미를 느끼기 위해 동물들과 관계를 맺는다. 동물들은 사람들이 무조건적으로 사랑을 줄 수도 있고 받을 수도 있다. 동물 돌보기의 상호작용적 본능은 많은 개인에게 만족감을 준다. 애완동물은 무조건적인 욕구의 만족과 자기 자신에게 긍정성을 제공한다. 동물을 돌봄으로써 안전을 얻을 수 있기도 하고, 동물이 제공하는 서비스는 보행장애를 가진 사람들에게 자존감, 내적 통제감과 정신적 안녕을 향상시키는 것으로 나타났다(Latella, 2003).

참고문헌

Allport, G. (1958). *Becoming: Basic considerations for a psychology of personality.* New Haven, CT: Yale University Press.

American Occupational Therapy Association. (2002). Occupational therapy practice framework: Domain and process. *American Journal of Occupational Therapy, 56*, 609-629.

Arlow, J., & Brenner, C. (1964). *Psychoanalytic concepts and the structural theory.* New York: International University Press.

Bellak, L., Huruich, M., & Gediman, H. (1973). *Ego functions in schizophrenics, neurotics and normals.* New York: Wiley & Sons.

Bruce, M., & Borg, B. (2002). *Frames of reference in psychosocial occupational therapy* (3rd ed.). Thorofare, NJ: SLACK Incorporated.

Corey, G. (1991). *Theory and practice of counseling and psychotherapy* (4th ed.). Monterey, CA: Brooks/Cole.

Diasio, K. (1968). Psychiatric occupational therapy: Search for a conceptual framework in light of psychoanalytic ego psychology and learning theory. *American Journal of Occupational Therapy, XXII*(5), 50-57.

Erikson, E. (1950). *Childhood and society.* New York: Norton.

Fairweather, G. W. (1964) *Social psychology in treating mental illness.* New York: Wiley & Sons.

Fidler, G. (1969). The task-oriented group as a context for treatment. *American Journal of Occupational Therapy, XXIII*(1), 43-48.

Fidler, G. (1984). *Design of rehabilitation services in psychiatric hospital settings.* Laurel, MD: Ramsco.

Fidler, G., & Fidler, J. (1963). *Occupational therapy: A communication process in psychiatry.* New York: Macmillan Co.

Fidler, G., & Velde, B. (1999). *Activities: Reality and symbol.* Thorofare, NJ: SLACK Incorporated.

Fine, R. (1979). *A history of psychoanalysis.* New York: Columbia University Press.

Freud, A. (1936). *The ego and the mechanisms of defense.* New York: International University Press.

Freud, S. (1914). History of the psychoanalytic movement. In J. Strachey (Ed.), *The standard edition of the complete psychological works of Sigmund Freud.* London: Hogarth.

Greene, L., & Cole, M. (1991). Level and form of psychopathology and the structure of group therapy. *International Journal of Group Psychotherapy, 41*(4), 499-521.

Hartmann, H. (1939). *Ego psychology and the problem of adaptation.* New York: International University Press.

Hasselkus, B. (2002). *The meaning of everyday occupation.* Thorofare, NJ: SLACK Incorporated.

Jones, M. (1953). *The therapeutic community: A new treatment method in psychiatry.* New York: Basic Books.

Jung, C. (1910). The association method. *American Journal of Psychology, 21,* 216-269.

Kaplan, H., & Sadock, B. (2003). *Synopsis of psychiatry* (9th ed.). Baltimore: Williams & Wilkins.

Kernberg, O. (1983). Psychoanalytic studies of group processes: Theory and applications. In L. Grinspoon (Ed.), *Psychiatry update* (Vol. II, pp. 21-35). Washington, DC: American Psychiatric Press.

Klein, M. (1948). *Contributions to psychoanalysis 1921-1945.* London: Hogarth Press.

Kris, E. (1936). The psychology of characterature. *IJP, 17,* 285-303.

Latella, D. (2003). *Animals as a therapeutic modality: A curriculum model for occupational therapy.* Bridgeport, CT: University of Bridgeport Press.

Lewin, K. (1945). *Dynamic theory of personality.* New York: McGraw Hill.

Llorens, L., & Johnson, P. (1966). Occupational therapy in an ego-oriented milieu. *American Journal of Occupational Therapy, XX*(4), 178-181.

Llorens, L. (1976). *Application of a developmental theory for health and rehabilitation.* Rockville, MD: American Occupational Therapy Association.

Llorens, L., & Rubin, E. (1967). *Developing ego functions in disturbed children.* Detroit: Wayne State University Press.

Mosey, A. (1970a). *Three frames of reference for mental health.* Thorofare, NJ: SLACK Incorporated.

Mosey, A. (1970b). The concept and use of developmental groups. *American Journal of Occupational Therapy, XXIV*(4), 272-275.

Mosey, A. (1981). *Occupational therapy: Configuration of a profession.* New York: Raven Press.

Mosey, A. (1986). *Psychosocial components of occupational therapy.* New York: Raven Press.

Murray, H. A. (1951). Uses of the thematic apperception test. *American Journal of Psychiatry, 107,* 577-581.

Rapaport, D. (1942). *Emotions and memory.* New York: Harper.

Rapaport, D. (1953). On the psychoanalytic theory of affects. *IJP, 34,* 177-198.

Rorschach, H. (1921). *Psychodiagnostics: A diagnostic rest based on perception.* New York: Grune & Stratton.

Spitz, R. (1959). *A genetic field theory ego formation: Its implications for pathology.* New York: International University Press.

Wechsler, D. (1981). *Wechsler Adult Intelligence Scale* (Rev. ed.). New York: The Psychological Corporation.

White, R. (1967). Competence and the growth of personality. In *Science and psychoanalysis: Vol. XI: The ego.* New York: Grune & Stratton.

정신역동학적
활동 예시 5-1

마을 떠나기

Out on the Town

준비물

크레용이나 파스텔과 9×12in 흰 종이를 각 구성원들에게 나누어 준다.

방법

토요일 밤의 큰 계획을 상상한다. 여러분이 좋아하고 중요하게 생각하는 타인, 친척, 친구 심지어 아직 만나지 못한 사람도 선택을 한다. 이 사람들의 이름을 종이의 맨 위에 적는다.

다음은 어디에 가고 싶은지(로맨틱한 저녁, 콘서트, 연극이나 영화, 스포츠 이벤트, 사회적 이벤트), 실제적으로 여러분이 상상할 수 있는 것에 대해 생각한다.

이제 당신이 저녁에 나갈 준비를 하고 있는 것을 그리시오. 여러분이 어떤 것을 보는지, 무엇을 입을 것인지와 어떤 감정 상태가 될 것인지에 주의한다. 여러분의 외견상의 모습뿐만 아니라 여러분의 감정을 표현하는 색깔을 선택한다. 이 그림을 완성하는데 20분이 걸리며, 예술적 완벽에 대해서는 걱정하지 않아도 된다.

정신역동학적
활동 예시 5-2

나의 방

My Room

준비물

각 구성원들에게 8 1/2×11in 흰종이, 지우개 달린 연필과 자. 또는 색연필이 사용될 수 있다.

방법

여러분의 이름을 말하고 여러분을 소개하고, 여러분의 부모가 5세 이전에 불렀던 여러분의 이름을 기억하고 혹은 아이 때 여러분이 가지고 놀았던 기억나는 장난감을 회상한다.

종이, 연필과 자를 사용해서 아이 때 여러분이 잤던 방의 평면도를 그린다. 여러분이 할 수 있는 한, 방에 대해 많이 기억하려고 한다.

- 그 크기와 모양은 무엇인가?
- 누군가 함께 있었다면, 누구인가?
- 무슨 색깔이었는가(페인트, 벽지)?
- 침대는 어디에 있었는가? 창문은? 다른 가구는?
- 여러분의 옷과 소지품은 어디에 두었는가?
- 여러분이 거기서 잠을 자기 시작한 때는 몇 살인가?
- 거기서 자는 것 외에 무엇을 하였는가?
- 방에는 그 밖에 어떤 다른 것들이 있었는가(카페트, 커텐)?
- 침대에 어떤 것들이 보이는가(침대커버, 베개, 봉제인형)?
- 방안에 있을 때 어떤 느낌이 들었는가(햇빛 밝은, 어두운)?
- 어떤 냄새 같은 것이 있었는가?
- 바닥에는 무엇이 있었는가?

여러분이 느끼고 있는 이런 기억의 감각을 가지고 그림을 그리기 시작한다. 여러분은 이러한 평면도를 완성하는데 25분 정도 걸릴 수 있다.

정신역동학적
활동 예시 5-3
과거 모자
Pass the Hat

준비물

다양한 모자 수집(예: 차양판, 카우보이, 야구, 스키, 베레모 등)

방법

원의 중간에 모자를 선택해서 넣는다. 이 모자를 쓴 사람이 누구인지 생각한다. 여러분 자신을 소개한 것처럼, 예전에 여러분이 이런 모자를 쓴 적이 있다면, 어떤 경우인지를 설명한다.

모자를 원의 중심에 다시 넣어라. 이 모자들 중 하나를 쓴 배우에 대한 이야기를 시작할 사람을 정한다. 하고 싶은 사람이 없다면 리더가 이야기를 시작해도 된다. 1분 뒤에 첫 번째 사람이 멈추고 다음 사람에게 모자를 건넨다. 이야기를 하는 동안 구성원들은 주 배우를 바꾸어도 되고 아니면 다른 모자를 골라서 새로운 배우를 추가해도 된다. 구성원들에게 배우들 간의 상호작용에 대해 묘사하고 상상한 배우에 대해 토의한다.

- 여러분이 좋아하거나 싫어한 사람은 누구인가?
- 여러분이 상상한 배우로 상기되는 사람은 누구인가?
- 여러분은 누구입니까? VS 여러분은 누가 되고 싶습니까?
- 여러분이 할 수 있다면 어떻게 변하고 싶은가?
- 여러분에게 가장 편안하고 잘 맞는 모자는 어느 것인가?
- 여러분 자신에 대해 말하는 여러분이 상상하는 것은 무엇인가?

정신역동학적
활동 예시 5-4

나를 위한 문장

A Poem for Myself

준비물

각 구성원들에게 펜과 종이와 인사장으로 사용된 종류(예: 생일, 기념일, 결혼, 문상, 문병, 우정)

방법

구성원들이 인사장을 선택하게 하고 그 집단에게 문장을 읽어준다. 카드를 수집하고 그것을 없앤다. 펜과 종이를 배부한다. 구성원들에게 지금 느끼는 감정과 누군가로부터 받고 싶은 카드가 있다면 어떤 종류인지 묻는다. 이러한 생각을 공유하고 토의한다.

여러분은 자신에게 문장을 초고(draft)로 적는데 15분을 가진다. 이것은 마치 특정한 누군가로 부터 온 것처럼 할 수도 있고 익명으로 해도 된다. 문장은 리듬을 갖지는 않는다. 그것은 완전한 문장이 되지 않아도 된다. 그러니 그것은 여러분의 최근의 정서적 상태와 관련된 영감이 떠오르는 몇몇 단어를 포함해야 한다. 포함 가능한 주제들이다.

- 친구의 필요(needing a friend)
- 기쁨의 공유(sharing a joy)
- 홀로된 느낌(feeling alone)
- 안내를 위한 기도(praying for guidance)
- 누군가에 대한 그리움(missing someone)
- 치유를 위한 소망(wishing to be healed)
- 잃어버린 것 찾기(finding something (or someone) that was lost)
- 자신에 대한 믿음의 발견(discovering the truth about yourself)

정신역동학적
활동 예시 5-5

빈 의자 소개

Introducing the Empty Chair

준비물

3×5 in 목록 카드와 펜. 가운데 한 개의 여분의 의자를 두고 구성원들이 원 안에 앉는다.

방법

모든 사람은 그들의 삶에 어려움을 가진다. 거기에 여러분에게 정서적으로 가깝거나 좀 더 지지적인 사람은 누군가? 여러분 자신을 소개한 것처럼, 여러분의 삶에 가장 좋은 관계를 가질 수 있는 사람에 대해 몇몇 단어로 말한다. 지금 카드 목록에 그 사람의 이름을 적는다. 그리고 아래의 질문에 대한 대답을 적는다.

- 이 사람은 당신과 어떤 관계인가(친척, 배우자, 친구, 부모, 이웃)? 이런 관계의 질에 대하여 몇 문장을 적어라.
- 관계가 시작된 때와 장소는?
- 여러분이 이 사람을 알게 된지는 몇 년인가?
- 이 사람과 어떤 활동을 함께 했는가? 그런 활동 중의 한가지를 기술한다.
- 여러분이 이 사람과 마지막 만난 때와 장소는?
- 여러분이 이 사람과 가장 최근에 가진 상호작용의 특성을 기술한다.
- 여러분이 이 사람과의 관계에서 변화하고 싶은 것은 무엇인가?
- 더 나은 관계를 만들 수 있는 것은 무엇인가?

공유

구성원들이 글을 마쳤을 때, 원 안에 있는 빈의자에 초점을 두고 질문을 하고 각 구성원들이 그 의자에 앉도록 선택한 사람을 상상한다. 그러면 구성원 중의 한사람이 빈의자의 뒤에 서고, 집단의 나머지 사람들에게 자신의 중요한 사람을 소개하며, 자세히 쓴 글을 준다.

토의

상호적 지지와 주고받는 관계에 초점을 둔다. 피드백과 제안들을 격려한다.

정신역동학적
활동 예시 5-6
여러분의 날 색칠하기
Paint Your Day

준비물

72in 긴 테이블의 중심을 덮기에 충분히 큰 롤 본드지, 다양한 색깔의 12 포스터 페인트, 각 색깔의 페인트 붓, 큰 물통과 청소를 위한 스폰지를 준비한다. 의자는 허용되지 않는다.

방법

집단 구성원들이(8명 이하) 그들 자신을 소개하고 그들이 오늘 느낀 감정이 어떠한지를 묘사한다. 그들은 집단 벽화를 하도록 지시를 받는다. 집단 구성원들은 그들이 어떻게 칠할 것인지에 관해 몇 분간 서로 이야기를 하며, "맨 위"와 "밑바닥"은 어떤 것을 할 것인지와 어떻게 공간을 나눌 것인가를 이야기한다. 구성원들은 그들이 칠하는 테이블 주변을 이동할 수 있고, 그들이 원하는 색깔로 바꿀 수도 있다. 대상자들은 현재의 감정과 관련된 것을 표현해야 하지만, 현실지향적은 아닐 수도 있다(예: 정원 또는 바다 장면). 추상적 모양과 상징이 최고다. 일반적으로 종이의 대부분의 표면을 덮는데 20분정도 길린다.

토의

집단 벽화 작업 중간에 구성원들이 서로서로 어떤 상호작용을 하는지 관찰한다. 개인에게 의미가 있는 것 뿐 아니라 집단 구성원들이 칠한 창조물도 함께 공유한다. 과도한 혹은 대담한 칠하기, 개인적 특성 뿐만 아니라 색깔의 선택 또는 모양과 선에 나타나는 정서적 상태도 살펴본다. 또한 집단의 규칙에서 이런 방법들이 확인될 수 있다(예: 모방자, 따르는 사람, 지향자, 제작자 등). 잠재적 집단의 규칙을 검토하고자 하면 chapter 2를 참조한다.

Chapter 6

행동인지적 연속체
THE BEHAVIORAL COGNITIVE CONTINUUM

역사적으로 작업치료에서 인지적 준거의 틀은 1930년과 1940년대에 행동주의를 근간으로 한 '학습이론' 으로부터 기원했다. Skinner, pavlov 그 외 다른 사람들은 인간의 행동에 과학적인 방법을 적용시킴으로써 심리학의 분야에 대변혁을 일으켰다. 행동주의자들은 관찰 가능하고 측정 가능한 것만이 과학적 연구의 목적에 부합하는 것이라고 믿었기 때문에, 이 개념을 정신분석적인 이론의 무의식 개념과 반대적 개념으로 생각했다. 현대사회의 행동주의 개념은 초기의 기본적인 개념보다는 많이 완화되었다. 현재의 이론들은 관찰 가능한 행동의 정의에 있어서 인지를 포함하였고, 개인의 내재적인 통제를 인식하기 시작하였다. 그러나 행동주의의 몇몇 개념들은 여전히 사용되고 있으며, 오늘날의 작업치료 임상에서 점차적으로 인정되고 있다. 그래서 이 장에서는 작업치료에서 집단 리더십에 여전히 적용되어지는 행동주의적 개념인 행동적 목표(behavioral objectives), 조건화(conditioning), 습관(habits), 행동형성(shaping), 행동연쇄(chaining), 시연(rehearsal)과 연습(practice), 모델링(modeling)과 강화(reinforcement)의 소개로 시작한다.

다음으로, 생체역학적인 접근을 간단하게 살펴볼 것이다. 이 이론은 보통 행동주의적이거나 인지적인 배경 안에 포함되어지지는 않지만, 생체역학적인 준거의 틀 안에서의 치료는 연습, 반복, 행동적 목적, 자세와 신체의 좋은 습관 형성과 같은 행동주의적 개념에 의지하고 자주 외재적인 강화를 요구한다. 이 생체역학적인 접근은 스트레스 관리, 통증관리 혹은 감정의 조절을 다룰 때 집단 안에서 유용하게 쓰이는 바이오피드백(biofeedback), 점진적인 이완(progressive relaxation), 체계적인 감각둔화법(systematic desensitization)과 같은 인지행동적 기술의 배경지식을 제공한다. 이 이론은 이전에 Denton, Mosey 그리고 Trombly의 이론들을 포함하여 "재활" 혹은 "습득" 의 개념으로 기술되어졌고, 간략하게는 집단 중재에 기여하는 개념으로써 포함되어졌다.

두 가지의 다른 인지적 접근이 이번 장에서 기술될 것이다. 첫 번째는 Abreu와 Toglia에 의해 발달된 "인지적 재활" (1987), Toglia에 의해 보완된 "복합적인 접근" (1991)과 인지재활을 위한 "역동관계적인 접근" (1997)이 있다. Toglia의 이론은 최근에 좀 더 통합적인 체계적 접근 방향으로 분리되었고, 인지적인 하부기술에 초점을 둔 초기의 개념과는 멀어졌다. 이 모델은 러시아의 뇌 생리학자인 Luria의 연구를 사용하였고, 인지 재활의 보다 전체론적 접근 발달을 위해 최근의 뇌 연구를 이용하였다. 보완된 이 이론은 부분적으로 '초인지(metacognition)' 에 영향을 줌으로써 집단 중재 혹은 개인의 기능적인 수행을 예견하고 조절하고 모니터 할 수 있다.

이번 장에서 논의되어지는 두 번째 개념은 최근에 Duncombe에 의해 "CPT" 라고 이름 지어진 인지행동적 치료이다. Duncombe는 합리적인 작업치료 준거의 틀로서 이 접근을 사용하였는데, 이것은 심리학과 상응하는 이론으로 사용되었다. 인지행동주의는 몇 가지 이유들로 인해서 정신적·행동적 건강조건 형성에 가장 많이 사용되어지는 것 중에 하나이다. 이것은 간단하고 논리적으로 들리며 컴퓨터 프로그래밍과 바이오피드백처럼 기술의 진보를 쉽게 이끌어내는 것처럼 보인다. 이것은 단기 중재에 적당하고 유용하다. 작업치료사는 상징적·구두적 단계에 있는 클라이언트를 치료할 때 인지행동주의에서 정신교육적 접근을 사용한다. 이 접근의 효과를 위해 클라이언트는 논리와 추론으로 학습할 수 있는 능력이 있어야 한다. 심리학에서 인지행동적인 치료의 창시자는 Aaron Beck, Albert Ellis, Albert Bandura 등이다. 작업치료사가 사용하는 인지행동주의에서 최근 성장된 개념은 논리적인 행동치료인데, Linehan(1993a)에 의해서 발달했다. 이 접근은 포괄적으로 사용되고 심리적인 문제를 가진 사람을 대상으로 하는 집단 중재의 기본이다. Toglia와 Linehan은 '치료는 인지적인 과정에 초점을 두어야만 하고, 사고의 변화는 클라이언트의 행동에 있어서 적응적인 변화를 생산할 것' 이라는 지도적 원리를 공유한다.

이론의 초점

행동주의적이기도 하고 인지적이기도 한 이 집단의 접근 방법은 인간 행동의 과학적 방법의 적용을 통해 발달되었다. 이것들은 표 6-1과 같이 연속체 안에서 설명될 수 있다.

행동주의적 접근은 모두 작업치료 임상 이론(occupational therapy practice framework) 안에서 학습의 필요성 혹은 클라이언트의 '수행 패턴' 변화를 설명할 때 이상적이다(AOTA, 2002). '환경(context)' 은 '작업의 수행' 에서 부적응적인 행동을 유발하거나 기능을 촉진할 수 있는 '단서(cue)' 를 설명할 때 검토된다. 인지행동주의적인 접근은 자기통제와 관리가 주된 관심사가 될 때 최상의 선택이 된다. 이 접근은 학습이론을 포함하는데 특히 운동, 과정, 의사소통, 상호작용 기술과는 상관없이 클라이언트의 '수행기술' 을 증진할 때 유용하다.

기본과정

행동적 개념

이번 unit에서는 작업치료에 필수적인 행동적 개념에 대해 전반적인 검토를 할 것이다; 행동적 목표(behavioral goals)와 목적(objectives), 조건화(conditioning)와 습관(habits), 행동형성(shaping)과 행동연쇄(chaining), 강화(reinforcement), 시연(rehearsal)과 연습(practice).

표 6-1 행동인지적 연속체의 요약

	행동적	생체역학적, 재활적	인지-지각적 재활	행동인지적, 변증법적 행동적
이론가	Skinner, Pavlov, Lazarus	Trombly, Denton, Mosey, Fidler	Toglia and Abreu	Bandura, Beck, Ellis, Linehan
적용대상	모든 사람	신체적인 제한이 있는 사람	뇌손상, 뇌졸중, 정신장애인	정신장애인, 감정장애, 성격장애
개념과 기술	목표와 목적, 상태와 습관, 행동형성과 행동연쇄, 강화, 시연과 연습, 역할놀이와 역할준비, 체계적인 감각둔화법, 바이오피드백	근력, 관절가동범위, 지구력, 자세예방, 회복, 보상, 적응, 기술습득, 생활양식 수행, 바이오 피드백	지남력, 집중력, 시각적 처리, 행동계획, 인지, 일상생활 동작, 다각적 환경 치료, 초인지, 일반화, 학습전이의 기준	사회적인 학습, 모델링, 자기조절, 인지적 왜곡, 자동적 사고, 불합리한 사고의 논쟁, 인지적 재구성, 논리적인 전략
작업치료 집단 주제	점진적인 과제, 사회기술 훈련, 주장, 이완, 스트레스, 시간 혹은 감정조절, 대처기술(에 대한) 훈련의 극복, 갈등 조절	집단 연습, 움직임을 포함 한 집단 게임, 점진적인 근력과 지구력, 예방교육, 직업 준비, 직업 강화	다각적 환경 안에서의 전략 주제(6가지 인지영역에서), 전략 일반화에 관한 집단 논의, 집단 안에서 스스로의 기술 평가	정신교육적인 모듈 / 집단, 독서 / 필름과 토의, 역할놀이 집단, 워크시트와 논의, 감정조절, 고통 인내와 주의에 있어서 대인관계의 효과

행동적 목표와 목적

행동주의의 가장 기본적인 요소는 행동적 목표의 개념이다. 중재 시에는 관찰 가능한 행동에 초점을 두어야 한다. 그러므로 행동적 목표와 목적은 항상 관찰과 측정이 가능해야만 한다. 초기 행동주의자들은 집중적인 중재를 계획하고, 그것의 효과를 측정하기 위해서는 엄밀하고 명확하게 문제점을 식별해야 한다고 말했다. 작업치료 집단의 목적은 진행상황을 측정가능하고 구체적인 용어로 기록하여 문서화가 가능하게 하는 것이다. 대부분의 목적을 정할 때 클라이언트 및 치료사가 같이 정하고, 목적에 따른 절차는 집단 내에서 토론되어야 한다. 인지적 행동 집단에서는 목적의 달성 유무를 확인하기 위해 집단 평가가 이루어져야 한다. 워크시트 6-1, 6-3은 학생들로 하여금 행동 목적에 대한 기술의 정보를 제공하기 위해 설계되었다.

장기간의 목적은 항상 측정이 가능한 것은 아니다. 가끔 우리가 인생의 목적을 정할 때(예: 직장에서의 성공), 정확히 그것이 무엇인지 모르는 경우가 있다. 또한 목적이 측정 가능한 경우에도(예: 40대에 백만장자가 되기) 목적을 달성하기 위한 계획이 확실하지 않을 수 있다. 위와 같은 목적들은 세부적이고 실행할 수 있는 단계로 나누어지기 전까지는 단지 꿈일 뿐이다. 측정 가능한 단기간의 목적은 치료사와 클라이언트의 꿈을 현실화시키는 조치 및 행동이다. 측정 가능한 목적이란, 관찰이 가능한 행동을 묘사하는 것이다. 예를 들어, 당신의 목적은 자신감을 증가시키는 것이다. 그렇다면 자신감이 증가되었는지를 어떻게 확인하는가? 어떠한 행동을 찾아보아야 할 것인가? 어떠한 조치를 취할 것인가? 몇 가시 가능한 방법으로는 좀 더 높은 곳에 올라서 보거나, 의상이나 위생에 더 신경을 쓰거나, 본인에 대한 긍정적인 면을 말하는 것 등이 있다.

측정 가능한 목적은 워크시트 6-2의 2, 4, 9, 10, 12, 14, 15, 17, 18에 나타나 있다. 측정 가능한 목적을 기록할 때 중요한 요소는 용어의 쓰임새이다. '배우다', '이해하다', '용기를 내다', '향상되다', '다루다', '관리하다' 라는 표현들은 이것들이 어떻게 달성될 수 있는지가 명확하지 않다는 점에서 적합하지 않다. 측정 가능한 목적은 대체로 구체적이며 관찰 가능한 행동을 포함한다. '정의', '목록', '토론' 및 '완료' 와 같은 단어는 쉽게 관찰이나 청취 또는 읽을 수 있는 용어이다. 인지적·행동적 준거의 틀 안에서는 생각 또한 행동으로 간주되지만, 생각은 측정되기 위해 말로 표현되어야 한다.

조건화와 습관

Pavlov는 인간이 행동을 배울 수 있는 절차로써 전통적 조건화를 확인했다. 초콜릿 사탕이 입 안에 있는 경우, 입안에는 침이 고이고 사람은 미각의 즐거움을 느끼게 된다. 자율신경계의 반응은 곧 시각적인 자극으로 연결되어, 초콜릿 사탕을 인지하는 순간 입 안에 침이 고이게 된다. 이와 마찬가지로, 뇌의 많은 부분은 투입되는 자극과 의미 사이에 연관관계를 형성한다. Pavlov는 이러한 현상을 실험실에서 재현하여 이를 '고전적 조건화(classical conditioning)' 라고 명칭하였다. 오늘날 많은 실험들은 위의 원리를 사용한다(Corey, 1996).

Skinner(1953)는 더욱 정교하며 통제를 적게 받는 학습의 형태를 발견하여, 이를 '조작적 조건화(operant conditioning)' 라고 명칭하였다. 위의 원리에 따라서 환경에 의해서 강화된 행동은 반복하는 경향이 있는 반면, 제재되거나 무시된 행동은 소멸되어지는 경향이 있다. 인간은 인생을 살면서 지속적, 우연적 또는 임의적인 지원을 받는 경우가 있으며, 이것을 통해 부적응 또는 건설적인 학습을 일으킨다. 그러므로 치료는 행동을 강화하는 환경적 요소에 대한 확인 및 통제를 반드시 포함해야 하며, 그 결과로 긍정적인 행동의 변화를 위해 단계적으로 구성되어야 한다.

습관의 발달은 조작적 조건화(operant conditioning)의 원리를 통해 설명된다. 한 개인은 습관적이 될 때까지 반복적으로 강화되는 행동을 하지만, 일단 습관이 형성된 이후에는 더 이상 강화가 필요하지 않다. 습관은 일상적이거나 관습적인 행위이다. James(1985)는 '심리학적인 관점에서 획득된 습관이란, 투입된 특정 자극의 흐름이 방출되면서 생기는 뇌의 새로운 길' 이라고 하였다(P. 55). 위 진술에 따라 특정 자극은 환경과 마주치면 '소선화 되어' 학습된 예상 가능한 반응을 만들어 낼 수 있다. 익숙한 환경에서 일어날 때, 대부분의 사람은 의식적인 생각없이 무의식적으로 씻고, 옷을 입고, 아침을 먹으며 하루를 준비한다. James는 '습관은 우리가 의식적인 주의를 기울이지 않고 행동을 수행하는 것이다' 라고 진술하였다(1985, P. 59). 위의 예시에서 환경 내의 익숙한 물체는 필수적인 과제에 습관적인 수행을 유도하며, 뇌의 에너지는 일이나 학업과 같이 도전적인 과제에 발휘되도록 보존된다. 위의 원리에 따라, 인지적 재활은 뇌의

워크시트 6-1

장기계획 쓰기

Writing Long-Term Goals

방법: 당신의 인생의 목표를 쓰시오. 다음 분류에서 각각 1개의 목표를 쓰시오.

1. 전문적인(professional)

2. 교육적인(educational)

3. 재정적인(monetary)

4. 가족의(family)

5. 건강의(health)

6. 사회적인(social)

7. 정신적인(spiritual)

8. 감정적인(emotional)

9. 유희적인(recreational)

10. 창조적인(creative)

워크시트 6-2

측정 가능한 목표 재인지하기

Recognizing Measurable Goals

방법: 밑에 있는 목록을 보고, 당신이 측정 가능한 목표에 표시하시오.

1. 문제 해결하기
2. 장점과 단점 써보기
3. 좀 더 나은 자아개념 발달시키기
4. 부모에 대한 느낌을 토의하기
5. 권위적인 모습과 좀 더 관련시키기
6. 시간 관리를 좀 더 잘하기
7. 식사를 준비할 때 에너지 보존하기
8. 좌절감 다루기
9. 개인적인 성취를 자신감있게 표현하기
10. 주말계획을 세우고 실행하기
11. 자신있는 행동을 정의하기
12. 제한시간 안에 임무 수행하기
13. 스트레스 풀기
14. 균형에 맞는 음식 먹기
15. 시험을 위해서 공부하는 시간 계획하기
16. 자신의 행동에 대해서 책임지기
17. 규칙적으로 출석하기
18. 식사 횟수의 80% 이상은 주어진 식단지키기
19. 자기자신을 이해하기
20. 여성·남성 정체성 강화하기

워크시트 6-3
측정 가능한 인생의 목표세우기
Making Our Lifetime Goals Measurable

방법

워크시트 6-1에 우리는 인생의 목표를 적어보았다. 우선, 그 리스트로 돌아가서 그 목표 중에 측정가능한 것이 무엇인지 확인해 보시오. 그 다음, 측정 가능하지 않은 것 3가지를 정하고 밑에 적으시오. 각각 완성될 수 있게 몇 가지 측정가능한 단기적 목표나 단계를 쓰시오.

인생의 목표 1

1.
2.
3.
4.
5.

인생의 목표 2

1.
2.
3.
4.
5.

인생의 목표 3

1.
2.
3.
4.
5.

외상 이후 기능적 과제를 수행하는 습관적 방법의 재형성을 모색한다. 과제를 달성하는데 있어 익숙했던 방법이 더 이상 가능하지 않다면, 가장 효과적인 대체 전략의 시연과 연습을 통해 새로운 길을 찾아야 한다.

행동형성과 행동연쇄

Skinner는 많은 관중들 사이에서 행동형성을 통해 비둘기의 회전시범을 보였었다. 비둘기 새장은 관중들이 잘 볼 수 있는 무대에 설치되어 있었다. 그는 조작적 조건화의 원리를 이용하여 강화제인 음식 조각으로 비둘기가 자신이 원하는 방향으로 가기를 기다렸다. 비둘기가 원하는 방향으로 조금 움직일 때마다 강화제인 음식 조각이 계속 주어졌고, 2~3분 안에 비둘기는 강화제 없이 360° 회전을 하였다. 행동형성은 전체적인 과제가 학습될 때까지 각 단계별로 연속적인 지원이 요구된다. 작업치료사들은 활동을 분석할 때 활동을 구성요소 및 단계로 나눈다. 예를 들어, 치료사가 물건집게(reacher)를 사용하여 클라이언트를 교육할 때, 올바르게 잡는 방법에서부터 시작하여 손동작을 연습하게 하고, 가벼운 물체에서 무거운 것을 집어 올리는 것을 연습시킨다. 각 단계별로 올바르게 수행 한 이후에 클라이언트의 행동을 만드는 강화제로 클라이언트가 알아차리지 못하게 칭찬을 한다.

행동연쇄는 특정 연속동작을 통한 배움의 단계이며, 각 동작은 다음 동작을 위한 자극제 역할을 한다(James, 1985). 연속동작이 주저함 없이 A-B-C-D처럼 자연스럽게 연결될 때 습관이 된다. James는 한 동작의 마무리 부분의 감각이 다음 동작을 위한 강화 및 신호 준비를 제공한다고 주장하였다.

강화

행동주의적 개념에 대한 토론에서 강화는 다양한 형태가 된다는 것이 명백해졌다. 초기 행동주의자는 강화를 개인의 외적인 요소로 파악하였다. 긍정적인 강화는 보상이며, 개인의 욕구를 충족하는 것이다(맛있는 과자, 금별, 포옹, 칭찬, 돈). 부정적인 강화는 개인의 욕구를 제거하는 것이다(특권, 사유, 사회 또는 활동의 참석, 공휴일). 후기 행동주의자는 강화에는 개인의 내부적인 요소도 있다고 믿었다. 인지적 행동주의 이론자인 Bandura가 발견한 2가지 내부적 강화제는 대상(vicarious)과 자급(self-produced)이다. 대상에 대한 강화는 성공과 실패에 대한 개인의 학습된 이미지 혹은 사람의 가치와 이상에 대한 반영처럼 상징적인 것이다. 자급에 대한 강화는 개인의 능력이나 효율성 및 자기통제에서 도출되는 것이다. 그 예로써 자기 자신에 대한 좋은 느낌이 강화될 수 있다.

Bandura의 강화에 대한 분류는 클라이언트 집단 내 학습에 대한 경험의 이해와 계획수립에 도움이 된다. 지원 절차에 따라 간단한 것에서 복잡한 것으로 발전된다.

- 초기 강화제는 음식, 관심 및 허가와 같은 외부요소이다.
- 상징적 강화제는 가능한 행동의 결과에 따른 외부적 이미지 또는 메시지이다(예: 한 아이는 지난번 어머니에게 혼난 것을 기억하고, 마당으로 나가려던 것을 그만둔다).
- 사회적 접촉은 직업수행 혹은 결혼서약과 같이 더욱 복잡하며 역할 의존적인 행동이다.
- Bandura에 따르면 개인적 만족감은 가장 효율적인 강화요소이다. 외부 환경에 가장 적게 의존해서 요소가 사라질 확률이 낮기 때문이다. 특별한 행동의 결과로 자기만족 또는 자기가치를 느낄 때, 그 행동은 반복되는 경향이 있다.

강화는 학습을 동기 유발하는 것이기 때문에 작업치료사는 클라이언트 집단 내의 동기유발을 할 때, 어떤 수준의 강화가 집단 구성원들의 반응을 일으킬 수 있을지 결정해야만 한다. 성인들을 다룰 때 조차도 치료에 대한 동기가 부족할 때 외부적 강화제가 더 필요할지 모른다.

시연과 연습

행동주의적 접근과 연관된 일반적인 기술은 주장 훈련(assertiveness training)이다. 이 집단 활동은 집단 내 역할 놀이를 통해 새롭게 배우게 된 주장 훈련의 시연과 연습이 요구되며, 실제 상황에서 지속적으로 새로운 행동을 시도해야 한다. 우선 리더는 자기 인식적 연습을 통해, 각 구성원들로 하여금 어려운 상황에서의 그들의 수동적, 공격적 또는 적극적인 습관적 반응을 분석할 수 있도록 돕는다.

- 수동적(passive): 자신의 감정을 표현하지 않으며, 자신의 권리에 대해 표명하지 않고 일반적으로 본인이 원하는 것을 갖지 못한다.
- 공격적(aggressive): 일반적으로 자신의 권리를 남용하고 타인을 해하면서라도 자신의 권리를 주장하고, 감정을 표출한다.
- 적극적(assertive): 자신의 감정을 표현하고, 자신의 명예가 존중되기를 바란다. 항상 원하는 바대로 되지는 않지만,

본인의 행동을 통해 상호존중과 열린 대화를 이끌어낸다.

리더에 의해서 나타나는 익숙할 것 같은 가정적 상황은 아래와 유사하다.

- 20분 동안 기다려 매표소 앞에 도달하였을 때, 어떤 사람이 자기 앞으로 새치기를 한다.
- 친구들과 모르는 장소에서 커피를 마시기로 했는데, 그곳에 가는 방법을 모른다.
- 자신이 구매하지 않은 사항에 대한 신용카드 명세표가 도착한다.
- 친구의 차를 타고 모르는 병원에 갈 때, 친구가 길을 잃어버렸음에도 차를 세우고 길을 물어보는 것을 거부한다.
- 자신의 배우자 생일을 위해 특별한 저녁을 준비하였는데, 배우자는 아무 이유없이 1시간 늦게 오고도 사과하지 않는다.

집단은 각 상황에 대한 토의를 나눈다. 나라면 어떻게 할까? 내 반응이 수동적인가, 공격적인가, 적극적인가? 적절한 적극적 반응은 무엇인가? 각 구성원들 사이에서 적극적 반응에 대한 용어가 도출될 것이다. 여기서 중요한 것은 기분의 구어적 표현 또는 법적 권리에 대한 진술에 집중하고, 그 이후 행동 또는 조치에 대해 요청하는 것이다. 불완전 문장을 사용함으로써, 구성원들로 하여금 빈칸을 채워 넣도록 한다(예: 나는 당신이 ________할 때, ________한 느낌이 든다. 당신이 ________했으면 좋겠다). 가정 및 실제 상황은 역할 놀이, 집단 토의, 피드백 주고받기를 통해 시연과 연습이 된다. 일반적으로 대부분의 사람들은 공격적인 행동에 어려움을 느끼고, 상대를 지닌 사람들은 쉽게 상처를 받는다. 적극적 집단 구성원은 적극적 행동을 시도하였을 때, 다른 구성원들이 기대한 결과를 도출해내지 못할 경우에도 서로 격려해주어야 한다. 적극적 행동은 충분히 연습되고, 성공하기 이전까지 집단 리더 및 구성원들로부터 지원을 받아야 한다(적극적 집단에 대한 추가적인 정보는 Posthuma, 2002 참고).

작업치료에서 사용되는 기능적 기술은 시연과 연습을 요구한다. 인지적 재활의 접근은 다양한 임상적인 환경 안에서 인지적 전략의 시연과 가능한 범위 안에서 기술의 연습을 강조한다. 집단에게 특정 과제를 주는 것은 실제 생활에서의 기술 연습을 촉진시킨다. 연습 결과에 대한 토의는 집단 리더와 구성원들로 하여금 통제되고 예상된 방법 안에서 '강화'를 제공하도록 한다.

역할 놀이

Posthuma(2002)에 따르면, 역할 놀이는 심리극에서 발전되었으며, 클라이언트(주인공)가 실제 상황에서 다른 구성원에게 역할을 이행시키고 지시한다. 행동주의적 기술에 따라 역할 놀이의 형태는 유지되지만, 초점을 두는 부분은 약간씩 다르다. 작업치료 집단에서 역할 놀이는 안전하고 지원적인 치료 환경 안에서 새로운 행동의 시연과 연습을 제공한다. 구성원은 개인 삶에서 어려운 상황을 회상 및 예상하여 치료 세팅 안에서 역할 놀이를 구성한다. Posthuma(2002)에 따르면, 각 역할 놀이는 다음과 같은 4가지 부분으로 나눈다.

1. 문제점 정의(definition of the problem)
2. 역할 가정(assuming the roles)
3. 상연(enactment)
4. 토의(discussion)

예를 들어, 긴 휴식 후 직장으로 돌아갈 클라이언트들은 동료, 지도자 또는 손님을 선택할 지 모른다. 클라이언트(주인공)는 각 구성원들에게 그들의 역할을 설명하고, 더 실제적인 상황을 연출하기 위해 가구를 재배치한다. 클라이언트는 처음 역할 놀이 시에는 다른 멤버들이 자신의 역할 혹은 다른 역할을 하는 것을 돕는다. 학습의 도구로써, 역할 교환은 주인공으로 하여금 상황을 다른 시각에서 바라볼 수 있게 한다. 역할 놀이의 목적은 새로운 행동의 연습, 상황에 대한 통찰력 발전, 다른 사람과의 공감 발전, 결과 예측, 자신감 증가, 불안감 해소 등이 있다. 역할 놀이의 토의는 기타 구성원으로 하여금 주인공에게 피드백과 지지를 제공하게 하고, 모든 집단 구성원에게 그 뜻을 전해준다. 또한 사회적 학습의 모델이기도 하다(인지적 행동주의 치료 부분에서 추후 설명됨).

체계적인 감각둔화법과 바이오피드백

이러한 기술은 모두 행동주의 및 인지적 이론의 요소를 가진다. 체계적인 감각둔화법은 임상심리학자들을 통해 공포증 등의 중재에 성공적으로 사용되었으나, 술이나 담배와 같은 중독증에 대한 통제에는 성공률이 낮은 것으로 나타났다. 탈감각화의 첫 단계는 점진적으로 근육의 긴장도를 형성하고, 시각화를 동반한 단계를 제시함으로써 편안함을 도출하는 것이다. 진행적 단계에서는 극심하게 두려워하는 물체나 상황의 이미지를 보여주는 것으로 시작한다. 예를 들어, 비행

공포증이 있는 사람은 안정된 상태에서 공항까지 운전해서 가는 것부터 시각화하고, 점차 이륙하는 장면까지 시각화 할 것이다. 전반적인 절차는 몇 차례로 나누어져야 하며, 몇 개월 동안 지속되기도 한다. 심리학자들은 이 기술을 사용하기 전에 특별 훈련을 받아야 한다. 하지만 위와 같은 개념은 작업치료의 다양한 집단 활동의 기초가 된다. 점진적인 근긴장도의 완화는 스트레스 관리 또는 불안감을 유발하는 상황 시에 사용한다. 공상은 시각화의 형태이며, 집단 중재에 효과적이다. 부정적 이미지는 제공되어서는 안되는 반면, 긍정적 이미지는 강력한 동기가 될 수 있다. 예를 들어, 한 집단은 눈을 감는 것으로 시작해서 깊게 숨을 들이마시고, 햇살 가득한 해변에 누워 있는 것을 떠올리며 바다의 파도 소리를 상상한다. 시각적 이미지는 편안한 상태를 마련하고, 그 이후 이용될 불안, 분노, 불만 및 기타 스트레스 통제에 전략적으로 사용될 수 있다.

바이오피드백은 맥박, 호흡 수, 심장박동 수, 체온과 같은 신체적 기능이 모니터 되는 것을 말한다. Stein과 Nikolic(1989)는 기타 스트레스 관리 기술과 함께 바이오피드백의 사용을 제안하였다. 신체에 대한 기계적 관찰 도구는 클라이언트로 하여금 자신의 정신이 육체에 미치는 영향을 알 수 있게 해준다. 다양한 정신적 전략은 사람이 스트레스에 대한 생리학적 반응을 조절할 수 있도록 돕는다. 바이오피드백은 시각화 또는 긴장 완화 기술과 연계되어 사용되기도 한다. 또한 생체역학적 접근 안에서 움직임과 연습의 효과를 모니터하고, 신체적인 격렬한 활동 안에서 과다한 노력을 예방하는데 사용되기도 한다.

생체역학적 접근

참고: 이 접근은 9장에서 다루어지는 감각운동 접근과 겹치는 부분이 있지만, 학습이론을 설명하기 위해 포함하였다.

이 접근은 일상생활시 관절가동범위 또는 근력 및 시구력이 부족한 사람에게 적합하다(Trombly & Radomski, 2002). 전체는 부분들의 합으로 생각되며, 단일 근육이 근육 집단을 구성하고 과제들은 전력, 저항, 각도, 방향으로 나누어져 자세 및 동작으로 연속된다. 그러므로 행동은 하위 기술로 나누어져 학습을 더 쉽게 한다. 이 이론은 인간 행동의 움직임의 원리를 기초로 하며 목표는 부상 방지, 기능 회복, 잃어버린 기능을 보상하는 것이다. 이러한 몇몇의 힘과 노력의 동일 원리는 마치 '가공경화' 를 연상시킨다.

생체역학적 준거의 틀은 기능 회복을 목표로 하여 조건화, 습관, 행동형성과 행동연쇄, 시연과 연습의 행동주의적 원리를 포함한다. 적응과 보상은 만성적인 신체장애로 인한 질병이 있을 경우에 요구되어진다. 행동적 목표 및 목적이 정해지면 중재의 효과가 측정된다. 그 이유는 신체적 손실로부터의 회복은 복합적인 반복이 요구되며, 의미있는 집단 활동 안에서 도움이 되고 동기를 유발하기 때문이다.

관절가동범위

각 관절에 대해 방향별 최대 동작 범위를 관절가동범위(range of motion, ROM)라고 한다. 각 관절에 대해 방향별 평균 관절가동범위는 측정되며, 이를 통해 관절가동범위의 일반 수치 및 한계 수치가 결정된다. 관절가동범위의 제약사항에는 머리 부상, 뇌졸중, 화상, 골절상, 관절염 및 말초신경 손상 등과 같은 여러 가지 이유가 있다. 관절가동범위는 측각기(goniometer)로 측정되며, 이것은 관절이 움직일 수 있는 각도이다. 예를 들어, 팔꿈치 관절의 일반적인 관절가동범위는 0~150° 이다. 관절가동범위는 능동적으로 측정할 수 있다.–"손을 높이 들어보세요" (AROM)–혹은 수동적으로– "내가 당신의 어깨를 펴고 굽히겠어요" (PROM). 관절가동범위 측정의 특정 지침은 Trombly와 Radomski(2002)이 만들었다.

작업치료에서 활동들은 클라이언트를 격려하고, 관절가동범위를 증가·유지하기 위해 고안되었다. 특히, 클라이언트 집단 내 관절염, 동맥경화, 외상성 뇌손상 등의 증상이 있는 경우, 가동범위를 유지하고 증진하는 것이 일반적이다. 공예와 게임 등을 적용하여 클라이언트로 하여금 목표를 완성하기 위해 팔을 뻗고, 굽히고, 누르고, 당기고, 잡을 수 있게 한다. 그러나 쉽게 부상을 당할 수 있기 때문에 적당량의 움직임을 계획하기 위한 보호가 있어야만 한다. 위의 접근을 이용하여 만든 창의적인 활동으로는 '관절가동범위 댄스' 가 있다. 이것은 뇌졸중 후에 클라이언트의 관절가동범위를 증진시키기 위한 운동이다(Harlowe & Yu, 1997; Van Deusen & Harlowe, 1987).

근력

근육의 약화는 신체적 장애와 관련된 작업치료의 일반적인 문제이다. 질병 또는 부상이 특정 근육의 약화로 이어지거나 약화가 잠재적으로 기형을 유발할 때, 근력을 증가시키는 활동을 고안해야 한다. 근력은 다양한 방법으로 증가될 수 있다. 스트레스는 근육 또는 근육 집단에 증가된 무게로 인해 작용한다. 점진적으로 무게를 증가시켜 근력을 강화할 것이다. 근육 수축의 기간 또한 근력에 영향을 미친다. 무거운 물체를 오랜 시간 동안 들고 있거나 들어 올리는 자세를 유지하는 것은 근력을 증진시킬 수 있다. 또한 수축의 정도와 빈도도 근력과 연관이 있다. 가벼운 무게를 이용하여도 좀 더 빠르게 자주 운동하는 것이 근력을 증진시킨다. 이러한 변수들이 복합적으로 접목될 때 근력이 증가된다. 작업치료사들은 부상 없이 점진적으로 힘을 증가시키는 운동을 무게, 횟수, 기간에 따라 결정해야 한다. 나무 깎기, 베틀 짜기와 같은 공예 활동들은 전통적으로 이 목표를 성립하기 위해 적용되었다. 집단일 경우에는 화단정리, 지형분석, 청소, 가구, 그릇 정리 정돈과 같은 활동 또한 근력을 증가시킨다.

지구력

지구력은 근육이 피로해지지 않고 지속적으로 일을 할 수 있는 기간을 뜻한다. 개인은 긴장의 지속 중 근육의 수축이 일어나지 않는 최대 자발적 수축(MVC)의 50%를 1분 동안 유지할 수 있다. 일반적으로 수축 시간과 최대 자발적 수축 %는 반비례한다(Trombly & Radomski, 2002). 예를 들어, Sally가 50lb의 개 사료를 3층인 집으로 옮기려면 2분 동안 최대 자발적 수축의 50%를 견디어 내야 한다. 이런 경우, Sally는 1분간 집 앞에서 쉬고 옮긴다. 하지만 그녀가 25lb의 개 사료를 옮긴다면, 최대 자발적 수축의 25%를 사용하여 쉬지 않고 집으로 올라갈 수 있다.

작업치료에서 지구력은 점진적으로 시간을 증가시키는 적당한 활동을 통해 증진된다. 집단 내에서 작업치료사는 활동적인 게임이나 스포츠를 적용하여, 힘과 지구력을 향상시킨다. 예를 들어, tug of war(줄다리기의 일종) 등은 점진적으로 힘을 향상시킨다. 또한, 무게가 있는 물건을 든 릴레이 경주를 적용할 수 있다.

예방, 회복, 보상

특히 직업환경에서의 손상에 대한 예방과 건강의 유지는 작업치료 중재에 있어서 중요한 부분이다. 보험회사 또는 근로자의 보상 그리고 제3의 지급자는 작업치료사를 고용하여 신체의 정확한 사용, 올바른 앉는 자세, 환경적응 그리고 근로자가 자리를 비웠을 때 비용절감을 돕고 손상을 예방하기 위한 의학적인 중재를 교육할 수 있는 집단을 구성하도록 한다. 추가적으로 수근관증후군, 관절염을 가진 사람들을 위한 교육적 집단에게는 그들의 건강 유지에 좋은 전략을 알려준다.

기능의 회복은 작업적 역할의 수행에 있어서 클라이언트의 성취도를 발달시키는 환경 안에서 정의될 수 있다. 클라이언트는 그들이 지속해야하는 역할(예: 노동자, 배우자, 클럽멤버, 친구)에 대해서 알아야 한다. 결국 이러한 역할들에 대한 개념은 개인이 습득하고, 재습득해야 하는 과제에 대한 정의를 내리는데 도움이 된다. 작업치료 중재는 구체적인 목표를 두며, 그 역할과 클라이언트가 선호하는 과제를 성취하는 것에 초점을 둔다.

작업치료사는 일시적으로나 영구적으로 장애를 가지고 살아야 할 클라이언트들에게 보상전략을 사용한다. 이러한 접근으로 신체적인 장애가 있는 클라이언트는 남아 있는 능력을 가지고 과제를 수행한다. 작업치료는 클라이언트가 일상생활동작을 성취할 수 있도록 손상된 신체적 능력을 보상할 수 있는 적절한 장치와 전략을 발달시키는 것을 돕는다. 작업치료사는 환경을 구성하고 작업의 성공적인 완성을 할 수 있게 클라이언트를 강화시키고 동기를 유발시킨다. 따라서 적응, 보상 그리고 적절한 장치는 서로 통합된다. 작업을 수행하는데 있어서 완성은 반복과 연습을 통해서 성취된다.

기술 습득

신체장애의 재활에 대해서 언급한 위의 접근은 예전에는 Mosey(1986)와 다른 연구자들에 의해서 '습득적' 이라고 불렸다. Denton(1987)은 이것을 '기능적인 수행', Trombly는 이것을 간단하게 '재활적인 접근' 이라고 불렀다(Trombly & Radomski, 2002). 이것은 신체장애 때문에 일상생활에서 잃어버린 기술을 재습득하고 처리하는 것으로 여겨진다. 작업치료에 있어 재활은 회복-적응-보상의 연속체이다. 즉, 움직임의 기초적인 기술, 근력, 지구력 그리고 지각은 질병 혹은 손상의 제한 안에서 가능한 높은 수준의 회복을 불러일으키며 개선시킨다. 일상에서의 기능 적응은 환경 안에서 특별한 장치 혹은 변화의 사용을 통해 회복을 최대화시켰다. 완전한 회복이 어렵다고 예상될 때, 보상 전략은 잃어버린 기술에 대한 대응책이 되었다. 재활에 있어서 이 전략은 공식적인 '명칭' 이 존재하지는 않았지만 작업치료 안에서 잘 알려져 있었다. 그러나 Trombly와 Radomski의 2002판에서는 많은 이름을 사용하여 이 접근을 만들어 냈다. 이 중에 하나인 작업-중심의 작업치료접근은 chapter 9를 참조한다.

여기서 중요하게 언급할 2가지 접근은 Mosey의 '역할 습득(role acquisition)' 과 Fidler의 '생활방식 수행 프로파일(lifestyle performance profile)' 이다(Robertson, 1988).

역할 습득

Mosey는 안정되고 중요한 사회역할의 작업 수행에서 지속적으로 어려움을 가지는 사람들을 통해 역할 습득을 설명하였다(Robertson, 1988). 기본적인 기술은 일반적으로 작업기술과 사람 간의 기술과 같은 모든 사회적 역할로 설명된다. 이러한 기본적인 기술들은 자기관리(일상생활동작), 가족관계, 레저, 일을 수행하는데 있어서 기본원칙이 필요하다. 임시적인 적응, 시간의 사용, 지각에 관한 기술은 일상생활에서 작업적인 역할 과제의 균형을 맞추고 구성하는데 도움이 된다. 표 6-2는 집단의 목표를 세우는데 도움이 되는 과제와 사람들 간의 기술을 나열하였다. 기술은 가족관계, 일상생활동작, 놀이, 일로서 정의되었다. 시간을 다루고 아는 능력인 임시적인 적응은 지남력, 구성력, 목표 구성과 계획, 스케쥴 관리로 정의되었다. Mosey는 과제 기술 발달에 관한 중재가 개인에 맞춰서 시작되어야 한다고 제안하였다. 집단 중재는 좀 더 진보적인 과제기술을 습득할 때와 사람들 간의 기술을 습득할 때 효과적일 수 있다. 그녀는 특정한 기술을 설명하기 위해 특정주제를 가지고 집단을 구성해야 한다고 제안하였다.

표 6-2 Mosey의 역할 습득: 과제와 대인관계 기술

과제 기술(task skills)

1. 과제에 기꺼이 참여하기
2. 과제에 있어서 적절한 자세
3. 신체적 근력과 지구력
4. 대근육과 소근육의 조화
5. 과제에 대한 흥미
6. 수행의 정도
7. 구두적인, 형상화된, 쓰여진 지시에 따르는 능력
8. 도구의 사용
9. 받아들일 수 있는 위생상태
10. 세부적인 것에 대한 집중
11. 문제해결 능력
12. 논리적인 방법으로 과제를 조직화하는 능력
13. 좌절을 참을 수 있는 능력
14. 자발적으로 노력하는 능력

대인관계 기술(interpersonal skills)

1. 구두적인 상호작용을 시작하고, 반응하고 유지하는 기술
2. 생각과 느낌 표현
3. 다른 사람의 요구와 느낌에 대해서 알기
4. 협동적이고 경쟁적인 상황에 참여하기
5. 협상하고 타협하기
6. 자기생각 주장하기
7. 적절한 집단 역할하기

Velde와 Fidler의 생활방식 수행 프로파일

작업치료 모델과 평가 도구는 Beth velde와 Gail Fidler에 의해서 발달되어졌다(2002). 여기서 자기관리, 유지, 자기요구/내재적 만족, 다른 사람에 대한 배려와 나이, 문화, 생물학적인 요소에 대한 기술들을 나열하였다(표 6-3). Fidler(1996)은 다음과 같이 말하였다.

> 오랜 시간동안 개인은 생활방식으로 표현되어질 수 있는 활동패턴의 형상을 발달시켰다. 참여하는 중에 수행하는 이러한 패턴은 사람의 내재적인 요구, 바람, 능력, 개인의 삶의 환경적인 틀 안에서 독특한 기대의 상호작용을 통해서 나타난다(p. 140).

생활방식에 기여하는 3가지 요소는 동기, 웰빙과 삶의 질 그리고 환경이다. 개인의 동기는 개인적, 사회적으로 관련이 있는 과제에 참여할 때 강력해진다. 성공은 만족스러운 결과물이 있을 때 보여질 것이다. 웰빙과 삶의 질의 개념은 다음을 포함한다.

- 만족은 개인에 따른 생활방식의 인지적인 평가이다.
- 삶의 질은 한사람이 개인적으로 환경 안에서 통제를 발휘할 때 높아진다.
- 웰빙과 삶의 질을 생산하는 직업은 개인 각자에 의해서 정의되어져야만 한다.

환경은 개인의 필요와 흥미를 반영하여 구성되어진다.

표 6-3 Fidler와 Velder의 작업의 4가지 영역

- **자기관리와 자기유지**–개인적인 요구와 능력에 따라 결정되어짐
- **내재적인 만족**–기쁨과 즐거움의 추구
- **사회의 기여**–다른 사람의 복지와 욕구 충족에 기여
- **대인관계 형성**–다른 사람과의 관계 발달 및 유지

환경의 요소는 현실성을 명확하게 할 수 있고, 작업수행에 대한 기대도 명확히 할 수 있다. 이상적인 환경은 자율, 개성, 합동, 의지, 합리적인 근거, 예정, 자기효능, 모험, 적응 등이다.

생활방식 수행 모델 안에서 중재는 다음과 같은 상황에서 요구된다.

- 질병 혹은 외상이 생활방식 영역 안에서 작업에 영향을 준다.
- 생활방식의 변화가 필요하다.
- 개인은 좀 더 만족스러운 생활방식을 만들기를 바란다.

그림 6-1은 클라이언트의 요소, 작업수행영역, 내용, 환경 안에서 상호관련성의 '생활방식망(lifestyle web)' 을 만든다. 그 결과 사람들의 현재 혹은 과거의 배경 안에서 개인의 완전한 그림이 그려진다. 이 프로파일은 비슷한 생활방식, 배경, 관심이 있는 클라이언트 집단에게 대안을 찾을 수 있는 기반을 제공한다. 생활방식 변화와 적응은 지지적이고, 치료적인 집단 환경 안에서 쉽게 이루어진다.

Toglia의 다각적 환경 치료 접근

자기-인식은 Toglia의 다환경적 접근의 중요한 요소이다. Toglia와 Abreu(1987)에 의하면, 학습이론은 인지재활(가끔은 인지지각의 재활이라고 불리움)에 있어서 기초가 된다. 처음부터 이 훈련은 6가지 구체적인 인지결함 영역 안에서 제공되는 조직적인 순서를 포함한다. 이것은 클라이언트가 자극을 지각하고 문제해결을 효과적으로 알 수 있도록 돕는다.

1. 지남력
2. 집중력
3. 시각적 처리
4. 운동계획
5. 인지
6. 작업적 행동

최근에 Toglia는 그녀의 다각적 환경접근을 바탕으로 초인지의 추가와 재훈련, 학습전이를 기준점으로 확장시켰다. 이것은 인지결함 영역의 초기 특징을 버리지는 못했지만, 치료에 대한 접근을 변화시켰다. Toglia의 최근 업적은 뇌기능의 역동적이고 상호적이고 전체적인 기질을 알리고 작업 수행의 회복에서 새로운 전략 혹은 보상적인 측정의 일반화 가능성을 최대화시켰다(Toglia, 2003).

기능적인 뇌의 영역들

Toglia와 Abreu(1987)에 의해서 나타난 지각/인지의 6가지 기본적인 영역은 지남력, 집중력, 시각적 처리, 운동계획, 인지, 작업적 행동이다. 인지적 결합영역의 구성은 러시아 생리학자 Aleksandr Luria(1973, 1980)의 업적으로 이러한 기본 개념을 가지게 되었다. Abreu와 Toglia는 지각적, 인지적 결함의 구성에 있어서 Luria의 뇌 영역 분류를 언급하였다. 첫 번째 뇌 영역은 뇌줄기, 중뇌, 시상, 시상하부, 변연계(망양체), 소뇌를 포함한다. 이것들은 뇌의 가장 깊은 부분이고 집중, 깨어있음, 각성 자극에 반사하는 역할을 한다. Luria가 정의한 두 번째 뇌 영역은 가장 뒤쪽에 있는 부위이고 이것은 정보의 분석, 입력, 저장의 역할을 한다. 이것은 감각체계에서 정보를 받아서 의미화시킨다. Luria의 세 번째 기능적인 영역은 뇌의 전두엽을 포함하는데 이것은 의도, 계획, 문제해결 등의 역할을 한다.

또한 기능에 있어서 뇌의 오른쪽, 왼쪽 반구 사이의 구분도 만들었다. 오른쪽 반구는 다양한 표현, 게슈탈트(gestalts), 전체의 구성을 하는 역할을 한다. 이러한 절차는 특정한 것보다는 전체적 개념 안에서 이루어지고, 무음과 시공간적 자료를 처리한다. 신체도식과 감각, 체성감각 통합은 우선적으로 뇌의 오른쪽 부분에서 작용한다. 좌반구는 분석적이고 연속적이며 언어, 특정한 세부사항, 수리적인 작용에 주 역할을 한다. 뇌의 두 부분은 다른 역할이 있는 반면, 기능적으로 이것들은 일상적인 과제를 수행하는데 있어서 함께 작용을 한다. 우리가 기능적으로 분류된 것을 배우는 것은 뇌의 특정한 부위가 손상되었을 때, 뇌가 손상된 클라이언트를 통해서 임상적으로 알게 되는 것이다.

뇌의 특정한 부위를 손상시키는 사고나 질병은 인지적, 지각적 재훈련의 원인이 된다. Abreu와 Toglia(1987)는 '평가모델: 테스트하기 위한 6가지 영역' (그림 6-2)을 재훈련을 위한 전략 계획과 기능부전 영역의 평가를 알려주기 위해서 제안하였다. Bracy(1986)에 의해 형성된 인지적 재활에 대한 이론은 다음과 같다.

- 낮은 뇌 영역은 조절을 하여 높은 수준에 있는 잃어버린 기술에 대한 통제와 보상을 담당한다.

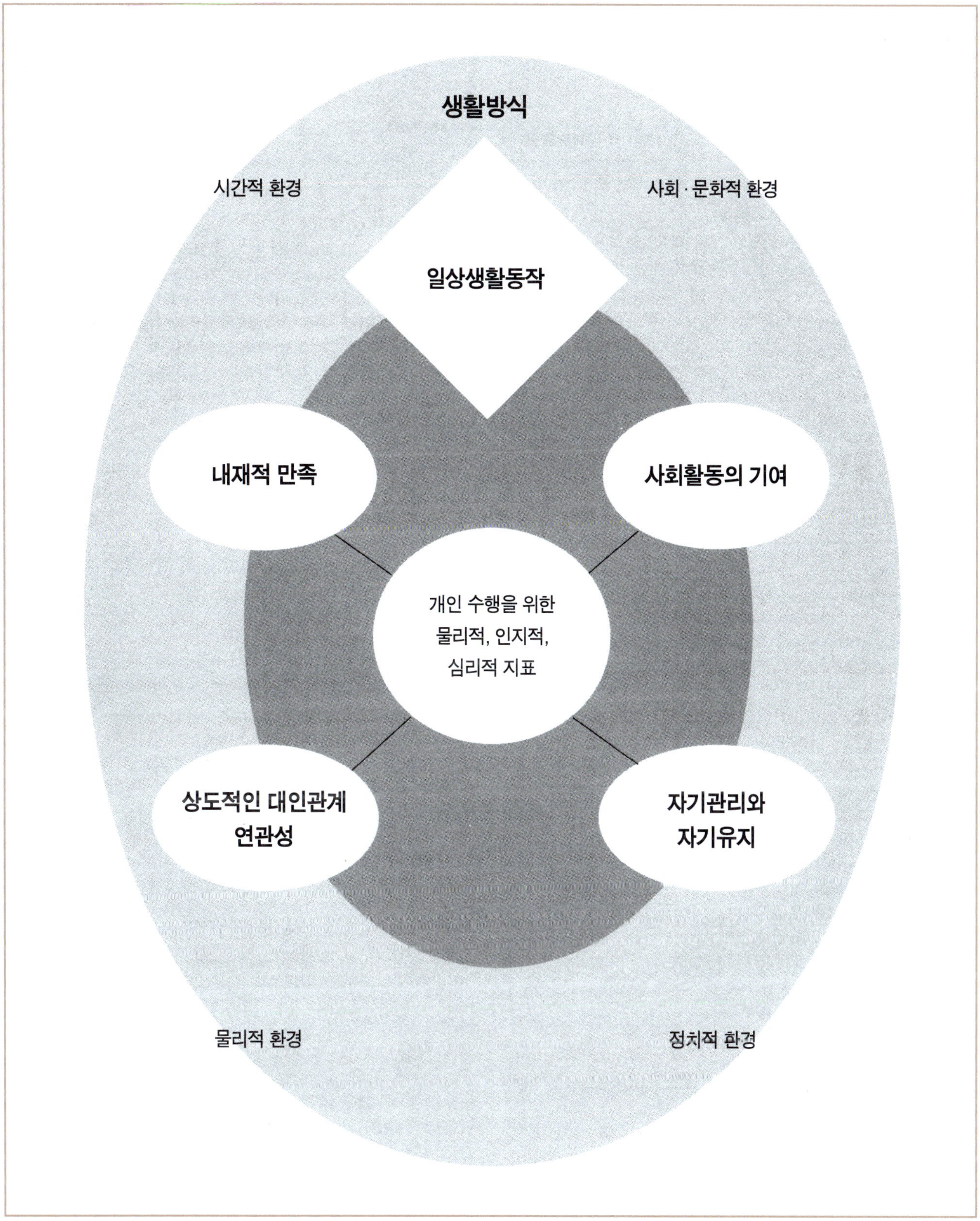

그림 6-1 생활방식 망(the lifestyle web)(Reprinted with permission from Velde, B. & Fidler, G.[2002]. Lifestyle performance: A model for engaging the power of occupation. Thorofare, NJ: SLACK Incoporated.)

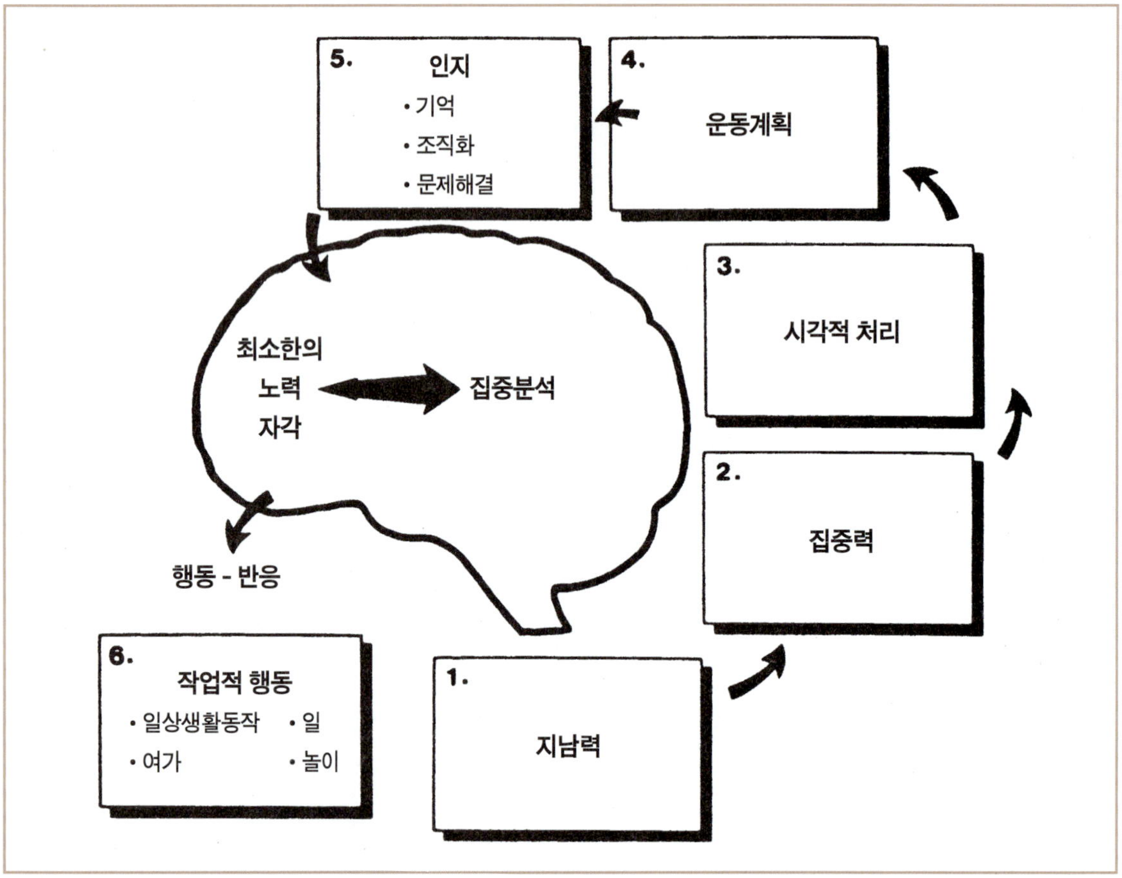

그림 6-2 인지재활을 위한 6가지 뇌 기능들(Reprinted with permission form Abreu, B.C. & Toglia, J. P.[1984]. Cognitive rehabilitation manual. New York: Author)

- 다른 뇌영역은 잃어버린 기술을 대체하기 위해 유용하게 쓰어진다(예: 반대 반구).
- 정상적인 기능은 손상 하부 구조의 충격적인 효과가 없어질 때쯤 돌아온다.
- 기능은 재훈련을 통해서 회복되어진다.

이러한 이론들은 인지재활에서 다음과 같은 전략들을 정당화시키는 역할을 한다.

다각적 환경

뇌손상을 입은 성인의 인지재활은 기능체계(functional system)의 재조직화(reorganization)를 필요로 한다. 그래서 예전의 행동에도 새로운 방법이 요구된다. 재훈련(retraining)은 정보처리과정의 효율성을 최대화시킨다.

단계적인 과제의 수행을 위해서는 반복적인 연습을 필요로 하지만, Toglia(1991, 1997)에 따르면 각각 분리되어 훈련되는 단순한 기술들이 실제의 생활에서는 일반화되지 않는다고 설명한다. 인지전략이 재학습되기 위해서는 연습되어야 하고 다양한 기능적 과제가 사회적, 상황적 환경(situational contexts)에서 적용되어야 기술의 일반화를 촉진할 수 있다고 하였다. 예를 들면, 과제수행동안에 클라이언트의 학습을 위한 관찰은 필요하다. 이것은 과제를 더 빠르고, 정해진 시간 안에 완성할 수 있도록 한다. 잡지의 문구를 읽고, 그것을 받아 적는 개인적인 과제를 시작하게 될 때에는 여유있는(margin) 시간 안에 수행되어도 되지만, 단어퍼즐과 같은 집단 과제인 경우에는 시작하고 완성하는 각각의 시간을 기록하게 되며, 정확성을 확인하기 위해서 다른 것과 비교할 것이다. 집에서 아침에 하는 과제인 씻기, 옷 입기, 식사하기, 면도하기(혹은 여성인 경우 화장하기)의 경우, 각각의 시간을 할당하게 되며, 약속된 시간 안에 준비하는데 소요되는 시간은 이후의 작업치료 집단에서 검토해야 할 중심 문제가 될 것이다. 집단 안에서의 시간절약개념(time-saving ideas)은 공유될 수 있고, 클라이언트들은 새로운 전략을 학습할 수 있다. 치료하는 동안의 다양한 환경의 적용은 전략을 적용하는 상황에 대한 특성을 재인지하고 전략의 중요함을 이해하는데 도움을 줄 것이다. 다각적 환경 접근은 치료와 보상으로 구별되기 보다는 개인이 선택한 과정을 전략적으로 이용해야 할 필요성을 인식하게 하는데 초점을 둔다.

초인지

Toglia(1991)는 초인지(metacognition)를 개인의 인지와 신체능력에 따른 통찰력 혹은 인식의 정도라고 정의한다. 초인지의 손상은 과제를 시도하는데, 부적절한 판단(misjudgment)을 하게하는 결과를 초래한다. 이런 부적절한 판단은 클라이언트들에게 심각한 위험상황을 경험하게 할 것이다. 예를 들어, 시각 손상 상태에서의 운전 혹은 외출 시에 필요한 워커 혹은 지팡이 사용의 미숙함(failure)이 그것이다. 훈련은 (a)과정과 인지능력에 필요한 지식의 습득 (b)자가 확인 전략의 발달로 이루어진다. 초인지 기술들은 다음의 능력을 포함한다.

- 과제의 난이도 측정
- 행동 결과의 예측
- 목표의 명확화
- 문제예방을 위한 계획
- 자기수행 확인
- 오류들의 재인식
- 자기-조절에 대한 설명

Toglia는 과제를 시작하고, 각각의 치료적 혹은 보상적인 전략을 사용할 수 없는 이들의 초인지 결손을 매우 강조하였고, 이러한 기술들은 치료하는 동안에 중요하게 다루어져야 한다고 하였다. 초인지의 증진을 위해서 몇 가지 기술을 제안했다.

- 자기지시(self-instruction): 실행 이전에 개인의 계획을 말하고, 그 다음에는 수행동안의 속도와 정확도에 대해서 말한다.
- 자아측정(self-estimation): 개인이 과제의 어려움 정도를 1~5점 척도로 정하고(매우 쉬운 것에서 어려운 것) 실제의 수행도를 측정하여 비교한다.
- 역할바꾸기(role-reversal): 클라이언트는 치료사의 과제수행동안의 문제점을 보게 된다. 클라이언트는 오류를 정의하고, 그것이 발생한 이유로 가설을 세워야 한다.
- 자기질문(self-question): 실제 수행 중에 수행을 멈추고 질문한다. "어떻게 내가 이것을 해야 하나?" "나는 ______을 사용해야 하나?"(특정 전략) "내가 진행하는 과정이 정확한가?"
- 자기평가(self-evaluation): 종료 이후에 개인이 질문한다. "정확도와 완성도를 확인했는가?" "나는 중점사항을 집중 혹은 유지했는가?" "결과에 대한 나의 느낌을 어떻게 확신하는가?"

Toglia는 초인지는 초기에 집단 안에서 치료적 혹은 보상적인 학습을 시도하기 이전에 새로운 학습에 대한 분명한 효과를 알려줘야 한다고 제안하였다. 외상성 뇌손상 환자의 기억 훈련에서 자신의 수행에 대한 인식의 토론과 교육의 50%가 회상과제(recall task)이며, 이러한 수행을 통해서 예측의 정확도를 증가시킨다(Toglia, 1991). 장애에 적응하는 과정에 대한 새로운 연구에서는 만성질환의 현실(realitiy)에 대한 수개월간의 연속적인 자극과 조절은 통찰력 혹은 초인지의 훈련방법 이전에 필수적이라고 하였다(Macdonald, 1998).

초인지의 근본적인 훈련은 다양한 원인에 맞는 집단 치료로 구성하여 이루어진다. 수행의 명백한 근거는 다른 사람들에 의해서 관찰되고, 이것은 관찰과 피드백의 다양한 기회를 제공해줄 수 있는 장점이 된다. 만일 다른 동료들이 수행에서 뒤떨어진다면, 초인지를 보조하고 지지하는 정도를 더 높여줄 필요성이 있다. 반면에 어려움을 최소화하려거나 부정하는 가능성은 감소시킨다. 집단 환경 안에서의 과제수행에 기술을 적용함에 있어서 작업치료사들은 Toglia의 가이드라인을 사용하여 쉽게 계획할 수 있다.

학습 전이의 일반화와 기순

Toglia의 역동적 상호관계 모델(dynamic interactional model)을 사용하는데 있어 인지전략들은 항상 활동 환경 안에서 훈련된다. 초기 전략에 대한 설명은 간단하고 임상적으로 사용하기 위해 디자인될 것이다. 예를 들어, 조직화 전략의 경우는 20장의 카드를 4가지의 카테고리로 분류하는 것으로 설명할 수 있다(접시들, 옷, 사무용품, 가구). 집단 안에서 한 가지 카테고리를 선택하고, 각자가 번갈아 가며 카드를 뒤집어 카테고리의 속성에 맞게 가져오게 된다. 구분하는 전략은 빨래를 분류하는 것에도 적용할 수 있다(걸 것, 서랍에 넣을 것, 리넨제품을 위한 것, 오래 보관할 것). 들어온 우편물을 구별할 때에도 그 방법을 따른다(증서들, 지금 읽을 것, 나중에 읽을 것, 광고용 전단지). 다음, 이 집단은 폴라로이드 카메라로 사진이 촬영된 지역 식료품가게의 통로에 있는 표시에 따라서 분류된 식료품 목록을 받을 것이다. 정확성을 확인하기 위해서 현장에서의 실수를 주시해야 할 것이다.

조직화 전략의 여러 가지 응용 방법은 일반화 혹은 기술 전이에 있어서 다양한 수준으로 나타낸다. 치료사는 실제 상황에 흡사하도록 신체적·개념적으로 단계를 나누어 과제를 제공할 수 있다. 이러한 이유로 잠재적인 과제들은 분석되어야 한다. 과제들의 유사성은 외관상의 특징과 근본적인 개념에 따라 달라진다. 표면적 특징은 다음과 같다.

- 자극의 형태
- 제시방법
- 다양한 크기, 색깔, 모양 등
- 자극의 배합
- 움직임 필요조건
- 환경적인 배경
- 법칙 혹은 방법 또는 단계의 수

과제의 기초적인(underlying) 개념들은 다음과 같다.

- 기초적인 기술(눈-손 협응운동)
- 무상황적인 전략(계획)
- 상황적 전략(집단화, 시각적 이미지)

기술의 전이는 아마도 근접(near), 중등도(intermediate), 원거리(far) 혹은 「아주 원거리(very far)」에서 이루어질 것이다. 사실적인 과제와 근접한 것은 훈련과제와 비슷하고, 쉽게 전이될 것이다. 집단은 그림에 따라 세탁물을 정리하는 방법은 쉽게 이해한다. 그들에게 바구니에 있는 세탁물을 테이블 앞에 내려놓는다면 더 어려워 질 것이다. 그 이유는 설명하는 방법과 과제(걸기, 접기) 요구사항의 난이도 때문이다. 구별된 그림과 세탁물 그림들은 근접한 전이로 생각되어 질 것이다. 그 이유는 2가지 특징의 변화만이 있기 때문이다(그림과 구별하는 물건). 중등도의 전이는 3개에서 6개의 특징을 바꾸는 것이다. 실제적으로 물건을 구별하고, 그것들을 두는 것에는 색깔, 재질 그리고 필수적인 조작과 움직임과 같은 3차원적 특징들이 더해진다. 만일, 그 집단이 식료품가게에서 실수를 하게 된다면, 원전이(far transfer)에 직면하게 될 것이다. 원전이는 처음 과제와 개념적으로는 비슷하지만 외관상의 특징이 완전히 다를 뿐 아니라, 단지 한 가지 외형만 비슷하다. 식료품 가게에서의 훈련활동은 물리적 환경, 사람의 수, 단계의 수를 설정하고 다양한 물건을 구별해야 하며, 도전과제보다 더 많은 목록에서 물건을 찾는 것으로 이루어진다. 「심화된 원전이」는 일상적 기능을 위해 학습된 것이 일반화되거나 자연적으로 적용되는 것으로 설명된다(Toglia, 1991, p. 508). 퇴원 이후에는 다락방이나 차고를 정리하는 전략을 실행하는 정도가 가능할 것이다.

인지의 역동적인 본질

뇌기능 장애를 입은 집단에게는 구조적, 기능적 능력을 포함하는 역동적 상호관계 평가(dynamic interactional assessment)가 기초적으로 적용된다. 연필, 종이 혹은 모의과제로 표준화하는 것이 평가로서 적합하다고 보지 않았다. 6개의 뇌 영역에서의 수행기술(processing skills)인 지남력(orientation), 집중력(attention), 시각적 처리(visual processing), 운동계획(motor planning), 인지(cognition), 조직화(organization), 기억(memory), 문제해결(problem solving) 그리고 일상생활활동 기능들을 신체적·사회적 그리고 문화적 환경과 일상적 과제수행의 다양함의 매개변수에 따라서 측정하고 평가하였다. 종종 뇌손상을 입은 이들의 능력은 치료실에서 나타나는 것보다 사회적, 물리적인 환경에서 더 크게 나타날 수 있다. 그 이유는 다양한 환경에 따라 인지기능의 능력이 변화하기 때문이다. 개인의 인지기능은 환경과 문화적, 사회적 역할에서 기대할 수 있는 익숙한 지시에 따라 크게 달라진다.

치료목표들은 기대할 수 있는 역할과 퇴원환경에서 요구되는 사항에 가장 흡사하게 맞추어진다. 비슷한 학습능력을 가진 사람들은 그들의 능력에 따라 선택된 전략을 학습하기 위해서 집단을 형성한다. 초인지(metacognition)와 다각적 환경 전략훈련(multicontextual strategy training)은 이러한 동일조직 안에서 일시적으로 시행된다. 다양한 전략적 환경은 치료과정에서 전략의 중요성을 인식하고, 상황에 맞는 적절한 전략을 재인지 할 수 있도록 도와준다. 예를 들어, 과제수행시간 측정은 다양한 과제에 적용할 수 있다. 집단은 한 페이지의 글을 읽는데 걸리는 시간을 측정한 다음, 각각의 문장을 완전히 읽는 시간과 문단 전체를 읽는 시간을 측정하고 실제 시간과 비교한다.

인지행동적 개념

자아심리학은 정신분석학 이론의 부산물인 인지행동주의의 초기행동학적 이론으로부터 발달된 것이다. 인지행동학자들은 일찍이 행동주의 원칙을 기본으로 받아들였다. 하지만 학습과 인간행동 변화의 반복은 사고를 더해준다. 심리학적 이론들의 근본적인 변화들은 결정론을 거부하는 선임연구자들에 의해서 만들어졌다. 행동수정(behavior modification)은 치료사의 외적강화(external reinforcement)를 통해 필수적인 개인행동을 조절하는 오래된 기술이다. 이 기술은 오늘날 드물게 이용되며, 자기-강화(self-reinforcement)가 가능하지 않은 낮은 수준의 자기-조절력을 갖은 이들은 제외된다.

자아의 자율적인 관념과 같이, 사람들은 자신의 의지에 따라 적응하고 변화하며, 인식의 틀 안의 인지에 따라 행동을 조절한다. 이런 개념들은 치료를 적용하는데 있어 중요하다.

치료사의 권력과 외적인 힘으로 조절하는 행동수정(behavior modification)과 다르게, 인지행동치료들은 개인의 생각하는 방법의 변화를 추구한다. 자극과 반응의 연속체보다는 2개의 현상 사이에 사고과정을 삽입한다. 자극은 상황과 감정 혹은 느낌을 포함한다. 그런 다음, 상황과 느낌 모두를 분석하여 다양한 행동반응을 고려하고, 그것의 결과를 예측한다. 이후에 분석결과는 행동반응을 나타나게 한다. 인지치료사들은 클라이언트들의 사고과정의 발달과 문제행동을 일으키는 사고과정에 저항할 수 있는 인지능력을 이용할 수 있도록 도와준다.

인지행동치료는 최근 Duncombe(1997)에 의해서 설명되면서, 작업치료영역에 확고하게 뿌리내려졌다. 문헌들을 재검토해 보면, Duncombe는 작업치료의 역할은 Aaron Beck과 3명의 다른 심리학자들의 기록을 통해서 발견할 수 있는데, 그 내용은 다음과 같다.

> 정신과 시설에서 일하는 작업치료사들의 일차적인 관심은 자신감(self-reliance)과 독립성을 증진시키기 위한 기술을 가르치는 것이었다. 치료사들은 사실적인 신체적, 지적 혹은 사회적 결점들에 대처하는 방법에 대한 광범위한 교육을 받게된다. 사실상, 중대한 문제점을 갖고 있는 이들에게 적응기술을 가르치는 것은 작업치료사들이 정신과 의사들(psychiatrists), 심리학자들(psychologists) 혹은 사회사업가들(social workers) 보다도 더 잘 준비할 수 있을 것이다. 작업치료사는 기능적 능력과 자존감(self-esteem)을 성립하기 위한 정신교육과정, 실연(demonstrations) 그리고 사실적인(vivo) 시연을 이용한다(Duncombe & McCraith, 1997; Wright, Thase, Ludgate & Beck, 1993).

3명의 주요 공헌자들 Albert Bandura, Aaron Beck, Albert Ellis를 통해 Bruce와 Borg(2002)는 심리학적 인지행동치료를 정의하였다.

Bandura의 사회학습이론

Bandura의 사회학습이론은 인지행동이론에 많은 기여를 하였다(1977, p. 78). Bandura 업적의 주요 핵심 영역은 다음과 같다.

- 내적 그리고 외적 강화제(reinforcers)의 역할
- 치료적인 환경과 개인(person)의 상호작용
- 모델링(modeling)과 관찰(observation) 학습
- 자기통제(self-control)와 자기조절(self-regulation)
- 동기화의 양자택일적 요소

Bandura의 강화의 단계적 분류체계는 외적 그리고 내적 강화제(reinforcement)들의 차이를 언급하였다. 강화제에 대해서 Bandura는 개인 뿐 아니라 환경에 의해서 결정되는 행동을 강조하였다. 사회적 학습의 상호작용은 사람, 행동, 환경의 3가지 요소를 포함한다. 외적 강화제는 특정 단계를 성취함으로써 환경으로부터 나타나는 측정 가능한 결과들이고, 내적강화제는 개인의 해석과 기대의 중요성을 동일하게 생각하는 것이다. 외적강화제의 예를 들면 돈, 물질적인 상품, 사회적 승인 혹은 특권 그리고 벌칙들이 그것이다. 자기-강화제들은 개인을 성숙하게 하고, 내적가치와 자기-기내산의 약속을 확립한다.

사람-환경 상호작용들

치료적 환경과 사람의 상호작용에 대한 인식은 사회학습이론에서 또 하나의 중요한 요소이다. Bandura는 행동은 결과 혹은 반응의 영향을 주는 결정요소라고 주장한다. 예를 들면, 한 집단의 행동이 다른 집단의 화를 불러일으킬 수 있다. 인식은 자신 그리고 집단에 대한 개인의 신념에 영향을 준다. Sam은 그가 알콜중독이 아니라고 믿지만, 집단 안에서의 그는 알콜중독자이다. 이런 신념은 다른 집단에 대한 냉담한 태도를 반영한다. 그들이 그에게 참여를 요청했을 때, 그는

혼란스러워 하며 다른 이들의 조언에 반응하지 않을 것이다. 집단의 구성원들은 그의 비판적인 행동을 "그는 우리보다 자신을 더 생각한다."라고 해석할 것이다. 이런 반응은 Sam을 화나게 하는 원인이 된다. Sam은 그들의 기분 나쁜 조언들과 생각들을 거부하게 되는데, 이것은 필연적으로 집단에서는 그에 대한 흥미를 잃게 되거나 혹은 그에게 도움을 주지 않게 된다. 이런 모든 과정의 신념, 태도, 해석과 논리적인 결론의 인식과정은 사람-환경 상호작용에 영향을 준다. 이러한 개념을 클라이언트에게 적용하는데 있어서 집단의 리더는 기본적인 신념과 태도를 권장하여 사회적인 관계의 분석을 촉진시키는 활동을 디자인할 수 있다. 힘든 점에 대해서 자신의 태도에 의문을 갖고 신념을 변화하기 위해 이러한 과정을 사용할 수 있을 것이다.

모델링과 관찰 학습

모델링과 관찰 학습은 살아가는 모든 사람에게 나타나는 사회적 학습 형태이다. 하지만 사람들이 보는 모든 행동들이 모방되지는 않는다. 인지는 관찰된 행동을 분석하고 모델에 따라 행동을 선택하는 중요한 역할을 한다. Bandura(1977)는 이러한 선택은 예측된 결론에 의존된다고 주장한다. 그 의미는 긍정적인 결론을 갖는 행동모델을 찾게 됨을 뜻한다. 작업치료 집단 리더는 이러한 과정을 좋은 장점으로 이용할 수 있다. 리더들은 긍정적인 반응을 보이는 모델이 될 수 있는데, 효과적인 상호관계와 성공적인 문제해결이 그것의 예이다. 이 기술은 그들의 상호관계적 그리고 문제해결 기술능력 증진에 도움을 준다. 집단 치료의 주요 장점은 다른 이들로부터 보고 모방함으로써 학습하는 것이다.

자기통제와 자기조절

자기통제와 자기조절은 치료의 바람직한 결과이다. 기본 가정은 그들이 자신의 행동을 조절하고, 치료 결과에 영향을 준다는 점이다. 인지는 그들의 동기, 목표 선정 그리고 성취를 위한 능력에 영향을 준다. 개인은 자신이 요구하고 목표한 기간의 과정을 측정할 수 있다. 목적은 항상 집단 치료를 위한 인지행동적 접근에 초점을 둔다. 집단의 목표는 클라이언트들과 공유하며 합의하에 시작된다. 집단 활동은 목표에 직접적으로 연관되고, 과정의 기간을 제한하여 평가한다. 목표는 명확해야 하며, 과정은 치료사에 의해서 쉽게 측정가능하고 기록되어야 한다. 매일의 간단한 평가과정과 빠른 성과를 기대할 수 있는 급성기 치료환경에서 부분적으로 유용하게 사용할 수 있다. 이 개념은 알렌의 인지레벨 4단계로 목표지향적 행동이 가능한 수준에서 시작된다.

인지는 또한 통찰력과 자기-이해력(self-understanding)의 발달에 영향을 준다. 클라이언트 교육은 그들 자신의 태도와 행동 그리고 결과에 대한 반응을 조절하기 위한 능력을 강화시켜 줄 것이다. 불안해하는 클라이언트는 자신의 환경과 신념에 불안감을 주는 요인들을 이해함으로써 더 쉽게 자제력을 훈련할 수 있게 된다. 신념의 현실성을 다시 생각해 보거나 혹은 스트레스를 적게 받는 환경으로 이동함으로써 상황을 조절할 수 있다. 예를 들면, 대학생인 Amy는 방에서 공부하는데 룸메이트의 큰 음악소리에 늘 신경이 쓰인다. Amy는 큰 음악소리가 나면 공부할 수 없다고 생각했다. 만일 그녀의 태도가 변한다면, 음악을 즐기는 법을 배우거나 혹은 더욱 방해되는 소음을 위한 차폐물을 이용할 수 있을 것이다. 만일 Amy가 이것을 할 수 없다면, 그녀는 도서관에서 공부하는 방법을 선택해야 할 것이다.

Beck의 인지왜곡과 자동적 사고

Aaron Beck은 우울증 클라이언트들을 대상으로 1960~1970년대의 연구를 통해서 인지행동치료의 방법을 발달시켰다. 그는 경험적인 조사연구 방법으로, 클라이언트의 적응력이 떨어지는 상태에 대해서 논하고 가정한 측정 상황에 대한 결론을 내렸다. Beck은 행동적인 실험을 시행하는데 있어서, 양자택일적 해석과 현실감 테스트 그리고 문제해결력에 대한 언어적인 평가들을 함께 연구하였다. 이것은 현실 왜곡을 정확하게 인식하기 위해서이다.

임상적인 발견으로 Beck은 심리적인 불안은 빈번하게 자동적 사고를 멈추게 하고, 생각에서 습관적인 실수들을 불러일으킨다고 하였다(Beck, 1976). 인지모델은 생화학적 혹은 정신병리학적 행동의 증상학적인면에서 모순이라고 생각되지 않는다. 인지는 고려되어야 할 문제점이지, 원인은 아니기 때문이다. 인지치료의 과정은 치료기간 동안 계획을 설정하게 되는데, 그것은 치료를 위한 피드백의 유발, 목표 선정, 문제 정의, 가설 확인, 문제 해결 그리고 과제 할당을 하게 된다. 이 구조는 기능적 수행을 위한 인지장애 활동 증상이 나타나는 작업치료 집단에 적용이 된다.

Ellis의 불합리한 신념의 표출

Albert ellis는 합리적 정서치료(rational emotive therapy,

RET)의 연구자로 잘 알려져 있다. 비록 Ellis와 Beck은 동시대에 그들의 기술을 발달시켰지만, 전통적인 행동치료(traditional behavior therapy)의 기초에서 벗어나지 않았다. Beck과 같이 Ellis는 행동수정기술(behavior modification techniques)을 이용하여 학습하고 수정할 수 있는 적합한 행동에 대한 사고를 고려하였다. 합리적 정서치료의 구별된 특징은 감정적 · 행동적인 방해요인의 결과인 불합리한 신념을 체계적으로 설명해 준다는 것이다. Ellis는 대부분의 시간을 "절대적(unconditional should)으로 해야 하는 것"과 절대적으로 해야만 하는 것"을 찾는데 소비하였다. 그는 클라이언트들은 "간단한 것을 좋아한다"고 말한다. 예를 들어 사랑과 칭찬 그리고 성공을 느끼길 원한다. 또한 그들은 위험한 욕구로 혼동할 수도 있다고 주장하였다.

Ellis의 인간의 본질에 대한 관점은 어떤 점에서는 인본주의적으로 사람들은 성장하며, 잠재력을 발휘하는 경향이 있다고 인정하지만 인간들은 오류를 잘 범하고, 종종 부정직한 사고와 자기 스스로 좌절하는 행동의 결과로 혼동을 만들어 낸다고 하였다(Ellis, 1973). 합리적 정서치료는 다양한 구조화된 도전과 불합리한 신념 간의 논박을 통해 발달하였다. 그것의 문제직면적 방법론인 과장, 불합리 그리고 유머와 같은 것은 완전한 인본주의가 아니라고 말한다.

인지 재구성

Ellis의 철학적 개혁 과정은 다양한 단계로 구성되어 있으며, 모든 과정은 높은 수준의 사고를 요구한다고 설명하였다(Ellis & Harper, 1975). 이 방법은 지배적이고 직접적인 인간 행동의 인본주의적인 자기결정과 최상의 합리적인 사고 모두를 반영한다.

- 자신이 만들어낸 문제점에 대한 책임을 인정
- 자신의 문제점 변화를 위해 자신의 능력을 인정
- 비합리적인 신념들로부터 나타나는 감정적인 문제들을 확인
- 신념을 명확히게 인지
- 신념의 엄격한 논의
- 신념 변화를 위한 과도한 노력은 감정과 행동의 혼란을 야기
- 삶의 과정에서 인지의 확인과 개혁 지속

인지 재구성은 자신의 결정과 삶의 구조에 의구심을 갖고 새로운 사고를 하는 것을 포함한다. 그것은 삶의 과정에서 이용되는 많은 기술의 발달과정이다. 감정적인 문제가 나타났을 때, 치료는 고통을 주는 감정 혹은 행동에 영향을 주는 사고의 문제를 정의하고 주변 환경에서 개념화된, 새롭고 현실적이며 체계적인 방법들을 찾는다. 교육자-촉진자로서의 치료사는 클라이언트와 특정한 목표성취를 위해서 협력한다.

작업치료 집단에서 정신 교육적 접근 사용 시, 교육자-촉진자로서의 역할은 Ellis와 Beck에 의한 원칙과 흡사하다. 활동하는 환경 안에서 작업치료사들은 사고를 위한 과학적 접근방법을 클라이언트에게 가르치기 위해서 인지개혁원칙을 이용할 수 있다. 우리의 목표는 클라이언트가 집단에서 떠난 후에 일반화할 수 있는 기술을 가르치는 것이다. 집단의 통증관리, 시간관리, 레저계획 그리고 건강의 교육 · 예방은 인지행동적 접근을 이용한 작업치료의 예이다. 클라이언트가 갖고 있는 수행의 문제점에 대한 고찰은 종종 잘못된 사고를 이끌어 낼 수도 있다. 작업치료사들은 수행을 통해서 클라이언트의 태도를 장애 혹은 비장애로 변화시키는데 도움을 줄 수 있다. 우리들은 집단 구성원들에게 각자의 도전을(challenge) 위해 가르칠 수 있고, 문제해결의 합리적인 사고를 할 수 있도록 권장하여 줄 수 있다.

Linehan의 변증법적인 전략들

변증법적 행동치료(dialectical behavior therapy, DBT)는 경계성 인격장애(borderline personality disorders, BPD)를 위한 치료로 15년 간 Dr. Marsha Linehan(1993a)에 의해서 개발되었다. 이러한 질환을 갖은 사람들은 병원에서 쉽게 관찰할 수 있다(19%가 정신과의 입원 클라이언트이고, 11%가 외래 클라이언트임), 그들은 건강관리체계(health care system)에서 견디기 어렵다. 그 이유는 의료적인 치료의 효과가 없기 때문이다. 원인을 알 수 없는 경계성 인격장애로 의심되는 많은 클라이언트들은 다른 질환으로 입원한 진단과 함께 수용한다. 그 이유는 그들의 경향은 극도로 심하게 나타나며, 약물을 남용하고 자살을 시도하기 때문이다. Dr. Linehan은 질환의 중요 부분을 행동적, 감정적 그리고 인지적 불안정성과 비조절성을 강조하는 인지행동적인 용어로 바꾸었다(1993a, p. 11). 논법은 논리적인 논의에 따른 Webster's College dictionary(1991)에 의해서 정의되며, 이것은 논리를 이용하여 진실을 도출하는 회담 또는 상반되는 의견의 제시 그리고 현실성 변화에 따른 토론으로 이루어졌다. 경계성 인

격장애에 익숙한 이들은 왜 이 용어가 선택되었는지 바로 인지할 수 있을 것이다. 이 성격장애의 특정 증상들은 현실을 왜곡하고 우상화 할 뿐 아니라 다른 이들을 옳지 않게 보고, 극적인 상황을 창출하여 다른 이들과 충돌하며, 지속적으로 그들 자신의 현실을 재정의하는 성향을 포함한다. 서로 반대되는 균형과 불균형에 대한 조절 노력을 통해서 삶의 본질을 인정하는 것은 변증법적 행동치료의 핵심이다. 치료를 위한 변증법 접근은 경계성 인격장애 증상을 보이는 사람을 대상으로 하는데, 자신의 영역을 인식하는 이들에게 적합하며 자가 조절을 위한 논리적 접근을 가르친다.

기능과 기능장애

환경에 대한 적응은 행동적 그리고 인지적 이론에 있어서 공통된 기준이다. 행동학자들은 적응행동과 학습이란 용어를 사용하며, 부적응 학습은 행동의 기능장애에 영향을 준다고 말한다. 여기서 강조되는 것은 구체적인 상황, 즉 관찰 가능한 행동이다.

생체역학적 그리고 재활의 틀에서는 관절가동범위, 근력 그리고 지구력에 제한이 없으면 매우 기능적인 일, 놀이·취미, 자기관리 그리고 사회적인 역할의 수행능력을 유지할 수 있다고 한다. 여기서 기능은 건강 습관을 유지하는 훈련을 포함한다.

인지재활 준거의 틀에서 기능은 정보처리 과정과 주변의 과제기술들(일반화)의 상황에 맞는 유동적인 사용을 말한다. Toglia와 Abreu(1987)은 뇌기능을 측정하는 행동에 대해서 연구하였고, 지남력(orientation), 집중력(attention), 시각적 처리(visual processing), 운동 계획(motor planing), 인지(cognition), 기억력(memory), 조직화(organization), 문제해결(problem solving) 그리고 작업적 행동(occupational behavior)들로 설명하였다. Toglia와 Abreu는 이러한 분리된 기술들의 측정 개념을 부정하였고, 기능적인 수행을 하는 동안의 인식 과정들을 측정하는 다양한 "역동적" 측정을 디자인하고 연구하였다(Toglia, 1997). 인지재활에서의 기능장애는 뇌의 효율적인 정보처리 능력의 제한이 특징이다. 과제와 개인적인 기술 수준이 맞지 않을 때 매일의 활동의 수행과정 중에서 명백하게 비효율적인 행동들이 나타나게 된다. 상위 인지기능의 장애는 클라이언트의 부정확한 자기인식으로 과제의 난이도와 처리 혹은 보상적인 전략의 타당성에 대한 잘못된 판단을 이끌어 낸다. 자신의 결손을 인식하지 못하는 것은 자신의 실수를 통한 학습과 변화된 행동에 대한 피드백을 통해 예방할 수 있다. 조직에서의 비효율성, 정신적 인식 혹은 관점의 변화는 인지재활관점으로 치료하기 위한 기능장애의 일반적인 영역이다.

인지행동주의에 있어서, 잘 기능하는 개인은 논리적인 사고와 자신과 환경의 정확한 인식을 형성하는 능력을 갖고 있다. 또한 문제에 대처하기 위해 추론적인 근거를 이용할 수 있고 사고 또는 느낌 그리고 행동의 논리적인 조절을 할 수 있다. 기능장애는 잘못된 사고, 부정확한 자기인식 그리고 유능한 일처리 능력이 없음으로 정의한다. 이 준거의 틀 안에서의 환경 적응과 사회에서의 기능의 독립성 실패는 인지장애의 결과로 본다. 그 결과로 집중력, 감각인식, 지각, 기억 그리고 효율적인 문제해결과정을 위한 사고과정들의 인지손상이며, 이것은 새로운 전략들의 학습과 적용을 방해하고 기능적인 활동에 문제를 유발한다. 이러한 기능들은 작업치료에서 중점을 둘 사항이다.

비슷한 인지능력을 가진 집단 형태를 상대로 다양한 평가들을 가이드라인으로 이용하는 것이 가능하다. Claudia Allen(1997, Workshop materials)은 선택된 집단 구성원 중에서 가장 유용한 공통적인 평가척도를 이용하여 표로 비교하였다(표 6-4). Allen의 인지수준판별(ACLS)은 chapter 7을 참조한다. 메디케어 신체적 보조(medicare physical assistance)와 인지보조척도(cognitive assistance scales)는 의료보호파트 B지침서(medicare part B guideline)에서, 전반적 기능평가(Global assessment of functioning, GAF)는 APA(American Psychiatric Association)(2000)를 참고하였다. 그리고 다른 척도는 Katz(1997)를 참고하였다.

변화와 동기부여

학습이론의 지침에 따르면, 변화를 위한 기본적인 전략은 강화(reinforcement)이다. 행동의 변화는 특정 방법으로 강화되어질 때 나타나며, 외적인 강화를 이용한 치료사에 의해서 조절되고 형성된다. 효과적인 강화의 형태는 클라이언트마다 다를 수 있다. 어떤 클라이언트들은 새로운 기술을 학습하기 위한 내적인 동기화를 보이지 않는다. 이런 클라이언트들은 외적인 보상이 가장 적합하다. 이것은 클라이언트에게 특정한 활동을 기꺼이 할 수 있게 한다. 예를 들면 칭찬, 주변의 관심, 사탕, 담배 혹은 특권 등이 있다. 높은 수준의 클라이언트들은 사회적인 칭찬과 다른 문화집단의 기대치에 맞는 학습 기술 혹은 기능의 증진을 위해서 노력한다. 가장 상위의 형태는 자기-강화(self-reinforcements)로 자발적으로 자신의 내적 기준에 부합하도록 노력하는 것이다. 작업치료에서 클라이언트들은 더 어려운 기술을 시도하기 이전에 간단한 기술을 학습한다. 작업수행에서의 성공은 클라이언트들에게 자신감을 느끼게 하고 강화를 제공한다. 이것은 자기-강화로 알려져 있으며, 클라이언트에게 최상의 동기화 형태이다.

인지행동접근법(cognitive behavioral approaches)에 있어서, 사람들은 그들이 생각하는 방법에 따라 변화한다. 후천적으로 뇌손상을 입은 성인들은 인지재활의 다양한 과제 환경 속에서 치료적(remediation) 혹은 보상적(compensatory)인 과정 전략의 사용훈련을 통해 변화한다. 사람들은 자기능력의 범위 내에서 인식을 높이며, 그들의 인지능력과 한계를 모니터링하는 초인지 전략을 사용한다. 작업치료사들은 완전한 수행기술(예: 약물남용장애, 섭식장애, 강박장애 혹은 성격장애)이 부족한 클라이언트들을 상대로 개인적인 적응변화를 형성하기 위한 논리적인 학습의 적용을 위해 정신 교육학적 접근을 이용할 수 있다. 변증법적 행동치료(DBT)의 경우, 감정적 그리고 행동적인 문제 결과의 첫 번째 단계로 신념과 태도에 대한 인식을 갖도록 해준다. 클라이언트들에게 가끔 일정 시간 안에 새로운 사고와 자기조절 전략에 동의하는 약속을 요구한다. 이러한 도전은 그들의 "잘못된 사고"(faulty thoughts)를 변화 혹은 대체하고 행동의 변화를 이끌어 낸다.

인지접근법에 따르자면, 사람들은 본능적으로 능력과 우월함을 선호하며, 삶의 위치에서 더 성공하려고 한다. 사람들은 자발적이길 원하고 다른 사람들과 환경에 영향력을 행사하기를 원한다. 이러한 목표의 성취를 위해서 대부분의 사람들은 문제해결과 자신의 향상 및 조절을 위해서 새로운 대처 전략들을 기꺼이 학습하고 시도한다. 이러한 접근의 한계는 사회적인 압박을 인식하지 못하거나, 동기부여가 되지 않은 환자들에게 효과적인 강화를 제공하기 어렵다는 것이다.

집단 중재

이 이론적 틀내에서 집단은 동일한 성격을 가진다. 그러나 모든 구성원들이 같은 진단을 받는다는 것은 아니다. 집단 참여에서 결정적인 능력의 평가는 기능적 수준, 추론 능력, 진단적 분류의 넓은 범위에 역점을 두기 때문에 하나의 중요한 필수조건이다. 집단 중재를 계획하는데 있어서, 비슷한 욕구와 손상을 가진 클라이언트끼리 집단이 되는 것이 일반적이고, 목표는 그들의 일반적인 문제들에 역점을 두고 설정한다. 8명 이하 구성원의 집단은 특별한 기술이나 전략을 배우는데 초점을 맞춘다. 비슷한 모드의 프리젠테이션을 통해 같은 속도로 학습할 수 있는 비슷한 인지적 수준이어야 한다. 예를 들면, 인지재활에서 지각과 기억기술 활동을 하는 집단은 한 치료 회기 동안, 몇 가지의 기억 게임들을 한다. 활동 목표를 성공적으로 성취하려면, 모든 구성원들은 언어적 지시를 이해할 수 있어야 한다. 정신교육적 문제해결 집단내의 목표는 문제해결 과정에서 각 단계를 습득하는 것이다. 클라이언트는 다음과 같은 것을 할 수 있을 것이다.

- 문제에서 예상되는 결과를 명확히 정의하기
- 관련된 정보 모으기
- 데이터 분석과 해석하기
- 문제해결을 위한 계획세우기(활동과 단계의 순서를 설명하기)
- 계획 실행하기
- 결과 평가하기

행동-인지 이론적 틀에서 목표는 명확하고, 관찰가능하고 측정이 가능한 것이다. 이것은 중재 접근이 목표 지향적이기 때문이다. 문제들은 일반적으로 세밀하고 구체적으로 다루어지고, 보통 특정 기술들의 학습 및 시연과 실행이 일반적인 목표이다. 행동주의 이론과 가장 유사한데 초점을 맞추는 것은 생체역학적·재활적 순거의 틀이다. 이러한 모델에서 집단을 계획할 때, 기능적 활동의 배경 안에 있는 집단에서 관절가동범위 및 근력과 지구력을 증진시키기 위한 운동이 설명되고 본보기가 되어 훈련된다. 집단은 보조도구의 사용이나 에너지 보존기술 훈련을 위한 요구에 따라 설계된다. 집단 지지와 사회화의 장점을 가지면서 집단 운동을 하는 동안, 바이오피드백과 모니터링 기술은 개인적인 구성원들이 다양한 수준으로 참여할 수 있게 한다. 어떤 집단은 신

표 6-4 다양한 의학적 진단 척도의 비교

Allen Cognitive Level	Medicare Cog. Assist. %	Medicare Physical Assist. %	Rancho Head Trauma	Global Deterioration Scale	Global Assess Scale	GAF DSM-IV Axis V	Age (Bayley Maturational) * appox.
0.8	100	100	I				
1.0	99		II				0~1 mo.
1.2	98		III				1~5 mo.
1.4	96	75					4~8 mo.
1.6	92						4~10 mo.
1.8	88	50		Severe			6~12 mo.
2.0	84	25	IV	7			9~17 mo.
2.2	82	15					10~20 mo.
2.4	78	10			1~10		
2.6	75						12~23 mo.
2.8	70					1~10	
3.0	64		V	Moderately	11~20	11~20	18~24 mo.
3.2	60			severe	21~30		
3.4	54			6	31~40	21~30	
3.6	50				41~50		3 yr.
3.8	46			Moderate		31~40	
4.0	42	8	VI	5	51~60		4 yr.
4.2	38						5 yr.
4.4	34			Mild	61~70		6 yr.
4.6	30		VII	4		41~50	
4.8	25				71~80		
5.0	22	6					7~10 yr.
5.2	18	4			81~90		11~13 yr.
5.4	14	2		3		51~60	14~16 yr.
5.6	10	0	VIII	2	91~100	61~80	17 yr.
5.8	6			No deficits		81~90	
6.0	0			1		91~100	18~21 yr.

체적 재활이나 이완따위의 신체적 형태의 모니터링을 집단 예들은 행동적 기술들이 나타날지라도 신체 역학적/재활적 이라고 불릴 것이다.

인지재활에서 Toglia와 Abreu의 6가지 인지영역(지남력, 집중력, 시각적 처리, 운동계획, 인지와 작업적 행동)들은 집단 활동의 선택을 위한 가이드라인으로써 사용될 것이다. 비슷한 기능적 문제들을 공유하는 사람들은 리더와 함께(3~6인 혹은 8인 이상) 하는 집단 내에서 치료받게 된다. 집단은 여러 가지 맥락들이 같은 전략을 사용해서 나타날 수 있도록 구성되어야 한다. 예를 들어, 집중-유지 전략(연필과 종이를 이용하여)은 페이지에 숫자와 글자를 교대로 연결하는 과제로 훈련한다. 한 집단에서 파트너들은 모니터와 지시해주는 역할을 교대로 할 수 있다. 보드게임, 카드게임, 단어게임을 할 때는 집중력을 필요로 한다. 비슷하게 많은 시각적 처리 과정, 운동계획, 기억과 문제해결전략들은 집단 활동의 배경에서 학습되고 수행될 것이다. 운동의 워크북과 수집된 자료들은 계획한 집단에서 가장 도움이 되는 문헌이다(Dougherty & Randomski, 1987; Toglia & Abreu, 1987). 집단 내에서 인지적 전략을 수행할 때 작용하는 몇 가지 전략들은 다음과 같다.

- 집단 "게임"은 동기부여와 즐거움을 주어야 한다.
- 집단은 기술 사용을 위해 실제 생활환경을 제공한다.
- 치료적 집단은 가이드와 안정을 포함한 훈련을 허락한다.
- 다른 사람으로부터 수행에 대한 피드백은 자기인식을 증가시킨다.
- 다양한 집단의 반응을 관찰하는 것은 기술의 일반화를 촉진한다.
- 적용 가능한 기술들은 논의되고 탐구될 수 있다.

행동주의와 인지행동적 원리에 기초한 정신교육적 집단들은 사회적 기술들이나 스트레스 관리와 같은 기술훈련을 위해 설계되었다. 작업치료사들은 정보 제공과 구조화된 운동의 학습을 포함한 정신교육적 접근(psychoeducational approach)을 종종 사용한다. 경계성 인격장애(BPD)에서 Linehan 박사는 '자기조절 장애'로 정의된 경계성 인격장애 클라이언트들을 위해 논의할 필요가 있는 특별한 이슈를 정했다(1993a).

다음은 경계성 인격장애 클라이언트에 관한 조절장애(dysregulation)의 예이다.

- 감정(emotion)
- 대인관계(interpersonal relationships)
- 행동(behavior)
- 인지(cognition)
- 자아감(sense of self)

집단 중재는 일대일 관계, 치료적이거나 다른 상황에서 피할 수 없는 권력다툼 또는 회피에 대한 바람, 권위를 가지는 것의 어려움, 동료 피드백에 대한 요구 때문에 전형적으로 경계성 인격장애 클라이언트를 대상으로 선택되는 치료법이다. Linehan (1993b)는 정신사회 기술훈련을 위해 특별한 집단 운동을 명시한 워크북을 설계하였다(4가지 주요 분류).

1. 핵심 기억(core mindfulness)
2. 대인 효과(interpersonal effectiveness)
3. 감정 조절(emotion regulation)
4. 고통 인내(distress tolerance)

핵심 기억

이것은 빠른 판단 또는 결론으로 건너뛰기, 감정적 반응에 기초한 행동하기를 억제하기 위해 한 상황에서 유용한 모든 정보에 주의를 기울이고, 한 번에 하나씩 초점을 맞추는 것을 가르친다. 유용한 기술은 쓰기이다. 대립적인 상황을 묘사할 때 시간적 여유를 가지는 것은 반응을 지연시키고 감정적인 마인드에서 합리적이고 분석적인 마인드로 이끈다. 개인의 믿음에 대한 인식과 태도와 논리, 메모하는 행동, 대립 상황에서 개인의 목표를 성취하는데 해롭거나 도움이 되는 감정들은 기억분류에서의 집단 활동의 초점이다.

대인 효과

관계에서 특별한 목표를 달성하기 위한 기술들이나 좋은 관계 획득과 유지 그리고 관계에서 자존감을 유지하는 것은 이러한 집단 활동에서 학습되고 훈련된다. 관계를 방해하는 요소의 인식, 이러한 부정적 요소에 도전하기 위한 전략들 그리고 긍정적 반응의 자기강화도 포함된다. 느낌과 의견의 표현, 협상, 교환과 특별한 제안을 하는 연습을 하는 것은 원만한 대인관계를 형성하고 유지하는데 도움이 된다.

감정 조절

일련의 활동은 감정과 그것들의 가치에 대한 믿음에 도전하는 것부터 시작한다. 감정의 설명과 명명(사랑, 즐거움, 부끄러움, 슬픔, 분노)은 감정의 부정적인 영향에 대한 취약성을 감소시키는 합리적인 접근을 향한 첫 단계가 된다. 효과적인 자기중재에서 활동은 긍정적인 감정을 일깨우고, 긍정적 경험 형성과 고통스러운 감정을 줄이는 단계들에 대한 전략을 포함한다.

고통 인내

집단을 위한 이러한 활동은 위기극복을 위한 기술들을 가르친다. 이 목표는 약물남용과 자해 또는 자살시도와 같은 경계성 인격장애의 전형적인 부정적 행동 반응을 멈추게 하는 것이다. 전환이나 진정 그리고 모멘트 향상(기도, 이완, 심호흡, 단시간의 도피)은 조절에 충분한 시간을 허락한다. "이것은 아주 심하다" 부터 "나는 이것을 극복할 수 있다" 까지 마음가짐을 변화시키도록 훈련한다. 또한 논리의 적용에 따라 활동을 수행한다. 고통의 내성에 대한 찬반양론의 리스트를 작성하고, 활동할 것과 극복을 방해하지 않는 것을 향해 "계획성" 을 연출한다. 일상과제의 만족에 대한 인식 발달과 수용은 일상에 만족하고, 일생은 항상 이상적이지 않다는 기대(예상)를 집단 구성원들에게 심어줄 수 있다.

정신사회적 기술의 범위 내에서 관심은 비판을 피하면서 긍정적 단어들을 사용하는 것에 역점을 둔다. 활동은 기능장애적 가정과 신념을 수정하기 위한 다양한 인지적 재구조화 기술을 사용하고 연습과 시연, 강화, 피드백과 코칭, 모델링과 역할놀이를 포함하는 다른 행동적이고 인지적인 기술들을 초기에 포함하였다. 기술훈련에는 6~8명의 구성원이 적합할 것이고 이들은 워크시트, 배부자료와 과제물로 이루어진 8주의 모듈(module)이 제공될 것이다. Linehan은 다른 전문가들을 포함해서 작업치료사들에게 개방된 변증법적 행동치료에서 훈련할 수 있는 워크샵을 제공한다. 그녀의 *Skills Training Manual for Treating Borderline Personality Disorder* 는 클라이언트 집단들과 사용할 수 있는 유인물이 포함되어 있다(Linehan, 1993b).

리더의 역할

작업치료사의 역할은 이 이론적 틀에서 보다 더 지도적이다. 병원환경은 종종 평가에 초점을 둔다. 치료사는 활동과 과제를 선택하고, 특별한 목표를 향해 계획을 세운 작업을 위해 집단을 구성한다. 목표 달성에서 효율성은 중요하고 작업치료사는 마음속으로 집단과 환경을 구성한다. 치료사의 역할은 그들의 수행을 향상하기 위해 가이드할 수 있는 보조와 힌트 제공이나 질문을 함으로써 집단에서 활동한다. 토의는 특별한 기술의 학습과 특별한 목표의 성취를 위한 강화 원리를 가이드하면서 치료사에게 많은 재지시를 요구할 것이다. 작업치료사는 구성원들에 의해 주어지는 피드백을 만들기 위한 상호작용을 주의해서 모니터해야 한다.

집단의 목표들

목표는 행동적으로 정의되고, 구체적이고, 관측할 수 있고, 측정 가능하다. 작업치료의 목표는 향상되는 기능적인 수행에 초점을 맞추는 현실에서 실용적이다. 이 사실만으로도 행동적 인지접근을 현재의 건강관리 체계에 적합하게 만든다. 측정 가능한 목표는 중재의 필요성을 문서화 하고 정당화 하는 것을 수월하게 만든다. 신체적이거나 인지-지각적 기능장애와 관련된 업무에서, 치료사는 클라이언트의 잠재력을 토대로 하여 집단의 목표를 설정한다. 규범은 생체화학적 영역에서 목표를 설정하는데 도움을 준다(예: 강직성 팔꿈치에서 160~180° 로 관절가동범위 증가). 일시적인 인지장애가 있는 클라이언트는 알렌 인지수준 6이나 Rancho Los amigo의 뇌손상 수준 7이 하나의 적절한 목표가 될 수 있을 것이다. 이성적 사고 능력이 있는 클라이언트를 위한 목표는 통찰력이다. 클라이언트가 그의 인지 손상과 비이성적인 신념의 영향을 이해할 때만 통찰력을 가질 수 있으며 그에 따라 변할 것이다. 그것은 생각을 바꾸면 행동이 바뀔 것이라는 가정이 있다. 그러므로, 목표는 감정적이거나 공공연한 행동 요소들 보다는 사고과정들을 다룰 것이다.

작업치료에서 널리 알려진 문헌은 목표 선택에서 문화와 개인적 가치의 중요성을 강조해왔다. 클라이언트의 선호도와 사회적 기대들은 목표를 결정하는데 한 부분으로 작용할 것이다. 연구는 의미있는 과제가 동기부여 향상과 클라이언트의 최대 노력의 성과를 이끌어낸다는 것을 보여주고 있다. 장기 목표는 기대되는 환경이나 문화와 사회적 역할에 기초한 각 클라이언트와 협력적으로 설정될 것이며, 집단 내에서 제한된 선택들이 제공될 수 있다. 그래서 개인적인 흥미와 선호도는 집단 경험 안으로 통합될 것이다.

활동 예시

작업치료사들은 정신교육적 집단들에서 집단 학습을 높이기 위해, 많은 특별한 행동적 기술을 사용하고 적용한다. 이러한 기술 중 어떤 것은 매우 강하게 인식되기 때문에 특별한 훈련없이 사용되는 것은 위험하다. 이러한 기술들은 공포와 불안한 상황을 조성하기도 한다. 그리고 충분히 각성되어 있는 클라이언트를 관리하는 것은 보다 진보된 치료적 기술들을 요구한다.

그러나 완화에서 상상화와 시각화는 구조적인 활동으로 통합되거나 그리기, 조각이나 극적인 역할놀이로 확장될 것이다. 상상화나 시각화의 사용은 많은 작업치료사들에게 도움이 되는 기술이다. 예를 들면, 유도된 상상은 이완을 강화할 수 있고 창조성과 자기인식을 촉진할 수 있다. 한번 목표를 선정할 때, 그들의 성공적인 성취로 시각화된 이미지는 동기부여를 돕는다. 다양한 종류의 이미지 그리기는 특별한 목표를 위한 집단을 구조화하는 하나의 방법이다.

집단 문제 해결, 저널을 가지고 있는 것, 과제물을 배부하는 것의 개념은 작업치료 집단에서 유용한 개념이다. 행동 리허설은 사회능력을 배우고 연습해보는데 유용하다. 다른 기술들은 특정한 생각이나 행동을 바꾸고 자기 보상, 처벌이나 믿음을 글로 쓰고 그 문장이 맞는지 아닌지 쓰고 생각, 감정, 행동을 긍정적인지 부정적인지 쓰는 것이 있다. 독자들은 더 알고싶은게 있으면 McMullin' s *Handbook of Cognitive Therapy Techniques*(1986), Linehan' s *Skills Training Manual for Treating Borderline Personality Disorder*(1993b), Moyers' *Substance Abuse: A Multi-Dimensional Assessment and Treatment Approach*(1992) and Precin' s *Living Skills Recovery Workbook*(1996)을 참조하여라.

이장의 끝 부분에 인지 행동적 집단의 몇 가지 예시가 있다(활동예시 6-1부터 6-8까지). 이것들은 다음의 분류 중 하나에 속한 것으로 생각된다: 생체역학적 · 재활적, 인지 재활적 또는 정신교육적. 이러한 분류는 모두 행동적이고 인지적인 원칙, 기술과 전략을 사용한다.

집단 리더십

7단계 집단 형식은 구조가 바뀌지 않는다. 이 준거의 틀 안에서 집단들은 보다 구조화 된다. 집단의 시작은 특정 문제들을 정의하거나 협력적인 목표 설정에 역점을 둔다. 치료사는 집단이 구성하기 전에 이것을 개인적으로 해도 좋다.

서론

이런 종류의 집단은 사전 연습 없이 바로 요점으로 들어갈 것이다. 목표와 목적에 대해 좀 더 철저한 설명이 있을 것이고, 기대치는 행동적 언어로 나타나고, 집단은 그들의 진행이 어떻게 평가될지 듣게 될 것이다. 집단의 시간적 틀은 구성원의 인지 기능의 수준과 일치해야 한다.

활동

인지행동적 집단들은 대처기술 학습과 과제 수행을 향상시키는데 초점을 맞춘다. 일반적으로 과제를 하는데 있어 그 단계의 짧은 강의나 실제적인 과제를 수행하면서 교훈적인 가르침이 주어진다. 활동은 실행 경험과 기회를 학습하는 것이다. 예를 들면, 레저기술 집단에서 구성원들은 일련의 특별한 활동들을 배운다; 뜨개질 하는 방법, 요리하는 방법, 물고기 잡는 방법, 카드게임 하는 방법. 스트레스 관리 집단에서는 작업치료사가 심장혈관의 건강, 고영양 식이, 점진적인 이완을 활동과 관련지어서 간단한 강연을 한다. 나머지 시간은 토론과 증명을 위해 남겨두고, 회기의 3분의 2정도까지 차지할 만큼 오래 걸릴 것이다.

공유

구성원들이 워크시트와 같은 개인 활동을 끝냈다면 이제는 큰 소리로 읽고 집단이 볼 수 있게 하는 시간이다. 리더는 인지와 피드백을 주고 같은 것을 하기 위해, 다른 집단의 구성원들을 격려해야 한다. 인지재활 집단에서 이것은 자기평가와 결과를 비교할 수 있는 하나의 기회이다. 리더들은 경쟁을 자극해서는 안 되며, 각 구성원들이 자신의 수행을 예측하고 모니터할 수 있는 방법을 강조해야 한다. 인지행동적이고 정신교육적인 집단에서 다른 사람에게 받는 피드백은 학습을 위한 중요한 사회적 강화이고, 모든 구성원들에게 제공되어야 한다. 피드백은 대부분 낮은 수준 집단에 있는 치료사와 높은 수준 집단의 동료 구성원으로부터 나온다.

처리

집단의 근본적인 원동력에 대해 이야기하는 것은 주된 것이 아니다. 상호작용의 대부분은 선생님이 학급의 학생들과 상호작용하는 것처럼 리더와 각 구성원들 사이에서 이루어져야 한다. 그러나, 집단의 느낌이나 절대적인 힘이 집단 학습을 방해한다는 느낌이 들면 치료사는 일시적으로 집단의 집중도를 다뤄야 한다. 그러나, 활동에 대한 느낌이 무시되어야 한다는 것이 아니다. 토의의 이 부분은 활동에서 나타난 문제인 만큼 긍정적이든 부정적이든 감정의 솔직한 표현을 해야 한다. 집단 에너지는 과정 중에 의욕이 저하되고 수행기능 저하에 적응이 어려운 구성원들을 지지함으로써 회복될 수 있을 것이다. 집단의 리더들은 잘못된 희망을 제공받는 것과 구성원들의 아첨을 조심해야 하고, 토의는 초점과 통제를 유지해야 한다.

일반화

귀납적 추론은 경험으로부터 학습되기까지 일반적인 원칙들을 제안하기 위해 구성원들로부터 힘을 얻는다. 귀납적 추론은 특별한 많은 예부터 일반적인 원칙이나 이론을 세우는데까지 증거를 모으는 것을 포함한다. 구성원들은 그들이 다른 구성원들로부터 공유와 처리단계에서 희망적으로 수행된 경험들에 대한 몇 가지 반응을 들었을 때 가장 잘 할 수 있다. 잘 계획된 집단에서 구성원들에 의해 제안된 일반적인 원칙들은 집단 목표와 일치할 것이다. 이것이 자발적으로 일어나지 않는다면, 치료사는 집단을 도와 연결을 만들어야 한다. 예를 들면, 인지재활 집단에서 구성원들은 그들이 경험해 보면서 느낀 특별한 전략을 말로 나타내기 위한 기회를 가질 것이다. 그들이 정보를 처리하는데 있어 자신의 능력에 대하여 학습한 것을 적고, 그들이 받은 통찰을 요약한다.

적용

이 부분은 토의의 다른 어떤 부분보다도 중요하다. 효과적인 집단은 클리닉부터 지역사회 환경까지 행동변화를 수반할 것이다. 새롭게 학습된 전략들이 일상생활에서 어떻게 구체적으로 적용되는지에 대한 개방 집단 내에서의 토의는 행동변화 전달의 가능성을 증가시킬 것이다. 구성원들은 그들이 집단을 떠나기 전에 새로운 지식이나 기술을 적용하는 방법을 정확히 알아야 한다. 적용은 구체적이고 개인적인 상황에 이론적 아이디어를 적용하는 연역적 추론이 요구된다. 종종 치료사들은 질의와 실제적인 예를 제공하면서 이러한 추론을 구조화해야 한다. 그 다음에 구성원들은 이것을 어떻게 하는지에 대한 아이디어를 공유할 것이다. 집단에 의해 행해지는 이런 활동들은 일반적으로 특별한 문제에 역점을 두기 위해서 계획된다. 그래서 적용은 일반적으로 최초의 집단 경험 안에서 설계된다. 클라이언트들이 특정한 기술의 유용성에 대해 알고 있는 집단을 떠난다면 그들은 이것을 가족 구성원과 보호자들에게 말할 수 있을 것이고 자기 강화의 과정을 시작할 수도 있을 것이다. 학습한 것을 적용시키기 위해서 치료사들에게 과제를 받을 수도 있을 것이다. 과제가 주어졌을 때는 기간이 정해져야 하고, 구성원들은 언제 어디서 그들의 과제활동 보고서를 제출해야 할지 알아야 한다.

요약

치료사가 언어적 요약을 하는 것은 준거의 틀을 통해서 지속될 관례이다. 여기서 그것의 주된 목적은 학습을 강화시키기 위해서이다. 대부분의 경우 치료사들에 의해 가장 잘 수행된다. 회기에서 중요한 부분을 강조하고 구성원들에게 긍정적인 피드백을 제공하는 것은 중요한 요소들이다. 단 몇 분의 차이가 학습한 것 중에서 무엇이 잊혀지고 기억될지 차이를 만든다. 다음 주에 있을과제나 발표를 잊어버리지 않게 하는 것 또한 적절하다.

참고문헌

Abreu, B., & Toglia, J. (1987). Cognitive rehabilitation: A model for occupational therapy. *American Journal of Occupational Therapy, 41*, 439-448.

American Occupational Therapy Association. (2002). Occupational therapy practice framework: Domain and process. *American Journal of Occupational Therapy, 56*, 609-629.

American Psychiatric Association. (2000). *Diagnostic and statistical manual* (4th ed., revised). Washington DC: Author.

Bandura, A. (1977). *Social learning theory.* Englewood Cliffs, NJ: Prentice-Hall.

Beck, A. (1976). *Cognitive therapy and emotional disorders.* New York: International University Press.

Bracy, O. (1986). Cognitive rehabilitation: A process approach. *Journal of Cognitive Rehabilitation, Mar/Apr*, 10-17.

Bruce, M., & Borg, B. (2002). *Psychosocial frames of reference: Core for occupation-based practice.* Thorofare, NJ: SLACK Incorporated.

Corey, G. (1996). *Theory and practice of counseling and psychotherapy* (5th ed.). Monterrey, CA: Brooks/Cole.

Denton, P. L. (1987). *Psychiatric occupational therapy: A workbook of practical skills.* Boston: Little, Brown, & Co.

Dougherty, P., & Radomski, M. V. (1987). *The cognitive rehabilitation workbook.* Rockville, MD: Aspen.

Duncombe, L. (1997). Cognitive behavioral model in mental health. In N. Katz (Ed.), *Cognition and occupation in rehabilitation: Cognitive models for intervention in occupational therapy.* Bethesda, MD: American Occupational Therapy Association.

Duncombe, L., & McCraith, D. (1997). *Cognitive approaches for psychosocial evaluation and intervention, AOTA, SIS Practice.* Phoenix: Paper Presentation.

Ellis, A. (1973). *Humanistic psychology: The rational emotive approach.* New York: McGraw-Hill.

Ellis, A., & Harper, R. (1975). *A new guide to rational living.* North Hollywood, CA: Wilshire Book Co.

Fidler, G. (1996). Lifestyle performance: From profile to conceptual model. *American Journal of Occupational Therapy, 50*, 139-147.

Greenfield, J. M., & Godinez, M. (1989). *Stroke patients learn independence by leading their own therapy group.* Bethesda, MD: American Occupational Therapy Association.

Harlowe, D., & Yu, P. (1997). *The ROM dance: A range of motion exercise and relaxation program.* Madison, WI: Uncharted Country Publishing.

James, W. (1985). Habit: Its importance for psychology. *OT in Mental Health, 5*(3), 55-67.

Katz, N. (1997). *Cognition and occupation in rehabilitation: Cognitive models for intervention in occupational therapy.* Bethesda, MD: American Occupational Therapy Association.

Linehan, M. (1993a). *Cognitive-behavioral treatment of borderline personality disorder.* New York: The Guilford Press.

Linehan, M. (1993b). *Skills training manual for treating borderline personality disorder.* New York: The Guilford Press.

Luria, A. (1973). *The working brain.* New York: Basic Books.

Luria, A. (1980). *Higher cortical functions in man.* New York: Basic Books.

Macdonald, K. (1998). Adaptation. In *Disseration Abstracts.* New York: New York University.

Macdonald, K. (1998). Adaptation. In *Disseration Abstracts.* New York: New York University.

McMullin, R. E. (1986). *Handbook of cognitive behavioral techniques.* New York: Norton.

Mosey, A. (1986). *Psychosocial components of occupational therapy.* New York: Raven.

Moyers, P. (1992). *Substance abuse: A multi-dimensional assessment and treatment approach.* Thorofare, NJ: SLACK Incorporated.

Posthuma, B. (2002). *Small groups in counseling and therapy: Process and leadership* (4th ed.). Boston: Little, Brown & Co.

Precin, P. (1996). *Living skills recovery workbook.* Boston: Butterworth Heinemann.

Robertson, S. (1988). *Mental health focus.* Rockville, MD: American Occupational Therapy Association.

Skinner, B. F. (1953). *Science and human behavior.* New York: Macmillan Co.

Stein, F., & Nikolic, S. (1989). Teaching stress management techniques to a schizophrenic patient. *American Journal of Occupational Therapy, 43*, 162-169.

Toglia, J. (1991). Generalization of treatment: A multicontext approach to cognitive perceptual impairment in adults with brain injury. *American Journal of Occupational Therapy, 45*, 505-516.

Toglia, J. (1997). A dynamic interactional approach to cognitive rehabilitation. In N. Katz (Ed.), *Cognition and occupation in rehabilitation: Cognitive models for intervention in occupational therapy.* Bethesda, MD: American Occupational Therapy Association.

Toglia, J. (2003). Multicontext treatment approach. In E. Crepeau, E. Cohn, & B. Boyt Schell (Eds.), *Willard & Spackman's occupational therapy.* Philadelphia: Lippincott, Williams & Wilkins.

Toglia, J., & Abreu, B. (1987). *Cognitive rehabilitation.* New York: Authors.

Trombly, C., & Radomski, M. V. (Eds.). (2002). *Occupational therapy for physical dysfunction* (5th ed.). Philadelphia: Lippincott, Williams & Wilkins.

Van Deusen, J., & Harlowe, D. (1987). The efficacy of the ROM dance program for adults with rheumatoid arthritis. *American Journal of Occupational Therapy, 41*(2), 90-95.

Velde, B., & Fidler, G. (2002). *Lifestyle performance: A model for engaging the power of occupation.* Thorofare, NJ: SLACK Incorporated.

Webster's College Dictionary. (1991). New York: Random House.

White, R. H. (1967). Competence and the growth of personality. In *Science and Psychoanalysis, Vol. XI, The Ego.* New York: Grune and Stratton.

Wright, J., Thase, M., Ludgate, J., & Beck, A. (1993). *The cognitive milieu: Structure and process in cognitive therapy with inpatients.* New York: Guilford.

행동적 인지
활동 예시 6-1

나는 기억할 수 있다(인지재활)

I Can Remember(cognitive rehabilitation)

준비물

트레이 위에 3개의 다른 분류로 선택되는 20개의 물건(예: 부엌에서 일반적으로 사용되는 것, 사무실에서 일반적으로 사용되는 것, 욕실에서 사용되는 위생도구들), 물건을 덮는 타월, 각 구성원을 위한 연필과 종이 그리고 각 구성원을 위해 물건의 이름을 알려주는 인쇄된 목록(예: 전화기, 자, 액자, 우체통, 야구공, 램프, 주전자, 곰 인형, 보트)

전략

반복과 시연, 분류와 집계

방법

활동의 목적에 대해 설명한다. "우리가 물건들을 기억해야 하는 이유들은 많이 있습니다. 기억하기 위해 중요한 것들은 무엇인가요? 오늘 우리는 당신이 물건들을 기억하는데 도움이 되는 2가지 전략을 실행할 것입니다."

반복과 시연

당신이 기억하고 싶은 것이 있을 때, 그것을 스스로에게 많이 말한다. 예를 들면, 당신이 지금 누군가를 만났을 때, 그 사람의 이름을 4~5번 말한다. 당신이 이렇게 하면서 그 사람을 보는 것은 그 이름과 얼굴을 당신의 머리 속에서 연결되게 할 것이다. 이것을 실행하기 위해, 다른 사람에게 그를 소개한다(그들이 이미 서로 알고 있다면, 그들의 이름을 사용하는 것으로도 충분함). 대화할 때 문장에서 상대방의 이름을 사용하는 것도 하나의 방법이다. "만나서 반가워요, Henry." 또는 "Henry, 오늘은 어때요?"

다음으로 우리는 단어의 목록을 기억하기 위해서도 같은 전략을 사용할 수 있을 것이다(프린트된 목록을 줌). 당신의 워크시트에 일반적인 물건들을 1~10으로 숫자화해서 목록화하여 적을 것이다. 시작하기 전에 당신이 이러한 항목들 중에서 1분 후에 기억할 수 있다고 생각하는 것이 몇 개인지 예측해 보고, 종이 위에 그 숫자를 적는다. 지금부터 단어를 계속해서 반복과 시연해서 외우기를 시작한다(1분). 시간이 다 되면 기억할 수 있는 한 많이 단어를 적는다. 다른 종이를 봐서는 안된다. 당신이 예측한 것과 비교한 결과는 어떤가? 목록을 다시 보고 실수한 것들을 바르게 고치고, 원한다면 이것을 반복할 수 있다.

다음으로, 우리는 우리가 본 물건을 기억하는 것을 연습할 것이다. 나는 물건들이 가득 있는 트레이를 당신에게 보여줄 것이다. 그리고 당신은 그것들을 1분 동안 볼 것이다. 그 시간 동안 당신은 각 물건의 이름을 말할 수 있다. 내가 물건의 트레이를 덮었을 때, 당신은 기억할 수 있는 한 많은 물건의 이름을 적는다. 물건을 덮자마자 종이를 나눠줄 것이다. 메모를 해서는 안된다(책상 중앙에 트레이를 놓고, 1분 동안 그것을 덮지 말고 이후에 그것을 다시 덮음).

행동적 인지
활동 예시 6-1

나는 기억할 수 있다(인지재활)(계속)

I Can Remember(cognitive rehabilitation)

분류와 집계

우리가 사용할 두 번째 전략은 당신이 기억하기를 희망하는 항목들을 세어보는 것이다. 그리고 범주별로 분류하는 것이다. 우리가 이것을 시도할 때, 먼저 물건들을 세고 어떻게든 관련되는 것의 항목들을 기억하려고 시도한다. 이러한 전략에 우리가 이미 연습한 반복과 시연도 사용한다. 이 트레이에 3가지 범주의 물체들이 있다. 누군가 이것들이 무엇인지 알아차렸나(필요한 전략들을 토의하고 명확히 함. 백지를 나눠줌)? 시작하기 전, 우리는 우리가 기억할 수 있는 항목의 수가 몇 개인지 예측할 것이다. 그리고 종이 모서리에 숫자를 적는다. 지금부터 시작한다(1분 동안 덮지 않은 트레이 그리고 다시 덮기). 당신이 기억할 수 있는 것들을 적는다(기다린다). 얼마나 많은 아이템이 있나? (20) 각 범주에 몇 개가 있나? 하나의 완성된 목록을 만들어 보자. 3가지 범주를 적은 후, 그 항목들을 분류한다. 마쳤을 때, 실수를 스스로 수정하기 위해 다시 트레이를 보여준다. 분류가 보다 많은 아이템을 기억하는데 도움을 주었나? 지금 당신의 예측과 비교해본다. 토의는 구성원들이 지난주 동안 그들이 사용한 이러한 전략들에 대해 토의한다. 숙제도 필요하다면 줄 수 있다.

행동적 인지
활동예시 6-2

우선순위 설정(정신교육적)

Setting Priorities(psychoeducational)

이 활동은 약물남용 클라이언트를 위한 시간관리 워크샵의 회기로 사용된다. 이 활동은 서로 잘 알지 못하는 클라이언트의 서먹함을 해소하기 위해 제공되고, 집단을 위한 목표를 세우는데 도움을 준다.

준비물

가치관 조사 워크시트(values survey worksheets), 연필

방법

"종종 우리가 시간을 보내는 것들이 우리가 원하는 것들이 아닐 때가 있습니다. 우선순위 설정은 우리에게 중요한 것과 먼저 해야하는 것을 결정하는 것을 의미합니다. 시간을 계획하기 위한 첫 단계로써, 우리가 가치있게 여기는 것을 찾을 것" 이라고 활동을 간단히 소개한다.

(가치관 조사 워크시트를 나눠줌) 클라이언트에게 가치관을 열거하는 것에 대해 생각하고, 중요한 순서대로 번호를 붙이는데 10분을 준다. 1번은 가장 중요한 항목에, 2번은 그 다음으로 중요한 항목에, 8번은 가장 덜 중요한 항목에 써야하며, 같은 번호를 여러 번 쓸 수는 없다.

(상위 3개 가치관을 공유하기 위해 각 구성원들에게 묻고, 어떻게 이러한 가치관들이 삶의 한부분이 되었는지 토의함)

가치관 조사 워크시트의 아래 부분에 당신의 상위 3개 가치관들을 적고, 그 가치관을 반영하는 한 가지의 구체적 목표를 각각 아래에 적는다. 예를 들면, "내가 원하는 것을 하는 자유" 가 당신의 가치관 중의 하나라면, 당신의 목표는 부모님 집에서 나오고 당신 소유의 아파트를 갖는 것일 수 있다. 5분 동안 이것을 하세요.

당신의 목표를 보면서, 이번 주에 수행할 목표 하나를 선택한다. 목표를 수행하는데 도움을 주기 위해, 이번 주말에 계획할 수 있는 하나의 활동을 설문지의 바닥에 적어보자.

가치관 조사 워크시트

Values Survey Worksheet

방법

8개의 일반적인 가치관을 여기에 열거해보자. 이러한 가치관들과 관련해서 자신의 삶에 대해 생각하고, 그 다음에 당신이 가장 중요하다고 생각하는 것을 1번으로 시작해서, 두 번째로 중요한 것은 2번, 가장 덜 중요한 8번까지 각 항목에 하나의 번호를 붙여보자. 어떤 번호도 여러 번 사용해서는 안된다.

_________ 좋은 애정 관계

_________ 재정 안정

_________ 만족스러운 종교적 믿음

_________ 내가 원하는 것을 하는 자유

_________ 의미 있는 가족생활

_________ 선택한 직업에서 성공

_________ 흥분과 모험

_________ 많은 수입

가장 중요한 가치:

목표:

두 번째 중요한 가치:

목표:

세 번째 중요한 가치:

목표:

목표를 달성하기 위해 계획한 활동:

행동적 인지
활동예시 6-3

자신의 질병에 대해 다른 사람에게 말하기(정신교육적)

Telling Others About Your Illness(psychoeducational)

이러한 행동인지적 활동은 질병에 대처하는 클라이언트 집단의 한 부분이 된다. 그 집단은 매주 질병 대처의 다른 양상에 대한 간단한 강연을 받고, 뒤이어 관련된 활동에 참여한다. 이러한 활동들은 역할 놀이와 행동적 시연 그리고 사회적 강화로써 집단의 지지를 사용한다.

준비물
집단의 가운데에 두 개의 의자를 위치시킴

방법
각 클라이언트는 가운데 놓인 의자에 돌아가면서 앉는다. 먼저 자신의 병이 무엇인지 그리고 그것에 대해 다른 사람에게 말하기 어려운 이유를 집단에 말하게 한다. 그리고 그 클라이언트는 동료 중에 한 명과 활동하기 위해 구성원들 중에 한 명을 선택한다. 치료사는 관리자이며, 다음과 같이 지시한다.

친구나 동료: 클라이언트가 어떻게 하는지 묻고 그에 따른 질문을 한다.

클라이언트: 실제 대화하는 것처럼 대답한다.

클라이언트: 지금 당신의 친구와 위치를 바꾸고 그들의 질문에 대답한다. 다시 위치를 바꾸고 자신이 된다. 질병에 대해 어떻게 느끼는지 당신의 친구에게 말한다. 약 5분 동안 각각의 대화를 유지한다. 구성원들은 지원자가 되고 강요해서는 안된다.

각각의 토의 후, 그 집단은 역할놀이에 반응하고 토의하는 것을 요청받는다. 진짜인가? 표현이 자유롭다고 느끼는가? 토의를 돕는 다른 방법은 무엇인가?

행동적 인지
활동예시 6-4

상상 이완 활동(생체 역학적 / 재활적)

Relaxation Fantasy Activity(biomechanical / rehabilitative)

이 활동은 스트레스 관리 집단의 하나이고, 그 안에서 구성원들은 시각화 기술을 사용하고 긴장상태를 조절하기 위한 상상을 가이드한다.

준비물

카펫으로 덮인 열린 공간, 편한 복장을 입은 클라이언트, 각각의 베개

방법

구성원들은 바닥에 둘러 앉아 무릎 위에 베게를 둔다. 다른 사람과 닿지 않으며, 두 팔을 뻗고 누울 수 있을 만큼 충분히 거리를 둔다.

1. 소개－이완은 당신의 신체와 마음에서 같이 일어난다. 그래서 당신이 이완되고 스트레스로부터 신체가 자유롭기를 원한다면, 당신의 마음을 선도해야 한다. 당신의 마음이 걱정에 몰두할 때 이완되는 것을 느끼는 것은 매우 어렵다. 당신이 이러한 운동을 함으로써, 당신의 머리 안에 들어오는 시각적 이미지에 집중하도록 한다. 당신의 신체 자세를 움직이기 위해 지시가 주어질 것이다. 눈을 감고 만들어낸 심상을 놓치지 않아야 한다.
2. 당신은 바쁘고 스트레스가 많고, 지루한 날에 30분간 이완시간을 갖는다. 아마도 해야 할 일이 많거나 힘든 상황이 있을 것이다. 이러한 것들을 다음 30분 동안 당신의 마음 밖으로 치워둔다. 그 후에 당신이 이완되었을 때, 당신은 삶의 혼란에 대처하는 더 많은 에너지를 가지게 될 것이다.
3. 큰 범위 안에서 당신의 머리 위로 두 팔을 뻗는 것을 시작한다. 당신의 입을 넓게 벌려라. 베게를 당신의 엉덩이 뒤에 두고 무릎을 뒤로 젖혀라. 눈을 감고 당신의 앞에 있는 방을 가로질러 멀리 있는 문을 상상해라. 당신의 자세 변화 없이, 문을 향해 스스로 걸어가는 것을 상상해라. 마치 걷는 것처럼 당신의 다리, 발목, 무릎과 엉덩이를 움직여라. 오른쪽 다리에 힘이 들어 갈 때 왼쪽 다리는 이완된다. 발가락들은 스텝을 만들고, 그 스텝을 천천히 내리고 오른쪽 다리에 힘을 주면서 숨을 들이쉰다. 그 다음 왼쪽 다리에 힘을 주면서 숨을 내뱉는다. 당신이 문에 접근함에 따라, 당신의 스텝은 점점 느려진다(2분). 당신이 문에 손을 뻗을 때, 문 앞에 서고 호흡을 천천히 계속한다.
4. 앉는 자세로 당신의 팔로 자신을 밀어라. 당신은 여전히 눈을 감고 있고, 구부려서 문에 있는 작은 구멍을 통해 엿본다. 당신은 환영을 받는다. 반짝거리는 수영장이 있는 양지의 안뜰은 사랑스럽다. 주변에는 깨끗하고 편안한 라운지 의자들이 있다. 더 잘 보기 위해 앞으로 구부리면서 당신의 손을 바닥에 놓아라. 당신의 등을 늘어나게 하고 허벅지 뒤쪽이 늘어나는 느낌이 날 때까지 당신의 팔을 앞을 향해 밀어라.
5. 눈을 계속 감고, 당신의 가슴으로 무릎을 구부려라. 한 손으로 각 무릎을 잡고서, 당신의 무릎이 문 손잡이라고 상상해라. 당신의 등을 곧게 펴면서 손잡이를 부드럽게 당겨라. 그리고 나서 문을 넓게 열고 가라. 당신은 그 문을 통해 지나가기 때문에 그 날 모든 걱정들에서 떠난다. 문의 다른 부분은 걱정하지 마라. 스트레스 받지 마라.

행동적 인지
활동예시 6-4

상상 이완 활동(생체 역학적 / 재활적) (계속)

Relaxation Fantasy Activity(biomechanical / rehabilitative)

6. 눈을 뜨지 말고, 당신의 다리를 쭉 펴고 당신이 편안한 라운지 의자에 누워서 머리 밑의 베게를 움직여라. 태양은 따뜻하고 좋은 느낌이다. 당신이 스웨터셔츠 안에 수영복을 입은 것을 그려봐라. 여전히 누워있으면서, 스웨터셔츠를 벗으려고 한다. 먼저, 엉덩이 가까이에 손을 올려놓고 엉덩이를 살짝 들어올리기 위해 팔꿈치를 아래쪽으로 민다. 그 다음 팔꿈치는 바닥에 둔 채로, 가슴높이로 손을 올린다. 어깨를 바닥에서 약간 들어올리면서 베게쪽으로 머리를 밀어라. 멈추고 호흡해라. 지금 당신의 머리는 베게에서 떨어져 들려있다. 천천히 숨을 내쉬는 동안 당신의 양쪽으로 팔을 천천히 되돌려 놓는다. 따뜻한 햇살을 즐기면서 천천히 호흡하고 누워 있는다(2분).

7. 당신의 몸이 이완되었는지 확인한다. 손가락과 발가락을 움직여본다. 오른쪽으로 머리를 돌린 다음, 왼쪽으로 돌려라. 긴장되어 있다면 흔들어라. 목 뒤를 손으로 누르고 목 근육을 마사지해라. 천천히 호흡을 유지하고 따뜻한 햇살 아래 누워 이완되는 것을 느껴라(2분).

8. 태양은 지금 뜨거워진다. 아마도 수영해야 할 시간이다. 다시 앉은 자세로 일어나고 당신의 가슴을 무릎쪽으로 가져가라. 지금 당신은 수영장의 가장자리에 앉아 있다고 상상해라. 시원한 물속으로 다리를 흔들어라. 왼쪽으로 주위를 돌고 아래를 본다; 오른쪽으로 주위를 돌고 아래를 본다. 이 신호는 "수영하기 좋은 날이다" 라는 것을 뜻한다. 물속으로 내려감에 따라 당신의 복부위로 천천히 방향을 바꾼다.

9. 당신 복부는 떠오름에 따라 당신의 베게는 구명기구가 된다. 당신이 당신의 다리를 천천히 차면서 베게를 유지해라. 당신의 발이 바닥에서 떨어지지 않아야 한다. 물을 통해 당신을 움직이기 위해 노력할 필요는 없다. 당신의 몸은 무겁게 느껴지지 않는다. 지금 당신이 오른쪽 다리를 차면서 숨을 마시고 왼쪽 발을 차면서 숨을 내쉰다. 수영장 끝에 다다랐을 때, 한손으로 구명기구를 잡은채 손을 번갈아가면서 다시 밀어재쳐라.

10. 당신의 팔꿈치를 들어 올리고 갈비뼈 아래로 베게를 밀어라. 당신의 팔꿈치에 기대면서 그것으로 가슴을 지지한다. 천천히 호흡을 유지하고, 귀를 향해 어깨를 들어 올려라. 조금 천천히 올려라. 지금 당신은 이완되고 상쾌해지고 에너지를 가진다. 긴장되거나 스트레스 없이 생활할 수 있다. 당신은 수영장을 나와서 문 앞에서 물기를 없앤 후, 다시 옷을 입는다. 이제 당신은 문을 지나서 세상을 떠맡을 준비가 되었다. 준비가 되었다면 눈을 떠라.

행동적 인지
활동예시 6-5

우리 지역사회 시설물

Building Our Community(psychoeducational)

이 활동은 정신건강 문제를 가진 내담자의 독립적인 생활에 초점을 맞춘 정신교육적 집단의 하나이다. 이 회기의 목표는 집단이 지역사회 자원을 인식하는 것을 돕는 것이다.

준비물

1/4in 두께의 합판(정사각형, 30×30in), 작은 나무 블록(여러개), 여러 색 포스터 페인트 병, 브러쉬, 접착제. 이 설계를 완성하기 위해 2회기가 걸릴 것이다.

방법

우리가 살고 있는 곳의 지역사회 자원들과 서비스에 대한 토의부터 시작한다. 작업치료사는 그들이 지역사회에서 사용하기 위해 필요한 서비스 목록을 작성하는 것을 돕는다. 전형적인 목록은 병원, 식료품 가게, 백화점, 약국, 경찰서, 소방서, 학교, 영화관을 포함한다. 그들이 각각 필요한 이유와 그것을 어떻게 사용하는지 토의한다.

그 다음, 집단 구성원들은 그들이 살고 싶은 지역사회를 블록들로 건축한다. 각 구성원들은 접착제가 붙어있는 블록들로 학교, 영화관 등을 건설하고 구성하기 위해 한 개 이상 지역사회 자원을 선택한다. 빌딩들을 색칠하고 라벨을 붙이기 위해 색깔기호들을 색칠한다. 거리, 주차장, 공원, 호수는 필요하다면 합판 위에 직접 그린다(그림 6-3).

토의 / 요약

활동하는 동안 공유가 이미 이루어졌다. 구성원들은 활동하는 것과 결과에 대해 어떻게 느끼는지 질문을 받는다. 유용성과 중요성을 고려하여 지역사회에 있어야 할 시설과 기관을 선택하게 된다. 이 중 몇몇은 일찍이 일반화 되었는데, 이것은 개인적 필요에 적절하게 부합하도록 지역사회 시설에 대한 접근성과 유용성을 높이기 위해 고안되었다. 그 후에 각 구성원들은 자신의 지역이나 지역사회와 그들이 만든 "모델"을 비교한다. 응용에는 현재 혹은 미래의 공동체 자원을 사용하기 위한 각 구성원의 계획이 포함된다.

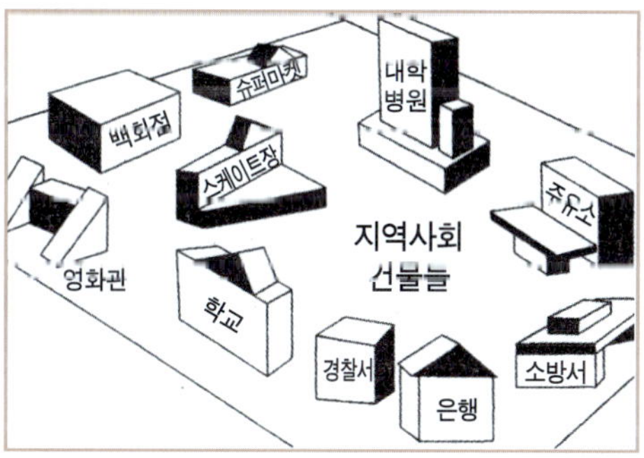

그림 6-3 우리의 지역사회

행동적 인지
활동예시 6-6

운동 집단(생체역학적 / 재활적)

Exercise Groups(biomechanical / rehabilitative)

음악에 맞춰 운동하거나 춤추는 활동들은 치료적 도구로써 좋은 기능을 한다. 일반적으로 모임이나 집단 댄스는 작업치료의 목적에 가장 적합하다. 관절가동범위 또는 근력 증진이나 유지를 목적으로 하는 신체적 장애 영역에서 이러한 목표를 성취하기 위한 집단 활동들은 개인적 운동프로그램보다 즐거우며 동기를 부여해 준다. 이런 집단의 좋은 예는 위스콘신에 있는 Mary' s 병원에 있는 Diane Harlowe와 Patrica Yu에 의해 개발된 류마티스 관절염 클라이언트를 위한 운동프로그램이다. 이것은 의자에 앉은 관절염 클라이언트들 집단과 행해진 판타시 활동(fantasy done)이다. 그 행동들은 신체의 대부분의 관절들에 관해서 체계적으로 ROM을 거친다. 움직임의 순서를 한번 배우고, 오디오테이프 설명을 들으면서 클라이언트가 집에서 반복할 수 있다.

Greenfield & Godinez는 뇌졸중으로부터 회복되는 사람들을 위해 비슷한 집단 "self range of motion exercise"을 소개하였다(1989). 그들은 운동을 수행하는데 있어 완전의존부터 독립적 범위까지의 운동을 위한 8개의 기술단계들을 정의했다.

같이 집단 활동을 하면서 상호 지지, 격려와 피드백을 제공하기 위해 집단의 잠재성을 사용하는 것이 중요하다. 그것을 도와주는 방법과 이유에 대해 언어적 강화 및 과정 확인과 교육을 결합한다. 구성원들을 다시 오도록 만드는 것은 집단의 사회적, 감정적 측면이다.

행동적 인지
활동예시 6-7

지도 읽기(인지재활)

Map Reading(cognitive rehabilitation)

인지손상 클라이언트의 집단은 시각적 처리와 언어적 의사소통 기술을 향상시키는데 목적이 있다. 그들에게 지역사회의 지도와 10개 지역 목록이 적힌 워크시트를 준다. 다음은 과제의 예들이다.

1. Merritt 공원에서 Main street에 있는 Trumbull 쇼핑몰까지 가는 방향을 적으시오.
2. Madison 구석과 Stonehouse roads에서 Trumbull 고등학교까지 가는 방향을 적으시오.
3. Tashua Road에 있는 골프코스에서 브리지포트라인에 Main street로 가기 위한 두 가지 길을 설명하시오.
4. Teller와 Whitney에서 Church 거리에 있는 동물수용소까지 가는 것을 누군가에게 알려주시오.
5. Indian Ledge Road, Brittany Road, Autumn Ridge Road에 있는 세 명의 친구를 함께 차에 태우고 Quality Street에 있는 Town Hall 미팅룸까지 가는 것을 계획하시오.

배경을 변화시키기 위해 나른 지노나 노표를 소개할 수 있고, 말로 설명하거나 쓴 것을 보여주며 지시할 수 있다. 집단의 각 구성원은 최소한 스스로 찾아야 하는 하나의 장소를 가지고 있고, 그 후에 집단의 사람들과 지시에 대해 의사소통한다. 치료사는 정확한 방향과 명확한 의사소통에 대해 각각 다른 피드백을 주면서 구성원들을 격려해야 한다.

행동적 인지

활동예시 6-8

디자인 복제(인지재활)

Design Duplication(cognitive rehabilitation)

이 활동은 Dougherty와 Radomski의 인지재활 활동 도서에 있다(1987). 언어적 지시를 주고 따라 수행하는 것이 목표이다. 그 목적은 정확한 지시를 주고, 전달된 세밀한 정보에서 정확성을 증가시키고, 자가이해를 형성함에 있어서 함정에 대한 내성을 발달시키기 위한 어휘 발달이다. 지시에 따른 수행을 통해서 정확성 증가, 설명에서의 기술발달, 언어지시 처리속도 향상이 기대된다.

6개의 집단은 쌍으로 나누어진다. 각 쌍에서 하나는 방향 설명자로써 활동하고 몇가지 선들과 모양들로 그려진 선을 갖는다. 각 쌍의 나머지 반은 파트너에게 돌아 앉고 지우개가 달린 연필과 빈종이가 있는 클립보드를 갖는다. 두 파트너들에게 자가 제공된다. 파트너 1은 그려진 선들을 설명하고, 파트너 2는 설명에 따라 실제 복제를 그릴 수 있다. 주의할 점은 모양, 간격과 치수를 고려해야 한다는 것이다. 과제는 20분 안에 수행해야 한다. 그 다음에 새로 그리는 것이 주어지고 역할은 바뀐다.

각 시도 후에 수행되는 피드백 회기는 중요하다. 그 쌍은 결과를 토의하고 다음 시도에서 바르게 하기 위해 의사소통에서 생긴 실수를 분석한다. 이러한 활동은 즐거우면서도 유용하다. 그리고 치료사는 집단을 위해 이완된 분위기를 만들어 주려고 노력해야 한다.

Chapter 7

Allen의 인지장애 집단

ALLEN'S COGNITIVE DISABILITIES GROUP

이번에 논의되는 집단 접근은 알렌(Claudia Allen)의 인지장애 이론이다. Allen은 1970년대 초반부터 이 이론을 발전시켰다. 그녀의 기본 전제는 기능적인 행동이 인지에 기초한다는 것과 더 나은 기능적 행동을 위해서 사고의 과정이 변화해야 한다는 것이다. 이 접근에서 집단활동은 평가와 중재를 겸하고 있고, 이것은 보통 동시에 발생된다. 치료사가 집단 행동을 하는 동안의 행동을 관찰하는 것은 구성원들이 어떻게 정보를 지각하고 처리하는가에 대한 새로운 가정들을 이끌어낸다. Allen은 6개의 인지단계 이론을 개발했고, 임상적 관찰에 근거한 각각의 전형적인 행동을 묘사했다. Allen의 지침을 사용하여, 우리는 클라이언트들을 쉽게 평가할 수 있고, 인지적 단계에 맞는 활동 집단에 배치할 수 있다.

작업치료를 받는 클라이언트들의 대부분은 인지적 장애가 있다. 인지장애를 수반하는 질환의 예를 들면, 뇌졸중, 외상성 뇌손상, 정신분열증과 다른 정신질환들, 불안, 약물남용에 의한 질환, 성격질환, 다양한 치매, 정신지체, 자폐, 학습장애 등이 있다. 이러한 질환 중 몇몇 질환은 성공적으로 치료할 수 있다. 이와 같은 경우에 Allen 집단은 치료경과를 설명하는데 있어 가장 정확한 측정기준 중 한 가지를 제공한다. 하지만 이런 질환들을 가진 많은 사람들은 더 이상 인지적인 개선이 어려운 정체기에 도달할 것이다. 그들은 지속적인 간호, 위험으로부터의 보호 그리고 많은 일상생활활동에서의 도움이 필요하다. 그들에 대해서 집단활동 중에 인지단계의 평가는 퇴원 후에 필요한 도움의 단계에 대해 유용한 가이드라인을 제공할 수 있다.

이론의 초점

인지장애 이론은 만성기와 급성기의 모든 치료 환경에서 널리 적용될 수 있다. 이 이론은 'Occupational therapy practice framework(AOTA 2002)' 에 기술된 어떠한 "작업영역"에서도 일상의 활동을 수행하는 동안 클라이언트의 문제해결 능력과 안전을 관찰하고 측정하는 것이 필요할 때 가장 잘 적용될 수 있다. 인지능력에 영향을 주는 건강상의 문제를 가진 클라이언트들을 Allen 단계에 따라 집단별로 나누고, 집단적으로 관찰하고 재평가함으로써 작업치료사의 귀중한 시간을 절약할 수 있다. 보호자 집단들 또는 "치매/외상성 뇌손상 클라이언트의 가족 등"에게 Allen의 원칙을 사용하여 클라이언트의 최대 능력을 촉진시키는 것을 가이드할 수 있다. 다양한 인지단계에서의 도움에 대한 지침들은 'Occupational therapy practice framework' 의 "작업에 참여하도록 촉진하기" 정의에 부합한다. 신체적인 것과 사회적 관점에서의 적응은 도구, 도움 그리고 "활동 요구(activity demands)" 단계를 구조화하여 작업치료가 정확히 맞는 단계를 제공하는 것이 Allen 접근방법의 핵심이다. Allen의 과제 분석에서는 'Occupational therapy practice framework' 에 기술된 "활동 요구"들의 모든 측면들을 고려한다. 매일 반복되는 작업은 작업치료 실제의 틀 영역의 "수행 패턴"과 동일하다.

Allen은 질병 또는 손상을 가지고 사는 삶에 대한 실용적인 접근법을 제공한다. 몇몇 이론가들은 Allen의 접근법이 장애(disability)에 초점을 맞추고 강점보다 약점을 강조하는 것처럼 보인다며 비판해왔다. 그러나 이것은 오해이다. 사실은 클라이언트의 잠재적인 능력으로 기능을 최대화하기 위한 가장 정확한 지침을 주어 장애를 이해하고 인식하도록 하는 것이기 때문이다. "치료사는 클라이언트의 최대 능력을 확인하고, 그 능력을 최대화 할 중재 목표를 선택해야 한다." (Allen, Blue & Earhart, 1995, p. 1). 치료의 초점은 평가를 진행하고, 클라이언트가 최고의 능력을 발휘하도록 하는 것이다.

평가

아마도 Allen은 Allen의 인지수준판별(allen' s cognitive levels screen, ACLS)로 인해 가장 잘 알려져 있다. Allen의 인지수준판별은 클라이언트의 인지단계(3.0~5.8)를 정확하게 평가하기 위해서 가죽 끈을 이용하는 판별법이다. 이 검사는 지난 10년 동안 표준화되었으며 판별 도구로서 작업치료사에 의해 널리 사용되고 있다. Allen의 인지수준판별로 클라이언트의 현재의 학습능력을 빠르게 측정할 수 있다(Allen, 1999). Allen에 의해 표준화된 다른 인지단계 검사들은 일상작업목록(routine task inventory, RTI)과 인지수행검사(cognitive performance test, CPT)이다(Allen & Earhart, 1992). 이러한 평가도구들은 인지단계를 결정하기 위해 일상의 활동들을 사용한다. 가장 최근에 발달된 검사인 Allen진단모듈(Allen diagnostic module, ADM)은 동기와 사회화를 중요하게 생각하고 인지단계 평가에 역동적인 접근을 사용한다(이 평가의 최신 버전은 S & S worldwide로부터 구입할 수 있음). Allen진단모듈은 표준화된 다양한 공예활동들을 하면서 수행을 관찰하기 위해 집단 형식을 사용한다. 공예들은 3.0~5.8단계에 맞게 만들어졌고, 문화적인 관점을 고려해도 의미있게 동기를 불러일으킬 수 있는 과제들이다. 공예 도구나 연장으로부터 지시와 감각적인 단서들에 대한 개인의 반응을 관찰하는 것은 인간의 수행에 대한 많은 측면들에 대해 예측의 기초를 제공한다. 이러한 공예들의 예는 교재 7장의 뒤에 제시되어 있다.

지난 수십 년간 과학은 평가를 표준화하고 경직된 형태의 접근방식으로 해석해왔다. 이런 관점에서 공예(crafts)와 일상작업목록(RTI) 모두 타당성이 없다는 문제에 봉착하게 된다. 왜냐하면, 이 평가들에는 너무 많은 개인적인 견해 차이와 변수들이 존재하기 때문이다. 그렇기 때문에 치료사들은 이러한 활동의 관찰에 기초한 인지단계에 대한 판단을 내릴 때 신중해야 한다. Allen의 단계와 방법들은 편견과 제한에 대한 선입견을 갖고 보아서는 안 된다. 그것들은 초기 활동을 계획하거나 불확실한 퇴원계획을 명확하게 하는 지침으로 사용되어야만 한다. 그리고 그것은 인지장애가 있는 사람들이 그들의 최고의 능력을 발휘할 수 있는 기회를 가지게 할 때만 타당성이 인정될 것이다.

Allen 접근법은 클라이언트들을 비슷한 인지단계를 가진 집단들로 치료해야 한다고 주장하기 때문에 초기 판별검사는 집단 계획에 있어 매우 중요한 부분이다. 작업치료 집단을 만들 때, 클라이언트들을 나누기 위해 비슷한 인지단계를 고려해야만 한다.

최상의 기능을 발휘한다는 것

일단 클라이언트의 최대 인지기능 단계가 정해지면, 생활방식과 퇴원 계획에 대한 결정을 할 필요가 있다. 작업치료사의 역할은 클라이언트에게 바로 다음에 필요한 도움의 단계에 대해 언급하는 것이다. 최상의 기능을 발휘하는 것은 두 가지 측면을 포함한다. 첫 번째는 보호자로부터의 도움이고, 두 번째는 환경적 적응이다. 이것을 조절하는 가이드 원칙들은 각 단계에 포함된 인지단계의 기능에 따른다. 일상생활에서 기대되는 행동에 대한 목표들은 신체적, 인지적인 도움의 양에 따라 정의된다(Allen, et al., 1995).

환경적 적응은 클라이언트가 조절할 수 있는 의식적 인식의 양에 달려 있다. 인지적 장애가 있는 사람들이 과제를 할 때 최대의 능력을 이끌어내기 위해서는 적용할 과제환경을 한정해야 하며, 과제에 필요한 도구들은 의식적 인식의 범주 안에 위치해야만 한다. 예를 들면, 3단계에서는 팔을 뻗는 범위 안에 물건을 두는 것이 될 수 있다. 이와 함께 모든 주의집중 분산 요소와 불안전 요소는 제거해야만 한다. 당신의 책상에 수 많은 불필요한 우편물이 높이 쌓여있을 때 작업을 하는 것이나 또는 더러운 접시들이 가득할 때 싱크대를 사용하는 것을 상상해보라. 우리의 클라이언트들은 기본적인 과제를 수행하는데 필요한 것에 집중하기 위해 혼란스러운 것들을 제거하는 도움이 필요하다.

클라이언트 관리의 또 다른 중요한 요소는 필요한 도움을 제공하는 것이다. Allen은 인지단계와 도움의 질과 양으로 기능 수행의 정도를 표현한다. 클라이언트의 최상의 수행을 이끌어내기 위해서 보호자는 과제 환경에서의 클라이언트의 반응을 제일 먼저 관찰하고, 그런 후에 다양한 방법으로 필요한 중재를 해주어야 한다. Allen이 제시한 4가지 인지적 도움을 주는 방법들은 다음과 같다.

1. 촉진(facilitate): 단계에 맞는 감각적인 단서를 제공한다.
2. 탐색(probe): 문제해결을 격려할 수 있는 집중적인 질문을 제공한다.
3. 관찰(observe): 클라이언트가 힌트와 질문들을 처리하고, 새로운 행동들을 시도할 시간을 허용한다.
4. 구조(rescue): 좌절감이 밀려올 때 잘못된 점이나 해야 할 방향을 제시한다.

숙련된 치료사는 클라이언트가 스스로 할 수 있는 것을 절대로 대신해 주지 않는다. 예를 들면, 3단계인 사람이 촉각적 힌트에 가장 잘 반응한다면, 보호자는 클라이언트의 주의를 집중시킬 수 있도록 촉각을 사용하여 촉진하고, 필요한 물체들을 사용하도록 시범을 보인다. 옷 입기를 도와주기 위해 보호자는 클라이언트에게 셔츠를 건네주고 오른손을 소매 속으로 넣도록 유도한다. 각 단계를 완수한 후, 다음 단계를 시도한다(예: "당신은 어떻게 팔을 소매 속으로 넣을 수 있습니까?"). 반응을 관찰하면서 더 많은 도움이 필요한 지 아닌지를 결정한다. 만약 반응이 비생산적이라면, 세 번째 시도로 직접적인 언어적 지시나 시범을 수반하게 될 것이다. "이 손으로 옷의 목 부분을 잡고 다른 손을 여기로 넣으세요."와 같은 설명은 항상 마지막으로 제공되어야 한다. 만약 클라이언트가 명확하게 좌절하는 모습을 보인다면, 셔츠에 손을 넣어주어야 한다.

일반적으로 인지단계가 높아지면, 도움의 양은 감소될 필요가 있다. 표 7-1은 각 단계에서 필요로 하는 인지적 도움의 양에 대한 일반적인 지침이다.

기본 가정

인지장애의 정의

Allen(1987)은 인지장애를 뇌의 물리적 또는 화학적 구조들에서 유래된 일련의 과제수행에서 관찰가능하고 평가할 수 있는 제한을 발생시키는 감각운동 행동들에서의 장애라고 정의한다. Allen은 개인의 인지단계가 하나 또는 그 이상의 건강상의 문제로부터 나타난 생리화학적인 결정 요소들을 가진다는 개념을 받아들인다. 그러나 그녀는 활동과 참여는 활동제한을 평가하는 것과 과제의 요구단계와 환경요소 모두에 적응하는 것을 극대화한다고 주장한다. *International Classification of Functioning, Disability and Health*(World Health Organization[WHO], 2001)의 틀을 적용하는 것과 작업치료에서 최상의 기능을 발휘하는 것은 인지손상을 평가하는 것과 활동의 제한을 보상하기 위한 환경적응과 도움을 사용하는 것, 일상생활활동에서의 지속적인 참여를 장려하는 것을 포함한다(표 7-2). Allen의 이론은 인지장애가 있는 클라이언트들이 안전하게 충분한 능력을 발휘하여 참여할 수 있는 활동을 작업치료사가 예측할 수 있도록 한다.

일을 할 수 없는 것, 다른 사람의 보호를 받는 것 그리고 집안에만 머무르는 것은 공통적으로 인지장애의 결과로서 잃게 되는 역할의 단면들이다. 그렇지만 인지적인 도움을 통해서 자원봉사자, 취미생활자, 가족의 조력자, 조직의 참가자와 같이 다른 역할들을 수행할 수 있다.

표 7-1 1~6단계에 대한 Allen의 인지적 도움

단계	필요로 하는 인지적 도움	부족한 인지적 기능에 필요한 보상방법
1	Total	감각 자극(그리고 2~6)
2	Maximum	잊어버리거나 안전하지 않은 공간이 없도록 함(그리고 3~6)
3	Moderate	자기돌봄을 도움(그리고 4~6)
4	minimum	가정에서 유지하기(그리고 5~6)
5	Stanby	계획, 충고, 감독
6	None Necessary	없음

© Claudia Allen, Conference material, 1997. Adapted with permission.

표 7-2 ICF 요소들의 개관(2001)

- 신체기능: 정신기능을 포함하는 신체조직의 생리적인 기능들
- 신체구조: 장기나 사지와 같은 신체의 해부학적 부분
- 손상들: 명백한 손실과 같은 신체기능 또는 구조의 문제들
- 활동: 개인이 행하는 과제 또는 행동의 실행
- 참여: 생활로의 개입
- 활동제한: 개인이 활동을 실행하는 데의 어려움들
- 참여제한: 생활에서 경험하는 개인의 문제들
- 환경적 요소들: 사람들이 사는 곳의 물리적·사회적·태도적 상황

Allen의 과제 분석

과제 분석은 활동을 단계별로 분리하고 각 단계에서 요구되는 신체적, 인지적 기능 단계를 결정함으로서 활동의 기능적인 복잡성을 결정하는 방법이다. 최근에 Allen은 과제 분석에 대해 더욱 역동적인 접근을 개발했다. 그것은 정보를 처리하는 기본적인 능력뿐만 아니라 문화, 동기, 상황적 문맥과 같은 요소들을 포함한다. 이러한 접근법은 그림 7-1의 도식화된 그림을 참조한다. 그리고 이것은 Allen진단모듈(ADM)에서 사용되는 것과 같은 공예활동들을 해석하고 계획하기 위한 기초로 사용된다. 1999년에 Allen은 작업기억(working memory)과 절차기억(procedural memory) 사이에 차이를 명확히 구분하여 그녀의 정보처리 이론을 보완했다. 작업기억은 우리가 능동적으로 정보를 처리하고 있을 때 사용하는 것이다. 그것은 새로운 학습뿐만 아니라 시간 또는 사회적 문맥에 대한 지속적인 적응을 위해 필요하다. 절차기억은 우리의 습관적인 행동들을 무의식적으로 행할 때 사용되는 것이다(Allen, 1999). 이러한 형태의 기억은 잘 학습된 자기돌봄습관과 일련의 활동을 기억 속에서 유지하여 새로운 학습을 하거나 문제 해결 능력이 손상되었을 때 유용하게 사용된다.

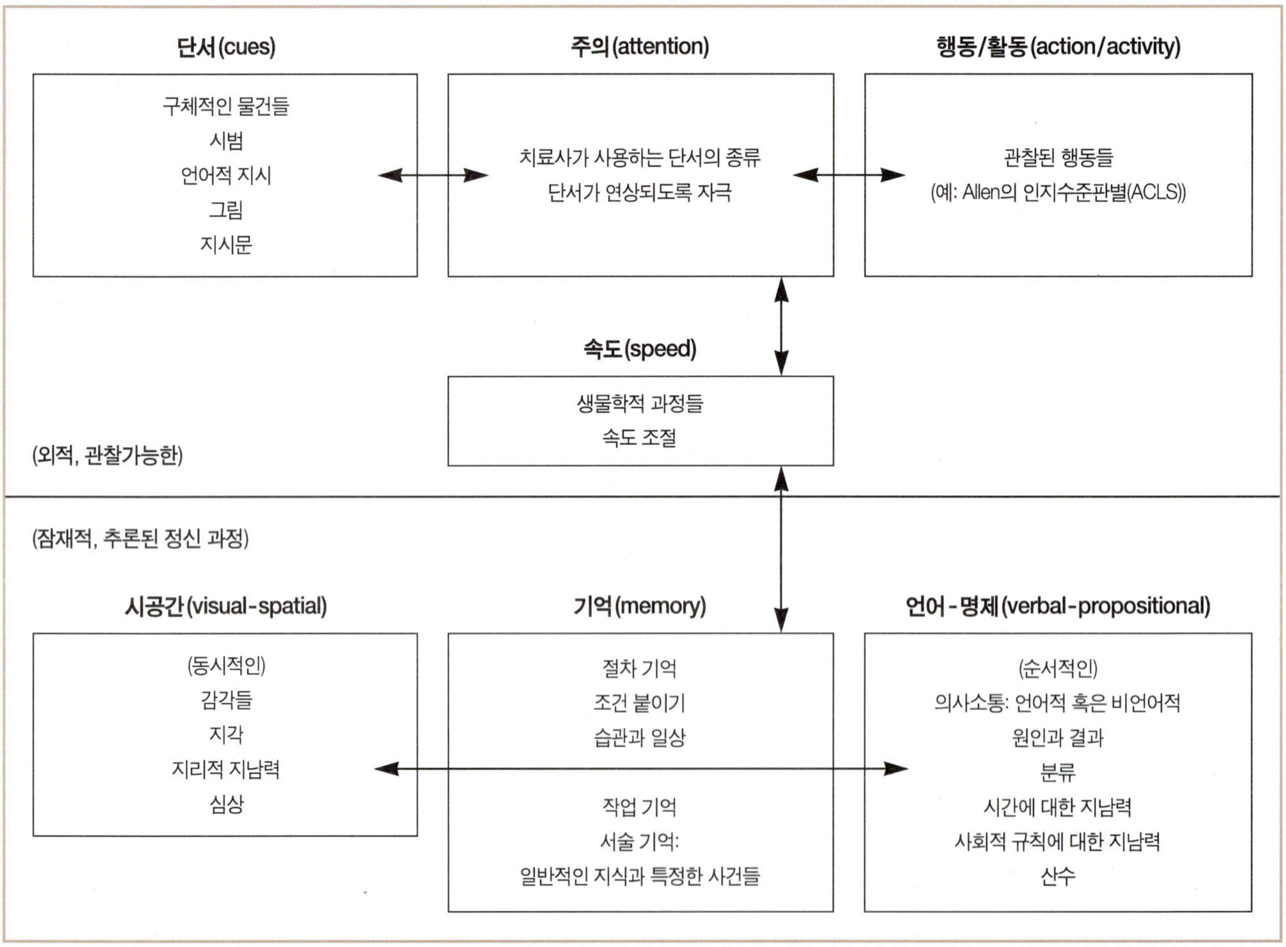

그림 7-1 Allen의 기능적 안내과정 체계

단서

단서는 과제에 필요로 되는 도구들, 언어, 지시문 또는 시범 등의 모든 형태와 같은 환경 그 자체로 구성된다. 우리가 식사를 주방에서 하는 것과 같은 정상적인 일상활동을 하고 있을 때, 우리가 사용하는 단서는 냉장고 또는 선반속의 음식, 우리 머릿속에 있는 요리법 그리고 음식을 만들기 위한 도구들(예: 사발, 빵 굽는 판, 접시, 칼 등)이다. 시각적, 후각적, 미각적 기억들은 우리를 안내해주고 동기를 부여해 줄 것이다.

주의

단서에 대한 주의는 기능적 활동을 하도록 하는데 필요하다. 우리의 뇌가 어떻게 받아들이고 표출하는가에 따라 단서들은 많은 정신적, 신체적, 사회적, 문화적 요소들에 의존한다. 인지장애에서 주의와 감각 판별의 제한은 적절한 치료를 계획하기 위해 평가될 필요가 있다. 치료에서 단서들을 사용할 때 Allen은 각 인지단계에 따라 신중하게 환경을 계획하고, 과제에 사용될 도구들을 선택하고 위치시키며, 주어질 도움의 양을 다양화할 것을 주장한다.

행동/활동

주의하고 집중하기 위한 개인의 능력과 단서들이 조합되어 행동 또는 반응(기능적 활동수행)으로 나타날 것이다. 부엌에서의 활동을 생각해보면, 일이 끝난 후 내 집의 부엌으로 갈 때, 혹은 나의 식사준비 과제를 얼마나 잘 준비하는가에 의해 강화될 것이다. 만약 내가 식료품가게에서 올바른 물건들을 샀다면, 내가 주전자와 프라이팬 그리고 접시들을 청소해두고 사용할 수 있게 미리 준비해두었다면 그리고 만약 내가 전에 해본 적이 있는 요리법을 기억한다면, 식사는 정시에 바르게 준비될 것이다. 심지어 장애가 없더라도, 전화벨이 울리거나, 예상치 못한 친구가 오거나, 주재료를 다른 가족들이 먹어버렸다거나, 빵을 굽는 팬을 빌려준 뒤 되돌려 받지 못하는 등의 모든 부분들에서 변수가 생길 수 있다. 문제해결능력은 예상치 못한 장애들을 해결하기 위해 필요하다.

임상 환경에서 클라이언트들이 수행할 과제를 선택할 때, 치료사가 클라이언트의 문제해결능력을 관찰하고 평가할 것이다. Allen은 우리에게 이러한 관찰을 하고 해석하는데 명확한 지침을 주었다. 6개의 인지단계들은 다양한 과제들에서 나타나는 각 인지단계에서의 전형적인 행동들을 수집하여 기초로 했다. 인지장애 이론은 이러한 표본행동들로부터 그들이 나타낼 수 있는 사고과정들에 대한 추론으로 만들었다. 이러한 추론들은 개인의 뇌가 발생된 정보를 어떻게 처리하는지를 설명한다.

속도

반응의 속도는 뇌가 정보를 처리하는 속도에 따라 설명된다. 뇌의 화학적 물질들과 같은 생리학적인 요소들은 사고와 행동의 비율을 결정하는 원인이다. 5단계 이하의 기능을 지닌 개인은 일반적으로 작업 수행의 일반적 속도를 유지하는 것이 어렵다.

잠재적인 정신 과정

정보처리과정은 언어 명제적 요소와 장·단기 기억(좌뇌반구)에 관련하여 시공간적인 요소(우뇌반구)들을 포함한다. Allen은 각 인지단계와 방법들에 대한 이러한 요소들을 분석했다. 이 차이점들이 여기서 다뤄지기에는 지나치게 자세하지만 우리가 집단 활동을 하는 동안 그들의 기능적인 수행에 대한 기여는 과소평가 되어서는 안된다. 활동을 선택함에 있어서 치료사는 감각 운동적, 언어적 능력뿐만 아니라 클라이언트의 이전의 지식, 경험, 선호도를 고려하여야 한다.

6개의 인지적 단계

Allen은 인지장애들을 6개의 인지단계로 분류했고, 작업치료사가 인지단계를 평가할 수 있도록 도울 수 있는 여러 가지 평가들을 제공했다. 평가와 중재는 클라이언트가 어떻게 학습하고 과제를 수행할 수 있는지에 기초한다. 기본적으로 6개의 단계들은 인지발달에 관한 Piaget의 연구에서 기원했다. 그렇지만 Allen의 임상적인 관찰에 기초된 인지단계들은 각 단계에서의 전형적인 행동들을 묘사함으로써 넓게 제시되었다.

인지가 과제 수행에 어떻게 영향을 끼치는지 이해하기 위한 목적 때문에, 과제 수행의 3가지 영역은 다음과 같이 틀이 잡힌다.

1. 주의(attention)
2. 운동 행동(motor actions)
3. 의식적 인식(conscious awareness)

주의

환경과 상호작용하는 사람들을 관찰할 때, 가장 먼저 기록하는 것은 그들이 어떤 감각자극에 흥미를 보이느냐이다. 각 인지단계에서 대부분 이용되어지는 감각체계는 신체감각(자세와 움직임)으로부터 시작해서 발달순서를 따르는 것으로 보여진다; 시각과 촉각을 통합하고 이것들을 함께 사용하는 것.

운동 행동

두 번째로 운동 행동들은 과제 수행의 문맥에서 관찰된다. 치료사는 개인의 지각, 이해, 의도, 인지의 모든 부분에 대해 어떤 가정을 설정할지 개인의 움직임과 언어를 관찰한다.

의식적 인식

마지막으로, 주변 환경에 대한 의식적인 인식을 관찰한다. 인식의 범위와 적절한 행동을 결정하기 위해 인식을 사용하는 능력은 각 단계와 함께 증가한다. 표 7-3은 주의, 운동행동, 의식적 인식을 각 6단계로 단순화해서 나타냈다. 더욱 자세한 이 단계들과 평가의 이해를 위해서는 Allen의 책을 참조할 필요가 있다(Allen, 1985; Allen & Earhart, 1992).

1단계 – 자동적 행동

대부분의 경우에서 1단계의 클라이언트는 침상에 머물고 있는 경우이다. 그들은 의식이 있지만 주로 통증이나 배고픔과 같은 내적 요소나 또는 보이지 않는 단서(체내로부터의 감각)들에 반응한다. 행동은 습관적이거나 반사적이며, 다른 것들에 대한 각성과 반응이 수 초 동안 발생할 수 있다. 대부분의 일상에 필요한 작업(옷 입기, 단장하기, 식사하기)은 보호자에 의해 행해진다. 이 단계에서는 작업치료사가 적절한 감각적 자극과 운동 반응을 촉진할 수 있게 하는 것이 가장 도움이 된다.

2단계 – 자세 활동

2단계에서 클라이언트들은 고유수용성(움직임과 자세에 대한 감각) 단서들에 반응해 자세행동(자세 바꾸기)을 수행하도록 자극될 수도 있다. 클라이언트들은 대동작 행동들을 따라할 수 있고 본인의 목욕, 옷 입기, 단장하기를 할 때 보호자의 도움을 받아 수행할 수 있다. 2단계의 클라이언트들은 비록 깨끗하지는 않더라도, 보통은 스스로 먹을 수 있다. 24시간의 간호돌봄이 필요하며, 클라이언트를 자기관리 과제에 참여하게 하는 것은 적절한 치료전략이다. 자세 모방을 사용한 운동 움직임 또는 운동 집단들을 사용할 수 있다. 그렇지만 이 단계의 클라이언트들은 3단계가 되기 전까지는 대화식의 집단치료 전략이 도움이 되지 않는다. 클라이언트가 2단계인지 3단계인지를 판단할 수 있는 빠른 검사법은 클라이언트에게 낮은 인지단계(lower cognitive level, LCL) 검사를 시행하는 것이다. 클라이언트에게 당신이 박수를 세 번(1초에 한번) 크게 치는 동안 보도록 요구한다. 만약 클라이언

표 7-3 Allen의 인지단계 1~6

	1. 자동적 행동	2. 자세 활동	3. 조작적 행동	4. 목적 지향적 활동	5. 탐색 활동	6. 계획된 행동
감각단서 주의	잠재의식적 단서	고유수용적 단서	촉각적 단서	시각적 단서	관련된 단서(모든 감각)	상징적 단서
운동행동						
무의식적	자동적	자세적	수지적	목적지향적	탐색적	계획적
제한적	없음	근사치	손조작	따라하기	새로움	불필요함
의식적 인식						
목적	각성	편안	흥미	동조	자기조절	투영
경험	희미한	움직임	만져보기	보기	귀납적 추론	연역적 추론
과정	습관적 또는 반사적	신체에 영향 받음	환경에 영향 받음	다양한 행동들	명백한 시행착오	명확치 않은 시행착오
시간 (주의집중)	초 단위	분 단위	30분	수 시간	수 주	과거/미래
작업치료활동	감각 자극	대운동, 게임, 춤	단순 반복적 과제	다양한 단계의 과제	구체적 과제	추상적 과제

트가 당신이 박수를 세 번 끝내기 전에 따라한다면, 중지시키고 먼저 보도록 요구한다. 만약 클라이언트가 세 번의 박수를 따라할 수 있다면, 그들은 아마도 3단계가 될 수 있을 것이고, 집단치료 전략을 고려할 수 있을 것이다.

3단계 – 조작적 행동

이 단계에서 클라이언트들은 촉각적 신호(접촉)에 반응하여 조작적 행동들(손의 움직임)을 수행한다. 팔이 닿는 범위 내에 있는 물체에 대한 흥미에 의한 행동들은 주로 수차례 반복될 수 있다. 또한 주의 집중은 약 30분 정도 유지될 수 있다. 기본적인 몸단장하기 과제는 조언을 통해 독립적으로 수행할 수 있으며 클라이언트는 친숙한 장소로 걸어갈 수 있다. 하지만 새로운 환경에서는 쉽게 길을 잃는다. 반복적인 작업과제들은 3단계에서 수행할 수 있다. 관리감독이 요구되는 몇몇 과제들은 소유물 관리, 옷 관리, 돈 관리, 음식 준비하기, 스케줄 따르기 그리고 전화기 사용하기 등이나. 주의는 잠재적으로 위험한 항목들을 팔을 뻗는 범위 밖에 두거나 자물쇠로 잠궈 두는 것이 필요하다. 왜냐하면 3단계에 속하는 클라이언트는 의도적인 사용(예: 토스터기에 종이냅킨 넣기)으로 위험한 항목들을 식별할 수 없기 때문이다. 도구 사용은 그것이 부적절할 때(예: 창문을 닫기 위해 망치를 사용하는 것) 관리감독이 꼭 필요하다. 그러나 적절한 지시와 익숙하고 반복된 행동들(예: 감자의 껍질을 벗기기 위해 필러를 사용하거나, 사과의 껍질을 벗기기 위해 칼을 사용하는 것)에서는 비교적 숙련될 수 있다. 포크, 페인트 붓 또는 손톱 줄과 같은 손을 신전시키는 도구들이 3단계에서 관리감독 하에 비교적 안전하게 사용할 수 있는 것이다. 시범을 보여준다면 과제의 단계들 중 한 번에 한 단계씩은 모방할 수 있다.

4단계 – 목적지향적 활동

목적지향적 활동이 되는 것은 독립적인 기능을 수행하는 방향으로 가는 가장 중요한 단계로 표현된다. 활동에 목적을 주는 것이 목적지향적인 것이다. 그렇기 때문에 이 단계 이하의 활동들은 일반적으로 무작위적이고 습관적이다. 4단계에서는 식사하기, 단장하기, 옷 입기, 화장실 이용하기, 목욕하기 등의 기본적인 일상생활 기술이 가능하다. 또한 4단계의 클라이언트들은 시각적 단서에 반응하여 목적지향적 활동을 수행한다. 다시 말하면, 만약 그들이 화장실 세면대에서 치약, 칫솔 그리고 컵을 본다면, 이러한 시각적 단서는 화장실에서 이를 닦도록 그들을 상기시킬 수 있다. 이러한 클라이언트들은 샌드위치 만들기 또는 접시닦기 같은 짧은 과제들을 완수할 수 있다. 주의 집중시간은 약 1시간까지이고 목적을 향한 단계는 짧은 단계로 제한된다. 클라이언트들은 대부분 일상적인 활동을 수행하지만 새로운 사건, 필요한 것들을 예측하는 것 그리고 돈을 관리하는 것 등에서는 도움이 필요할 것이다. 시각적 자극은 주의를 끌지만 열과 전기(예: 욕조 주위에 헤어드라이기 또는 난로 옆에 휴지가 있는 것)와 같이 환경 안에서 보이지 않는 성질은 위험을 초래할 수 있다. 어떤 장소에 가거나 과제를 수행하는 것에 대한 지시는 언어적·서술적으로 표현되면 사람들이 잘 따르지 않기 때문에 시각적으로 보여져야 한다. 새로운 일상과제가 반복적으로 훈련된다면, 친숙한 일상생활 과제가 보강될 수 있다. 4단계에 속하는 사람들은 목적을 인식하기 때문에 도움을 요청할 수 있고, 이것이 그들에게 안전을 제공하고 기능적으로 수행할 수 있게 하는 가장 중요한 역할을 한다.

5단계 – 탐색 활동/독자적인 학습

시행착오의 활용은 5단계의 지표이다. 이 단계에서 처음으로 개인은 귀납적 추론을 사용하게 되고, 새로운 학습이 가능하게 된다. 5단계의 클라이언트들은 새로운 과정을 모방할 수 있고, 한 번에 여러 단계들을 기억할 수 있다. 과제 수행에서 새로운 것을 찾게 되고 변화를 탐색하게 되며, 또한 이 단계는 집단 과제를 선택할 때 선택권이 주어지는 첫 단계이다.

5단계에서 나타나는 결핍요소는 예상과 계획을 요구하는 기능이다. 5단계에 속하는 클라이언트는 구체적인 사고를 주로 하고, 그들이 행동하거나 하지 않은 것에 대한 장기적 결과를 예상하는데 어려움이 있으므로 예방을 위한 조치가 종종 행해지지 않을 때도 있다. 예를 들면, 집에서 필요한 수리(예: 누군가 넘어질 때까지 계단을 수리하지 않는 것)들이 무시되어지거나 요리에서 시간을 맞추는 것(예: 타는 것을 예측할 수 없는 것)에 문제가 나타날 수 있다. 5단계에 속하는 클라이언트들은 돈관리를 할 때 미래의 소요비용을 예측하거나, 긴급 상황을 위해 절약하는 경우가 좀처럼 드물기 때문에 가장 큰 문제가 된다. 또한 식사, 청소, 세탁, 약 처방을 위해 필요한 것들을 구입하는 것을 간과할 수도 있다. 이러한 추상적 사고의 결핍은 5단계의 클라이언트들이 그들의 질병의 본질 또는 약의 효과를 이해하는 것을 어렵게 하기도 한다. 직업 또는 사회적 관계에서 자기중심적 행동의 결과를 예측하는 것을 실패하기 때문에 문제가 생길 수 있다. 이 단계에서의 긍정적 치료법들은 사회 인식, 관계 형성 그리고 부정적인 결과를 피할 수 있도록 도와줄 사람을 받아들이는 활동 등이다.

6단계–계획된 행동

이 단계는 가장 높은 단계로서 장애가 없음을 의미한다. 주로 구분되는 특징은 연역적 추론을 사용하고, 미리 계획을 하는 능력이 있다는 것이다. 미래의 사건을 예측하고 행동을 조직화한다. 언어, 서술적 지시를 시범 없이 따를 수 있고 상징적 단서를 사용할 수 있다(Allen, 1988).

뇌 보존의 원칙

우리가 스스로를 Allen이 "정상(normal)"이라고 표현하는 6단계라고 생각하는 것은 당연하다. 그러나 모든 사람은 하루 일과 중 인지적 단계의 전체범위에서 노력의 흐름을 가지고 있다. 실제로 강의를 듣고 빠르게 필기를 할 때, 우리는 6단계로서 기능하고 있는 것이다. 하지만 우리가 수행하는 과제들 속에 실제로 그렇게 많은 노력을 요하지 않는 많은 과제들이 있다. 목욕하기, 옷 입기는 3단계의 노력이 요구되는 일련의 활동이며, 트랙 주위를 돌면서 조깅하는 것은 우리의 뇌를 쉬게 하고 인지수준을 2단계까지 낮춘다. 우리의 뇌는 가능할 때마다 에너지를 보존하려는 경향을 가진다. "정상"과 "장애"의 차이는, 장애는 아무리 노력을 하더라도 더 높은 단계의 인지적 단계로 갈 수 없다는 것이다. 이러한 제한은 인지적으로 손상을 가진 사람들이 일상 속에서 예상치 못한 문제에 직면했을 때 큰 위험에 빠질 수 있게 한다. 예를 들면, 4단계의 Margaret은 집에서 자주 이용하는 근처의 식료품점까지 차를 운전할 수 있다. 하지만 도로가 공사 중이어서 우회를 해야 한다면, 그녀는 길을 잃게 될 것이다. Margaret은 늘 이용하던 길을 바꿀 수 없거나 집으로 가는 방법을 찾을 단서를 얻지 못함으로, 누군가 그녀를 발견하고 집까지 데려다 주기 전에는 익숙하지 않은 도로에서 방황할 것이다.

사용가능한 과제 환경

Allen의 이론은 우리에게 인지단계가 증가할수록 환경에 대한 인식 또한 개선된다고 말한다. 구체적인 지침들은 그림 7-2를 참조한다.

예를 들어, 새로운 클라이언트인 Sam이 식사하는 것을 관찰했다. 만약 그가 병원 침대에서 도우미에 의해 식사를 한다면, 그는 1단계에 속하는 것이 거의 확실하다. 그러나, 그가 한조각의 빵을 손으로 잡고 입으로 가져가 한 입 베어 물었다면, 그는 최소한 2단계에 속하게 된다. 왜냐하면, 그는 기능적으로 움직임을 사용할 수 있기 때문이다. 만약 Sam이 식탁 중앙에 있는 한 병의 주스에 팔을 뻗었다면, 그가 최소한 3단계에 속한다고 할 수 있다. 왜냐하면, 그의 주의력이 팔이 닿는 범위 안에 있는 모든 것으로 확장되었기 때문이다. 만약, Sam이 식탁의 반대편에 있는 케첩을 요구한다면, 치료사는 그가 4단계에 속한다는 것을 알 수 있다, 그것은 그가 원하는 물건을 찾기 위해 시각체계를 사용하고 그의 주의력이 팔을 뻗는 범위를 넘어섰기 때문이다. 만약, 그가 바비큐소스를 좋아하여 자리에서 일어나 그것을 냉장고에서 꺼낸다면, 그는 아마도 5단계에 속할 것이다. 왜냐하면 그가 감각, 지각, 기억을 통합하여 일반적으로 생각할 수 있는 곳에서 보이지 않는 물건을 찾았기 때문이다. 6단계에서 Sam은 그가 우유가 떨어졌다는 것을 기억할 수 있고 다음에 쇼핑을 갈 때 사올 수 있다. 각 단계에서 Sam이 사용가능한 과제 환경이 확장되었다.

과제 상등성의 원칙

많은 사람들이 왜 Allen이 집단평가 활동에서 수공예를 사용하는지 궁금해 한다. 그 대답은 과제 상등성의 원칙에 있다. 공예활동을 하는데 필요한 인지처리 과정은 클라이언트가 급성기 환경에서 퇴원 후에 참여하기 위해 선택할 수 있는 다양한 일상생활 과제들과 동등한 수준으로 가정된다. 집단에서 공예활동을 하는 클라이언트에 대한 신중한 관찰은 숙련된 작업치료사가 클라이언트의 인지처리 단계를 결정할 수 있게 한다. 나무상자의 윗면과 세 곳의 옆면에 페인트 칠을 하지만 나무상자의 뒷면, 밑면과 안쪽을 칠하지 않는 클라이언트는 그 사람의 정보처리 능력과 과제 수행의 한계를 보이는 것이다. 이 클라이언트는 눈앞에 보이는 것에만 집중

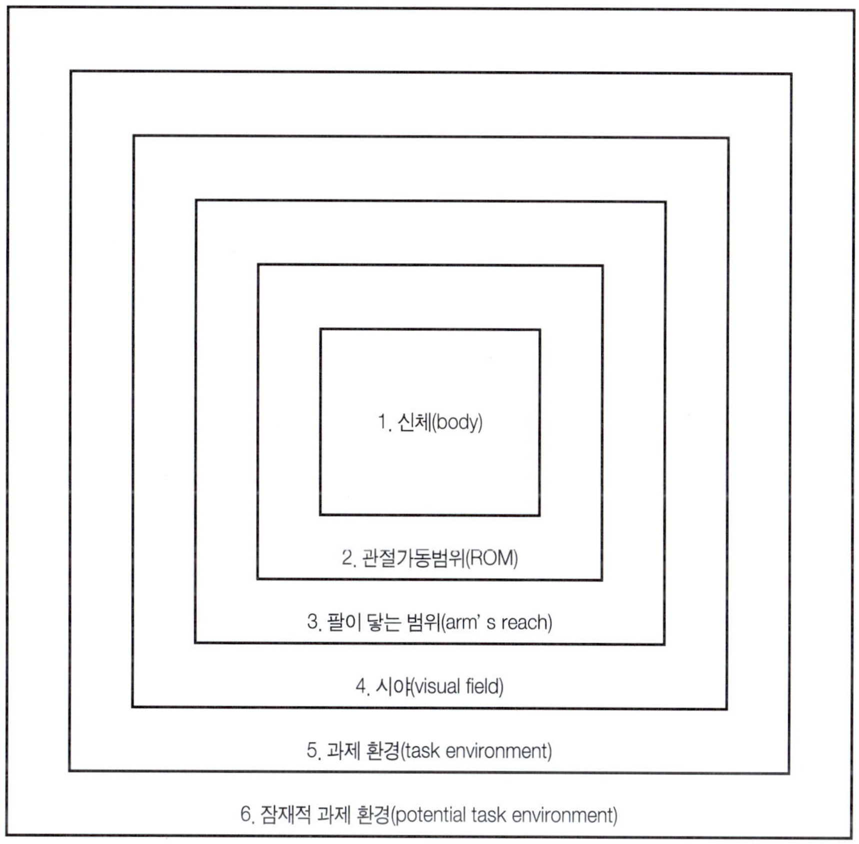

그림 7-2 사용가능한 과제 환경(Adapted with permission from Allen, C. K. [1985]. *Occupational therapy for psychiatric diseases: Measurement and management of cognitive diabilities*. Boston: Little, Brown and Co.)

하는 것이다. 그들이 집에 가기 전에 치료사는 단장하기, 옷 정리하기, 음식 준비 및 보관하기 그리고 집의 안전성의 측면 등과 같은 그들이 가질 수 있는 문제점 등과 관련된 수준의 과제를 예측할 수 있다. 같은 수준의 과제를 통해 도움, 관리감독, 환경적 적응의 수준에 대한 언급을 하는 것은 그들이 집에서 보다 안전하고 정확하게 최상의 기능수준을 유지하는데 도움이 된다. 하지만 같은 수준의 과제에 대한 유용성은 치료사가 Allen의 원칙을 사용하여 과제분석을 정확히 했는지에 달려있다.

기능과 기능장애

Allen은 인지장애의 영향을 측정하기 위한 매우 세밀한 체계를 만들었다. 혼수상태인 1단계부터 매우 기능적인 수준인 6단계까지 있을 뿐만 아니라 52가지의 수행 세부단계(mode)가 있다. 각 세부단계들은 단계에 소수점을 찍어 표현한다. 인지수준(ACL) 검사는 3.0, 4.4, 5.8 등으로 표현된다. 각 세부 단계들은 작업치료사가 인지단계가 다음 단계로 넘어가는 것을 안내하는 것을 관찰할 수 있도록 하는 함축적 의미가 있다. 최근 Allen이 발행한 "인지수행 세부단계의 구조(structures of the cognitive performance modes(1999))"는 1.0에서 부터 6.0까지의 각 단계들을 예상되는 인지능력, 기능적 목표, 치료적 방법, 안전에 관하여 설명한다. 이 책은 인지에 대한 최근의 연구들을 통합하고 정확한 평가, 보호자 교육 그리고 퇴원 계획이나 방향에 대한 훌륭한 지침을 제공한다. 평가와 치료, 기록을 할 때에는 이 세부단계들을 잘 사용하도록 학습하기 위한 훈련과 경험이 요구된다.

인지장애 이론에 친숙하지 않았던 학생이나 치료사들의 목적은 단지 클라이언트가 집단 안에서 높은 단계 혹은 낮은 단계에 속하는 지를 구별하는 것이다. 표 7-4는 초기 활동 선택이나 집단 배치의 목적으로 인지단계를 유추하는데 사용할 수 있는 간단한 행동학적 관찰을 소개한다. 이를 통해 분류한 후, 집단 활동 동안 과제 행동의 관찰을 통해 표에서 말한 단계를 확인할 수 있다.

인지능력에서의 기능과 기능장애의 연속선은 모든 사람에게서 다르므로, 인지장애의 준거의 틀 전략과 현재 진행 중인 평가는 분리될 수 없다. 치료 집단에게 가장 먼저 사용되는 것은 인지적인 훈련이 아니라, 클라이언트가 목적있는 활동에 참여할 수 있는 긍정적 환경을 조성할 수 있도록 기회를 주는 것이다. 집단활동에 대한 클라이언트의 반응은 중재환경 바깥에서 그 사람이 비슷한 활동 상황에 처했을 때, 어떻게 반응할지의 좋은 예시로 이해될 수 있다. 수행에 대한 Allen의 단계와 함께 집단행동을 관찰하는 것은 작업치료사에게 클라이언트가 일상활동에서 직면하게 되는 어려움에 대한 합리적인 예측을 할 수 있게 한다. 이 정보는 안전예방조치를 취하고 안내가 필요한 가정들과 마찬가지로 서비스의 필요성을 문서화 해야하는 의료팀들에게도 귀중하다. 이러한 관점에서 Allen은 집단 중재를 계속 발달하는 평가로써 사용한다.

Allen은 개인의 송사를 처리할 수 있는 법적인 능력을 가진 법적의 수단으로써의 자격을 가지는 능력에 대해 항상 신경을 써왔다. 능력을 정의하는것에 대해서는 인지단계를 딱 자를 수 없다. 능력이 있는지 없는지는 일반적으로 개인의 하고자 하는 활동에 대해서 충분한 판단과 합리적인 결정에 근거해서 정한다.

변화와 동기

인지적 변화는 뇌의 생리적 또는 화학적 변화가 있을 때 일어난다. 우리는 다음과 같은 활동을 할 때 인지적 단계의 향상을 볼 수 있다. ① 뇌가 급성질환에서부터 회복될 때. ② 뇌 화학물이 행동 수준, 호르몬, 식이요법 또는 약물에게 영향을 받을 때. Allen 인지단계를 사용하면서 치료사는 기능장애가 있는지 없는지를 확인한다. 만약 클라이언트의 인지능력이 6단계("정상") 이하라면, 작업치료사는 클라이언트와 보호자가 일상생활에서 필요한 적응법을 습득하도록 도와야 한다. 그러나 인지 처리과정이 외상 또는 질병으로 인해 비가역적으로 손상되었을 때에도, Allen은 우리가 환경을 조절함으로써 적응적 기능으로 변화를 만들 수 있다고 주장한다. Allen의 최신 출판물에서는 보다 더 최선의 노력을 이끌어내기 위해 클라이언트의 동기를 유발하도록 문화와 문맥을 아는 것이 중요하다고 언급했다. 클라이언트에게 수공예 과제를 선택하도록 하는 것은 활동 선택에 대한 사회화를 유도할 뿐만 아니라 집단치료에 클라이언트가 참여하도록 도움을 준다. 과제를 수행함에 있어서 조작되어야 하는 여러 가지 요인들이 있다. 과제 환경에는 도구들, 조명, 의자, 사용가능

표 7-4 Allen 인지단계의 단축 개요

Allen의 인지수준(ACL)	일반적인 행동 기술
1.0~1.4	침상 상태; 자극 / 고개반응
1.6~1.8	지지하고 앉기; 체간 / 사지를 움직임; 말은 못함
2.0~2.4	서기, 적절한 행동, 보행; 신체부분 말하기, 침상활동, 화장실 이용
2.6~2.8	계단 오르기; 당기기 / 밀기; 지지하고 버티기; 노래하기; 행동의 목표를 명명함
3.0~3.4	무의식적인 잡기 / 놓기; 반복 행동; 짧은 단어 말하기
3.6~3.8	활동의 영향을 보기, 자기돌봄의 다음 단계를 실행하기 위해서 단서를 따르기, 기다리는 것과 활동 마무리하는 것을 이해하기
4.0~4.4	독립적으로 일상생활 수행하기; 1시간 동안 목적을 이해하고 지속하기; 문장을 말하기
4.6~4.8	주변을 살피고 도구를 선택하기; 변화가 없는 새로운 단계를 학습하기; "이것이 맞나요?" - 지금 도움이 필요!
5.0~5.2	명백한 시행착오를 통해 행동 개선방법을 발견하기; 대화 시에 정상적 억양과 표현; 충동적이고 낮은 판단력
5.6~5.7	안전 예방책을 이해하기; 읽은 자료로부터 얻은 정보를 사용하기, 가정하고 있는 계획을 비교하기, 결과를 예측하기

한 기기들 그리고 보조도구들이 준비되어야 한다. 과제 요구사항은 과제를 완성하는데 필요한 신체적, 인지적 능력과 지시사항, 단계, 도구 등이다. Allen은 과제 환경과 과제 요구사항 모두 클라이언트가 각자의 인지수준에 맞게 보다 독립적으로 수행할 수 있게 하는 다양한 방식으로 변화될 수 있다고 말한다. 활동을 계획함에 있어서 치료사는 집단의 구성원들에게 "올바른 도전"이 되도록 이끌어야 한다(예: 과제가 구성원의 능력에 정확히 부합해야함). 예를 들면, 4단계에 속하는 클라이언트들은 필요한 모든 물품을 시야 내에 두고 지시사항을 시범으로 보이고 동일한 표본을 보여주는 3~4단계의 과제가 주어졌을 때 최대한의 기능에 도달할 수 있다. 사회적으로 긍정적으로 받아들여지는 과제의 성공적인 수행은 클라이언트의 동기를 증진시키고, 삶의 질이 풍요로워진다는 느낌을 강화시킬 것이다. 4단계에 속하는 클라이언트들은 대부분의 자기돌봄 과제를 집에서의 적절한 지도와 적당하고 안전한 환경과 함께 수행하도록 동기부여를 받을 것이다.

인지장애 집단 치료

작업치료에서의 치료 집단 구성원 자격은 인지단계를 기초로 한다. 클라이언트는 비슷한 인지단계의 동질 집단으로 분류되어 치료를 받는다. 2단계는 집단치료를 효율적으로 할 수 있는 최소 단계이며, 3단계는 집단 안에서의 관계를 예상할 수 있는 가장 낮은 단계이다. Earhart(Allen, 1985)는 규모가 큰 기관에서는 2~6단계까지 다양한 집단을 조성해 치료할 수 있다고 말한다. 몇몇 클라이언트들은 초기 증상에서 1~2단계 정도 개선이 될 것이고, 다른 클라이언트들은 낮은 단계에서 머무를 것이고, 같은 단계에서 다양한 과제를 요구할 것이다. 표 7-5는 각 6단계에서 클라이언트의 인지적 능력을 묘사한 것으로써, 활동을 계획하는데 가이드로 제공할 수 있다. Allen의 초기 도표를 기초로 한 표는 Mary Brinson과 Mary Ann Mayer에 의해 개정되었다

리더의 역할

리더는 이러한 접근에서 다른 사람들보다 지시적 이어야한다. 병원환경에서는 가끔씩 초점은 평가에 있다. 치료사는 보통 활동을 선택하거나 과제 활동의 선택을 제한한다. 작업치료사는 활동분석, 환경조절 및 수정 그리고 과제의 과정에서 집단 구성원을 지도하는 분야에서 전문성을 발휘한다. 집단의 규모는 한 명의 작업치료사가 8명을 초과한 집단을 지도해서는 안 된다. 그러나 1명 이상의 보조 작업치료사가 투입되는 경우 12명까지는 효율적으로 운영될 수 있다. 평가를 진행할 때 숙련된 관찰이 필요하기 때문에 과제 수행에는 1명 이상의 보조 작업치료사들에 의해 작업치료사가 도움을 받을 때 Allen 접근이 이상적으로 사용될 수 있다. 집단 규모를 결정하는데 가장 명확한 요인은 구성원들의 도움의 필요 정도이다. 낮은 인지 집단에서는 과제 수행에서 더 많은 도움이 필요로 된다. 그러나 4~5단계에 속하는 구성원들은 언어적 지시가 집단을 지도하는데 더 많은 부분을 차지하고, 사회적 감정적 지지를 위해 더 많이 개별적으로 집중해야 한다. 높은 수준의 인지능력을 가진 단계의 집단 구성원은 리더들이 학습을 강화하기 위해서 집단 토론을 촉진시키도록 하기 위해 8명으로 제한해야한다. 그렇기 때문에 작업치료사는 Allen 집단의 규모를 결정하기 전에 여러 가지 요인들을 고려할 필요가 있다.

구조와 목적

클라이언트에 대한 Allen의 목표는 기능을 가지고 적응해서 수행을 하도록 하는 것이다. 상세한 목표는 클라이언트가 더 높은 단계로 진보하거나 클라이언트의 주어진 인지기능을 최대한 사용할 수 있도록 하는 이상적인 도움과 환경적 지지를 제공받을 수 있도록 격려하는 것이다. Allen은 인지수준이 향상되었음을 표시하는 여러 가지 특별한 평가도구들과 구체적인 많은 행동양식을 계획하고 만들었다.

Allen 집단을 위한 구조와 목적은 각 단계마다 다르다. 이러한 이유로, 각 단계에서의 집단은 적절한 활동의 예를 가지고 다르게 진행될 것이다.

2단계 집단

2단계에 속하는 클라이언트(3단계에서도 필요함)에게 움직임 활동을 제안한다. 활동은 박수치기, 허리 굽혀 다리 만지기, 큰 물건 치우기 및 옮기기 등과 같은 대동작 신체 움직임을 모방하는 것으로 구성된다. 비록 2단계에 속하는 클라이언트들이 방향성을 무시하는 경향이 있을지라도 공주머니 옮기기와 같은 간단한 움직임 게임들이 유용하다. 2단계 집단을 구성하는 것의 제한점은 2단계 혹은 3단계 클라이언트

표 7-5 인지장애에 대한 과제 분석

	1단계: 자동적 행동	2단계: 자세 행동	3단계: 조작적 행동
설정	가능한 한 자극의 수를 줄임. 클라이언트가 외부자극에 시선을 빼기지 않도록 함.	열린 공간. 클라이언트들이 계획된 대운동 행동을 즐김.	자유로운 환경. 클라이언트가 반복행동들이 있는 단순과제 수행에 참여하도록 유도함.
치료사의 지시			
시범	시범을 보지만 모방하지 않음.	치료사가 행동을 신체적으로 안내해야 할 필요가 있음.	클라이언트는 물건에 대해 친숙한 행동의 시범을 따라할 것임.
언어적 지시	동사, 투입	대명사(이거, 저거 등), 신체 부분의 명칭, 간단한 동사는 시범을 강화시킴.	물건의 이름, 반복적인 단순 명사와 동사
지시의 횟수	한 가지 행동 또는 지시, 반복이 필요함.	한 가지 행동 또는 지시, 반복이 필요함.	한 가지 행동 또는 지시, 반복이 필요함.
과제 선택			
활동의 구조화	자극에 민감. 가장 중요한 과제는 먹는 것과 마시는 것임	친숙하고 반복된 대운동 동작	하나의 단계 또는 반복된 계획의 활동
제공되는 선택과 표본		치료사는 움직임을 계획하고 행동으로 시범을 보임. 치료사는 클라이언트의 동기 또는 행동에 반응함	활동은 치료사에 의해 미리 계획됨. 선택은 2~3개의 물건으로 제한됨.
도구	신체의 자극을 위해 사용됨.	신체의 무의식적 사용. 대동작 움직임과 연관된 물건 (예: 야구공, 줄넘기)	손: 친숙한 도구의 사용
물건 · 과제의 저장	치료사에 의해 행해짐	치료사에 의해 행해짐	치료사에 의해 행해짐
치료사에 의한 준비		움직임을 행하고 필요한 도구를 얻음.	도구들이 미리 배치됨. 반복적이지 않거나 친숙하지 않은 것은 과제 시작 전 또는 끝난 후 행함

(계속)

표 7-5 인지장애에 대한 과제 분석(계속)

	4단계: 목표지향적 행동	5단계: 탐색 행동	6단계: 계획된 행동
설정	같은 과제를 하는 다른 클라이언트들과 목적을 나눔. 즉각적인 결과물을 보여줄 수 있는 환경을 마련함.	정리되지 않은 환경에서 가능하고 비슷한 과제를 다양하게 수행함. 주변을 탐색하고 시행 착오를 유발하는 환경을 마련함.	문제를 해결하는 물건과 도구들 자유롭게 접근하는 환경, 타인과 계획을 공유함.
치료사의 지시			
시범	클라이언트는 연속적인 하나의 단계들과 친숙한 환경까지는 아니어도 아주 생소하지는 않은 행동들을 모방함.	클라이언트는 연속적인 모방을 학습할 수 있음. 여러 단계들의 시범이 가능함. 친숙하지 않은 단계도 흡수함.	시범이 요구되지 않음. 클라이언트는 일련의 제한점을 통해 학습하고 방법을 기억함.
언어적 지시	간단한 형용사, 부사, 명사, 동사; 개방형 질문 또는 토론은 회피할 것.	형용사와 전치사는 다양성을 설명하는데 사용될 수 있음.	존재하는 여부, 추측, 상징적 방법
지시의 수	한 번에 한 단계	한 번에 여러 단계	제한이 없음. 상징, 그림, 서술적 지시 등을 통해 가능함.
과제 선택			
활동의 구조화	유형적인 결과물을 가진 단순하고 빠르게 행할 수 있는 과제. 유아스런 함축적 기법은 회피할 것.	다양성을 허용하는 활동, 쉽게 보이고 교정될 수 있는 결과를 허락하는 활동	단계를 계획하고 선택하는데 있어 다양성을 허용하는 활동
제공되는 선택과 표본	결정과 도구들을 제한함으로써 혼동의 유발을 회피할 것. 표본의 정확한 응답의 기회를 줄 것.	도구, 활동 등에 대한 다양한 선택, 눈에 보이는 가능성을 분명히 하고 시연할 것.	도구, 활동의 다양한 선택, 가설형성의 가능성을 논의할 것.
도구	손으로 사용하는 친숙한 도구, 전기관련 도구는 제한할 것.	손과 팔의 신전을 통해 사용하는 직선형의 단순한 도구	클라이언트는 친숙하지 않은 기계나 도구를 사용하는 방법의 학습이 가능
물건 / 과제의 저장	클라이언트는 명확히 시야 범위에 있거나 매우 친숙한 환경일 때 도구들을 찾거나 위치시킬 수 있음.	클라이언트는 가능성이 있는 위치에서 도구들을 찾을 수 있고, 표시가 있는 서랍이나 캐비닛에서 물건을 찾을 수 있음.	클라이언트는 물건을 찾거나 위치하기 위한 인이적 지시를 따를 수 있음.
치료사에 의한 준비	도구들은 미리 준비되어야 함. 결과물의 정확한 표본을 제공해야 함. 친숙하지 않은 도구 또는 계획을 요구하는 단계들을 시도해야 함.	결과물의 정확한 표본이 필요하지는 않음. 패턴이나 과정에 대해 치료사가 도움을 주어야 함.	도구 디자인 또는 그림들이 정확한 문제해결을 돕기 위해 제공되어야 함.

들의 파괴적인 행동들 때문에 언어적 지시를 알아차리지 못하는 것이다(하지만, 종종 반응하거나 방향을 모방함). 이 단계에서의 움직임은 즐거운 감각 경험뿐 아니라 필요한 자극과 운동을 제공한다. 그러나 운동기술은 제한되는 경향이 있다.

3단계 집단

3단계에 속하는 적절한 활동 선택에 있어서의 지침은 반복과 조작을 하는 것이다. 이 정도의 인지단계에 속하는 사람은 목적 지향적이지 않다. 그들에게 활동에 참여를 이끌기 위해서는 보다 흥미로운 과정이어야 한다. 치료사는 이러한 부분을 강점으로 이끌어낼 수 있는 활동을 생각해야 한다.

우리의 수 많은 일상생활들은 조작과 반복이 많이 필요하다. 설거지하기, 단추 달기, 손톱 자르기, 밥 먹기 등이 그러한 예이다. 3단계에서는 언제 시작하고 끝나는지 아는 것이 어렵다. 예를 들면, 나무 공예 과제에 있어서 3단계에 속하는 클라이언트는 나무가 부드러워진 후에도 지속적으로 문지르고, 풀을 과도하게 많이 사용하고, 실에 구슬을 끝까지 끼우거나, 모든 구슬을 사용할 것이다. 또한 타일도 색깔이나 공간에 대한 고려를 하지 않고 한쪽 면에 맞춰 정리할 것이다. 치료사는 단계를 세분화해 활동을 구조화하고, 집단치료를 적절한 시간에 맞춰 진행할 의무가 있다.

Allen 진단모듈(ADM)은 3단계에 적절한 다양한 공예과제들이 있다. 타일 삼발이(tile trivet), 리본 머그(ribbon mug), 스티커 카드(sticker card), 캔버스 식탁매트(canvas placemats), 자수 책갈피(bargello bookmark), 고래 메모홀더(whale note holder), 우묵한 타일상자(recessed tile boxes)(표준화된 도구들임) 등이 그것이다. 각 인지단계에 속하는 수행방법을 평가하기 위해서 치료사가 관찰하는 것에 대해, 표준화된 도구들을 사용함으로써 신뢰성을 높일 수 있다. Allen진단모듈은 급성기 클라이언트 집단 또는 퇴원을 위한 계획과 같이 평가의 정확성이 요구되는 환경에서 사용하도록 권장된다.

그러나 기능유지 프로그램이 필요한 집단 홈(group home)이나 너싱 홈(nursing home)과 같은 만성기 클라이언트 집단에서는 상호교환을 위한 상위의 집단 활동이 Allen의 지침을 통해 계획될 수 있다. 3단계 집단에서 활동을 선택할 때, 반복과 조작은 규준의 원칙이 될 수 있다. 예를 들면, 치매가 있는 3단계 수준의 클라이언트를 치료하는 치료사는 파티를 위해 풍선(ballon), 코바늘(crochet hook)과 뜨개실(yarn)로 장식된 긴 사슬들을 만들게 하거나 크리스마스트리를 만들기 위해 팝콘 줄(string popcorn), 크랜베리(cranberries)를 만들 수 있다. 이러한 활동을 수행할 때 보조 작업치료사 또는 레크리에이션 지도자에게 Allen의 원칙을 사용하도록 교육시킬 수 있다.

3단계 집단치료 시간은 30분을 초과해서는 안된다. 왜냐하면, 이 단계에 속한 클라이언트들은 그 이상의 시간에 주의를 지속하지 못하기 때문이다. 봉투에 넣기, 라벨과 우표 붙이기 또는 여러 장의 문서 대조하기 등의 활동이 3단계에 속하는 이상적인 과제이다. 그러한 과제들은 보호작업장에서 매우 잘 활용된다. 작업장에서는 공항에서 음식을 제공하기 위해 플라스틱 주방기구, 냅킨, 소금, 후추, 설탕 그리고 가루 크림 등을 플라스틱 가방 안에 함께 포장하는 일을 한다. 병원이나 낮병동 치료환경에서 3단계 집단은 이벤트의 초청장 또는 사내 뉴스레터를 복사하고 분배하는 과제를 할당받을 수 있다. 반복과 조작의 원칙에 의해 적절한 작업의 선택을 가이드한다. 모든 물건은 팔을 뻗어 닿는 범위 안에 있어야만 하고, 과제는 한 번에 한 단계를 반복적으로 수행하도록 계획해야 한다.

활동 예시

두 가지 예를 제시하면, 먼저 Allen진단모듈에서 선택되어진 표준화된 공예활동인 "우묵한 타일상자(recessed tile box)"(활동 예시 7-2)이다. 비록, 이 공예가 4단계 클라이언트들을 평가하는데 사용될지라도, 지시를 주게 되면 3단계 클라이언트들도 사용이 가능하다. Allen진단모듈 공예활동은 기능의 단계와 방법을 평가해야 할 때 집단에서 사용된다. 활동 예시 7-3은 Allen 단계 3가지 원칙들을 사용하는 "여름 샐러드(summer salad)" 라고 불리는 상호적인 기술유지 활동이지만 표준화된 평가로써 만들어진 것이 아니다.

4단계 집단

4단계에서의 활동들은 목표지향적이다. 목표를 위한 단계의 연계가 지금 가능하다. 마음속에 목표를 가지는 것은 문제해결을 위한 중요한 단계이다. 그러나 주의 집중은 여전히 제한되고 집단활동은 1시간 이상을 지속하도록 계획해서는 안 된다. 과제들은 한 회기 안에 마무리되거나 두 회기로 분리된 단계로 진행해야 한다. 예를 들면, 나무로 된 타일 삼발이(wooden tile trivet)는 첫 번째 회기에서 모래를 깔고 색을 칠해야 하고, 타일들은 두 번째 단계에서 선택하고 풀칠해야 한다.

공예과제는 문제해결을 요구하는 이상적인 과정이다. 냅킨홀더와 같이 나무 3조각으로 목공 조각(woodworking kit)을 만드는 과정은 ①부드럽게 만들기, ②색칠하기, ③풀붙이기의 3가지 과정으로 구조화될 수 있고, 완성된 표본은 목표를 의미할 수 있다. 이 과제는 시각적 힌트에 집중하는 4단계의 경향을 이용하는 것이다. 4단계에 속하는 Allen진단모듈 공예들은 타일 삼발이(tile trivets), 인디안 열쇠 주머니(indian key fobs), 리본 카드(ribbon cards), 안아줄 곰(hug-a-bear), 다양한 곰 옷들(various bear clothes) 등이다. 많은 다른 공예들은 목표지향적이고, 여러 단계들과 시각적으로 자극을 줄 수 있는 색깔과 대조법을 사용하는 것과 같은 더 많은 집단의 상호적인 방법을 통해 구조화될 수 있다.

환경은 4단계 집단에서 특별한 관심 항목이다. 왜냐하면 사용 가능한 환경은 팔이 닿는 범위를 넘어 눈에 보이는 시각 환경으로 확장되기 때문이다. 과제를 성취하는데 필요한 도구들은 클라이언트의 시선과 평행선상의 위치에 배치될 수 있다. 하지만 모든 불필요한 도구들은 시야범위 밖에 두어야 한다. 그렇지 않으면 주의가 흐트러지는 원인이 될 수 있다. 만약, 작업공간이 좁고 도구를 비치할 공간이 부족하거나 여러 용도로 사용해야 한다면, 시각적 혼란요소를 제거하는 것이 과제를 보다 쉽게 수행할 수 있는 방법이다. 4단계 집단은 일을 시작하기 전에 환경을 정리하는데 상당한 시간을 소비하게 된다. 이와 마찬가지로, 도구의 보관은 가시성의 원칙에 따라 보관한다. 어떤 목적이든 보이지 않는 것은 존재하지 않는다. 한번 치료사에 의해 설명을 듣고 숙지했다면, 그것으로 과제를 수행하게 될 것이다. 4단계인 클라이언트들은 캐비닛이나 서랍 등을 찾기 위해 가지 않을 것이다. 이와 같은 원칙이 가정환경에서도 동일하게 적용된다.

4단계에서 필요로 하는 도움은 색을 말리거나 바꾸는 것과 같이 눈에 보이지 않는 과정에 대한 도움이 될 것이다. 많은 음식 준비 과제가 이 단계에서 적합하지만 가열이나 냉각을 필요로 하는 과정들은 이해되거나 고려되지 않는다. 언어적 지시만으로 과제를 지시하는 것은 이 단계에서 적절하지 않으므로, 시범이 언어적 지시와 함께 동반되어야 한다. 설명문은 그리 유용하지 않지만, 그림 또는 도형은 클라이언트가 과제의 단계를 친숙하게 느끼고 진행하도록 하는데 도움을 줄 수 있다. 4단계의 클라이언트들은 단계의 끝을 마무리하는 과정에서 종종 "내가 지금 무엇을 해야 하나요?"라고 묻는 경향이 있다. 그들은 스스로가 마무리 한 작업이 목표라는 것을 알지만, 어떻게 목표에 도달하는지를 확신하지 못한다. 주요한 질문을 묻거나 짚어주는 것으로 클라이언트가 단계에 대해 생각해보고 표본이나 다른 동료의 작품과 같은 가능한 힌트들을 사용하고, 더 높은 수준에서 문제를 해결하기 위해 학습하는 것을 도울 수 있다. 만약, 과제가 너무 어렵거나 클라이언트의 인지능력이 요구하는 수준보다 낮다면, 치료사는 실수를 수정하도록 도움을 주거나 클라이언트에 의해 과제가 완성되도록 해야 한다. 클라이언트와 치료사 간의 상호관계로부터 얻어진 정보는 다음 단계에서 더 많은 적절한 활동을 선택하는데 사용된다.

5단계 집단

이 단계의 요점은 안정성이다. 치료에서 요구하는 어려움들은 충동성과 관계되거나 계획 또는 기대의 결핍에서 나타난다. 이러한 이유로 5단계에 속하는 클라이언트들은 보다 복합적인 과제를 제안 받는다. 제안된 활동들은 점토, 모자이크, 요리 그리고 보다 어려운 공예들이다. 한 단계를 하는 동안 시범을 보이는 것이 필요하지 않지만, 도구의 안전한 사용과 과정은 5단계에서 여전히 시범을 보일 필요가 있다. 여러 단계들을 한 번에 가르치는 것이 가능한 클라이언트들에게는 과제를 선택하거나 색깔과 디자인을 다양화 할 능력이 있다. 이 단계들에는 계획하는 것이 포함되고, 과제는 한가지 과제의 수행기간 이상 지속될 수 있다. 작업치료사는 안전을 감독하고, 클라이언트의 지시에 대한 이해 정도를 점검할 필요가 있다. 특히 시간 및 온도와 같은 무형적인 변수들에 대해 그렇게 할 필요가 있다.

Allen 진단모듈은 5단계에 속하는 다음과 같은 활동들을 제시한다; 인형과 인형옷 바느질하기, 여러 조각으로 된 나무공예 과제하기, 스텐실 또는 전사법 등을 사용해서 과제 장식하기. 뜨거운 인두, 전기 기구, 오븐, 뜨거운 접시와 같은 도구들을 주의하여 사용하는지, 작업치료사의 감독 하에 작업이 수행되는 것이 바람직하며, 이를 통해 클라이언트의 지적 능력과 도구들을 사용할 때 주의를 기울이는가를 관찰할 수 있다. 요리, 실외 불고기 굽기 또는 레저 활동과 관련된 집단 과제들은 5단계 집단 구성원의 안전성을 배우거나 평가하기 위해서 치료적으로 사용될 수 있다.

Allen 6단계의 개인기능은 평가목적으로 공예집단에 배치되거나 저하가 의심되면 5단계에 포함될 수도 있다.

인지장애 집단 리더십

소개

이름을 말하고 모인 사람들에게 인사하고 치료사는 스스로를 소개한다. 리더는 구체적인 용어로 과제의 목적을 설명한다. 각 구성원은 활동준비를 위해 미리 각자 위치에 도구들을 준비해둔다. 집단의 목적은 각각의 목표에 따라 다르다. 왜냐하면 각 구성원의 기능수준이 다르기 때문에 각 구성원의 목적은 개별적이다. 하지만 집단의 목적은 문제해결을 위한 실제적인 예를 제공하는 것이며, 이는 구성원의 과제 수행과 치료사의 지속적인 평가를 함께 포함하는 것이다.

목적은 구성원들의 최대한의 노력을 이끌어낼 수 있도록 설명되어야 한다. 치료사는 설명을 할 때, 구체적인 용어를 사용하여 목적, 구성, 과정 등을 구성원의 인지능력으로 알아들을 수 있도록 설명해야 한다. 과제는 클라이언트가 완성하도록 유도해야한다. 과제의 유용성과 적합성이 강조되어야 하고, 각 과제는 구성원에 따라 개별적이어야 한다. 사회적 인식은 클라이언트가 과제를 선택하고 수행을 유도하는데 중요한 요소이다. 예를 들면, 타일 박스(tile box)는 누군가에게 특별한 선물이 될 수 있기 때문에 클라이언트로 하여금 "최대한 멋지게 만들어 주세요."라고 할 수 있기 때문이다. 시간은 4단계 이상에서 언급되고, 집단 과제 중 도움이 필요할 때 치료사에게 언제든 신호를 주도록 하는 것이 강조된다.

활동

Allen은 Mosey의 "프로젝트 집단(project groups)"을 비유하여 집단의 구조를 설명했다(Appendix A 참조). 상호작용은 치료사와 각 구성원 사이에서 주로 나타난다. 활동을 하는 것은 모든 단계에서 실제적으로 이루어진다. 시범은 인지적인 수준에 따라 주어지고, 과제는 목표에 따라 설정될 수 있다. 목표지향적인 과제가 아니더라도, 과제표본은 실수를 인식하고 교정 또는 모방하여 더 높은 단계의 사고를 유도하는데 중요한 학습적 도구가 된다. 청소 과제의 경우, 최소 5~10분 정도 수행한다. 작업치료사가 도움을 주는 것은 활동을 격려하고, 인지적 단계의 변화에 도움을 줄 수 있도록 하는 것이다.

공유

공식적인 공유는 Allen 집단에서 나타나지 않는다. 그러나 집단 구성원 간에 비공식적인 과제에 대한 언급들은 구성원들이 필요로 하는 사회적 인식을 제공할 수 있다.

과정

마지막에 하는 간단한 토의는 과제에 초점을 둔다. 모든 단계에 속하는 사람들은 그들이 수행한 과제에 대한 감정을 표현할 기회를 가져야 한다. 그리고, 적절하고 현실적인 피드백에 관해서는 비평을 제한해야 한다.

일반화

클라이언트들에 의한 일반화는 5단계 전까지는 실질적으로 가능하지 않다. 더 낮은 단계에서 치료사는 목적을 암시하는 언급을 하고, 적절한 때에 목표를 만들 수 있다. 5단계 집단은 손으로 하는 활동에서 의미를 찾도록 격려해야 하는데, 리더가 주는 적절한 토의 질문은 이러한 반응을 이끌어 낼 것이다.

적용

일상의 삶에서 새로운 학습을 적용하는 것은 과제의 마지막에 재고될 수 있다. 치료사는 과제의 개별적인 적용을 지시한다. 그러나 문제행동에 대한 개인적인 피드백을 주지는 않는다. 작업치료사는 과제수행을 점수화하여 클라이언트에게 개별적으로 피드백을 주는 방법을 선택하거나(Allen 진단모듈 워크시트 사용) 또는 특정 상황들에 대한 가장 유용한 반응을 결정하여 피드백을 준다.

5단계에서 적용은 집이나 직장환경에서 과제가 가지는 가치의 동등함과 안전성의 문제를 다루는 것에 초점을 둔다. 동료와의 토의를 통해 집단 구성원들이 변화의 필요를 수용하거나, 비판적인 피드백을 받아들이도록 돕는다. "Occupational therapy practice framework"의 관점에서 작업치료사는 안전문제와 관련하여 참여를 방해하는 장애물을 인식하도록 도와야 한다.

요약

치료사는 마무리 되었거나 좀 더 해야 마무리될 과제(예: 페인트가 다 마른 후)에 대한 지시로 마무리한다. 과제가 남을 것 같으면 과제의 이름에 대해 다뤄져야 한다. 집단의 수행단계가 증가함에 따라, 더 많은 대인 관계적 문제들이 언급된다.

참고문헌

Allen, C. K. (1982). Independence through activity: The practice of occupational therapy (psychiatry). *American Journal of Occupational Therapy, 36*, 731-739.

Allen, C. K (1985). *Occupational therapy for psychiatric diseases: Measurement and management of cognitive disabilities.* Boston/Toronto: Little, Brown & Co.

Allen, C. K. (1987a). Measuring the severity of mental disorders. *Hospital & Community Psychiatry, 38*, 140-142.

Allen, C. K. (1987b). Eleanor Clarke Slagle Lectureship-1987: Activity, occupational therapy's treatment method. *American Journal of Occupational Therapy, 41*, 563-575.

Allen, C. K. (1988). Cognitive disabilities. In S. C. Robertson (Ed.), *Focus: Skills for assessment and treatment.* Rockville, MD: American Occupational Therapy Association.

Allen, C. K. (1991). Cognitive disability and reimbursement for rehabilitation and psychiatry. *Journal of Insurance Medicine, 23*, 245-247.

Allen, C. K. (1994). Creating a need-satisfying, safe environment: Management and maintenance approaches. In C. B. Royeen (Ed.), *AOTA self-study series: Cognitive rehabilitation.* Bethesda, MD: American Occupational Therapy Association.

Allen, C. K. (1997). Cognitive disabilities: How to make clinical judgments. In N. Katz (Ed.), *Cognitive rehabilitation: Models for intervention in occupational therapy.* Rockville, MD: American Occupational Therapy Association.

Allen, C. K. (1999). *Structures of the cognitive performance modes.* Ormond Beach, FL: Allen Conferences, Inc.

Allen, C. K., & Allen, R. (1987). Cognitive disabilities: Measuring the social consequences of mental disorders. *Journal of Clinical Psychiatry, 48*(5), 185-190.

Allen, C. K., Blue, T., & Earhart, C. A. (1995). *Understanding cognitive performance modes.* Ormond Beach, FL: Allen Conferences, Inc.

Allen, C. K., & Earhart, C. (1992). *Occupational therapy treatment goals for the physically and cognitively disabled.* Bethesda, MD: American Occupational Therapy Association.

American Occupational Therapy Association. (2002). *Occupational therapy practice framework: Domain and process.* Bethesda, MD: Author.

David, S. (1988). Allen cognitive level and sensorimotor treatment in acute care. *Sensory Integration SIS Newsletter, 11*(1), 1-3.

Earhart, C. A., Allen, C. K., & Blue, T. (1993). *Allen diagnostic module instruction manual.* Colchester, CT: S & S Worldwide.

Heinmann, N. E., Allen, C. K., & Yerxa, E. J. (1989). The routine task inventory: A tool for describing the functional behavior of the cognitively disabled. *Occupational Therapy Practice, 1*, 67-74.

Josman, N., & Katz, N. (1991). Problem-solving version of the Allen Cognitive Level (ACL) test. *American Journal of Occupational Therapy, 45*, 331-338.

Levy, L. L. (1997). The use of the cognitive disability frame of reference in rehabilitation of cognitively disabled older adults. In N. Katz (Ed.), *Cognitive rehabilitation: Models for intervention in occupational Therapy.* Bethesda, MD: American Occupational Therapy Association.

World Health Organization. (2001). *International classification of functioning, disability, and health.* Geneva, Switzerland: Author.

인지장애

활동 예시 7-1

줄을 이용한 춤(2단계)

Rope Dancing(Level 2)

준비물

약 25cm 두께, 약 3.7m 길이의 양끝을 외벌 매듭 지은 하얀색 나일론 줄, 다양한 리듬을 연출할 카세트 플레이어(예: John Philip Sousa 행진곡, Strauss 왈츠, 영화 "왕과 나"의 서곡)

참가인원: 최대 6명

방법

클라이언트들의 주의를 집중시키기 위해 음악을 튼다. 치료사는 원형으로 만든 줄 안에 서서 사람들이 치료사 쪽으로 모이도록 한다. 치료사는 사람들 개개인에게 인사를 하고, 개개인의 손이나 팔꿈치가 약 0.6m 정도의 줄 근처에 놓이도록 한다. 음악의 리듬에 따라 원 오른쪽으로 걷도록 한다. 줄 쪽으로 얼굴을 돌리고, 줄을 양손이나 팔꿈치로 잡는다. 치료사는 집단이 리듬에 따라 줄을 높이 올렸다가 내리도록 하게 한다. 그들은 줄을 잡고 있는 동안 치료사가 원 안으로 팔, 다리를 넣다 뺐다 하는 많은 움직임을 모방하게 된다. 치료사를 따라 사람들도 차례로 줄 아래로 몸을 낮추어 원 안으로 들어와 선다. 치료사가 다른 사람들은 걷도록 하는 동안, 두 사람이 약 30cm 높이로 몸을 구부려 줄을 잡을 수 있다. 치료사가 줄을 부드럽게 잡아당기거나 밀 때, 구성원들 역시 줄의 끝을 잡고 힘을 변화시키면서 서로 뒤에서 밀거나 잡아당긴다. 음악이 끝날 때 행동을 멈춘다(약 20분). 치료사는 개개인과 악수하며 "안녕"이라고 말하거나 헤어짐을 인식시키는 다른 동작을 취한다.

이 집단에서 언어는 직접적으로 필요하지 않다. 하지만, 집단의 행동에 대해 직접 말을 할 필요가 있을 때나 주의가 흐트러진 클라이언트들의 주의를 다시 모을 때 고유한 신호가 사용된다.

인지장애

활동 예시 7-2

우묵한 타일상자(3단계, 4단계)

Recessed Tile Box(Levels 3 and 4)

준비물

뚜껑 있는 상자, 약 1cm 타일, 큰 상자 속에 서로 다른 2가지 색, 사포, 갈색 목재 염료, 붓, 헝겊, 접착제, 2명의 클라이언트가 완성한 하나의 샘플(두 가지 대조적인 색을 사용한 장기판 모양). 그림 7-3a와 7-3b를 참조한다. 재료는 싱크대 물에 깨끗이 씻는 것이 더 좋다. 접착제 병은 열어 두어야 하고, 염료는 열어서 저어준다.

참가인원

6~8명. 테이블에 앉아서 각자의 재료를 사용한다. 그림 7-3c와 7-3d는 평가를 위한 배치도를 보여준다.

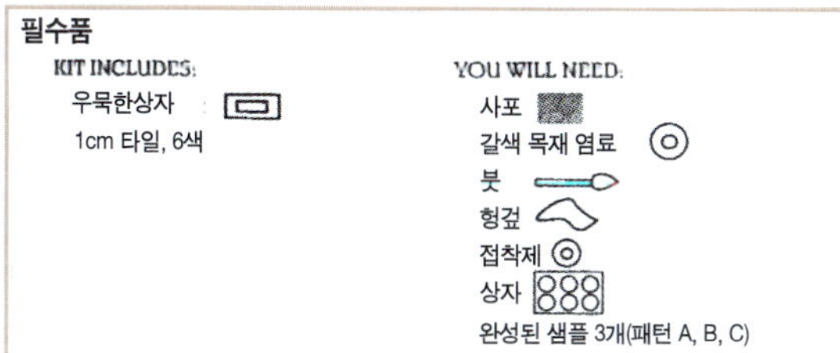

그림 7-3a 필요한 재료(© Claudia Allen, Allen diagnostic model. Reprinted with permission)

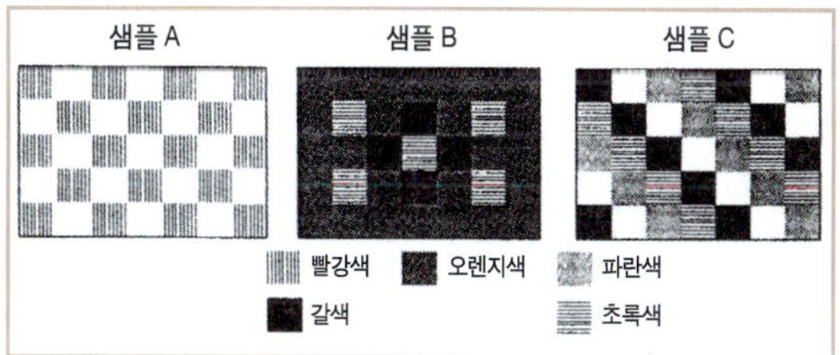

그림 7-3b 샘플 디자인(© Claudia Allen, Allen diagnostic model. Reprinted with permission)

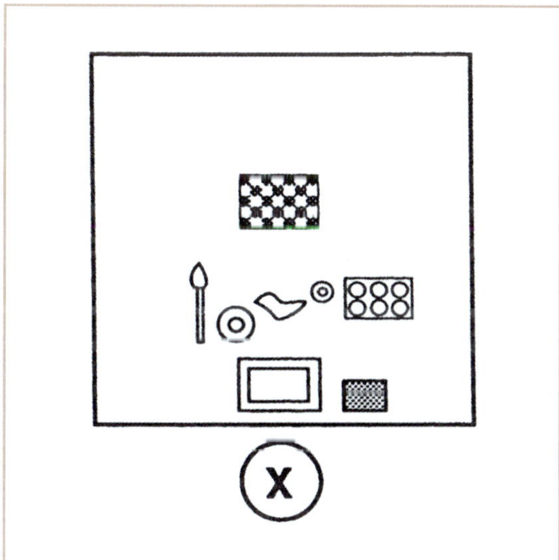

그림 7-3c 한 사람 기준의 재료 배치(© Claudia Allen, Allen diagnostic model. Reprinted with permission)

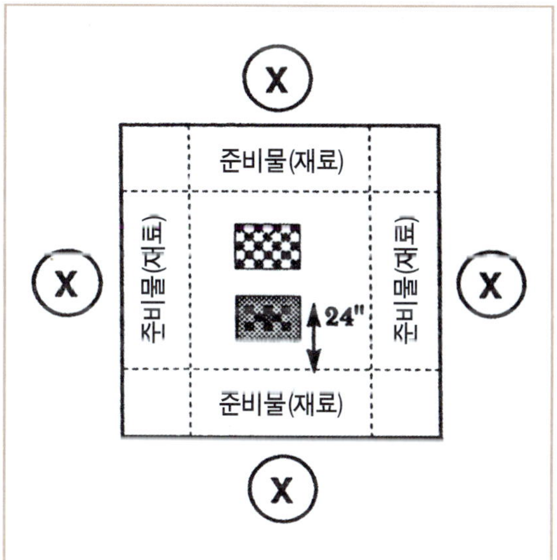

그림 7-3d 네 사람을 기준한 테이블 배치(© Claudia Allen, Allen diagnostic model. Reprinted with permission)

인지장애

활동 예시 7-2

우묵한 타일상자(3단계, 4단계) (계속)

Recessed Tile Box(Levels 3 and 4)

시간

활동 작업 소개와 그 목적에 대한 이야기: 5분
모래 뿌리기, 염색하기, 타일 접착하기: 20~30분
과정과 요약: 5분(청소시간 제외)

3단계에서 최대 할애하는 시간은 30분이기 때문에 진행과정 동안 시간을 체크해야 하고, 따라서 시간조절도 해야 할 것이다. 만약, 집단의 반 이상이 마감시간 15분 전에 염색을 끝내지 못했다면, 남은 타일 접착은 매우 짧은 시간 동안 진행되어야 한다고 말해야 한다.

방법

집단 소개와 활동의 목적에 대해 설명한다. 설명은 Allen 진단모듈(1993, pp. B2-5)에 명시되어 있다. "이것은 장신구, 의약품, 잔돈이나 다른 작은 물품을 저장하기 위해 사용될 수 있는 타일상자입니다. 이 상자를 만들기 위해 필요한 모든 재료는 당신 앞에 있습니다. 나는 오늘 당신이 어떻게 이 상자를 만드는지 볼 것이고, 가능한 한 샘플처럼 보이는 상자를 만들기 위한 노력이 중요합니다."

아래에 제시된 것처럼 몇 가지 절차가 있다. 클라이언트들의 활동을 관찰하고, 적절한 격려나 도움을 주고, 각 단계에 대한 행동(목록 평가 참조)을 평가한다. 마지막 남은 한 사람이 활동을 포기하거나 "끝났다."라고 말하거나 다음 단계의 진행을 요구할 때 다음 단계로 넘어간다.

1단계
모래뿌리기: "첫 단계는 나무가 부드러워질 때까지 모든 면에 사포질을 합니다." 사포질을 하고 곡물 낟알과 함께 모래를 붙이고, 나무 면이 부드럽게 보이는 시범을 보인다.

2단계
염색하기: "이것은 염료입니다. 이렇게 휘젓는 작업이 필요합니다. 붓으로 색을 칠하고 이렇게 헝겊으로 닦아냅니다." 색칠하고 한쪽 면을 닦아내는 시범을 보인다. "모든 면에 이런 방법을 사용합니다."

3단계
타일 접착하기: "타일은 이렇게 줄에 맞추어 접착합니다." 빨간 타일 뒤에 접착제를 바르고, 뚜껑의 우묵한 부분에 둔다. 짧은 면을 따라 하얀 타일을 반복하여 접착한다. 타일을 붙일 때, "이 샘플과 똑같은 모양을 만들도록 노력하세요."라는 말은 하지 않는다. 모래 붙이기, 염색하기, 닦아내기, 접착하기, 타일 붙이기에 관해 개인별로 평가되고, 개개인의 작업 활동은 목록 평가에 따라 치료사에 의해 진행된다. 모래 붙이기에 대한 평가 내용은 부드러움에 대한 느낌과 외형 표현하기, 압력을 가하고 방향 바꾸기, 모든 면에 모래를 붙이기 위한 상자 돌리기, 사포질로 모양 바꾸기 등이다.

목록평가

Allen 진단모듈은 각 단계에 대한 자세한 Allen진단모듈은 각 단계의 세부화된 평가 기준을 구체화한다. 모래 붙이기, 염색하기, 타일 접착하기. 표 7-6은 첫 번째 단계인 모래 붙이기에 대한 각 인지단계(3.0~4.8)에서의 예상되는 행동을 나타낸다. ADM 기준에 대해 알고싶으면 Allen(1993)을 참조하시오.

인지장애

활동 예시 7-2

우묵한 타일상자(3단계, 4단계) (계속)

Recessed Tile Box(Levels 3 and 4)

표 7-6	모래 붙이기
3.0	물건을 잡기 위해 손을 뻗는다; 물건을 잡고, 느끼고, 물건의 명칭을 말할 수 있다.
3.2	모래를 무작위적으로 사용한다; 작업하는 동안 상자를 보지 않을 수도 있다; 지시에 따라 멈추고 시작한다; 작업에 대해 짧은 문장으로 말할 수도 있다.
3.4	설명이 있기 전에 시작을 하고, 질문을 할 때 멈추지 않는다; 1분이나 그 이상 동안 지속하다 갑자기 변할 수 있다; 물건을 지속적으로 보지 않으며, 수행에 주의를 기울이지 않는다.
3.6	설명이 있기 전에 시작을 하고, 말을 할 때 멈춘다; 한 번에 한 단계 시범을 따라한다; 수행에 주의를 기울이고, 위치를 이동한다; 보이는 면의 전부나 일부를 빠뜨릴 수 있다.
3.8	보이는 면에 모래를 붙인 후, 단계 도중에 멈추고 "끝났다"고 말한다; 보이는 면은 모래를 붙이지만 내부는(내부에는 모래를 붙이지 않는다) 빠뜨린다.
4.0	24초 이내에 자발적으로 샘플에 대해 언급하지는 않는다; 모든 보이는 큰 면에는 모래를 붙인다; 작은 면이나 숨겨진 면에 모래를 붙이는 일은 빠뜨리거나 거부한다.
4.2	신호가 주어질 때만 샘플에 대해 언급한다; 감춰진 면을 빠뜨릴지도 모르나, 요구한다면 내부나 바닥부분도 수행한다.
4.4	샘플에 대해 언급하고 비교한다; 다음 단계로 가기 전에 확인을 요구할 지도 모른다; 뒷면을 작업하기 위해 상자를 구부리기도 하지만, 여전히 작은 가장자리 부위는 빠뜨린다.
4.6	평면에 있는 샘플이나 재료를 옮기기 위해 환경을 유심히 살핀다; 좋은 효과를 내기 위해 압력·힘·지속력 등을 다양하게 사용한다; 상자 내부에 모래를 붙이기 위해 사포를 접고 찢는 시도를 한다. 모래 붙이기가 끝나면, 모든 면을 돌려가며 살핀다; 상자에 나뭇결 방향을 인식하지 못할 수 있다; 작은 가장자리 부위를 작업하기 위한 가장 좋은 방법에 대해 질문할 수도 있다.

과정과 요약

구성원들이 활동을 어떻게 좋아했는지에 대한 간단한 토론이 있을 것이다. 모든 일반화는 치료사에 의해 되야한다. 구성원들은 그들의 상자(선물, 보석이나 동전 등을 보관하기 위한 상자)의 사용에 대한 질문들을 받을 수도 있다. 요약하면, 종종 구성원들이 지시에 따르는 것과 단서에 반응을 하는것과 일반적인 솜씨에 대해서 치료사가 해주는 피드백은 자주 도움이 되고, 회기를 긍정적으로 끝낸다.

인지장애

활동 예시 7-3

여름 샐러드(3단계)

Summer Salad(Level 3)

이 3단계 집단 활동은 "Allen 지침서"에서 사용한 것과 같이 기본적인 집단활동을 표현한다. 이것은 이전에 명시된 기준이지만, 좀 더 상호적이다. Allen의 3단계에서 참가 인원인 8인의 활동은 이처럼 집단활동에 중점을 두고 있고, 공인 작업치료사나 반복과 조작의 원리를 다룰 줄 아는 공인 보조 작업치료사에 의해 고안된 것이다. 이 집단들을 이끌어갈 때 다른 직원 구성원들은 등록된 작업치료사나 공인된 보조 작업치료사의 안내를 받아도 된다. 활동은 30분을 초과해서는 안되며, 공동도구와 재료는 이번 단계에서는 필요하지 않다.

준비물

톱니 모양의 플라스틱 칼 1개, 무거운 플라스틱 포크 1개, 도마 1개, 각자 사용할 두꺼운 종이 접시. 테이블 중앙의 큰 사발에는 클라이언트들 수 만큼의 과일로 채워둔다. 좋은 과일로는 사과, 배, 바나나, 오렌지, 복숭아, 멜론 반 개(플라스틱에 싼), 파인애플 조각(플라스틱에 싼) 등이 있다.

참가인원

6~8명이 이상적이고, 보조치료사와 함께 한다. 클라이언트들은 집단활동을 하기 전에 손을 씻어야 한다.

방법

치료사는 집단이 만들 맛있는 과일 샐러드에 대해 설명한다. 모든 과일을 자르고, 사발에 담고, 코코넛 요거트 드레싱을 넣기 전까지는 아무것도 먹지 말라는 규칙을 말한다. 각자 자기소개를 하고, 사발에 있는 과일을 선택한다. 눈을 감고 과일을 식별하는 것은 흥미로운 변화를 줄 수 있다. 치료사가 특별한 과일이 어떻게 준비되는지, 어떻게 먹을 만한 크기로 자르는지 시범을 보일 때까지 클라이언트들은 과일을 먹지 말고 기다려야 한다는 것을 상기시켜야 한다. 과일을 자르고 다듬는 일에 약 15분이 소요될 것이다. 치료사의 도움으로 과일 씨와 껍질을 벗기고 그것들은 플라스틱 쓰레기통에 버리도록 한다. 지원자 1명은 일반 요거트 1파인트, 갈색 설탕 1큰 술, 코코넛 플레이크 반 컵을 섞는다. 다른 지원자들은 차례로 과일에 드레싱을 부어 젓는다. 또 다른 지원자들은 사발에 과일 샐러드를 떠서 다른 클라이언트들에게 전달한다. 만든 과일 샐러드를 시식하도록 하는 것은 그들의 힘든 노력에 대한 보상이다.

인지장애

활동 예시 7-4

가을 나뭇잎(4단계)

Falling Leaves(Level 4)

4단계 클라이언트에게 이 단계는 기본적인 집단활동의 도안이다. 이 단계는 목표지향, 시각적 단서(색깔과 모양), 진행에 대해 지침서를 따르는 집단 프로젝트이다. 이 경우에 일반적인 결과물을 산출하게 된다.

준비물

치료사는 한 테이블 당 6~10명의 클라이언트들로 구성한다. 클라이언트들의 반은 색종이, 연필, 가위, 나뭇잎 모양의 마분지를 가지게 한다. 사용되는 나뭇잎 모양으로는 단풍나무, 느릅나무, 참나무, 물푸레나무, 튤립, 자작나뭇잎 모양 등이 사용된다. 실제 나뭇잎을 대고 따라 그릴 수 있지만, 이것은 치료사가 수행한다. 클라이언트들의 나머지 반은 나무줄기와 흰색 포스터판지 조각을 가지게 하고, 까만 매직으로 가지를 따라 그리고, 나무의 이름은 색이 있는 중앙에 검은색으로 적는다. 나무의 이름은 짧고 쉬운 글자로 구성된 단어가 좋다(예: 참나무, 단풍나무 등). 나무 줄기를 가진 클라이언트들은 갈색이나 회색 그리고 다른 색깔 중 두 가지 색을 가진 넓고 뾰족한 표지와 작은 접착제병을 가진다.

방법

치료사는 나뭇잎 만드는 과정에 대한 시범을 보여야 한다.

1. 나뭇잎: 색종이에 나뭇잎 모양을 놓고 연필로 모양을 따라 그린다. 겹치는 선 없이 종이 위에 따라 그릴 수 있는 만큼 맞춰서 그린다. 끝나면 그린 선을 따라 각 나뭇잎을 자른다.
2. 나무줄기: 적절한 색으로 나무줄기에 색칠한다. 글자는 다른 색으로 칠한다. 끝나면 나무줄기에 적절한 나뭇잎을 붙인다. 클라이언트들은 나무에 맞는 나뭇잎을 붙인다. 예를 들어, 단풍 나뭇잎은 단풍나무 줄기에 접착한다. 나뭇잎 색은 가을에 적합해야 한다. 좀 더 흥미로운 모양을 연출하거나 변화를 위해, 각 나뭇잎에 두 가지 가을 색조를 사용해도 좋다.

과정과 요약

작업활동에 대한 느낌과 결과가 도출된다. 가을에 대한 것을 중심으로 가을에 무슨 일들이 일어나는지, 가을과 겨울을 준비하기 위해 어떤 종류의 일들을 해야 하는지 등에 대해 토의한다. 신청서는 포스터가 어디에 배치되고 다른 어떤 장식들이 좋을지 구체적으로 설명할 수 있다. 치료사의 피드백이 요약에 주어질 수도 있다. 그 3개의 포스터들은 병동에 좋은 장식품이 된다.

인지장애

활동 예시 7-5

포푸리* 밀짚모자(5단계)

Straw Hats with Potpourri(Level 5)

이것은 봄이라는 주제에 적절한 작업 활동이고, 5단계에서 제공된 재료로 즐거운 일을 만드는 동안 시행착오를 겪으며, 한 가지 감각계(시각과 후각)보다 더 많은 기관을 사용한다. 이 단계에서는 안전성 점검을 요하는데, 클라이언트들이 뜨거운 접착제 총을 사용할 때에는 주시해야 하고, 필요할 때 주의와 조언을 한다.

준비물: 개인 당 약 15cm 밀짚모자, 얇은 공단 리본 4색 롤(핑크, 하늘색, 빨강색, 흰색), 다양한 비단 꽃 약 1.27cm(데이지, 장미 등), 가위, 접착 막대가 있는 접착제 총, 꽃과 풀 향기가 나는 포푸리 가방, 나일론 망, 실 패, 색깔이 화려한 완성된 모자 샘플들.

시간: 소개: 5분
활동: 30분
과정 / 요약: 20분
청소: 5분

방법

치료사는 클라이언트들에게 소개를 하고, 프로젝트에 대한 설명과 목적에 대해 말한다. 만든 작품은 문 장식, 선물, 부활절 준비에 사용될 수 있다. 도안은 클라이언트들의 기술 단계를 살피는 방법이 될 것이고, 그들이 어떻게 제한된 선택을 잘 활용할 것인지, 언어적인 설명은 어떤지, 안전성에 대한 주의사항을 다루는지 관찰하게 될 것이다. 목표는 클라이언트 개인이 하나의 밀짚모자를 구성하고 장식하는데 있다.

1단계: 포푸리–직경 약 15cm로 나일론 망을 원형으로 자른다. 밀짚모자의 내부를 채우기 위해 충분한 양의 포푸리로 나일론 망을 채운다. 망의 가장자리를 모아 끈으로 묶고, 이곳은 나중에 접착하기 위해 따로 둔다.

2단계: 장식–모자 중심부를 고정시킬 리본을 선택한다. 리본은 다림질에 의해 나비 모양으로 매듭을 지을 수 있다. 각 구성원들은 리본 주위를 접착하기 위해 2~4가지 꽃을 선택해도 좋다. 리본은 약 25cm 길이로 자르고, 손잡이 부분을 만들기 위해 외벌매듭으로 끝을 매듭한다.

3단계: 접착하기–치료사가 접착제 총의 플러그를 꽂고, 사용하는데 적절한 온도로 가열한다. 이는 접착을 위해 불가연성 표면을 이루는 분리된 곳에서 시행하며, 접착한 곳 가까이에 가연성 물질이 없는 상태를 유지해야 한다. 클라이언트들은 이 작업 기간 동안, 몇 차례 접착한 곳에 갈 수 있다. 첫째, 리본은 나비 모양의 매듭 바로 아래 접착제로 고정한다. 다음, 실크 꽃들을 접착제로 붙인다. 모자 안쪽에 포푸리 나일론 주머니를 꼬리 모양으로 접어서 접착한다. 마지막으로 리본걸이를 모자 뒤에 접착하면, 완성된 모자는 문이나 벽에 걸 수 있다.

토의와 요약

집 주위에서 봄에 할 수 있는, 유사한 성질을 가지는 일반적인 일들(봄옷 입고 외출하기, 집 수리하기, 좋은 향 만들기 등)에 대해 언급함으로써 봄의 느낌을 유발할 수 있다. 접착제 총을 사용하는 것에 대해 의논하는 것은 집 주변의 안전성을 강화시킬 수 있는 좋은 방법이 될 수 있다. 열과 전기에 관련된 또 다른 일(요리하기, 다림질하기, 헤어드라이기 또 헤어아이언 사용하기, 전기면도기 사용하기) 안전성에 대해서는 클라이언트 개개인과 의논해야 한다. 밀짚모자를 만드는 작업은 봄에 대한 계획, 봄 청소의 중요성, 겨울옷의 저장, 잔디와 정원 보호 또는 5단계에서 발생할 수 있는 전형적인 또 다른 문제에 대해 의논할 수 있을 지도 모른다. 치료사가 작업 활동에 대해 요약을 할 때 피드백이 포함되어야 한다. 모자는 클라이언트들이 원하는 대로 쓸 수 있게 그들이 보관하고 있는다.

*포푸리: 방안을 향긋하게 하기 위해서 꽃잎과 향료를 섞어 단지에 넣은 것

Chapter 8

발달적 접근

DEVELOPMENTAL APPROACHES

시간적 개념에서의 발달 단계는 작업치료사가 클라이언트의 작업을 선택하는데 있어 중요한 지침이다. 예를 들어, 사회적 상호작용과 만남은 성인 초기의 주된 관심사이고 반면, 작업의 생산성과 돌봄은 성인기의 중요한 관심사가 된다. 또한 중년기에는 여가 활동에 큰 의미를 두지 않는 것에 반하여 은퇴 후에는 여가 시간을 의미 있는 활동으로 채우기 위해 고군분투하기도 한다. 모든 발달 이론의 원리는 출생부터 성숙 그리고 생을 마감할 때까지의 삶에는 전반적인 발달 순서가 있다. 발달 단계는 이해를 돕기 위해 여러 단계로 나누어져 있다. 이러한 발달 단계는 생물학적이며 환경적인 힘에 의해 결정된다. 이 단계는 구체적, 전반적, 계층적으로 이루어지며, 실제로 한 단계에서 다른 단계의 전환은 점진적이다. 그러나 각 단계는 다시 뚜렷한 기술과 논점 또는 갈등의 하부개념으로 나누어지고, 각 단계는 다른 단계와 구분되는 특징을 갖는다.

점진적인 단계들은 각 단계에 따른 복잡성의 증가와 관련이 있고, 성숙된 방식으로 진행된다. 성숙은 가장 상위 단계의 개념이고 목표가 된다. Bigsby(2003)는 연령과 발달 단계 이론들에 대한 어려움을 토론하였다. 그녀는 아동의 발달에서 기술과 행동의 다양성을 설명하면서 환경과 경험의 중요성을 지적하였다. 계층적 단계는 각 단계가 앞 단계에 기초한다는 것을 의미한다. 이것은 높은 수준의 기술을 습득하기 위해서는 기본적 기술이 필요하다는 개념을 뒷받침한다. 발달 이론을 재활에 적용하였을 때, 정상발달에서 발전되는 기술들이 부족한 경우, 그 부족한 기술들은 같은 순서로 재학습되어야 한다. 이 개념은 여기에 거론되어지는 모든 이론가들에게 일반적인 것으로 여겨진다.

이론의 초점

"Occupational therapy practice framework" (AOTA, 2002)에서 제시된 발달 단계는 클라이언트의 "개인적 배경"의 한 부분이다. 여러 발달 단계들의 발달적 과제는 각 이론가들의 각각의 관점에 따라 정의된다. 한 사람이 발달학적으로 한 단계 위로 발전할 때, 삶의 우선순위가 변하고 "수행 패턴(performance pattern)"도 이를 반영하게 된다. 질병과 장애는 클라이언트의 생활방식을 재구성하기 위해 요구되는 발달적 향상을 방해한다. 작업치료사는 클라이언트가 새로운 습관, 일상생활, 그에 따른 역할을 발달시키거나 변화시키고, 직업과 연관하여 그들 자신이 선호하는 것을 탐색하는 것에 도움을 줄 필요가 있다(AOTA, 2002).

발달 준거의 틀은 질병이 미치는 영향 정도를 측정하는 길잡이로 가장 많이 사용되며, 이에 따라 회복을 위한 현실적인 목표를 설정할 때도 사용된다. 나이는 결코 발달의 실제 척도가 될 수 없다. 그러나 발달 단계의 관점으로 장애를 가진 사람을 볼 때, 발달 연령과 생활 연령 간의 불일치는 한 사람의 삶에 미친 장애의 영향 정도를 치료사가 파악하는데 도움을 준다.

대부분의 발달 이론은 다음 단계로 넘어가기 전에 해결해야 할 갈등 및 변화와 위기를 포함한다. 이 단계들에서 발생하는 스트레스는 병의 발병과 악화를 가져오는 매개체이다. 발달 이론을 바탕으로 작업치료사는 정상 발달에서 겪는 위기와 갈등을 해결하기 위한 명확한 과제를 제시할 수 있다. 그러한 삶의 과제들은 작업치료에서 치료적 집단을 위한 기초를 마련한다.

기본 가정

인간의 발달에 대한 다양한 이론이 있는데, 어떤 것은 청소년기에 끝나고(Freud), 어떤 것은 노인에게까지 이어진다(Erikson, Jung). 여기에 제시된 이론들은 작업치료 집단에 대한 생각을 명확하게 하는데 도움을 주는 것들로 선택되었다. 포함된 이론가들은 Jung, Erikson, Levinson, Kohlberg, Wilcox, Gilligan이 있다. 생리적, 인지적 발달이론가 Ayres와 Piaget는 신경발달학적 준거의 틀로 다음 장에서 제시한다.

Jung

1940~50년대 저술활동을 한 Jung은 성인 발달 이론의 아버지로 불리운다. 그는 Freud와 달리, 발달은 일생을 통해 계속 지속되며, 성장과 적응에 있어 외부적 요인의 기여를 인정하였다. Jung은 발달 과정을 다음과 같은 4개의 기본 단계로 나누었다.

1. 아동기(childhood)
2. 청년기(youth)
3. 중년기(mid-life)
4. 노년기(old age)

Jung의 관점에서, 아동기는 행복한 무지상태이다. 비록 아동이 부모로부터 받은 성향이 있을지라도, 아동은 자신의 성장과정을 인식하지 못하며 발달하게 된다. 청년기는 의심, 문제, 반박, 책임에 대해서 처음 인식하는 시기이다. Jung은 그의 이론에서 성격은 인생의 전반기와 후반기에 각기 다른 방향으로 진행한다고 한다. 전반기는 35~40세까지로 외적으로 팽창하는 시기이며, 성숙의 힘이 인도되어 자아가 발달하고 외부세계에 대처하는 역량이 발휘된다. 40세 전의 개인은 외부적인 사건(직업, 사회적 지위, 결혼, 가정)에 개인적 에너지를 쏟게 된다. Jung은 한 개인이 40세 후에 다시 내적으로 돌아가서 정신적인 것에 더 초점을 맞춘다고 믿었다 (Schultz, 1976).

표 8-1 Jung의 발달 단계(정신적)

연령	단계
출생~사춘기(아동기)	행복한 무지, 계층적 경향
사춘기~35세(청년기)	의식함, 의심함, 책임감 고려
35세~노인(중년기)	자아 개성화의 잠재된 부분의 표현과 통합으로의 변화
허약~죽음(노년기)	질병, 죽음의 수용, 사후의 삶, 집단 무의식

중년기는 Jung에 의해 "인생의 오후"로 정의되었다. 양극성은 개인을 드러내는 상반된 경향이며, 예를 들면, 내향적 vs 외향적, 합리적 vs 직관적, 공격성 vs 민감성, 활동적 vs 명상적이 있다. Jung은 중년기에, 청소년기의 어떤 쪽을 표현하든 관련 없이 중년에는 그 반대쪽을 표현하게 된다고 주장하였다. Jung은 삶의 진정한 목표인 개성화의 개념을 정립하였고, 이는 1980년대에 논란이 되었다. 개성화는 자아의 정의가 더 많이 포함된 정체성 강화의 한 종류이다. 개성화는 다른 방향으로 더욱 깊어지며 각 단계를 통해 지속된다. 결국, 개성화는 자아의 각 부분들이 통합을 통해 적절한 하나의 전인적 자아로 합쳐지는 것이다.

노년기는 마지막 단계이다. 사람은 나이가 들어가면서 신체적 저하를 경험하고 그동안 맡아 왔던 직위와 책임에서 물러나게 되며 불가피하게 죽음과 대면하게 된다. Jung은 개인의 사후의 삶에 대한 믿음을 갖고 있었고, 모든 개인이 궁극적으로 "집단 무의식"에 기여한다고 했다. 그래서 모든 개인은 죽은 후에도 다른 사람을 통해서 살아간다고 하였다(표 8-1).

Erikson

Erikson의 발달 이론은 근본적으로 Freud의 정신성적단계(psychosexual stages)에 기초하고 있으나, 이 이론은 청년기와 성인기까지 확장시켜 포함하고 있다. 그의 이론을 Jung의 이론과 비교해보면, 사회적 환경의 중요성에 관심을 보이고, 각 단계에서 생기는 갈등을 해결하는 것을 근본으로 하고 있다. 성인 클라이언트에게 있어서 가장 큰 영향을 주는 단계들이 있다.

- 정체감 vs 역할 혼돈(13~22세)
- 친밀감 vs 고립감(23~35세)

표 8-2 Erikson 발달의 8단계(정신사회적)

연령	단계
출생~영유아기	신뢰감 vs 불신감
2~4세 유아기	자율성 vs 수치심 및 회의감
5~7세 아동기 초기	주도성 vs 죄책감
8~12세 아동기 중기	근면성 vs 열등감
13~22세 청소년기	정체감 vs 역할 혼돈
23~35세 성인 초기	친밀감 vs 고립감
35~50세 성인기	생산성 vs 침체감
50세~죽음	통합 vs 절망

- 생산성 vs 침체감(36~50세)
- 통합 vs 절망(50세~죽음)

Erikson의 단계는 작업치료 문헌에 자주 인용된다. 갈등 영역들은 적합한 작업치료 활동을 선택할 때 길잡이가 되고 다양한 나이 수준에서 목표를 설정하기 위한 기초를 제공한다. 예를 들이, 신뢰에 문세가 있는 경우의 접근 방식으로는 낙상이나 상대방에 의해서 잡히는 움직임이 있는 활동을 통해 감정적인 지지를 주고 받는 것이 효과적이다(표 8-2).

Levinson

Levinson(1978)은 가장 광범위하게 성인의 발달 단계에 대한 자료를 연구했다. 그는 40명의 남자를 대상으로 한 종단적 연구를 기초로 하였다. Levinson은 성인기를 변화하는 시기에서 전환되어 나타나는 안정된 시기로 보았다. 그가 제시한 3가지 전환기는 다음과 같다.

1. 성인 초기: 17~22세
2. 성인 중기: 40~45세
3. 성인 후기: 60~65세

이러한 갈등의 시기는 삶의 구조를 세우며 살아가는 개인의 안정기 중간 중간에 산재되어 있고, 인생의 과정 중에 더 많이 혹은 더 적게 나타난다(표 8-3).

Levinson은 각 전환기는 특정 연령의 범위를 거치고, 각 전환기가 발달적 과제를 가진다고 하였다. Erikson과 같이, 그는 각 전환기는 한 사람이 다음 단계로 넘어가기 전에 갈등의 해소가 요구되는 기간으로 보았다.

근본적으로 각 전환기의 과제는 현재의 삶의 구조나 변화의 가능성을 재평가하고 다음 시대의 삶을 재구조화하기 위한 선택을 하는 것이다. 시대는 성인 초기, 성인 중기, 싱인 후기로 설명되는 안정된 시기 사이에 존재하게 된다. Levinson의 40명 남성 연구에서 일은 "사회생활을 위한 기본"이 된다고 하였고, 삶의 구조에서 작업적 감각뿐만 아니라 문화, 계급, 사회적 감각 안에서 주어진다고 하였다(Levinson, 1978). 연구가 성인 중기 전환기에 대한 것이라는 비판 때문에 대상자를 35세의 4가지 다른 작업 집단에서 선택하고 45세까지 추적하였다. 그 대상자들로부터 전기적 정보를 모아 젊은 성인 전환기의 기초를 형성하였다. 성인 후기 전환기는 Levinson이 간단

표 8-3 Levinson의 삶의 전환기

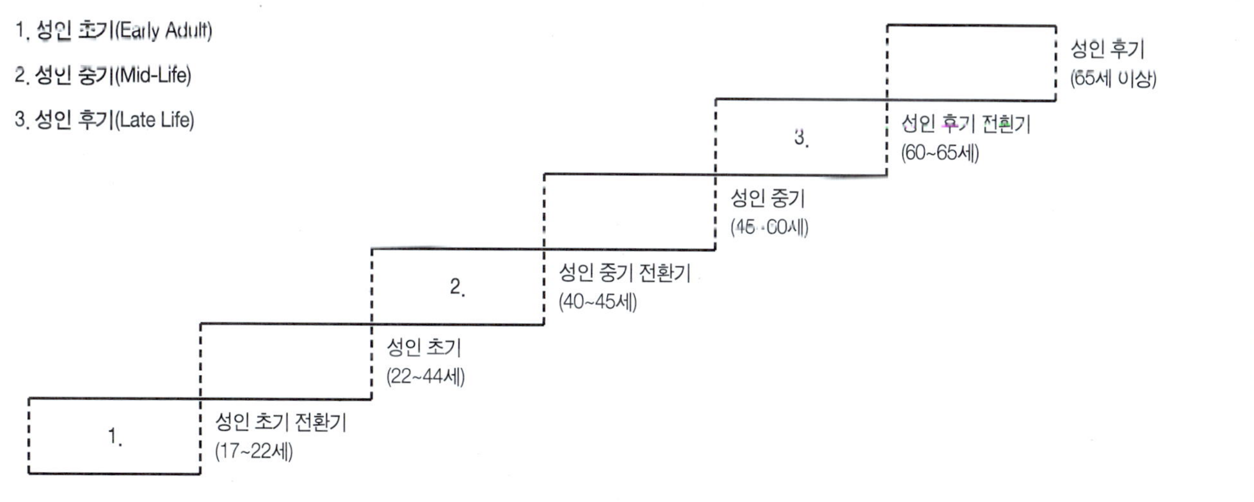

히 설명하였고, 전 단계의 전환기와 유사하게 여겨졌다.

Levinson의 이론은 클라이언트가 겪게 되는 문제를 이해하고, 작업치료 집단을 계획하는데 좋은 구조를 가지고 있기 때문에 선택되어져 왔다.

성인 초기 전환기

이 전환기의 핵심은 출생하면서 속한 가족에서 새로운 가정을 만들기 위해 분리되는 것이다. 이것은 지리적이고 감정적인 분리이며, 일반적으로 손실되는 느낌을 만든다. 그러나 어른으로서의 자신의 삶을 세우는 만족감은 즐거움을 가져온다. 성인 초기 전환기의 탐색은 젊은 사람이 성인으로서의 의무를 가지도록 압력을 넣는다. 구조의 필요성과 탐색의 균형을 맞추는 것은 계속되는 어려움이다. 성인 초기 전환기의 주된 과제는 꿈을 만들고, 멘토를 찾고, 직업을 정하고 결혼과 가족이 시작되는 것이다.

자신의 꿈 만들기

성인 초기의 강력한 역할을 하는 첫 번째 과제는 꿈을 형성하는 것이다. Levinson은 소년이 성인 세계에 소년 및 남성의 이미지를 안착시키는 성인 초기 전환기 동안, 꿈이 생성된다고 하였다. 이는 사실상 아주 구체적인 현실 혹은 현실과는 먼 것과 연관될 수 있다. 초기 아동기에 믿음을 형성하는 능력은 성인 초기의 이러한 상상의 기초가 된다. 꿈은 그의 모습을 탐색하는 매개물이며 "희망과 자존감, 개인적 통합의 바탕을 제공한다(Levinson, 1978)." 젊은 성인의 과제는 꿈을 촉진시키거나 발전시키는 것을 도울 수 있는 사람들과의 관계를 형성하고, 그의 인생을 살아가는 방법을 찾는 것이다. 만약 이 단계에서 선택하는 것이 꿈과 관계가 없다면, 성인 중기 전환기 동안에 다시 이러한 선택들을 해야 할 것이고, 자신을 표현하기 위한 무언가가 요구될 것이다.

조언자와의 관계형성

Levinson에 따르면, 성인 초기 동안의 조언자와의 관계형성은 매우 복잡하면서도 가장 의미 있는 것이다. 조언자는 한 사람의 인생에서 전환적 형상이며 선생님, 후원자, 안내자, 조언자, 봉사자로서의 가장 중요한 기능은 "꿈의 실현을 지지하고 현실화하는 것"이다(Levinson, 1978). 젊은 남자들에게 전문가의 의견과 상담을 제공하는 조언자는 부모의 위치와 같은 것은 아니지만, 보통 반세대가 차이날 만큼 나이가 더 많았다. Levinson, 자신의 조언자는 여자이지만 연구에서 모든 남자들은 남성의 조언자들이 있었고 많은 여성들이 남성 중심 사회에 들어가 남자와 여자 모두에게 조언자로서 더 많은 도움을 줄 것을 기대하였다.

Margaret Hennig의 연구에 의하면 25명의 높은 지위의 경영진인 여성들은 그들의 경력 초기에 모두 남성 조언자의 도움을 받았다(Sheely, 1976). 흥미롭게도 20대에 결혼보다 직업을 선택한 성공한 여자는 35세 경에 어떤 것을 잃어버렸는지를 의식하고, 그들의 여성적인 면에 대해 탐색하기 시작했다. Levinson은 이와 유사하게 조언자가 덜 개입된 40대 남성들이 그들의 인격에서 여성스러운 면에 대해 직면하고 과제를 재통합하는 보고를 하였다.

직업의 선택

직업을 선택하는 과정은 어렸을 때 하는 공상 게임("의사" 또는 "교사")을 시작으로 하여, 전 생애를 통해 이루어진다. Levinson이 중요한 삶의 선택에 대해서 "인간발달의 가장 큰 모순은 현명한 선택을 하기 위해 필요한 지식 및 판단력과 자기 이해를 갖추기 전에 중요한 결정을 내려야 한다는 것이다."라고 언급하였다. 이는 어릴 때 흥미를 성인 초기의 작업 선택으로 전환하는 복잡한 정신사회 과정이다. 그리고 그러한 원형이 30대 초반에 어느 정도 정립되어 나타난다. 작은 개인이 사회 속에서 가지는 가치 척도이며, 경제적으로나 사회적으로 지역사회 안에서 그의 역할을 정의한다. Levinson 연구의 많은 사람들은 작업의 정체성이 부모의 기대에 따라 만들어지게 되고 조언자가 있는 경우 혹은 없는 경우에 깊은 애정이 있는 양육을 받으며 꿈을 키웠는지에 따라 작업의 개념이 달라졌다. 개인의 실패와 성공을 의미하는 개인적 관심사이에는 커다란 차이점이 있고 그들의 인생주기를 통한 성장으로 인해 그러한 가치를 둘러싼 개념에 변화가 생겼다.

이 단계는 작업치료와 중요한 관계가 있다. 자신과 일에서 요구되어지는 가치를 고려할 때, 질병은 클라이언트의 일에서의 역할을 항상 방해하기 때문이다. 넓고 다양한 클라이언트군에 대해서는 가정과 직장에서 교차되는 클라이언트의 역할이 있는 집단 활동이 적절하다.

결혼과 가정

결혼과 가정에서 형성된 발달 과제는 미숙한 선택을 필요로 한다. 성인 초기에서 안정된 성인 관계의 여러 가지 요인들을 통합하는 것은 일반적이지 않다. 성별, 의존성, 정서적 친밀감, 우정과 책임에 대한 능력과 관련한 적어도 몇 가지 정도의 사건이 이 시기 이상으로 확장된다. 실제로 자신의 여성적/남성적인 면과 관련된 능력은 인생의 과제가 되는데, Levinsin과 Jung 모두 성인 발달에서 중요하다고 하는 많은 양극성의 예이다. 결혼과 양육을 한다는 것이 꼭 의무와 책임으로서의 준비가 되어있다는 의미는 아니다. 단계는 종종 성인 초기에 부모로부터 독립하고 자신의 미래를 찾는 과정과 얽혀있다. Levinson은 남편의 포부를 실현시켜 성인의 세계로 들어가는 것을 촉진하고, 그의 작업 여정에 자양분을 제공하는 사람을 "특별한 여성"으로 표현했다. 만약 용감한 선택이 꿈과 정반대의 길을 가게 한다면, 그 관계는 훗날 갈등을 겪게 될 것이다. 명백하게도 이 관계는 시간이 흐르면서 남자와 여자가 서로의 꿈을 조정하는 과정에서 변화할 것이며, 양쪽 모두에게 잘 맞는 가족관계를 만들기 위한 끝없는 가능성이 있다. 아버지가 되거나 어머니가 되는 것에 대한 중요성은 각각이 직업적으로 성공하거나 자식 혹은 관련된 이들을 부양 할 수 있도록 준비가 되기 전에는 나타나지 않을 수 있다.

성인 중기 전환기

이 시기는 성인 초기와 중기의 다리 역할을 하며, 이 시기에 인간은 그들의 삶과 가치에 대해서 질문하고 연구하고 재시도해 본다. Levinson 연구 대상자의 80%는 자신과 외부 세계에서 투쟁을 함으로써 위기에 도달하게 된다고 하였다. 종종 해결을 위한 과정을 통해 나아가는 데는 몇 년이 걸린다. 극도의 사건은 종종 인간 환상의 성공과 실패를 나타내고, 그러한 자기판단은 모든 것을 에워쌀 것이다. 만약에 승진에 실패를 했다면, 그는 자신의 삶 전체의 실패로 받아들일 수 있다. 전환기에는 이전과 같이 살아갈 수 없고, 그의 현존하는 삶의 구조 아래서 "그 반의 그 되기"가 어려운 것이며 선택된 방향으로 나아가기 위해 변화가 불가피하다. 이 발달 단계를 위해 Levinson은 다음과 같은 3가지 주된 과제를 제시했다.

1. 성인 초기의 종결(과거의 재검토)
2. 성인 중기로 가기 위한 첫 번째 단계(삶의 구조 수정)
3. 개인의 삶을 깊게 나누는 양극화 개념의 처리
   (성인 중기의 개성화)

위의 3가지 과제는 각각 뚜렷한 특징을 가지고 있다.

과거의 재검토

자신의 죽어야 할 운명에 대한 재인식은 그의 남은 시간을 사용하는데 대한 절박감을 되찾게 해준다. 그는 초기의 희망, 가치, 기대와 관련해서 성취도를 알아보기 위해 질문했다. "내가 계획한 모든 것을 이루었습니까?" 꿈은 본질적으로 환상적이기 때문에 꿈과 관련된 많은 생각과 가정 및 신념은 실제로 현실의 벽에 부딪치게 된다. Levinson은 "자신과 세상에 대해 오랫동안 유지해온 가정과 믿음이 진실이 아닌 것을 재인식"하는 것을 "착각에서 벗어나는 것"으로 정의했다. 이것의 과정은 실망, 즐거움, 믿음, 슬픔, 비탄, 놀라움, 자유, 고통의 감정을 동반한다. 이 시기에는 다음과 같은 질문을 하게 된다. "제가 저의 삶에서 무엇을 해야 할까요?, 제가 지금 하고 있는 것은 무엇이며, 미래에 하게 될 일은 무엇인가요?, 제가 하는 일에서 성공할 수 있을까요?, 결혼 생활에 만족할 수 있을까요?, 내 현재의 가치와 우선순위는 무엇일까요?, 가치 있는 것에 시간을 보내는 것일까요?, 제가 정말 의미 있는 일을 하고 있는 것일까요?, 어떻게 제 자신을 채울 수 있을까요?, 개인적·사회적으로 나의 진정한 가치는 무엇일까요?" 작업치료 집단은 클라이언트가 성인 중기 전환기에 갖는 질문에 대한 대답에 초점을 맞춰야 한다.

삶의 구조 수정

과거의 그루터기 위에서 인간은 다음 단계를 위한 계획을 지금 시작한다. 즉, 새로운 삶의 형식을 탐색한다. 몇몇의 변화는 외부적으로 동기부여가 된다. 성장한 가족이나 연세가 든 부모님과 같은 현실과 배우자나 결혼과 같은 변화는 역할과 관점의 확실한 변화를 요구한다. 세상의 정책, 경제, 문화, 사회적 가치는 또한 인간의 새로운 삶의 구조에 영향을 미친다. 이러한 외부적인 요인이 변화를 가져오든 아니든 개인의 견해, 가치, 기대는 본질적으로 성인 중기 전환기의 발달 과제의 결과에 차이를 가져온다. 이 시기에는 다음과 같은 질문을 하게 된다. "제 삶에서 내가 변화하기 원하는 것은 무엇일까요?, 직업, 결혼, 가정, 지역사회에서의 역할 변화를 위한 선택은 무엇일까요?, 제 삶에서 변화를 위한 외부적인 압박은 무엇일까요?, 그대로이거나 바꾸길 원하는 사회, 친구, 가족으로부터 느끼는 압박은 무엇일까요?, 어떻게 제가 더 채울 수 있을까요?, 제 자신의 어떤 부분이 발전하지 못하고 있을까요?, 제가 어떤 잘못을 하고 있을까요?, 내가 발전시켜야 할 새로운 특징적 기질은 무엇일까요?, 어떻게 미래에 대한 더 현실적인 목표를 세울 수 있을까요?, 과거의 혼란을 대치하는데 어떤 새로운 신념을 수용해야 할까요?" 과정을 계획하는 과정에 있어 작업치료 활동의 가능성은 무궁무진하다. 더 나아가 자기자신의 탐구에 대한 잠재력은 집단 중재를 진행하는데 최대한 반영된다.

성인 중기의 개성화

성인 중기의 개성화는 과거의 진행과정 연속선상에 있다. 점차적으로 분리된 존재는 출생 이후로 점차적으로 자신과 세상과 경계가 더 명확해지는 것으로 생겨난다. 이러한 개성화는 각 전환기의 한 부분의 역할을 한다. Levinson은 Jung이 묘사한 성인 중기의 개성화 과제를 해결하기 위한 4가지 양극성을 설명했다.

1. 젊음/늙음
2. 파괴성/창조성
3. 남성성/여성성
4. 애착성/분리성

각 구조는 타인을 축소하는 반면에 개인의 관점에 높은 우선권을 부여하는 것이 필수적이다. 성인 초기에는 젊음, 창조, 남성, 애착이 강하다. 성인 중기에는 반대 개념이 우선시 된다.

1. 젊음/늙음의 양극화: 젊음과 늙음은 관련있는 용어로서 보여지지만, 특정 연령에 국한되어 있는 것은 아니다. 젊음은 출생, 성장, 가능성, 시작, 개방성, 에너지, 잠재력, 봄날의 약속, 풍부함(다산), 다가오는 어떤 것에 대한 비전과 관계 있다. 반대로 늙음은 끝, 결실, 안정성, 완고함, 완성, 무기력, 노쇠, 죽음 등을 대표한다.
   중년기의 젊음과 늙음의 이분법은 자신의 죽음, 젊음의 손실에서 오는 두려움, 신체적·정신적 힘의 약화, 자신의 제한된 시간에 대한 깨달음을 알게 되는 것이다. 또한 불멸에 대한 바람과 영원하지 못함, 능력의 손실, 한계를 받아들이는 것에 대한 두려움도 있다. 자신의 죽음에 대한 재인식으로 유산에 대한 생각이나 미래의 세대에 물려줄 것에 대한 생각을 하게 된다. 가능한 유산으로는 아이들, 가르침 혹은 발견, 현실과 사회의 구조들, 마지막 가치의 목표, 작성된 서류, 예술작품 등이 있다.
2. 파괴성/창조성의 양극화: 파괴에 대한 새로운 인식은 중년기의 여러 형태로 나타난다. 인간이 그에게 향하는 다른 이들의 파괴성 때문에 다른 사람에게 불평하는 것을 이해해야 한다. 이는 전형적으로 사랑하는 부모, 아내, 조언자, 친구를 향한 화로 표현된다. 그는 자신이 다른 이에게 어떻게 상처를 주었는지를 파괴라는 용어로 생각해 보아야만 한다. 파괴를 삶의 자연스러운 한 부분으로 받아들이고 책임져야하는 것은 필수적이다. 어떤 방향에서 행동을 받아들이는 것은 항상 어느 정도는 파괴적이고 어느 정도는 창조적인 결과를 가져온다. "만약에 파괴가 존재하지 않는다는 환상을 유지하려고 한다면, 창조적이고 사랑하고 감사하는 삶을 위한 능력이 손상당할 수도 있다(Levinson, 1978)."
3. 남성성/여성성의 양극화: Levinson이 언급한 남성성과 여성성은 생물학적이고 사회학적인 차이점을 넘어서는 것이었다. 남성성은 육체적인 용감함, 강인함, 동성애, 합리성, 성취감, 야망, 허약함에 대한 아량 없음으로 언급되고, 여성성은 모성애, 돌봄, 정서적임, 예술적인 창조성, 부드러움, 힘과 원기가 약함으로 언급된다. 성인 초기에는 미성숙함, 문화적 경향, 작업과 사회적 위치에서의 공격적인 수행의 필요성에 의해 같은 사람 안에서도 남성성과 여성성이 불완전한 상태로 보여진다. 그러나 성인 중기에는 이러한 양극성에 대한 용어가 새롭게 다가오는데, 인간이 일에서 더욱 창조적으로 자신과 다른 이들을 결합하고, 개인적인 관계와 자신을 받아들이는 것을 통해서 남성성과 여성성을 엄격하게 나누는 것이 덜해진다. 진취성은 남성성 역할에 손상 없이 인성의 성숙(nurturing)하고 예민한 측면의 해결책을 제시할 수 있다. 남성성/여성성의 이분법에 대한 해결은 사랑하는 여성과의 관계와 조언자의 관계 모두가 남성에게 새로운 가능성을 열어준다.
   작업치료에서는 끊임없이 클라이언트의 남성성과 여성성의 정체성에 부딪히게 된다. 남성과 여성 클라이언트가 집단에서 활동을 할 때, 그들의 가치와 기대를 고려하는 것이 중요하다. 예를 들어, 남성 클라이언트가 요리하기, 바느질하기와 같은 "여성의 과제"로 간주되는 활동을 거부할 수 있다. 발달 이론상으로 클라이언트의 장애 뿐 아니라 나이와 성별이 그들이 기꺼이 시도하고자 하는 활동을 결정할 것이다.
4. 애착성/분리성의 양극화: Levinson에 의하면, 애착성은 "관여하고, 개입하고, 필요로 하고, 연결되어 있고, 탐색하고, 뿌리가 깊어지는 것"(1978)으로 정의하였다.

분리성은 인간의 환상과 내면세계의 개입이 언급된다는 면에서 격리나 외로움과 구별된다. 결혼과 조언자 관계를 가진 성인 초기에는 전형적으로 분리성이 확장되기 전에 애착성이 선행된다. 성인 중기에는 발달적으로 애착성과 분리성이 거의 같은 균형을 이룬다. 이는 일반적으로 성인 중기에 좀 더 자신의 내부로 향하고, 이 과정을 통해 외부적이고 사회적인 기대의 한 부분으로 그 자신의 감정과 가치 및 목표를 고찰하는 의미를 가진다.

성인 후기 전환기

Levinson은 성인 후기 전환기를 60~65세로 보았다. 이 시기의 과제는 과거를 재평가하고, 새로운 삶의 구조를 창조하고, 삶의 마지막 단계에 적절한 선택을 하는 것이다. Levinson의 연구는 이 시기를 성인 중기의 연장으로 보지 않고 숙고의 관점으로 보여져야 한다. 성인 후기에 마주하게 되는 사건은 신체적 저하, 생산적 역할의 소실, 자신과 사랑하는 사람들에게 다가오는 죽음의 시기 등이다. 몇몇의 이론가에 따르면, "출생 이후의 시간" 부터 "삶의 남은 시간" 까지의 시간에 대한 인식의 변화는 성인 중기에 시작한다고 알려져있다. 성인 후기 전환기에는 다가오는 죽음에 대해서 더 이상 무시할 수 없으므로 남아 있는 제한된 시간 동안 오래된 갈등을 해결하고, 미완성 된 일을 마무리하고, 중요한 인간관계를 깊게 유지하고, 자녀에게 돌아갈 유산 상속을 배분하는 일들에 전념해야 한다. 이런 삶의 과제들은 작업치료의 집단 활동에 매우 적합하다. 인생 회고 집단들은 작업치료가 어떻게 사건들을 다루어야 하는지를 보여 주는 한 예이다.

신체적 저하

2020년에는 인간의 평균 수명이 77세가 될 것이고, 미국 인구의 20%가 65세를 넘게 된다. 인간이 더 오래 살게 될수록, 정상적인 신체적 저하의 영향은 더 두드러진다. 가장 기본 단계에서 노화된 세포는 퇴화하고 죽게 된다. 뇌에서의 신경세포의 손실은 노인성 치매의 원인이 되고, 알츠하이머 치매와 같은 퇴행성 질병을 갖게 되면 더 빠른 속도로 진행된다. 뇌 세포 손실은 기능적인 기억 손상과 성격의 변화 등을 가져온다. 또한 심장과 폐를 포함하는 생명 유지에 중요한 기관의 기능을 떨어뜨린다. 해부학적 변화는 청각과 시각의 손실을 가져오고, 키가 줄고 근육의 양과 긴장도도 떨어지게 된다. 대부분의 사람들은 노년에 머리 색깔이 회색으로 변하고, 일반적으로 근력과 지구력이 약해진다는 것을 인식하고 있다. 또한 이 시기에 골다공증(부서지기 쉬운 뼈)과 골관절염(관절의 통증)은 흔하게 나타나는 증상이다.

면역체계의 변화는 종종 노인을 병에 더욱 잘 걸리도록 한다. 장수는 대개 유전과 가장 밀접한 관계가 있다고 알려져 왔다. 그러나 규칙적인 건강상태 점검과 건강한 삶의 방식은 노화의 가장 좋은 예방책이다. 스트레스에 대한 취약성 또한 나이와 함께 증가한다. 수명 연장에 대한 기술은 축적되고 있음에도 불구하고 노년의 변화는 여전히 어렵고 더 많은 스트레스를 유발시킨다.

신체의 저하에 대한 대처는 처한 환경을 반영하여 더 수동적인 역할을 받아들이는 것이 필요하다. 가치와 만족감을 제공하는 신체적 요구를 제한하는 생활 방식의 변화가 바람직하다. 작업치료 집단은 에너지 보존, 목표와 우선순위 정하기, 운동과 건강, 건강교육과 유지, 기술을 계속 사용하도록 격려하고 자존감과 사회적 재인식를 유지하는 활동을 탐색하는 것의 중심에 있을 수 있다.

생산적 역할의 손실

60~65세 사이에 은퇴는 자발적일 수도 있고 강제적일 수도 있다. 어떤 방법이든, 은퇴와 동시에 많은 변화가 따르게 되고, 이것은 개인들 간의 뒤섞인 반응을 보인다. 몇몇의 사람들은 긴장을 풀고 여가를 즐길 수 있는 시간이 늘어나는 것을 반긴다. 반면, 많은 사람들은 은퇴는 자기가치를 저하시키고, 사회적으로 고립되어 남겨지는 부정적인 경험이라고 본다. 은퇴의 경제적 영향은 매우 실제적이다. 은퇴 계획이나 언급이 없는 사람들은 낮아진 수입과 낮아진 사회경제적 지위를 받아들여야 한다. 은퇴한 사람은 일하는 역할을 내신할 새로운 구조를 발견하고, 자기가치감을 주는 새로운 흥밋거리를 찾는 것이 필요하다. 작업치료 집단에서 은퇴와 관련한 시간 관리, 재정 관리, 여가 계획, 지역사회에서의 역할, 봉사활동, 사회화, 새로운 기술 개발 외에 많은 다른 문제점을 다룰 수 있다.

생의 마감

손실은 노인들의 삶에서 두드러진 주제이다. 최종적으로 해결되어야 하는 갈등에 관한 Erikson의 관점은 어떻게 손실을 수용하는지 이해하는데 도움이 될 것이다. 그의 8번째 단계인 '자아통합감과 절망감'은 생산적으로 살았던 삶의 결과로서 노인의 만족을 시사한다(Kaplan & Sadock, 2003). 성인 후기 전환기는 과거의 개인적 경험을 회고하고, 그것들의 가치를 요약하여 재평가하는 것을 포함한다. 이러한 재평가의 결과는 이 시기 이후의 삶을 어떻게 대처해 나갈지 결정하게 된다. 만년에 가장 좋은 것은 조부모로서 손자들의 응석을 즐기고, 은퇴한 이들은 그들이 한 일들로부터 젊은 세대가 이득을 얻을 것이라는 점을 아는 것을 좋아한다. 예를 들면, 스승들은 그들의 학생들이 성공하는 것을 지켜보는 것이 즐거움일 것이다. Erikson에 의하면 노년기의 평화와 만족은 이전의 친밀감과 생산성을 달성했을 때에만 생긴다고 하였다. 노인은 이제까지의 삶이 생산적이었음을 알고, 그들이 가진 지혜를 어떤 방법으로든 다른 사람에게 전달해왔다는 것을 아는 것이 필요하다. 이러한 믿음 없이는 절망에 빠지게 된다. Erikson에 따르면 절망이라고 하는 것은 죽음에 대한 두려움과 다시 시작하기에는 너무 늦었다는 것을 실감하는 것을 나타낸다.

죽음을 위한 준비는 노년을 통합하기 위해 필요한 또 다른 선행조건이다. 삶을 재검토하기 때문에 오래된 갈등과 미완성된 일을 되돌아 볼 것이다. 이것은 소원해진 친구들이나 지인들과 화해하기를 바라는 것은 일반적이다. 종종 오랜 잘못을 용서하고 사죄하고, 지키지 못한 약속을 다시 고려한다. 노인들의 감정적인 면을 고려하여 너무 성급하게 지나쳐 버리지 않는 것이 중요하다. 신체적, 인지적으로 손상을 입은 사람들은 이러한 주제를 다루는데 도움을 필요로 한다. 실제로 화해를 실행할 수 없을 때에는 집단 안에서 새로운 활동과 역할 놀이를 통해 경험해 볼 수 있다. 죽음에 대한 관점의 발달은 정신적이며 철학적인 관심사이다. 정신치료사이자 인간심리학의 대변인인 Carl Rogers는 아내와 함께 과학적으로 입증될 수 없는 세계를 경험하였기 때문에 70대에 이르러 새로운 관심사에 대해 기술하였다. 그의 경험은 죽음에 대한 이해를 변화시켰다. 그는 50대와 60대에는 죽음이 한 개인의 끝이라고 생각하였지만, 그의 새로운 관점에서는 인간이 죽은 후에도 계속되는 영적 실재가 가능하다고 보았다. 그는 "우주의 의식"의 한 부분으로서 개인적 의식에 관해서 Arthur Koestler의 관점을 언급했고(Rogers, 1980), 그 시작은 Jung의 생각과 공감하여 집단 무의식을 주목하였다. Zemke과 Gratz(1982)는 노인에게 있어 질병과 장애는 이전의 위기를 되풀이하는 경향이 있다고 지적하였다.

(작업)치료사는 어떤 다른 장애를 가진 성인이 해결을 향해 나아간다는 것을 용인하고 일해야만 한다. 오직 그 다음에 자아의 진짜 위기와 대면할 수 있다. 다시 동기부여를 하거나 인생을 되돌아보도록 하는 기술들은 주의 깊은 회고를 위한 바탕을 제공하고, 삶의 마지막 단계에서의 해답을 위한 삶의 경험을 받아들이는데 필수적이다.

Kohlberg와 Wilcox

Kohlberg와 Wilcox는 지적 발달 단계를 발달시킨 Piaget의 이론을 토대로 하였다. 그들은 도덕적 추론의 발달에서 논리학을 사용하는 방법을 찾았다(Wilcox, 1979). 사람들이 사회에 어떻게 적응하는지, 자신을 어떻게 바라보는지와 사회 구조는 그들이 어떻게 옳고 그름에 대해 결정을 내리는지에 달려있다. Kohlberg와 Wilcox는 도덕 발달의 3가지 수준과 6가지 발달 단계를 제시한다(표 8-4). 이러한 관점은 정신병이 있는 클라이언트가 아닌 사회적인 문제를 가지고 있거나, 공공 규칙과 질서를 다루는데 문제가 있는 클라이언트로 구성

표 8-4 Kohlberg and Wilcox 도덕적 추론의 발달

연령	단계
2~4세	**전 인습 수준: 처벌과 보상에 의거한 결정**
	1단계: 자기 중심적 타인의 감정에 공감할 능력 없음
	2단계: 상호 의존적 권위와 타협함
6세 이상	**인습 수준: 타인을 기쁘게 하기 위해 행동**
	3단계: 착한 개성을 확립함 권위는 공정함 좋은 사람들이 최선의 대우를 받음
	4단계: 법과 질서에 순응함 규칙은 사회 구조를 유지하는데 필요함 "옳음"이 유일한 시스템임
11~12세	**후 인습 수준: 공평성은 자율적 논거**
	5단계: 인간의 권리와 위엄을 규칙보다 우선시 할 수 있음 타인과의 감정교류가 결정에 영향을 미침 옳고 그름이 규칙으로부터 분리됨
	6단계: 이상적인 단계와 현실에서는 잘 나타나지 않음 인간 권리의 가치가 절대적임 도덕적 딜레마에 빠진 모든 이들에게 공감됨 양극화와 모순을 창의적으로 해결함

된 집단을 계획할 때 유용하다. 다음 단계로 올라가려는 동기는 이전의 누군가의 신념에 반대하고, 그들 자신의 추론에 대한 누군가의 질문 때문에 생긴다. Kohlberg에 따르면, 모든 단계는 성인기까지 이어질 수 있다. 많은 성인들은 전인습 단계와 인습 단계에 있게 된다. 치료사는 클라이언트의 행동 해석을 통해 도덕적 추론의 지체됨을 찾아야 한다. Bruce와 Borg(1993)는 작업치료 집단의 리더들은 불일치를 만들어내는 것으로 도덕 추론의 발달을 촉진해야 한다고 제안했다. 치료사는 집단 안에서 구성원들을 약간 더 높은 단계의 추론에 접할 수 있도록 도와주고, 역할극을 통해 격려한다. 집단이 논의하고 해결할 도덕적 딜레마를 소개하는 것은 이러한 종류의 발달적 학습에 적절한 환경을 제공한다.

Gilligan: "다른 관점"

Gilligan(1982)은 이전의 2가지 발날 이론에 노선했나. Gilligan은 발달의 "연령과 단계"의 개념에 대해서 의심을 가졌고, 여성은 인생에 대해 남성과 다른 방법으로 사고하며 그들의 발달 단계 역시 본질적으로 다르다고 생각했다. Gilligan은 Erikson, Kohlberg, Levinson과 같은 이전의 이론가들은 오로지 남성을 관찰하고 얻어진 그들의 신념에 기초를 두고 있다고 지적한다. 하버드의 교수였던 Gilligan은 유년 시절부터 성숙할 때 까지 발달에 있어서 정체성과 도덕 발달, 권리와 책임, 갈등의 역할을 통하여 남성과 여성에 대해 연구했다.

Kohlberg와 관련하여, Gilligan(1982)은 그러한 단계들이 여성보다 남성에 더 관련되어 있고 문화, 시간, 경우, 성의 다양성을 고려하지 않는다고 하였다. 그녀는 관계 속에서 살아가는 삶의 책임과는 반대로 개인적 생존은 이기적이거나 나쁘다는 견해를 만들어낸 역사의 사건과 여성들의 삶에서의 사건을 관찰했다. 여성들에게 있어 삶은 관계 속의 보살핌이다. 개성화와 개인적인 성취에 대한 초점이 성인기까지 확장되고 성숙이 개인의 자유와 필적할 때, 관계에 대한 관심은 인간의 강점이라기 보다는 여성의 약점으로 부각된다.

Levinson과 Erikson에 의해 제시된 성인기나 성숙의 전형은 다른 사람과의 관계를 넘어서는 분리화나 자기역량을 지지한다. Gilligan(1982)에 의하면 이것은 근본적으로 "남성"의 시작이다. 그러한 이론가들에 따르면, 성인 초기는 정체성이나 친밀감을 성취하는데 대한 갈등으로 특징지어진다. 남성은 분리화가 자신에게 능력을 주고, 충분한 자기표현과 친밀감을 허락한다고 믿었고, 여성의 선택은 자신을 드러내는 것을 방해하고 미성숙을 나타낸다고 믿었다. Gilligan은 "성인 발달을 이야기 할 때 여성의 침묵은 그것의 단계와 순서의 개념을 왜곡한다"고 주장한다(Gilligan, 1982).

Gilligan은 다른 대안적인 발달 단계를 제안하지 않았고, 이전에 확립된 단계들이 여성에게 어떻게 다른지도 설명하지 않았다. 그러나 이 준거의 틀은 제시된 연령과 단계들이 절대적으로 수용되지 않도록 우리를 고무시키며, 그녀의 관점은 자주 선택되어 진다.

작업치료 집단을 위해 Gilligan의 취지를 고려해 볼 때, 우리의 클라이언트들에게 관계의 역할을 더욱 주의 깊게 고려할 필요가 있다. 관계에 영향을 주는 기술을 탐색하고 획득하는데 집단보다 더 좋은 곳은 없다.

기능과 기능장애

연령과 단계 이론을 사용한다면 건강하게 기능한다는 것은 그 나이에 맞는 적절한 발달적 과제를 성취하는 것이다. 예를 들어, 23세에 부모로부터 독립을 하고, 직업을 선택하고, 결혼을 하지 않았을 경우에는 최소한 정체성을 확립하기 위해 동료들 간의 지지조직을 발달시킨다. 반대로, 기능장애는 나이에 맞는 기술을 발달시키는데 실패하거나 적절한 연령에 맞는 과제를 성취하는데 실패하게 되는 것이다. 유년기와 청소년기의 단계는 장년기보다 훨씬 더 세밀하게 연구되어 왔다. 그래서 Gilligan(1982)은 내탁적인 시점서도서 빌딜 과세를 위해서 주어진 연령을 사용하는 것이 더 낫다고 했다. 게다가 질병은 정상 발달을 방해하기 때문에 연령과 발달 수준 사이의 차이는 매우 커지게 되고, 그 결과 "적절한 연령"이라는 용어는 의미 없게 된다. 우리가 작업치료사로서 관심을 가져야 하는 발달 단계는 무엇이 기능의 수준을 결정하는지와 환경에 대한 적응에 대해서이다. 기능상애는 환경과의 효율적이고 만족스러운 상호작용을 위해 필요한 적응 기술의 부족에 의해 나타난다. 이는 그러한 기술들이 발달하지 못했거나(발달 지연), 외상성 뇌손상으로 인한 기술의 손실, 정신분열병이나 우울증에 의해서 생기는 발달의 초기 단계로의 퇴행에 의해서 야기된다.

성인 발달 이론에서, 각 전환기적 단계에서의 정상 과제는 위기 상황을 만드는 데 충분하게 작용한다. Levinson (1978)은 성인 중기 전환기에 전체 인구의 80%가 위기에 봉착할 가능성이 있으며 신체적, 정신적 장애를 가진 사람들에게는 영향을 끼치는 충격이 될 것이라고 생각하였다. 만약 Levinson이 옳다면, 이런 종류의 위기에 의해서 생긴 스트레스는 신체적, 정신적 쇠약을 가져오고 심지어 이전의 질병이 없던 사람에게도 장애를 가져올 수 있다.

발달은 거의 항상 질병의 영향을 받는다. 장애가 있는 사람이 작업치료에 의뢰되었을 때, 평가 과정은 클라이언트가 발달의 초기 단계에서 배우는 것에 실패하면서 놓친 기술을 파악하는 것이다. 현재 가진 질병에 대한 대처 능력의 어려움은 주로 초기 발달 단계에서 익혀야 할 기술이 부적절했기 때문이다. 발달의 단계는 계층적이기 때문에 작업치료는 초기의 기술을 배울 때까지 클라이언트의 현재 연령의 문제를 다룰 수 없다. 예를 들어, 20세인 사람은 그 사람의 질병이 또래와의 관계 형성하는 능력이나 정체성 발달을 방해했다면 직업 선택을 하거나 부모로부터 독립하는 것이 어려울 수도 있다. 질병과 장애가 있는 사람에게 있어서의 생활연령과 발달연령 사이의 모순으로 인해 작업치료 안에서의 집단은 종종 다양한 연령의 클라이언트를 포함한다. 작업치료사는 발달 수준(연령 수준이 아닌)에 의해서 집단 중재를 하기 때문에 구성원들은 비슷한 기술로 함께 작업할 수 있다.

변화와 동기부여

동기부여는 개인의 연령대에 적합한 기술 숙달에 대한 개인의 자연스러운 욕구로부터 유래한다. 숙달을 위한 내적 동기는 적어도 부분적으로는 생물학적으로 결정되어 진다. 그러나 사람이 성숙할 때, 환경은 동기부여에 더 큰 부분을 차지한다. 만약, 발달학적으로 진행하는 인간의 시도가 성공하게 되면, 동기부여는 온전히 남아 있을 것이다. 반면, 또래와 보조를 맞춰가는 과정에서 반복되는 실패는 인간이 시도를 계속하기 위한 용기를 잃게 할 것이다. 작업치료는 "정확히 올바른 도전"을 함으로써 숙달을 위한 내적 동기를 재발견하도록 용기를 북돋아 주는 것이다. 즉, 클라이언트가 더 높은 수준의 기술을 사용할 수 있게 격려하는 과제나 상황을 제시하게 될때 클라이언트의 수준을 훨씬 넘어서는 안 된다.

기술의 발달적 지연과 손실이 있을 때에는 올바른 발달 순서를 학습하고 재학습해야만 하는데, Mosey(1970)는 이것을 "발생의 반복"이라고 불렀다. 만약, 클라이언트가 한 단계 이상 뒤에 있다면 변화 과정은 느리다. 그러나 그것은 예측할 수 있는 방식 이상 혹은 이하로 따라올 수 있다. 발달단계는 계층적이기 때문에 나중의 발달 기술이 가능하게 되기 전에 초기의 기술이 숙달되어야만 한다.

만성정신질환을 가진 개인의 집단을 고려해 보자. 만성정신질환이 발생한 나이는 20대 초반이다. 주로 클라이언트들은 아프기 전에 성인 초기 전환기 단계의 최소한의 발달과제를 성취해 왔다. 많은 사람들은 선택한 직업에서 직업적이거나 교육적인 훈련을 받고 몇몇의 사람들은 일하기 시작하고, 부모로부터 독립하고, 결혼을 하고 한두 명의 자녀를 낳는다. 그것들은 대부분의 만성정신질환을 가진 클라이언트의 능력을 뛰어 넘는 수행이다. 어떤 사람은 이러한 클라이언트들이 퇴행한다고 볼 지도 모른다. 질병 때문에 그들은 더 일찍, 덜 성숙한 발달 단계로 후퇴한다. 이러한 클라이언트를 다룰 때, 작업치료사는 활동을 시작할 정확한 수준을 결정하는 것이 필요하다. 이것은 숙달 가능한 수준이 될 것이며, 성장과 변화는 동기부여가 될 것이다.

Mosey의 6가지 적응기술의 개념은 어떠한 기술이 필요한지 결정하는 것뿐만 아니라, 클라이언트의 정확한 발달 수준을 확인하는데 도움을 준다. 그러한 기술은 다음과 같다.

1. 지각 운동(perceptual motor)
2. 인지(cognitive)
3. 두 사람의 상호작용(dyadic interaction)
4. 집단 상호작용(group interaction)
5. 자기 주체성(self-identity)
6. 성 정체성 기술(sexual idenntity skills)

각 적응기술은 여러 개의 하부기술을 가지며 전형적인 발달 연령과 동일시된다. Appendix C를 참조한다(Mosey, 1986).

변화는 새로운 기술의 학습을 통해서 생기며, 이것은 발달을 촉진하는 환경의 설정에 의해 촉진될 수 있다. 작업치료사는 안전의 측면에서 물리적 환경을 주의 깊게 본다. 정서적 환경은 클라이언트-치료사 관계와 집단의 사용을 통해 가장 잘 만들어 진다. Mosey(1970)의 발달적 집단의 개념은 여기서 유용하다. 이러한 집단들에서 집단 구조의 계층성과 리더십의 요구는 작업치료사가 클라이언트들에게 그들에게 적절한 발달 수준을 위한 집단 중재를 계획할 때 도움을 준다(Appendix B 참조).

그러나 집단 중재의 이익은 집단 상호작용 기술을 학습

하거나 재학습하는 것 이상이다. Mosey가 확인한 6가지 적응기술은 전부 작업치료 활동을 통해서 집단 환경 안에서 효율적으로 학습되어 진다. 더 높은 발달 수준에서, 성인 발달 과제들은 작업치료의 집단 활동을 통해서 촉진될 것이다.

집단 중재

준거의 틀에서 집단은 발달 수준을 따라 가장 잘 조직화 되어 있으며, 작업치료 집단은 본래 동질성을 가진다. 낮은 수준의 집단에서 평행 집단의 클라이언트는 감각운동과 인지 기술 발달을 촉진하는 활동에 참여한다. 더 높은 수준의 집단에서는 성인 초기 전환기에는 직업 선택에 있어 효과적인 상호작용 기술을 사용하게 되고, 성인 중기 전환기에서는 은퇴 계획에 참여하게 된다. 작업치료 집단 중재의 구조는 발달 수준에 따라서 조직되어지고, 이것은 또한 작업치료사의 활동 선택에 도움을 준다.

이러한 준거의 틀의 사용의 제한은 적다. 모든 연령대의 클라이언트와 어떤 장애를 가진 사람도 적절하게 이것들의 범주 안에서 다뤄질 수 있다. 이 장에서 설명된 성인 발달 이론들은 발달 후기의 집단을 계획하는데 도움을 준다. 초기 단계들을 위한 지침은 감각운동과 인지발달을 다루는 chapter 6과 chapter 9를 참조한다.

리더의 역할

발달적 집단에서의 작업치료사는 지시하는 역할을 한다. 각 발달 단계의 기술과 예측 가능한 활동의 내용은 집단의 목표 설정과 활동에 사용된다. 작업치료사는 클라이언트의 발달 수준을 결정하는 기술을 평가하고, 앞으로의 발달을 위한 그들의 잠재력을 예측하고자 한다. 클라이언트가 적합한 집단에 속해 있을 때, 리더의 안내에 따라 상호과제를 함께 할 수 있다. 학습된 과제의 순서가 계층적이기 때문에 작업치료사는 집단 안에서 너무 많은 선택을 줄 수는 없다. 만약 집단이 적절하게 계획되었다면, 클라이언트의 관심영역은 그들의 수준에 맞는 발달 과제와 일치할 것이다. 작업치료사는 적절한 시간에 더 높은 수준의 활동을 일관성 있게 제시하면서 그들 집단의 더 나은 발달을 위해 도전해야 한다.

성장을 촉진하는 환경을 만들고 유지하는 것 또한 리더의 책임이다(Mosey, 1970). 중재를 할 때 클라이언트는 지지받고, 성장을 위한 보상을 받아야 하며, 클라이언트를 낙담하게 해서는 안된다. 만약 집단이 더 많은 책임을 질 준비가 되어 있다면, 허용되어야 한다. 만약 성장이 단계의 혼란이 필요하고, 좋아지기 위해서 단계가 나빠지는 것이 요구되어지면, 이것은 또한 인내심과 지지가 필요할 것이다.

작업치료사는 정신의 질병 뿐 아니라 신체적 장애를 가진 클라이언트의 발달적 전환기의 표시를 주의해서 보아야 한다. 특히 신체적 장애일 때, 발달적 주제를 제시하는 것은 클라이언트가 대처하는데 가장 큰 도움을 주게 된다. 질병과 발달 상의 위기를 대처하는 것은 종종 가능한 기술을 학습하는 것이 필요하다. 특정한 인지, 정신사회, 감각 운동의 학습된 행동들은 그들의 발달적 요구를 만족시킨다(Bruce and Borg, 1993). 읽기, 쓰기, 의사소통 기술, 감정이입 기술이 예이다. Mosey의 적응 기술이 지침으로 활용될 수 있다.

활동의 예

선택된 활동은 클라이언트 집단의 발달 수준에 적절한 특정한 기술과 해결되어야 할 사건을 설명할 수 있어야 한다. 이론가들은 특정 단계를 설명하고, 단계 내에서의 특정한 과제와 기술을 확인해야한다. 대부분의 치료사들은 각 단계에서 학습되는 사건, 과제, 기술의 계층성을 인식한 이래로, 이것은 활동 선택의 지침서로써 쉽게 제공되어 질 수 있다. 활동 예시 8-1에서 8-10을 참조한다. 이 장의 끝에 있는 집단 활동의 대부분은 원래 Cole and Gross(1982)에 나온다.

집단 리더십

집단 리더십의 7가지 단계는 이 준거의 틀에서 대부분의 성인 집단과 활동할 때 온전히 남아있게 된다. 1장의 제공된 지침서에 따라 소개 되었다.

활동

활동과 목표는 연령과 발달 단계와 관련된 특정한 지침을 사용하여 선택한다. 워크시트 8-1에서의 학습 연습은 참여하는 클라이언트에게 적절한 이론과 단계를 확인하는데 도움을 준다. 이번 장을 시작하면서 복습한 이론들에서 나온 다양한 생활연령에 맞는 정보를 이 기록지에 기입한다.

안전, 지지, 도전을 통합하는 환경을 계획하는 것은 중요하다. 이 집단들의 목표는 집단 안의 구성원이 더 높은 발달 수준으로 가도록 도와주는 것이다. 집단의 시간은 집단, 활동 그리고 목표에 맞게 바꿀 수 있다. 성인 발달의 많은 과제들은 상당히 복잡하고 탐구해야 할 많은 면들을 가지고 있다. 위에 제시된 많은 활동들은 어떻게 그들이 계획하고 얼마나 많은 토의가 적절한 지에 의존하면서 여러 치료 회기를 통해 다루어지게 된다. 만약 클라이언트가 활동에 참여하는데 동기부여를 가지고 있으면, 숙제를 주는 것을 원할 수도 있다. 클라이언트는 치료하면서 다루어진 사건에 대해서 생각한 것을 질문할 수도 있고, 변화를 위한 선택을 탐색하거나, 가족과 친구들과 함께 새로운 행동을 충분히 시도해 보기 위해 질문을 할 것이다.

후기 인생 발달 과제의 좋은 자원은 미국작업치료협회에서 출판한 Lifestyle redesign: Implementing the well elderly program(Mandel, Jackson, Zemke, Nelson & Clark, 1999)에 공포되어 있다. 이 책자는 성인기의 전환기를 다루는 많은 중재 활동을 제공한다.

공유와 과정

공유(자기표현과 피드백을 포함)는 발달 집단에서 중요한 부분이다. 그러나 구성원이 비슷한 과제를 수행하는 반면, 비슷한 결과를 이끌어 내야 하는 기대는 없으므로, 구성원 각자가 자기만의 방법으로 발달 과제를 완성해야 한다. 이 기대는 클라이언트 중심 접근의 개념과 일치한다(AOTA, 2002). 집단의 진행과정 동안 과거와 현재의 경험 모두에서 많은 감정들이 발견되지 않을 수 있다. (이것은) 과거 경험에 대해서 말하는 것이, 낙담시키는 것이 아니라는 준거의 틀이 있다. 과정 중 나타나는 구성원들 간의 관계는 스트레스가 많은 현재의 일상 뿐만 아니라 많은 외상적 기억을 통해 클라이언트를 지지하는데 도움이 될 수 있다. 이 틀 안에서 집단 응집력은 바람직하고 권장 할 만하다.

일반화와 적용

대부분의 활동이 특정한 발달적 사건을 다루게 될 것이므로 경험을 일반화하는 것은 다소 예상할 수 있어야 한다. 치료사는 실제로 발달적 경향에 따른 일반적 원칙으로 토의를 이끌어가도록 지도해야만 한다.

집단 경험은 발달에 특정한 영향을 주도록 디자인 되었기 때문에 응용은 발달 집단에서 특히 중요한 부분이다. 발달 집단의 토론에 초점을 둔다면, 그것은 각 개인의 일상에 대한 학습의 응용이 될 것이다. 요약은 구성원들에 의해 공유될 수 있고 집단의 능력에 따라서 리더는 학습의 응용을 강조해야 한다.

참고문헌

American Occupational Therapy Association. (2002). Occupational therapy practice framework: Domain and process. *American Journal of Occupational Therapy, 56*, 609-639.

Bigsby, R. (2003). Developmental and neurological perspectives. In E. Crepeau, E. Cohn, & B. Boyt Schell (Eds.), *Willard & Spackman's occupational therapy* (10th ed., pp. 243-245). Philadelphia: Lippincott, Williams & Wilkins.

Bruce, M. A., & Borg, B. (1993). *Frames of reference in psychosocial occupational therapy* (2nd ed.). Thorofare, NJ: SLACK Incorporated.

Cole, M., & Gross, M. (1982). *Structured group experiences for life's adult transitions.* Unpublished manuscript.

Gilligan, C. (1982). *A different voice.* Cambridge, MA: Harvard University Press.

Kaplan, H., & Sadock, B. (2003). *Synopsis of psychiatry* (9th ed.). Baltimore: Williams & Wilkins.

Levinson, D. (1978). *The seasons of a man's life.* New York: Ballentine Books.

Mandel, D., Jackson, J., Zemke, R., Nelson, L., & Clark, F. (1999). *Lifestyle redesign: Implementing the well elderly program.* Bethesda, MD: American Occupational Therapy Association.

Mosey, A. C. (1970). *Three frames of reference for mental health.* Thorofare, NJ: SLACK Incorporated.

Mosey, A. C. (1986). *Psychosocial components of occupational therapy.* New York: Raven.

Rogers, C. (1980). *A way of being.* Boston: Houghton Mifflin.

Schultz, D. (1976). *Theories of personality.* Monterrey, CA: Brooks/Cole.

Sheehy, G. (1976). *Passages: Predictable crises of adult life.* New York: E. P. Dutton.

Sheehy, G. (1981). *Pathfinders: Overcoming the crises of adult life.* New York: E. P. Dutton.

Wilcox, M. (1979). *Developmental journey.* Nashville: Abbington Press.

Zemke, R., & Gratz, R. R. (1982). The role of theory: Erikson and occupational therapy. *Occupational Therapy in Mental Health, II*(3), 45-63.

워크시트 8-1

발달 이론 비교 차트

Developmental Theories Comparative Chart

방법: 교과서와 기타의 것을 이용한 정보를 이용하여 각 이론가들의 발달 단계를 채우시오. 각 단계에 대한 생활 연령을 산정하고 추정하여 아래에 있는 차트를 채우시오.

생활 연령	0-1	2	5	10 세	15	20	
Jung (정신적 단계)							
Erikson (정신사회적 단계)							
Levinson (삶의 전환기)							
Kohlberg (도덕 발달)							
Mosey(Appendix C) (적응 기술)							
지각-운동, 인지							
두 사람의 상호작용, 집단 상호작용							
자기 주체성, 성 정체성							
신체적 이정표/ 나이에 따른 전형적인 특징							

워크시트 8-1

발달 이론 비교 차트(계속)

Developmental Theories Comparative Chart

생활 연령	세 25	30	40	45	50	60	65
Jung (정신적 단계)							
Erikson (정신사회적 단계)							
Levinson (삶의 전환기)							
Kohlberg (도덕 발달)							
Mosey(Appendix C) (적응 기술)							
지각-운동, 인지							
두 사람의 상호작용, 집단 상호작용							
자기 주체성, 성 정체성							
신체적 이정표/ 나이에 따른 전형적인 특징							

발달적
활동 예시 8-1

이상적 남성상 / 이상적 여성상

Ideal Man / Ideal Woman

본 활동은 Levinson의 성인 전기 발달 이론을 토대로 특정한 남성 또는 여성이나 조언자를 찾아내는 과정이다.

준비물

흰색 도화지 31×46cm, 파스텔, 연필, 지우개, 화장지

방법

배우자, 동료, 친구로서 지금껏 꿈꿔왔던 가장 이상적인 이성의 이미지를 마음 속에 그린다. 그 이성상은 어떤 모습을 하고 있는가? 머리스타일, 눈, 얼굴 표정, 키, 옷차림, 걸음걸이 등 구체적으로 떠올린다. 그 사람은 지금 무엇을 하고 있는가? 식탁에서 당신과 마주보고 앉아있을 수도 있고 당신과 함께 스포츠를 즐기고 있을 수도 있으며, 난롯가에 앉아 새로운 프로젝트를 계획하거나 파티에서 사람들과 어울리고 있으며, 사업구상을 하고 있거나 한적한 바닷가를 홀로 거닐고 있을지도 모른다. 이러한 이미지가 떠올랐다면 그림으로 표현함으로써 중요한 특성을 포착한다.

도화지를 반으로 접어 왼편에 첫 그림을 그린다. 열심히 그리되, 상상했던 것과 그림이 달라도 걱정할 필요는 없다. 15분 내에 그림을 완성한다. 10분 후 그림 옆에 당신이 그린 사람의 성격, 버릇, 태도, 가치관, 성품 등을 적는다. 그 사람은 섬세한가? 강한가? 활동적인가? 지적인가? 책임감이 강한가? 부드러운가? 그 사람의 재능은 무엇인가?

이제 이상적인 동성의 이미지를 그려보자. 그 사람은 당신이 숭배할 만한 업적을 이룩했다거나 부러워할 만한 생활패턴을 가지고 있을 것이다. 당신이 열망하는 지위에 도달했고, 당신이 원하는 재능을 가졌을지도 모른다. 심각하게 고민할 필요 없이 자연스럽게 떠올린다. 당신이 아는 사람이 아닌 가공한 인물이라도 상관없다는 점을 염두에 두자. 당신이 아는 여러 사람들의 특성을 합쳐도 되고, 완전히 새로운 인물을 만들어도 된다. 당신이 가장 이상적으로 생각하는 동성상이 구체적으로 떠올랐다면 도화지의 남은 한 쪽에 그린다. 과정은 전 단계와 동일하며 외형, 상황, 내·외적 특성을 빼놓지 말고 그린다. 그림으로 표현할 수 없는 특성들은 15분 동안 적어 넣는다.

발달적

활동 예시 8-2

당신의 인생 여정 콜라주

Times of Your Life Collage

본 활동은 Levinsin의 성인 중기 전환기를 토대로 과거에 이룩한 성취물과 아직 실현시키지 못한 기대치를 검토해 보는 과정이다. 클라이언트가 과거와 현재 인생을 재조명해봄으로써 변화된 중년기를 준비할 수 있도록 한다(그림 8-1).

준비물

클라이언트에게 적합한 다양한 종류의 잡지, 대형 포스터보드, 풀, 가위, 클라이언트 만큼의 마크 펜

0~5	5~10	10~15	15~20
20~25	25~30	30~35	35~40

그림 8-1 당신의 인생 여정 콜라주. 대형 포스터보드에 위와 같은 서식을 그린다. 구성원의 나이에 따라 조절한다.

방법

본 활동을 통해 인생을 시기별로 조명해 보고, 이 각각이 오늘날 우리의 모습을 어떻게 만들었는지 알아본다. 포스터보드는 전체의 모습을 나타낸다(예시 참조). 인생의 각 시기별로 일어났던 일을 생각해보자. 그 당시 당신은 어떤 상태였으며, 누구와 함께였고, 어디서 살았으며, 어떤 일을 이룩했으며, 어떠한 결정을 내렸는가? 이제 잡지를 넘겨 과거부터 현재까지 각각의 시기에 일어났던 중요한 일이나 특성을 잘 묘사할 수 있는 그림, 단어, 구 등을 찾아보자.

이번 활동은 최대 2시간 가량 소요된다. 클라이언트 집단에 따라 프로젝트의 완성 및 토의는 각각 하루씩 걸릴 수도 있고 여러 차례에 걸쳐서 이루어질 수도 있다. 남은 왼쪽 여백에 토의한 평가사항을 적어 넣는다. 특별히 높거나 낮은 곳이 있는가? 특정 사건이나 패턴에 감정적인 반응이 나타날 수도 있다. 특별한 패턴이 있는가? 변화가 있었는가? 어떻게 변화가 나타났는가? 사건에 따른 감정을 마크 펜으로 표시한다.

변화의 선택사항을 유심히 살펴보자. 어떤 이유로 그러한 선택을 내렸는가? 충동적으로 내린 결정인가? 다른 사람의 영향력이 작용했는가? 충분히 고려한 끝에 내린 결정인가? 과거로 돌아갈 수만 있다면, 어떤 결정을 내리겠는가? 하지 못해 아쉽다거나 해서 후회가 되는 일은 없는가? 인생의 발전 단계에서 빠졌던 가장 아쉬운 점은 무엇인가?

'미래' 라는 이름의 추가 그림을 그릴 수 있다. 똑같은 콜라주 방식으로 5년 혹은 10년 후의 모습을 그려보자.

발달적
활동 예시 8-3

인생 직물

Fabric of Life

본 직조 활동은 Levinson의 성인 후기로의 전환을 토대로 인생을 재조명해보는 과정이다. 이 이론에 Erikson과 Jung은 동일한 관점을 견지한다. 색깔, 모양, 재료를 사용함으로써 감동적이었거나 중요한 기억 뿐 아니라 잊혀지지 않는 사건 따위를 구체화할 수 있다(그림 8-2). 본 활동은 대개의 경우 한 번에 1시간씩 2~3회에 걸쳐 이루어진다.

준비물: 연필, 종이, 조원 수 만큼의 중형 종이가방, 철사 원형 직조베틀(지름 31×46cm, 강한 실로 구부려 16등분 한 후 중앙을 묶는다), 인원 수 만큼의 가위, 다양한 천 조각(재봉사로부터 얻거나 집에 있는 오래된 옷, 커튼, 시트, 테이블보 등을 이용), 장식품, 리본, 다양한 색깔의 실타래, 직물은 세로 3cm로 잘라둔다.

방법: 대부분의 경우 직물이라고 하면 의류, 장식품, 커튼, 침대시트 등을 떠올린다. 직물은 우리와 늘 밀접하게 붙어 있으며 비록 주된 관심사가 아니라 하더라도 감각적 경험이나 기분에 큰 영향을 미친다. 또한 우리가 인식하지 못하는 사이에 우리의 삶에 색을 더해준다.

이 활동에서 우리는 우리 삶의 핵심 사건, 장소, 사람들을 상징할 수 있는 직물들의 감각적인 지각과 더불어서 관련지을 수 있다. 직물, 장식품, 리본 등을 준비해 특정한 사건이나 중요한 사람들을 표현한다. 또한 단 하나의 실타래나 직물을 통해 스스로를 표현한다. 당신과 가장 관련이 있는 다음의 항목들을 써 내려가 보자. 각각의 기억을 표현하기 위해 선택한 직물, 장식품, 리본 등은 팔 길이만큼 잘라서 종이가방에 넣어둔다.

1. 출생 및 유년 시절: 어린 시절 당신의 방이나 혹은 가장 기억할 만한 환경을 마음 속에 그려본다. 무엇이 보이는가? 어떠한 느낌인가? 특별히 아꼈던 담요나 봉제인형이 있는가? 있다면 무슨 색인가? 직물의 감촉은 어떠한가? 가지고 있는 직물이나 재료 중 위의 기억들과 가장 잘 어울릴 만한 것을 골라보자.
2. 부모님: 부모님을 떠올려 본다. 당신이 어렸을 때 가장 많이 보았던 모습으로 두 분이 함께 있을 수도 있고 따로 있을 수도 있다. 부모님은 어떤 옷차림을 하고 있는가? 부모님이 가장 좋아하셨던 색깔은? 가장 좋아하셨던 스타일은? 부모님 두 분의 기억하고 싶은 이미지를 종합해 본다. 그 이미지에 가장 어울릴 만한 직물을 선택한다.

이어질 조항들과 관련된 시각, 촉각, 청각, 후각의 기억들을 살려본 후, 직물을 골라 종이가방에 넣어둔다.

3. 어린 시절 친구
4. 친지 및 형제자매
5. 어린 시절 집(방)
6. 학교 첫 등교 날(그때 입었던 옷은?)
7. 종교 단체, 성인식, 교회
8. 첫 데이트
9. 첫 무도회
10. 첫 애인
11. 졸업식
12. 첫 직장(혹은 가장 중요한 직장)
13. 결혼
14. 첫 번째 집
15. 사랑하는 사람의 죽음
16. 중요했던 여행
17. 상 또는 직장에서의 승진

발달적
활동 예시 8-3

인생 직물(계속)

Fabric of Life

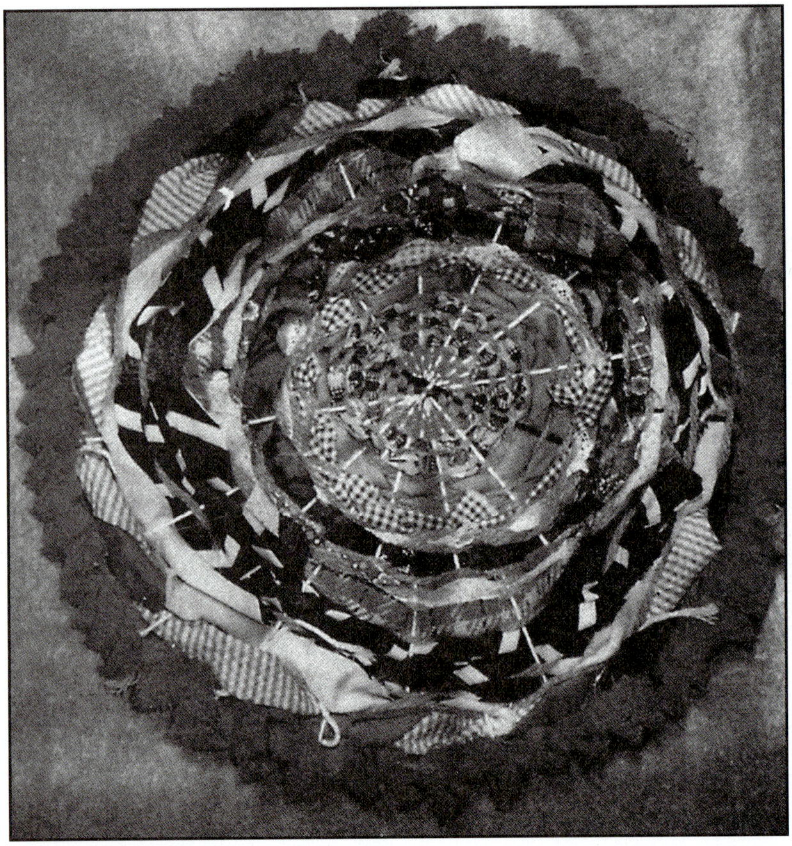

그림 8-2 인생 직물

18. 성인이 된 후 만난 친구들
19. 자녀 출산 및 그들의 배우자
20. 자녀의 결혼, 졸업, 직장
21. 손자, 손녀의 탄생
22. 단체 및 위원회
23. 성인이 된 후 즐겨하는 취미 및 스포츠
24. 기타 중요한 사건이나 인생의 전환점

계획 과정은 적어도 한 시간은 소요되며, 시간이 끝나기 전에 충분한 토의를 마치도록 한다. 모든 기억은 말로 표현하거나 상세하게 작성한다. 다음 시간을 위해 미리 천 조각을 각각의 항목에 붙인 후, 간단한 문구를 써놓아도 좋다. 종이가방에 이름을 꼭 써둔다. 계획표는 접어서 가방 안에 넣어둔다.

발달적
활동 예시 8-3

인생 직물(계속)

Fabric of Life

조직과정

당신을 표현할 수 있는 실타래를 고른다. 윗부분은 매듭을 지은 후, 아랫부분은 직조베틀에 걸어 한 올씩 시계방향으로 대여섯 줄을 짠다. 이 실은 당신이 선택한 다른 모든 재료에 이용될 수 있다. 재료와 관련한 요소가 인생에서 차지하는 부분이 얼만큼(얼마만큼) 되느냐에 따라 재료의 사용량은 달라진다. 어린 시절부터 시작해서 시간의 순서에 따라 선택한 재료를 더해가며 베틀에 걸고 실을 짠다. 손가락으로 사용해서 실을 중앙을 향해 민다. 재료를 모두 사용할 때까지 작업을 계속한다. 실(리본이나 장식)을 베틀에 감아서 끝부분을 루프로 매듭지은 후 벽에 걸어 둔다(그림 8-2 참조).

직물을 짜는 동안 활발하게 토의하며 치료사는 필요시 클라이언트들을 도와준다. 프로젝트를 완성한 후 갖는 느낌은 특히 중요하다. 프로젝트 과정 중 지금껏 억눌렸던 감정이 살아나기도 한다. 회고해 본 당신의 인생은 긍정적인가, 부정적인가? 어떤 부분이 긍정적이었고 또한 부정적이었나? 아쉬운 부분은? 클라이언트들이 이 과정을 통해 본 프로젝트의 중요성을 깨날을 수 있도록 한다. 삶의 재조명은 Jung과 Erikson이 제안한 '노후의 만족을 위한 지금까지 삶의 평가' 과정의 시작일 뿐이다.

발달적
활동 예시 8-4

의사의 딜레마

The Doctor's Dilemma

본 활동은 Kohlberg의 도덕적 발달 이론 중 4번째와 5번째 단계에 해당한다. 조별 토의을 통해 '법과 질서' 라는 도덕의 엄격한 잣대를 다른 시각으로 재조명해 보고, 주어진 상황에서 한 명 이상의 클라이언트에게 공감할 수 있는 능력을 키워보자.

방법

서로 다른 의견을 가지고 있는 몇 명의 인물 이야기를 들려준다. 이야기를 들은 후, 조별로 모여서 누가 옳고 누가 그르며, 이 상황을 해결하기 위해 무엇을 해야 할지 토의해 본다.

이야기

Jenny는 24살의 신체 건강한 여자로 뜻밖에도 충수제거 수술을 위해 병원을 방문했다. 저녁 8시 Strothers 박사는 길고 고된 수술을 끝내고 나오는 길이었다. Jenny는 고통 속에서 언니인 Carol의 부축을 받으며 병원으로 실려 왔고 당장 수술을 받아야 할 형편이었다. 응급실 간호사 Eva는 Jenny의 상태를 체크한 후 수술준비를 했다. Eva가 작성한 차트에 따르면 Jenny는 한 시간 전에 식사를 했기 때문에 일반 마취법으로는 질식사의 위험이 있었다. 그러나 의사는 차트를 꼼꼼하게 읽어보지 않은 채 수술에 들어 갔고, Jenny는 수술대 위에서 질식사로 숨졌다.

충격에 휩싸인 Carol은 의사의 과실을 의심하여 백만 달러의 합의금 청구 소송을 제기했다. Jenny는 미혼이었으며 남겨진 자식도 없었지만 여동생이 몹시 그리운 언니는 자신의 동생을 죽게 만든 의사에게 그 정도의 대가를 치르게 하는 것이 당연하다고 생각했다. 그러나 Carol은 그 돈이 정말 필요한 것도 사실이었다. 최근에 집을 장만한 Carol과 남편은 지난 몇 달째 대출금을 갚지 못하고 있었다. 집을 잃지 않기 위해서는 딱 50만 달러가 필요했다.

차트를 작성했던 응급실 간호사 Eva는 남모르게 Strothers 박사를 사랑하고 있었다. Eva는 Strothers에게 차트에 기재된 마지막 식사시간을 '1시간' 경과에서 '9시간' 경과로 수정하겠다는 제안을 했다. Strothers 박사를 무혐의로 만들기 위해서였다. Eva는 Strothers 박사가 자상하고 똑똑한 젊은 의사이니 진료를 계속할 수 있다면 훨씬 더 많은 목숨을 살려낼 수 있을 것이라 믿었다. 유죄 판결이 나면 다시는 진료를 할 수 없음은 자명한 사실이었다. Eva는 자신의 직업을 포기하고서라도 사랑하는 남자의 죄를 대신 뒤집어써 줄 용의가 있었다. Eva는 가벼운 형을 살고 나오면 Strothers와 결혼해서 행복하게 살 수 있을 거라는 희망을 가졌다.

Strothers 박사는 딜레마에 빠졌다. 법정에서 죄를 시인하고 평생 직업을 포기할 것인가? 아니면 Eva의 제안을 받아들일 것인가? 그것도 아니면 Carol에게 필요한 50만 달러를 주고, 소송을 취하하도록 할 것인가? 이야기의 결말은 당신에게 달려 있다.

발달적
활동 예시 8-5

점토 가족

Families of Clay

Margo Gross, MS, OTR/L가 개발한 이번 활동은 Levinson의 발달 이론 중 성인 전기 및 중기 전환기의 개성화와 관련이 있다.

준비물

지름 약 11cm의 점토 덩어리, 가족 수 만큼의 판지 혹은 포스터보드지(46×61cm), 점토 반죽 도구, 물, 수건, 마크 펜, 소형 포스트 잇

방법

자신을 포함한 가족의 수 만큼 점토를 자른다. 가족 개개인에 대해 느끼는 감정을 나타낼 수 있도록 추상적인 인물을 새긴다. 이런 식으로 가족 구성원을 보드에 나열해 가족관계를 표시한다. 각각의 구성원에 이름표를 붙인다.

토의

당신이 5살, 15살, 25살, 35살… 때 가족관계에 대해 느꼈던 감정을 서로 이야기해 보자. 당신이 이상적으로 여기는 가족관계는 어떤 모습을 하고 있는가? 새로운 구성원이 생겨났을 때, 가족관계는 어떻게 변했는가? 예를 들면, 멀리 이사를 가거나, 결혼을 하거나, 사망했을 때 구성원 관계구조에 어떤 변화가 있었는가?

가족으로부터 분리되기 시작한 개인은 비로소 가족관계구조와 그 속에서 자신의 위치를 거리를 두고 바라볼 수 있게 된다. 부모님 두 분과 숨겨진 메시지, 인척관계 혹은 가족 구성원 사이의 갈등으로부터 발생한 모든 배움의 과정을 검토해보는 것은 개성화 과정의 중요한 단계이다. 인생의 중년기에 접어 들면 질적으로 다른 과정을 겪게 되는데 부모로서의 역할이 끝남과 동시에 노쇠한 부모님의 보호자 역할을 맡게 된다. 가족 간의 유대관계가 가깝든 그렇지 않든 간에 나이를 먹을수록 심리적인 개성화는 지속된다. 우리가 인격적으로 융합되어감에 따라 가족 구성원에 대한 인식은 달라진다.

발달적
활동 예시 8-6

나를 위한 찬사

Eulogy for Yourself

Margo Gross, MS, OTR/L가 개발한 이번 활동은 Levinson 발달 이론 중 인생 중기에서 후기로의 전환기에 관한 것이다.

준비물

클라이언트 수 만큼의 연필과 종이

방법

본 활동에서는 당신의 상상 속 죽음을 통해 지금까지의 삶을 재조명할 수 있다. 가장 친한 친구가 당신의 장례식에서 읽을 수 있도록 스스로를 위한 찬사를 쓴다. 지금까지 이룩한 업적, 특별한 가족관계, 공동체에 대한 기여, 굳건하게 지켜온 가치관이나 선행 등을 쓴다. 당신의 인생은 어떠한 점에서 가치가 있었으며, 이 세상에 기여한 바는 무엇인가?

토의

일이나 가족관계 혹은 공동체의 참여 등에 있어 가장 만족스럽거나 가장 불만족스러운 시기는 언제였는가? 지속적으로 견지해 온 가치관은 무엇인가? 죽기 전에 아직 이루지 못한 일을 어떻게 완수할 수 있겠는가?

본 활동은 신체나 지각이 퇴화하는 등 노화를 체감하게 되는 인생 중기에 접어든 사람들에게 더욱 큰 영향을 미친다. 세대 간 변화, 부모님의 노쇠, 친구나 동년배의 병환 혹은 죽음 등에 의해 죽음은 보다 뚜렷하게 인식된다.

성공의 사다리에 얼마만큼 도달했는가를 평가하고, 일찍이 세워둔 목표를 달성했는지 아니면 새로운 목표를 세워야 하는지를 결정하는 일은 이 시기 발달 과정의 특징이다. 본 활동을 통해 새로운 목표를 위해서 계획을 수정할 시간이 아직 남아 있다는 사실을 다시 한 번 인식할 수 있다.

성인 후기 전환기에 있는 이들은 이 활동을 통해 과거 삶을 재조명해 볼 수 있다. 과거에 일어났던 중대한 사건들이 모여서 완성된 나를 만든 과정을 보고 들을 수 있는 확실한 방법이다.

발달적
활동 예시 8-7

주요 업적

Major Accomplishments

Margo Gross, MS, OTR/L가 개발한 이번 활동은 Levinson 발달 이론 중 인생 중기에서 후기로의 전환기에 관한 것이다. 1시간씩 두 차례에 걸쳐 진행한다.

준비물

클라이언트 수 만큼의 합판보드(31×31cm), 사각형 사포, 가위, 잡지, 개인 사진(가능한 경우), 데쿠파주(오려낸 종이 쪽지를 붙이는 그림 기법) 용 풀, 수성우드스테인(착색제의 일종), 천 조각, 솔, 물, 수건, 영구 색 마크 펜

방법

나무보드의 가장자리와 모서리를 사포로 닦아 부드럽게 만든다. 톱밥은 모두 걷어낸다. 선택한 색의 스테인으로 나무보드의 모든 면과 모서리까지 칠한다. 지나치게 많이 칠한 부분은 천 조각으로 닦아낸 후 말린다. 지금까지 이룩한 주요 업적을 나타낼 만한 그림이나 단어를 잡지에서 찾아둔다. 찾아 놓은 그림과 단어를 첫 번째 시간이 끝날 때까지 앞에 둔다. 보드 뒷면에 마크 펜으로 이름을 쓴 후, 모아둔 자료를 봉투에 넣고 이름을 써둔다.

두 번째 시간에는 사진, 신문기사, 기념품 등을 집에서 준비해 온다. 수집물과 사진을 나무보드에 보기 좋게 올려놓는다. 데쿠파주 용 풀을 이용해 여러 장의 사진을 겹쳐놓아도 좋다. 풀이 다 말랐을 때 공기 때문에 사진이 구겨지지 않도록 꼼꼼하게 눌러준다. 풀을 한 겹 더 발라 액자판을 완성하여 프로젝트가 빛나도록 마무리한다. 이때 데코파주 용 풀을 가장자리까지 발라서 액자판의 틈을 막아 안전하게 보관할 수 있도록 한다. 다 마르면 벽에 걸 수 있도록 뒷면 중앙에 훅을 단다.

토의

지금껏 이룩한 업적에 관한 그림이 표현하는 감정은 조원들이 속한 전환기 시기에 따라 다르게 나타날 수 있다. 성인 중기에 있는 사람들은 이번 활동을 통해 과거의 일과 진행 상황을 검토할 수 있다. 성인 후기 전환기에 있는 이들은 인생 전반을 재조명해 볼 것이다. 은퇴를 앞두고 재정 상태에 변화가 생기거나 혹은 배우자를 잃은 사람들에게 데쿠파주는 적응기 내내 다소 분화실했던 스스로의 가치를 다시 한 번 확실히 상기시켜 줄 것이다. 성공의 범주는 가족, 직업, 개인적인 영역 등으로 세분화될 수 있다. 새로운 삶의 체계를 설계하고 있는 사람들은 자신의 미래의 액자판이 어떤 모습일지 서로 이야기해봄으로써 많은 도움을 받을 수 있다.

발달적
활동 예시 8-8

성 역할

Exploring Sex Roles

Margo Gross, MS, OTR/L가 개발한 이번 활동은 Levinson의 발달 이론 중 성인 초기 전환기에 관한 것이다.

준비물

사람 수 만큼의 문제 용지 및 펜, 대형 신문용지 패드 및 이젤, 매직 마크 펜

방법

본 활동을 통해 삶 속의 성 역할을 탐구해 본다. 주어진 표제를 이용해 문장을 완성하는데, 이때 떠오르는 생각들은 아무리 모순된 것처럼 느껴질지라도 억누르지 않는다. 10~15분 경과 후 조원들에게 쓰기를 멈추고 자신들의 답안을 훑어보도록 한다. 답안을 서로 돌려본 후, 신문용지 패드 위에 모든 남성과 여성의 의견을 쓴다.

토의

당신의 목록 중에서 어떤 항목이 가장 강렬하거나 중요한가? 스스로 선택한 항목은 무엇인가? 가족의 영향을 받은 항목은 무엇인가? 어떤 항목이 남성상 혹은 여성상과 가까운가? 이성에 관한 어떤 항목이 가장 놀라웠는가? 당신과 부모님의 역할은 어떻게 같거나 다른가? 지금까지 어떤 점을 소홀히하거나 특히 강조해왔는가? 현재 당신의 연령층에 한정된 항목은 무엇인가?

발달적 활동 예시 8-8

성 역할(계속)

Exploring Sex Roles

성 역할 탐구 문제(남성)

만약, 내가 여자라면 나는 ……을 할 수 있다.

1.

2.

3.

4.

5.

나는 남자이기 때문에 ……해야 한다.

1.

2.

3.

4.

5.

성 역할 탐구 문제(여성)

만약, 내가 남자라면 나는 ……을 할 수 있다.

1

2.

3.

4.

5

나는 여자이기 때문에 ……해야 한다.

1.

2.

3.

4.

5.

발달적

활동 예시 8-9

유년시절 놀이와 직업 선택

Childhood Games and Occupational Choice

Margo Gross, MS, OTR/L가 개발한 이번 활동은 Levinson의 발달 이론 중 성인 초기와 중기의 전환기에 관한 것이다.

준비물

문제 용지, 연필

방법

청소년기 이전의 어린아이들은 대부분의 시간을 어떤 형태로든 놀이를 하며 보낸다. 어린 시절 했던 놀이 중 기억에 남는 놀이 10개를 적어보자. 혼자 혹은 친구들과 했던 놀이를 모두 생각해 본다. 실내나 실외에서 했던 공상놀이, 역할극, 단체놀이, 스포츠 등 다양한 놀이를 생각해 본다.

목록 작성을 끝내고 나면, 상징이 될 만한 문구를 표기하는 과정을 통해서 각각의 놀이를 분석한다. 그 상징 문구를 현재 직업에도 동일하게 적용한다.

토의

유년시절에 했던 놀이와 현재 직업의 유사점과 차이점을 찾아본다. 현재 직업이 유년시절에 가장 즐겨 했던 놀이의 특성을 가지고 있는가? 당신이 스스로 원했거나 가치 있게 생각했던 면을 현재까지 이어오고 있는가?

발달적
활동 예시 8-9

유년시절 놀이와 직업 선택(계속)

Childhood Games and Occupational Choice

유년 시절 놀이와 현재 직업에 관한 문제

이름:

현재 혹은 가장 최근의 직업:

기억에 남는 어린 시절의 놀이 10개를 쓰시오(15세 이전에).

1.
2.
3.
4.
5.
6.
7.
8.
9.
10.

목록을 완전히 작성한 후, 각 게임을 분석하여 각각의 놀이 옆에 가장 적절한 알파벳을 적어 넣는다.

M—남자들이 많이 하는 놀이
F—여자들이 많이 하는 놀이
U—비조직적인 놀이
S—조직적인 놀이
A—혼자 하는 놀이
G—친구들과 함께 하는 놀이
A—추상적이거나 공상적인 놀이
C—구체적이며 현실적인 놀이
O—도구가 필요한 놀이
M—상상으로 하는 놀이

현재 직업에도 똑같은 분석을 해본다.

발달적
활동 예시 8-10
회상
Reminiscence

노년기에 관한 발달 이론에서 인생 평가는 빠지지 않고 등장한다. Erikson, Jung, Levinson 모두 노년기에서 인생 의미의 재조명을 정의했다. 회상이라는 과거 경험의 평가를 통해 스스로 만족감과 온전함을 느낄 수 있다. 그림, 글, 이야기 등 독창적인 방법을 동원하여 특정한 경험을 회상할 수 있다. 일단 쓰거나 그림으로 그렸다면, 조원들은 토론을 거쳐 자신의 의견을 교환해야 한다. 몇 가지 주제를 아래와 같이 제안해 본다.

- 기억에 남는 시기 혹은 사건: 세계 대공황기, 2차 세계대전, 1950년대, 1960년대
- 진주만 습격 당시 혹은 Roosevelt 대통령 사망 시 등 특정한 날에 당신이 하고 있었던 일은?
- 인생에서 가장 힘들었던 시기는?
- 처음 자동차를 샀던 날은? 첫 번째 내 집을 장만한 날은?
- 첫 데이트, 첫 직업, 첫 아이 출산
- 처음 친척이나 가까운 지인 등의 죽음을 경험한 날
- 가장 자랑스러웠던 순간은?
- 가장 존경하는 가족 구성원은?
- 자식이나 사회에 남겨주고 싶은 가치관은?
- 유년 시절 좋아했던 음악이나 노래와 그것들의 중요성

회상은 지각장애가 있는 사람들에게 기억을 더듬어 주는 역할을 하지는 않는다. 그러나 경미한 치매 증상이 있는 클라이언트들은 이 활동을 통해서 오래된 기억을 살려내기도 하고, 조별 토론을 통해 사회적 기능을 회복하기도 한다.

Chapter 9

감각운동접근
SENSORIMOTOR APPROACHES

감각운동접근(sensorimotor approaches)은 뇌에 영향을 미치는 발달적 혹은 후천적인 질병 때문에 생긴 운동, 감각운동, 지각 그리고 인지적인 문제들을 설명하는 준거의 틀을 말한다. 특히 운동조절접근(motor control approaches)은 최근 주요 이론에 있어 변화를 겪어왔다(Trombly & Radonski, 2002). 이 장에서는 Trombly의 작업적 기능모델(occupational functioning model, OFM), 과제 지향적 접근(task-oriented approach), 운동학습이론(motor learning theory), 동적 체계이론(dynamical systems theory) 그리고 운동조절(motor control)에 더 전통적인 접근인 Carr과 Shepherd의 운동 재학습(motor relearning)(Sabari, 2002) 등에 대해 간단하게 설명할 것이다. Ayres의 감각통합 이론 또한 간단하게 살펴볼 것이다. 집단접근의 길을 연, 이 이론은 King과 Ross에 의해서 고안되었다. 더 많은 문헌과 이론가들 그리고 특정 이론에 대한 심도 있는 이해를 위해서는 다른 서적이나 논문들을 참고한다.

이론의 초점

이 접근법은 전통적으로(American Occupational Therapy Association[AOTA], 2002) Occupational Therapy Practice Framework에서 정의된 특정 "신체구조(body structure)"에 조절된 감각 입력을 적용함으로써 "운동기술(motor skills)"의 학습과 재학습을 촉진시키기 위해 사용되었다. 학습, 기억, 운동에 대한 계획과 같은 "신체기능(body function)"은 최적의 작업수행을 만들기 위해 신체구조 및 환경적 요소와 상호작용을 한다. 감각통합은 운동반응을 일으키고 집중하기, 듣기, 감정 조절, 눈-손 협응, 학습 능력과 같은 "과정 기술(processes skill)"을 처리한다. 최근의 근거는 운동촉진기술을 사용하는 것이 특정 "환경(context)"과 "활동 요구(activity demand)" 안에서 연습할 때 가장 효과적임을 보여준다.

작업치료에서 이 접근방식은 중추신경계에 영향을 끼치는 발달 장애와 외상 및 중추신경계 외상이나 이와 관련된 질환으로 고생하고 있는 사람들에게 주로 사용된다. 그러나 최근 뇌와 관련된 연구들은 신경생리학적 중추신경계 기능장애에서 정신적 장애까지 연결되고 있다. 노인인구(geriatric population)에 대한 치료에서 감각통합 원리를 적용하는 경우가 점차 증가하고 있고, 좋은 결과가 나타나고 있다. 이 준거의 틀을 활용하는 작업치료 집단들은 감각을 자극하고 목적 있는(purposeful) 움직임을 유도하며, 인지력을 자극하는 활동들을 해야하므로, 체계적인 방법으로 중추신경계에 영향을 주는 실제 생활(real-life) 과제를 사용해야 한다.

기본 가정

이 준거의 틀을 고안하거나 발전시킨 많은 이론가들 중에는 Trombly, Carr, Shepherd, Rood, the Bobaths(신경발달치료), Brunnstrom 그리고 Ayres 등이 있다. 이런 접근방식을 집단치료에서 반드시 의도적으로 사용 할 필요는 없으나, 치료의 기본 원리는 집단활동 계획을 세울 때 적용될 수 있다.

이 이론들을 사용한 집단 작업치료의 예를 살펴보면, King과 Ross의 쓰기(writing)가 있다. 이 접근방법에서 뇌 기능은 위계(hierarchy)가 있고 재활은 발달 단계를 따라 이루어진다는 가정을 하기도 하지만, 또 다른 일부는 뇌 기능이 병렬적이고, 동시에 일어나며 특정 과제에 대해서 치료를 조직화한다고 보기도 한다. 모든 이론가들은 이 과정에서 감각의 중요성과 운동 학습에 있어서 연습(practice)과 피드백(feedback)의 중요성에 동의한다.

Trombly

1995년 Catherine Trombly는 그녀의 Eleanor Clarke Slagle 강의에서 작업적 기능모델에 대해 소개하였다. 그녀는 클라이언트가 "활동을 선택할 때 선택한 활동은 의미가 있고, 흥미를 느껴 활동을 하게 한다"라고 지적했다(Trombly, 1995, p. 960). 그녀의 모델은 "역할, 과제, 활동, 능력 그리고 역량의 순차적인 위계"에 이러한 생각들을 통합시켰다. 이 모델의 목표는 "능력에 대한 감각과 자존감을 발달시키는 것"이다. 그녀는 기존의 생각보다 환경이 신체적 재활에 더 큰 역할을 한다고 하였다. 작업적 기능모델에서 상황(context)과 환경(environment)은 작업적 기능 위계(hierarchy)의 모든 단계를 포함하고 스며들어 있지만, 낮은 단계보다는 높은 단계에서 더 큰 영향을 미친다(Trombly & Radomski, 2002, p. 9). 이러한 제안은 기본적인 역량, 능력, 기술을 배운 클라이언트가 집단에서 더 적절하게 다루어질 수 있음을 의미한다. 예를 들어 작업치료사는 클라이언트가 과제지향적 접근 방법을 사용해서 자기유지, 자기발전 혹은 자기촉진에서 가치 있는 역할을 하도록 집단을 조직할 수 있다. 집단은 사회문화적 환경을 고려하여 각 구성원들이 과제요구에 적합한 동기를 갖도록 해야 한다. Trombly는 치료로서 과제를 사용하는 방법을 "목적으로써의 작업(occupation-as-end)"이라 불렀다. 표 9-1에 작업적 기능모델에 대한 개요를 나타내고 있다.

표 9-1 Trombly의 작업적 기능모델 위계

- 자기 효능감(self-efficacy), 자존감(self-esteem)에 대한 감각
- 삶의 역할에 대한 만족(satisfaction with life roles)
- 역할 과제에서의 능력(competence in tasks of life roles)
- 활동과 습관(activities and habits)
- 능력과 기술(abilities and skills)
- 발전된 역량(developed capacity)
- 역량의 첫 단계(first level capacities)
- 본질적인 기질(organic substrate)

과제지향적 접근

이 이론은 운동학습이론(motor learning theory)과 동적 체계이론(dynamical systems theory)을 바탕으로 한다. 클라이언트와 치료사가 같이 선택한 기능적인 과제는 운동행동을 조직화하는데 도움이 될 것이다. 학습이론에서 비롯된 원리들은 의미 있는 작업을 실행할때 적용되는데, 이것은 클라이언트의 욕구와 능력에 따라 단계와 순서가 매겨진다. 클라이언트의 작업 수행은 복합적인, 내적인, 외적인 체계 상호작용의 결과이다. Occupational Therapy Practice Framework에서 해부학적, 생리학적, 물리적, 정신적, 기능적과 같은 "클라이언트 요소(client factor)"는 작업 수행에서 생기는 복잡한 환경과 활동 요구에 의해 영향을 받는다. 중추신경계 손상 이후, 클라이언트의 행동은 목적이 없는 것처럼 보일 수 있으나, 이 접근법에서 모든 행동은 클라이언트가 기능적인 목표를 성취하고자 하는 것으로 해석된다. 운동기술을 학습하기 위해 각 과제는 복잡한 환경에서 다양한 전략과 함께 연습과 시도가 요구된다.

Bass-Haugen, Nathiowetz, Flinn(2002)은 과제지향적 접근법의 5가지 원리를 다음과 같이 말하였다.

1. 클라이언트 중심의 초점(client-centered focus)
2. 작업에 근거한 초점(occupation-based focus)
3. 사람과 환경(person and environment)
4. 연습과 피드백(practice and feedback)
5. 일반적인 치료 목표(general treatment goals)

각각은 다음에 간단하게 소개될 것이다.

클라이언트 중심의 초점

"능동적으로 치료에 참여하는 클라이언트는 스스로 정한 목표에 도달하고, 퇴원 시 기능적 독립성이 증가되어 환경에 더 잘 적응할 수 있는 상태로 퇴원한다"는 연구 결과들이 있다. 클라이언트의 우선순위는 과제 자체에 초점을 둘 수 있고, 보통 클라이언트는 가치 있는 삶의 역할을 수행하고자 하는 것에 의해서 동기가 부여된다. 작업치료사는 개인적인

흥미, 가치, 선호도; 의미 있는 삶의 역할에 대한 확인; 목표와 우선순위에 대한 협력 등에 대한 논의가 포함된 평가 과정 동안, 클라이언트와 치료적인 관계를 형성한다. 치료적 과제의 선택과 집단원에 대한 결정은 치료사와 클라이언트가 계속적으로 협력하는 자연스러운 과정이다. 일반적인 목표를 가진 클라이언트는 집단 구성원들이 계획, 실행, 집단의 문제해결, 성과 평가, 상호 피드백에 참여할 수 있는 집단 과제에 참여함으로써 도움을 받을 수 있다. 과제지향적 집단(task-oriented group)을 촉진하는 작업치료사는 클라이언트가 요구하는 것이나 필요한 자원 또는 전문적인 기술을 제공한다.

작업에 근거한 초점

이 접근법은 목표에 도달하기 위한 연습과는 대조적으로 실제 기능적인 과제를 사용한다. 선택된 과제들은 클라이언트의 삶의 역할에 의미가 있고, 중요한 것이어야 한다. "삶의 만족은 일련의 기능적 과제들(기저귀 갈기 등)의 무작위적인 성공에 의해 결정되는 것이 아니다. 만족 혹은 보상은 삶의 역할이 충족되었을 때(부모와 같은...) 느껴진다"(Trombly & Radomski, 2002, p. 485). 클라이언트와 협력하여 과제를 선택하는 것 그리고 삶의 역할과의 관련성을 강화하는 것은 클라이언트의 동기를 강하게 한다. 그러나 클라이언트는 처음에 너무 어려운 과제들의 초기 실패를 방지하기 위해서 우리의 도움을 필요로 한다. 작업치료사는 선택된 과제를 주의 깊게 분석해야 하고, 클라이언트의 능력과 학습 요구에 맞도록 과제 요구를 변형하거나 단계를 만들어 주어야 한다.

사람과 환경

작업치료사에게 클라이언트가 어려운 과제를 수행하는 것을 관찰하는 것은 매우 중요하다. 많은 시스템들이 작업수행과 상호작용한다. 작업치료의 일부는 작업수행을 촉진시키거나 억제시키는 개인적·환경적 요소 모두를 확인하는 것이며, 이에 이 요소들의 적합성을 알아볼 수 있다. 클라이언트와 작업치료사는 방해하는 요소들을 막고 최적의 기능을 촉진하기 위해 과제와 환경에 적응하기 위한 전략 발전에 협력할 수 있다.

연습과 피드백

다양한 상황에서 기술을 연습하는 것은 학습에 필요하다. 이것은 운동학습의 중요한 원리인 특수성을 부호화(encoding)하는 원리를 나타낸다. 이 원리에 따르면, 기억 속에 저장된 사건들은 특정한 환경에 깊이 묻혀있는데, 이것은 다양한 환경에서의 학습의 전이나 일반화를 어렵게 한다. Flinn과 Radonski(2002)는 기술을 연습할 때 환경이나 과제를 다양하게 해서 환경적인 방해를 사용하는 것을 제안했다. 이것은 문제해결이나 다양한 상황에서 기술을 받아들이는 것과 같이 더 복잡한 처리과정 전략을 촉진시킨다. 운동조절이론은 또한 내적·외적으로 모두 피드백의 중요성을 강조하였다. 내적 피드백은 보통 체성감각, 시각, 운동의 경험을 말하고, 외적 피드백은 외부로부터 오는 것을 말한다. 작업치료사는 작업수행 동안, 피드백을 제공하는 동시에 클라이언트에게 가르쳐 줄 수 있다. 이러한 피드백의 타입을 수행의 지식(knowledge of performance, KP)이라하고, 과제수행의 결과는 결과의 지식(knowledge of result, KR)이라고 부른다. 연구자들은 수행에 대해서 피드백을 제공하는 것이 재활 초기 단계에 더 생산적이고, 만약에 간헐적이라면 성과나 결과에 대해 피드백을 제공하는 것이 더 좋다고 했다. 또한 과제의 일부분을 연습할 것인지(부분 학습), 전체 과제를 연습할 것인지 결정하는 것이 필요하다. 전체 과제는 과제의 부분보다 장기 기억에 더 쉽게 저장되며, 저장과 회상은 모두 운동학습에 필요하다.

일반적인 치료 목표

클라이언트의 학습과정에 대한 전체적인 목표는 작업수행을 위한 최적의 운동 패턴을 알게 되는 것이다. 유연성, 효율성, 효과성은 어느 과제에나 중요하고, 이것들은 클라이언트가 다양한 생활환경에서 지속적으로 연습할 수 있게 한다. 궁극적으로 클라이언트는 그들의 가정과 지역사회 환경에서 자신의 방안을 지속적으로 마련하기 위해서 문제해결 기술을 발전시킬 필요가 있다.

운동학습이론

운동학습이란 "숙련된 활동을 형성하는 데 있어 비교적 영구적인 변화를 이끌어내는 연습 혹은 경험과 연관된 일련의 과정"이다(Shumway-Cook & Woollacott, 2001, p. 27). 이 이론의 핵심은 신경 가소성에 따라 신체에 대한 지식을 키워나가는 것이다. 유기체는 일생동안 스스로 조직화하기 위해 본래의 능력을 발휘한다. 신경 가소성은 세포단위에서 더욱 효과적이 되고 신경 연결의 변형에 의해 운영되는 전체시스템의 방식을 변화시키기 위한 신경계의 능력이다. 단기학습은 다이얼을 돌릴 때까지 충분히 전화번호를 기억하도록 하는 단기기억 또는 작업(working)기억에 의존한다. 이것은 컴퓨터의 무작위 접근 메모리와 같다. 우리가 어떤 정보를 하드 드라이브에 저장할 때만 우리는 그 정보를 회상하거나 나중에 사용할 수 있다. 장기기억도 이와 같은 방법으로 작동하는데, 이는 변화를 유지하거나 영구적으로 만드는데 있어 필수적인 단계이다. 작업치료사는 경험의 결과로 생기는 시냅스의 장기 조절에 대해 많은 관심을 갖는다. 이 원리를 사용하여 장기적인 작업치료사는 클라이언트의 운동기능의 지속적 변화를 위한 치료적 활동을 계획할 수 있다.

Schmidt(1988)는 운동학습에 대한 4가지 기본 개념을 다음과 같이 이야기하였다.

1. 학습은 숙련된 활동을 위한 능력의 습득 과정이다.
2. 학습은 경험과 연습에서 온다.
3. 학습은 직접적으로 측정될 수 있는 것이 아니라, 행동으로부터 추측될 수 있다.
4. 학습은 상대적으로 행동에 있어 영구적인 변화를 일으킨다.

Fitts와 Posner(1967)에 의하면 재활과정 동안 운동학습은 3단계에서 일어난다. 첫째로, 클라이언트는 과제의 본질을 이해하려고 한다. 작업치료사는 과제를 수행하고 수행을 평가하기 위한 다양한 전략에 대해 논의한다. 이것은 인지적인 단계이다. 두 번째로, 결합 단계인데, 이것은 연습을 통해서 기술을 완성하고 연마하는 것을 포함한다. 세 번째 단계는 기술이 습관화 될 때 일어나는데, 최적의 수행을 위해서 낮은 집중도를 요하게 된다. 이것을 자동화 단계라고 한다.

동적 체계이론

신체적 장애에 활용되는 이 이론은 운동조절을 과제와 환경의 요구에 따라 달라지는 반사와 수의적인 조절의 조합으로 정의한다. 중추신경계는 환경으로부터의 단서를 해석하고, 원하는 목표에 도달하기 위한 계획을 세울 때 복잡한 하부체계를 포함시킨다. 이와 반대로 계층적 모델에서는 많은 신호가 많은 뇌 구조에 동시에 전달되는 것을 "병행하여 전달되는 과정"으로 보았다. 따라서 운동은 전체 운동패턴의 일부로써 만들어지는 선행적인 자세 조절에 중점을 둔 열린 체계 피드 포워드 체계(open loop feed-forward system)에 의해서 생성된다. 그러므로 행동은 개인, 과제, 복잡한 환경적 요소 사이의 상호작용의 결과물이다(Bowler, 1999).

Carr and Shepherd

Carr and Shepherd(1987, 1998)는 운동재학습 프로그램(motor relearning program, MRP)을 발전시켰는데, 이는 클라이언트가 그 수행을 변경하기 위해 피드백을 사용하는지를 가르치는데 중점을 두고 있다. 이 이론가들은 동적 체계이론을 사용했다. 이것은 신경연접에서의 변화를 환경적 기회에 의해 시작되는 것으로 본다. 다시 말하면, 그들은 수의적인 움직임이 운동 대신에 기능적인 과제 목표에 의해서 일어난다고 가정한다. 동적 체계이론의 주요 원리는 매력있는 상태(attraction states) 혹은 선호하는 운동패턴이다. 매우 견고한 운동패턴은 변화를 유지하는데 장애물이 될 수 있다. 예를 들어, 만약 어떤 사람이 불완전한 골프 스윙을 배웠고, 여러 번 그것을 사용했다면 그것을 고치는 것은 매우 어렵다. 뇌손상 이후에 생기는 부적절한 운동패턴 또한 마찬가지다. 만약 그 패턴이 새로운 것이고 연습되지 않았다면, 그것은 변화시키기가 훨씬 쉬울 것이다. 변수(control parameters)는 선호하는 운동패턴에 영향을 주는 요소다. 예를 들어, 젖은 마루나 얼음으로 덮인 보도를 걸을 때 개인의 운동패턴은 변경될 것이다. 어떤 변수들은 외부적이고 또 어떤 것들은 내부적이다. 예를 들어, 피로는 걸을 때 개인의 패턴을 변경시키는 내부적인 요소이다.

Carr and Shepherd는 장기학습을 형성하기 위해 4가지 치료 원리를 사용하였다.

1. 구두 지시(oral instruction): 운동의 가장 중요한 측면은 객관적인 목표 만들기를 사용하는 것이다(예: "숟가락 손잡이를 만지기")
2. 시각적 시연(visual demonstration): 치료사는 클라이언트에게 움직임의 모델이 된다. 사진과 그림 또한 사용될 수 있다. 시연은 가장 필수적인 과제 요소들에 중점을 두어야 한다.
3. 직접적인 안내(manual guidance): 작업치료사는 클라이언트가 순서대로 움직이도록 하고, 억제 요소의 완화

에 집중한다.

4. 정확하고 시기적절한 피드백: 피드백은 수행에서 실제 움직임을 강화시킨다. 노력은 인정되는 반면, 실제적 향상과 같은 방법으로 취급되어서는 안 된다.

비정상적인 움직임을 다룰 때, 운동수행의 4가지 일반적인 분류는 다음과 같다.

1. 서기와 앉기(standing up and sitting down)
2. 걷기(walking)
3. 뻗기와 조작하기(reaching and manipulation)
4. 균형잡기(balance)

Carr and Shepherd(1988)는 위에서 언급한 것과 관련된 특정한 7가지 움직임을 평가하기 위해 7점 척도를 사용하여 운동평가척도(motor assessment scale, MAS) 평가도구를 고안하였다. 이 움직임은 표 9-2에 나와 있다. 전체 평가를 위해서는 Carr and Shepherd(1987)을 참고하기 바란다.

Carr and Shepherd 치료 기술의 중요한 점은 활동 요구를 단계화했다는 것이다. 다음은 특별한 운동반응패턴을 이끌어 내는 활동을 단계화 하는 가이드라인이다.

- 사람, 자리, 지지, 정렬 상태의 위치를 바꾼다.
- 물체의 배치, 신체와 관련된 위치 또는 거리를 바꾼다.
- 물체의 특성, 무게, 크기, 한 손 혹은 두 손으로 들기 자세를 바꾼다.
- 정지해 있는 물체 또는 움직이는 물체를 사용해서 일시적 요구를 변경한다.

Carr and Shepherd(1998)는 그들의 이론에서 다루어진 움직임 분류의 주요한 특징들을 정의하였다. 아마도 집단치료에서 언급되는 가장 인기 있는 분류는 세 번째 분류인 뻗기와 조작하기 일 것이다. 이 분류는 움직임의 복잡성에 있어서 많은 다양성과 자유도를 가지고 있다. 이것은 여러 움직임을 상호결합시키는 것을 말한다. 뻗기와 잡기의 재학습은 관절가동범위를 유지하기 위해서 초기에 어깨 근육을 수동적으로 신장하는 것을 필요로 한다. 음악에 대해서 움직이거나 직접보면서, 영향을 받지 않은 상지를 사용하는 이 수동적인 신장은 집단 체재(group format)를 학습할 수 있는 활동의 한 예이다. 클라이언트들은 다른 사람을 관찰하면서 배우고, 작업치료사가 만든 가이드라인을 사용하면서 피드백을 제공받을 것이다.

표 9-2 Carr and Shepherd의 운동평가척도 분류

- 손상되지 않은 쪽으로 바로 누운 상태(supine)에서 옆으로 눕기(side lying)
- 침대 끝에서 바로 누운 상태(supine)에서 앉기
- 균형잡고 앉기(balanced sitting)
- 앉은 상태에서 서기(sitting to standing)
- 상지 기능(upper arm functions)
- 손의 움직임(hand movements)
- 발전된 손의 활동(advanced hand activities)

전통적인 신경생리학적 접근

다음 이론들은 운동조절의 반사-위계 모델(reflex-hierarchical model)로 알려져 왔다. 인간 움직임의 반사기전은 운동행동이 상하(top-down) 위계인 중추신경에 의해 조절되지 않는다는 연구 결과로부터 최근 도전을 받아왔다. 부분적인 기술이나 기계적으로 습득된 기술을 발전시키거나 정상발달 단계를 뛰어넘는다는 두려움 때문에 기능적인 과제 사용을 억제하였기에 동적체계이론과 운동학습이론은 이전 이론들의 타당성에 대해 의심을 갖게 되었다. 그러므로 기능적 수행의 손실에 있어 발달 단계를 강하게 강조하는 접근법들은 의심을 받게 되었다(Trombly & Radomski, 2002, p. 142). 그러나 이들 이론들은 신경발달치료(NDT)와 같이 지속적으로 연습에 영향을 주고 있고 계속 연구되고 발전되고 있다.

Rood

Margaret Rood의 업적은 이 장에서 언급하는 것 중 가장 앞선 것이고, 그녀의 생각은 후에 감각통합이론의 많은 개념들에 영감을 준 것으로 보인다. Rood는 우선 반사(reflex)의 중요성에 초점을 두었다. Rood(1954)는 다음과 같이 말했다.

> ...운동패턴(motor patterns)은 태어났을 때 기본적인 반사패턴으로부터 발전되는데, 그것은 의식하고 있는 피질레벨(cortical level)에서 가장 높은 수준의 조절이 일어났을 때 감각자극을 통해서 사용되고 단계적으로 변경된다. 만약, 정상적인 단계적 발달에서 그것이 사용될 때 적절한 감각자극에 적합한 감각수용기에 적용될 수 있다면, 그것은 신경생리학적 원리에 따라서 반사적인 운동반응을 일으킬 수 있을 것이고, 적절한 운동 엥그램(engram)을 만들 것이다.

Rood(1954)의 이론은 다음과 같은 4가지 기본적인 요소를 가지고 있다.

1. 감각자극은 원하는 근육의 반응을 일으키고, 근육긴장도를 정상화하기 위해 필요하다.
2. 감각운동적 조절은 발달적으로 기본을 이룬다.
3. 운동은 목적적이다.
4. 운동의 반복은 학습을 위해 필수적이다.

많은 작업치료사들은 Rood의 촉진과 억제 기술을 알고 있다. 가볍게 두드리기(light stroking), 솔질(brushing), 얼음으로 문지르기(icing), 관절압박(joint compression)은 운동 촉진에 사용되고, 따뜻하게 하기(neutral warmth), 인대 종지점(insertion)에 압력 주기, 느리고 주기적인 움직임(slow rhythmical movement)은 원하지 않는 움직임을 억제하기 위해 사용된다. Rood는 발달 단계에서 정상적인 발달을 촉진하는 것을 추천했다. 우선 굴곡에서 신전 다시 굴곡과 같은 상호수축은 학습과정에서 반복적으로 연습된다. 다음으로, 주요 근육 집단의 동시수축(cocontraction)을 통해 안정화가 촉진된다. 세 번째 단계는 이들을 결합하여 움직임을 연습하는 것이 안정화를 이루게 하고, 마지막 단계에서 숙련된 움직임의 발달을 통합한다. 표 9-3은 Rood의 발생적인 운동 패턴을 말해준다.

이 단계는 작업치료사들에게 클라이언트가 운동 발달적으로 문제가 있을 때 움직이는 활동을 계획하는 매우 구체적인 가이드라인을 제공한다. 집단치료를 계획할 때, 각 클라이언트의 움직임 요구와 관련된 독특한 발달 단계를 주의 깊게 고려해야 한다. 운동집단은 많은 단계에서 준비될 수 있으나, 발생적인 단계에 따라 초기의 것에서 나중 것으로 진행되어야 한다. 클라이언트는 그들이 할 수 있는 것보다 더 높은 수준의 운동수행을 요구받지 않아야 한다. 특히 낮은 단계의 자세는 가장 중요하게 주의를 기울여야 한다. 매트, 볼스터(bolster), 비치 볼 혹은 다른 많은 특별한 도구를 사용하는 것이 포함된다.

몸을 한 곳에서 다른 곳으로 움직이기 위해 밀고 당기기, 던지고 받기, 구르고 기기 등을 포함하는 많은 게임이 고안되었다. 이 활동은 각 클라이언트에게 적절한 치료적 운동 순서를 통합하기 위해 사용되어야 하며, 클라이언트는 목적 지향적인 활동에 참여한다.

표 9-3 Rood의 8가지 발생적인 운동패턴

1. 바로 누운 자세(supine) 퇴화(withdrawal)
2. 분절적 구르기(segmental rolling)
3. 복와위 신전(pivot prone, prone extension)
4. 목의 동시수축(neck cocontraction)
5. 팔꿈치로 스스로 지지하기(supporting self on elbows)
6. 네발기기(all-fours movement patterns)
7. 서기(standing)
8. 걷기(walking)

The Bobaths

Bobath 부부는 "신경발달치료" 혹은 NDT라고 불리는 가장 잘 알려진 치료기법을 만든 잉글랜드의 신경학자와 물리치료사이다(Bobath, 1972). 이 이론의 가장 중요한 점은 감각운동 학습에 중점을 두었다는 것이다. 학습되고 회상되는 것은 움직임 자체가 아니라 운동의 감각이다. Bobath 부부의 많은 업적은 뇌성마비 아동과 성인 뇌졸중 클라이언트를 대상으로 이루어졌다. Levit(2002)에 의하면, 이 기법은 많이 알려지고 사용되고 있지만, 1990년 이전에는 연구된 적이 거의 없었다고 한다. 1990년 Bobath의 죽음 이래로 미국에 신경발달치료 협회뿐만 아니라 다른 나라의 유사한 단체들이 NDT의 이론적 기초를 발전시켰다. 이 이론이 주로 수행의 운동 그리고 감각요소를 언급했음에도 불구하고, NDT 치료는 특정 클라이언트의 목표에 맞게 개별화되고 개인, 보호자, 다양한 치료팀의 구성원들 사이에 상호작용하는 과정을 나타낸다(Levit, 2002, p. 523). 이 접근법은 가족 구성원을 포함해서 클라이언트 주변의 모든 사람들이 같은 접근법을 사용할 때 최상의 효과를 나타낸다.

감각에 대한 Bobath의 주장은 뇌성마비 아동이나 편마비 성인을 다룰 때, 적절한 운동반응을 반복하는데 주의를 기울여야 한다는 것이다. 이 가정은 클라이언트가 정상적인 움직임을 경험할 때, 그 결과로 중추신경계에서 적절한 감각피드백이 일어난다는 것이다. NDT는 클라이언트에게 어떤 것이 적절한 움직임의 감각인지를 가르치는 것이 포함되어 있다. 이러한 이유로 "반사억제패턴(reflex inhibiting patterns, RIPs)"을 통해 원시적인 반사를 억제하고, 정위반응(righting reaction)과 평형반응을 일으키는 것에 가장 큰 노력을 기울인다(Trombly & Radomski, 2002, p. 525).

NDT에서 감각자극은 큰 주의를 기울여서 조정된다. 체중 지지, 자세 유지(placing), 지그시 누르기(holding tapping), 관절압박(joint compression)은 정상적인 움직임과 자세를 촉진하기 위해 사용된다. 그러나 이들 자극은 비정상적인 반응이 생기자마자 퇴행된다. 편마비 클라이언트에게 감각소실은 정상적인 운동조절을 회복하는데 좋지 않은 예후를 나타내는 인자이다. 스트레스는 비정상적인 근(육)긴장도와 움직임을 촉진하므로 피해진다.

뇌졸중이나 뇌손상 후에 움직임을 회복하는 단계는 정상적인 발달 단계와 유사하다. 한손을 사용하는 보상적 움직임은 억제되는 반면, 클라이언트가 우선순위를 두는 과제는 양측 운동과 중심점 조절(key point of control)을 사용해서 연습된다. 어떤 연구자들은 전통적인 NDT와 함께 이러한 교육이 결합된 것이 NDT 자체만 적용한 경우보다 기능적인 조절을 더 많이 향상시켰다고 했다(Sunderlund et al., 1992). 치료사들의 보조는 초기의 과제수행 동안, 비정상적인 운동 패턴을 억제하기 위해 필요하다. 뇌졸중과 뇌손상으로부터의 회복은 일반적으로 경직성(spastic) 단계에 따른 이완성(flaccid) 단계를 포함한다. 많은 특정 운동과 치료 기술은 각 단계별로 발달 단계를 따라 제안된다. 예를 들면 자세 유지하기, 체중 지지, 잡기(holding), 자세 유지(placing), 균형 반응(balance reaction), 방어를 위한 신전(protective extension) 등이 있다. Trombly와 Radomski(2002)는 Egger' s Occupational Therapy in the Treatment of Adult Hemiplegia(1983)에서 Bobath NDT 접근법에 기초한 개인 그리고 집단 활동에 대한 좋은 정보를 제공하였다.

Brunnstrom

다른 이론가들과 달리 Signe Brunnstrom은 반사의 사용에 대해 반대 입장을 표하였다. 그녀의 기본적인 가정은 비정상적인 발달 과정에 관한 것으로, 척수와 뇌간의 반사는 변형되고, 그들의 요소는 중추신경계를 통해서 복적적인 움직임으로 재정렬된다는 것이다. 그러므로 반사는 정상적인 단계의 일부분으로 존재하지 않는 움직임을 이끌어 낼 수 있고, 그러기 위해 사용해야 한다는 것이다(Trombly & Radomski, 2002). 고유수용성(저항) 그리고 외부수용성(촉각) 자극은 반사를 촉진하는데 사용되고, 클라이언트는 그 결과로 움직임에 대해 생각하게 되고, 움직임을 조절하고자 노력하게 된다.

Brunnstrom 접근법은 연합반응과 시너지를 일으키고자 한다. 예를 들어, 저항 자극은 영향 받지 않은 쪽에 반사적인 움직임과 영향 받은 쪽의 유사한 시너지(synergy) 움직임 모두를 성취하도록 하는 자극이라고 여겨진다. 시너지는 관절과 사지 전체의 굴곡 혹은 신전으로 정의된다. Brunnstrom에 의해 정의된 상지와 하지의 6가지 회복단계(six stages of recovery)는 표 9-4를 참조한다.

이들은 특별히 정의된 것이고, Brunnstrom의 Movement Therapy in Hemiplegia(1970)에서 특정 평가와 치료에 대해 읽을 수 있다.

다른 신경발달원리를 사용하는 이론 뿐만 아니라, NDT 원리를 사용하는 집단은 어느 정도 수의적인 움직임을 얻은 클라이언트에게 사용될 수 있다. 운동 집단, 음악과 함께 움직이기, 간단한 게임 등은 언어나 인지적인 문제까지 동반한 클라이언트들에게 가장 잘 맞는다.

Ayres

A. Jean Ayres는 1960년대 감각통합과 SI이론(sensory integration theory)의 기초를 세운 사람이다. 그녀의 연구는 행동과 운동장애 또는 학습에 어려움을 가진 아동의 근원적인 원인을 설명하고자 하는 감각과정에 초점을 두었다. SI는 근원적인 신경학적 과정을 개선하는 것이 아동의 운동협응과 교실에서 집중하고 학습하는 능력을 개선할 수 있다고 가정하는 과정 접근법이다. 1970년대에 효과성에 대한 연구들은 이 가정의 타당성을 입증하지 못했다. 따라서 교사들은 학습과 행동적 문제를 가진 아동의 과정 접근적 치료는 일반적으로 효과적이지 않다고 결론을 내렸다(Hamill, 1993; Mulligan, 2002). 최근 교육에 대한 패러다임은 글쓰기 교육과 같이 직접적으로 가르치거나 훈련하는 모든 과정적 접근법을 거부한다. SI 방법이 학교 중심의 작업치료사들에 의해서 주로 사용되었음에도 불구하고, 이 접근법은 여전히 교사들에 의해

표 9-4 Brunnstrom의 6가지 회복단계

1. 이완성(flaccidity), 수의적인 움직임이 전혀 없음(no voluntary movement)
2. 시너지(synergy) 혹은 최소한의 수의적인 움직임
3. 시너지 형태와 관련된 운동을 수의적으로 조절함
4. 시너지로 인해 어려웠던 복합적 운동이 가능함
5. 독립적, 단독적(isolated)인 움직임이 가능함
6. 약간의 경직성과 함께 거의 정상에 가깝게 독립적인 관절움직임이 가능함

서도 의문시 되고 있다.

최근 SI이론은 신경 가소성과 중추신경계의 위계적 관점이라는 2가지 기본적인 가정이 지배적이다. 뇌의 신경 가소성(neuroplasticity)은 적응하고 변화하는 능력을 말한다. Mulligan(2002)에 의하면, 신경 가소성의 개념을 뒷받침할 충분한 증거가 존재한다고 한다. 중추신경계 위계의 개념은 최근에 도전받고 있다. 그러나 그것은 여전히 SI이론에서는 핵심 개념이며, 우리는 여기서 Ayres의 본래 개념을 살펴볼 것이다. SI는 기능적 기술을 증진시키기 위한 방법으로 뇌간 기능의 개선에 중점을 두었다. Ayres는 감각입력을 사용한 연구에서 정상적인 발달 단계에 대해 언급했다. 그녀는 감각통합 과정의 4가지 단계를 제시하였다. 기본적인 기술의 개념은 기능이 낮은 1단계에서 더 높은 4단계까지 순차적으로 일어난다는 것이다.

1단계

이 단계에서 Ayres는 3가지 기본적 감각체계로 전정, 고유수용성, 촉각을 정의하였다. 시각과 청각은 초기 단계에서 중요한 통합적인 역할을 하는 것으로 생각되지 않는다. 만지는 것(touch)은 엄마와 유아의 첫 번째 감정적 연결고리로써 언급된다. 이러한 초기 촉각의 과정은 기본적인 안정감을 이루는 역할을 하는 것으로 보인다.

고유수용성 감각과 전정감각은 다른 종류의 기본적인 안정감인 중력적인 안정감을 제공한다. 이것은 아동이 서고 걸을 때 균형을 발달시킬 수 있도록 하고, 넘어지는 것에 대한 두려움을 예방하는데 도움을 준다. 이 단계는 전정, 고유수용성 감각통합으로부터 생기는 눈의 움직임, 자세, 균형, 근육의 긴장도, 중력적인 안정감 등 모든 것을 포함한다. 빨기, 먹기, 엄마와 아이의 유대, 촉각적인 안정감은 촉각의 통합 결과로 일어나는 것으로 여겨진다.

2단계

이 단계에서 3가지의 기본적인 감각은 신체 지각(body percept), 신체 양측의 협응, 운동 계획, 집중 시간(attention span), 활동 수준, 정서적 안정감에 통합된다. 전정, 고유수용성, 촉각 수용기로부터의 감각적 정보는 뇌에 저장된 신체의 지각이나 지도를 형성하는데 사용된다. 이러한 메커니즘(mechanism)과 함께 자신의 신체가 어디 있는지, 무엇을 하고 있는지를 지속적으로 알게 된다. 신체지각은 신체의 오른쪽과 왼쪽에 대한 정보를 갖게 되고, 이는 과제를 성취하기 위해 양쪽을 협동적으로 사용하도록 한다. 신체지각은 또한 사람이 운동행동을 계획하도록 한다(예: 공 잡기, 스스로 밥 먹기 등). 뇌에 의한 감각입력의 조직화는 또한 집중하는 능력 활동의 수준이나 속도를 조절하는 능력에 의해 영향받는다. 과잉 행동, 과소 반응, 집중하지 못하는 것은 감각통합의 두 번째 단계에서 통합이 잘 이루어지지 않음을 나타낸다.

3단계

말하기와 언어, 눈-손 협응, 시지각, 목적 있는 활동은 청각(auditory sensation)과 시각의 영향 때문에 이 단계에서 가능하다. Ayres(1974)는 전정과 청각체계는 밀접하게 관련되어 있다고 정의하였다. 이전에 언급된 바와 같이 전정체계는 들은 것에 집중하는 능력을 통제한다. 이와 마찬가지로 의사소통 또한 아동의 만지기, 움직임, 들어올리기와 함께 시작되고, 주변의 환경에서 물체와 상호작용하면서 시작된다. 이러한 경험을 통해서만이 아동은 물체의 독특한 특성과 이름을 인식하기 시작한다. 시지각은 또한 초기 SI의 최종산물로 여겨진다; 얼마나 큰지, 얼마나 먼지, 환경의 다른 부분과 어떤 관계가 있는지는 모두 뻗거나 만지는 것에 의해서 처음 경험하게 된다. 아동이 듣거나 본 것을 이해하는 것과 함께 환경을 반영한 행동은 의미 있는 것이다. 시각은 새끼 고양이에게 아동이 손을 뻗도록 한다. 아동은 새끼 고양이를 만지기 위해 자세를 바꾸거나 균형을 유지한다. 아동은 새끼 고양이의 울음소리를 듣고 행동을 따라한다. 시각, 청각, 촉각 및 전정감각은 모두 아동이 환경에 대해 배우고 탐험할 수 있도록 돕는 감각들이다.

4단계

감각통합의 네 번째이자 마지막 단계는 최종산물을 포함한다; 조직화하고 집중하는 능력, 자존감(self-esteem), 통제와 자신감, 학습적인 능력, 사고와 생각을 압축하는 능력, 우세손의 발달, 대뇌반구의 분화. Ayres(1974)의 관점에서 통합의 초기 단계에서 적절하지 않은 발달이 나타날 때 작업치료사가 이러한 기술을 직접적으로 가르치려 하는 것은 좋지 않은 것으로 정의되어 있다. 이러한 관점은 최근 도전을 받고 있다.

예를 들면, 숙련된 수의적인 소근육 손 움직임은 장애가 있는 아동에게 연습을 통해서는 가르칠 수 없을 것이다.

Ayres는 손 운동의 발달을 다음과 같은 여러 단계로 묘사하였다.

- 목과 눈 움직임의 조절
- 체간 안정성과 균형
- 견갑골, 어깨 안정성과 움직임
- 팔꿈치 움직임
- 전체적인 잡기(gross grasp)
- 손목의 자세 잡기와 움직임
- 잡은 것 놓기
- 아래팔(전완)의 엎침(회내)과 뒤침(회의)
- 개별적인 손가락 조작

이 단계에서 일치하는 것은 시각과 감각운동 메커니즘의 협응이다. 움직임은 척수반사에서 시작되고, 행동적인 목표를 성취하기 위해 변형되고 정제되며, 이러한 방법으로 반사 움직임은 수의적인 것으로 변화된다. 이 과정에서 감각의 역할에 관해서 Ayres는 다음과 같은 2가지 가정을 하고 있다. ① 반사 움직임은 감각자극에 의해 촉진되는 수의적 움직임의 근원이고 전조이다. ② 지속적인 운동학습과 행동은 입력되는 감각에 의존하지 않는다면 강하게 영향을 받는다(Ayres, 1979). 그녀는 반사 움직임이 직접적인 자극에 의해서 촉진될지라도 수의적인 움직임은 목적적이어야 한다고 하였다. 더 자세한 것은 Ayres의 The Development of Sensory Integration Theory and Practice(1974)와 Sensory Integration and the Child(1979)을 참고하기 바란다(그림 9-1).

최근 이론

뇌 기능에 대한 체계적 관점은 위계적 관점으로 많이 대체되었다. 체계이론에 의하면 뇌는 통합적으로 전체적인 체계로 작용한다. Fisher와 Murray(1991)는 최신의 관점에 대해 이야기하였는데, 밀접하게 관련된 주변체계의 문제로 인한 감각통합의 문제는 최적의 기능을 발휘할 수 없게 한다. 최근에는 SI 기술을 다양한 원리로부터 연구 근거를 결합하는 다른 접근법들과 결합시키려고 하고 있다.

나선형이 반담은 발달 이론에서 새롭게 발전되었으며, 정상적인 발달 연구, 체계이론, 인본적인 심리학 등과 함께 Ayres의 원래 이론과 결합되고 있다. 아동이 성숙을 향해 나선형의 발달을 할 때, 그들의 발달은 뇌의 감각통합 능력을 더욱 발달시키기 위해 감각운동 활동 환경에서 감각정보를

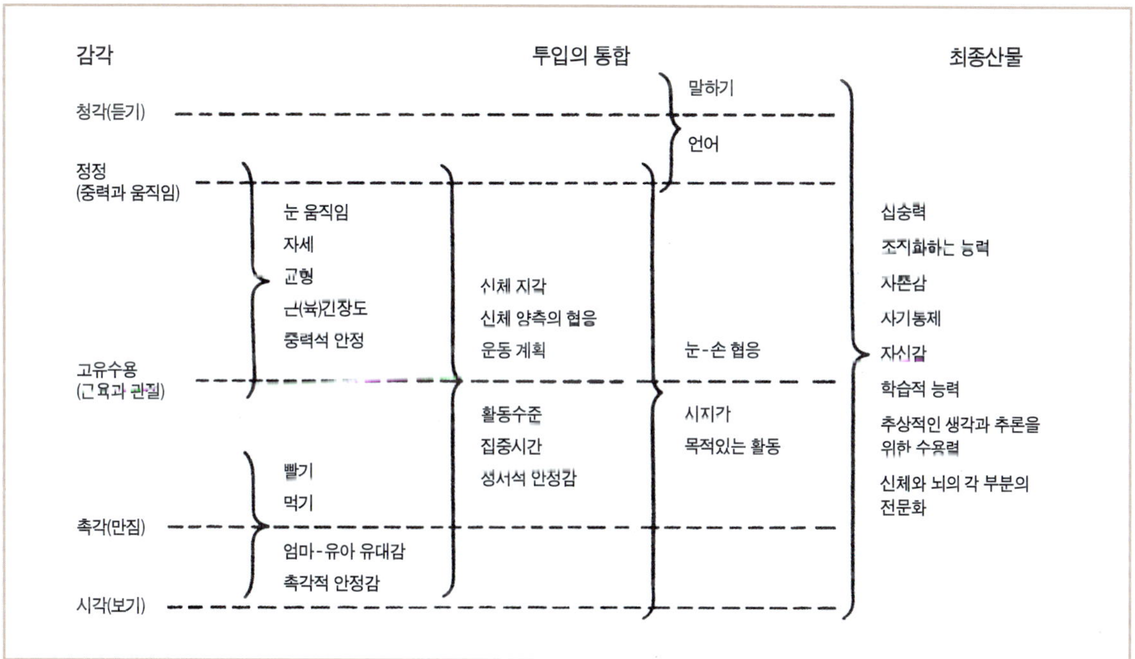

그림 9-1 A. Jean Ayres의 감각통합 이론(© 1979 by Western Psychological Services. Reprinted from *Sensory Integration and the Child* by permission of the publisher, Western Psychological Services, 12031 Wilshire Blvd., Los Angeles, CA 90025)

적절하게 사용하는 것을 포함하게 된다. 아동의 자연적인 경향은 환경을 탐험하고 배워서 자기실현(self-actualization)에 더욱 가까워지는 것이다(Bundy, Lane & Murray, 2002).

집단 접근법

King

Ayres와 지지자들의 연구 중 대부분이 아동을 대상으로 하고 있는 반면, 일부 작업치료사들은 신경발달치료법과 감각통합치료법을 사용하여 정신적인 질환이 있는 성인을 대상으로 연구를 실시하였다. 이 분야에서 가장 잘 알려진 사람은 Lorna Jean King이며, 그는 성인 정신분열증 클라이언트를 대상으로 감각통합치료를 개척하였다.

Lorna Jean King은 정신분열증과 자폐증을 가진 성인 클라이언트들이 환경 속에서 찾는 감각자극의 종류를 관찰한 후, 그들에게 감각통합치료가 결핍되어 있다고 지적했다. 예를 들어, 그녀는 정신지체와 자폐증을 가진 청소년들이 진동자극(손에 들고 조작할 수 있는 진동자극기를 가지고 놀고 있음), 고유수용성 자극(계속 자기 자신을 끌어 안음), 약한(calming) 전정자극(천천히 흔들고 반동을 주면서 산만하고 분열적인 행동을 감소시킴)을 좋아하는 것을 관찰하였다(Larrington, 1987).

1930년도에 이미 Paul Schilder는 정신분열증 클라이언트에게 회전 후의 안구진탕(빠른 눈의 움직임)을 평가한 결과, 그들은 전정자극에 대해 미온적인 반응을 보였다고 하였다(King, 1974). King은 비정상적인 전정계는 만성 진행형 정신분열증(chronic process schizophrenia) 혹은 최근 정신분열증의 음성 증상이라고 불리는 자세와 운동조절의 제한(느린 속도, 모음[내전; adduction], 안쪽돌림[내회전; internal rotation])과 관련이 있다고 정의하였다(그림 9-2). 또한 이러한 증상은 만성의 진행형 정신분열증 클라이언트에게서 발견할 수 있다. 진행형 정신분열증은 정신분열증의 특수형으로써, 아이 때부터 잠행성으로 진전된다. 하지만 이 질환은 과도하거나 실질적인 스트레스 때문에 발생하는 것은 아니다. 진행형 정신분열증은 의학적 또는 행동적 중재에 즉시 반응을 보이지 않기 때문에 보통 만성적으로 진전되는 경향이 있다.

King은 정신분열증이나 자폐증으로 인해 발생된 신경학적 결손들에 대한 많은 연구를 제시하였다. 여기서 신경학적 결손이란, 전정감각과 고유수용성 감각처리 과정의 불완전성과 관련된 정신분열증의 증상을 말한다. 이 증상들에는 지각 결손, 피로감, 느린 움직임, 불안정한 자세(낙상의 위험), 구체적 사고(concrete thinking), 정서적 반응의 부족 등이 포함된다. King은 일부 정신분열증 클라이언트들이 방어적인 고유수용성 감각처리 기전을 가지고 있다고 가정하였다. 즉, 특정 전정계의 구성요소들이 감각운동 통합의 역할을 제대로 하지 못하고 있다고 하였다(King, 1974, p. 534).

모든 정신질환(정신분열증 포함)의 생체학적인 인과관계를 중요시하는 최근 경향을 고려해볼 때, 움직임에 영향을 주는 생체학적 기전 뿐만 아니라 변화된 생체학적 기전을 통한 움직임의 역할에 관한 King의 이론은 여전히 통용되고 있다. 약물치료가 뇌 안의 화학작용에 변화를 일으키듯이 운동과 감각 또한 화학적인 변화를 일으키는 것으로 알려져 있다. King(1974)은 다음과 같이 진술하였다.

> …이 모델은 …인과관계상에도 적용될 수 있지만, 치료에도 적용될 수 있다. 비록 어떤 화학적 성질이 변하는지, 어떤 방향으로 변하는지 알 수 없지만, 우리

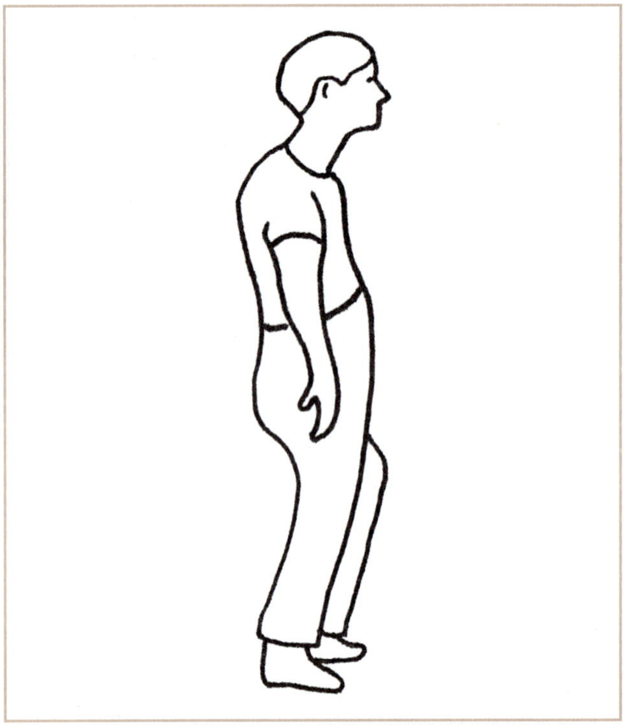

그림 9-2 진행형 정신분열증으로 인해 고유수용성 감각반응에 문제가 발생하여 생긴 비정상인 자세를 보이는 클라이언트

는 이 모델이 사고처리 과정과 생체역학에 영향을 미친다는 사실을 통해 인간의 움직임 행위에 대한 치료 중재를 할 수 있는 것이다(p. 534).

King은 다음 연구에서 스트레스를 대처하는데 사용되는 활동들의 역할을 제시하였다. 스트레스에 대한 분투적인 행위, 즉 격렬하거나 급속한 반응(Gal & Lazarus, 1975)은 스트레스 호르몬의 급속한 신진대사를 유도하여 스트레스에 의한 이차적 손상을 막는 것으로 알려져 있다. 이것은 분투적인 행위 또는 과중한 일(heavy work)은 스트레스에 의해 흐트러진 신경전달물질의 평형상태(balance)를 정상화시킨다는 사실을 제시한다(King, 1978).

만성 정신분열증 클라이언트 집단을 치료하기 위해서 King은 Ayres가 어린아이들을 치료하기 위해 사용한 중재방법을 변형하여 사용하였다. 이 중재방법은 큰 동작을 유발시키는 활동들로 클라이언트들의 과도한 굽힘(굴곡; flexion), 모음(내전; adduction), 안쪽돌림(내회전; internal rotation)을 정상화시키고 관절가동범위를 증가시키는데 목적을 두고 있다. 그물침대, 스쿠터 보드, 공, 담요를 사용하여 전정자극과 촉각자극이 제공되었다. King(1974)은 근육의 긴장을 억제하기 위해 Rood가 제시한 과중한 일의 패턴을 사용하였고, 또한 근육의 합일적인 사용을 위해 동시수축 패턴(cocontraction patterns)을 사용하였다. King이 추가한 다른 도구는 낙하산, 풍선, 장난감 공기이다.

King은 활동을 선택하는데 적용되는 2가지 기준을 제시하였다; ① 집중력은 운동을 하는 과정에 중심 요소가 되면 안되고, 사물 또는 결과(outcome)가 중심 요소가 되어야 한다. ② 활동은 즐거움을 주면서 흥미와 웃음을 제공할 수 있어야 한다. 클라이언트들은 자신이 무엇을 할지, 어떻게 행동해야 할지(move)에 대한 생각을 하는 것이 아니다. 활동의 목적은 자발적인 움직임과 정서(affect)를 이끌어내는 것이다. 전정감각과 고유수용성 감각의 처리과정은 대뇌피질에서 자율적으로 일어나는 것이 아니라, 뇌간에서 자동적(automatic)으로 일어난다. 만약 클라이언트에게 공이 던져지고, 클라이언트는 그 공을 잡기 위해 자발적으로 손을 뻗는다면, 이 자동적인 행동은 뇌간에서 일어나는 전정감각의 처리과정을 통해서 나타난 행동이라 가정할 수 있다. 이러한 준거의 틀(frame of reference)을 사용하는 집단활동은 감각처리계를 자극하여 클라이언트가 좀 더 상황에 적응하여 기능을 할 수 있게 하는데 목적을 가지고 있다. 작업치료사의 관점에서, 우리는 목표에 도달하기 위한 근거들로 자발적이고 목적있는 운동반응들을 인식하고 생각해야 한다.

Ross

Mildred Ross는 만성 클라이언트들을 대상으로 감각통합 이론과 치료기술을 더욱 발전시켰다. 그녀는 감각통합치료 접근법을 노인, 신경학적 손상자, 알츠하이머 클라이언트, 정신지체자, 지역사회에서 장애로 인해 적절한 기능을 하지 못하는 만성 클라이언트들에게 확장하여 적용하였다(Ross, 1997; Ross & Bachner, 2004). Ross는 20년 이상의 임상연구를 통하여 자신의 집단치료법을 개발하였다. 그녀의 집단치료법은 총 5단계를 통해서 이루어지는데, 이것은 촉각, 운동감각, 고유수용성 감각자극을 포함한 각성의 역할을 하는 활동에서부터 시작하여 인지적인 사고와 행동을 조직화할 수 있는 기회를 단계별로 제공하는 것까지 이루어진다(표 9-5). 다음은 Ross의 5단계 집단을 요약해 놓은 내용이다.

표 9-5 Ross의 5단계 집단의 적응: 각성 vs 진정 감각자극

	각성	신정
환경	밝은 빛, 밝은 색, 큰 대조, 큰 소리, 빠른 리듬, 고르지 않는 소리	어두운 빛, 파스텔 톤의 색, 비슷한 색조, 부드러운 멜로디, 많이 느린 리듬, 눈을 감음
냄새/맛	자극적인 냄새, 차갑거나 뜨거운 음식 또는 액체, 씹을 때 소리가 많이 나는 음식, 강한 맛	신선하거나 풀향이 나는 냄새, 부드럽게 씹힘, 단맛, 따뜻한 음식
촉각/움직임	가볍게 만지기(light touch), 갑작스럽게 만지기(sudden touch), 빠른 움직임, 회전 또는 변하는 방향으로의 움직임, 뛰어오름/타격(hitting)/툭툭 침(clapping)	지속적인 중등도의 압력, 느린 리듬의 움직임, 진동, 느린 회전 움직임, 지속적인 매달림(holding on), 끌어안음(hugging)

1단계

1단계는 집단의 각 구성원이 다른 구성원의 존재를 인정한다. 자기소개 또는 이름 말하기는 쉽게 이것을 이룰 수 있게 해준다. 이 회기의 목적은 1단계의 있는 치료사 또는 집단 구성원에 의해서 정해지며, 구성원들이 이 회기에 잘 적응하도록 하는 것이다. 설명은 짧게 하고 구성원들이 이해할 수 있는 수준에서 행해져야 하며, 구성원들의 집중력에 중점을 두어야 한다.

2단계

2단계는 움직임에 있어서 최대로 격한 활동을 제공한다. 여기서는 수평면, 수직면, 시상면(sagittal plane)을 통합하는 다양한 대동작 움직임이 제공된다. 이 단계에서는 운동, 댄스, 게임이 제공될 수도 있다. 기쁨, 의사소통과 상호작용 또는 결합력을 이루는 것이 목적이 된다. 이 단계의 효과는 자극하거나 흥분시키는 것이다.

3단계

3단계는 지각-운동 기술을 중점으로 한다. 격렬하지 않은 움직임과 목적 있는 과제를 성취하기 위한 판단력 있고 집중적인 행동들이 과제로 선택될 수 있다. 과일샐러드를 만드는 것, 그림을 그리는 것이 예가 될 수 있다. 활동은 짧은 기간에 이루어져야 하고, 30분 이내에 완성되어야 한다. 이 단계는 구성원들이 평정을 찾고 집중할 수 있는 효과를 나타내야 한다.

4단계

4단계는 인지적인 자극을 주는 시기이다. Ross에 의해 제안된 이전의 단계, 기억력과 관련된 게임(memory game), 시 낭독과 같은 과제의 토론이 행해진다. "이 단계는 충동조절(impulse control) 또는 독창적인 표현(creative expression)과 같이 조직화된 행동들을 통해 대뇌피질의 조절(cortical control)을 경험해 볼 수 있는 기회를 제공한다. 또한 집중력과 집단의 응집력(group cohesiveness)을 최대한 보여줄 수 있는 시기이다." 이 단계의 기간은 선택된 활동의 종류, 집단의 수준과 흥미에 따라 달라질 수 있다. 감정을 불러일으킬 수 있는 짧은 시에 대한 토론은 5분 내로 끝날 수 있는 반면, 음악 또는 시사에 관한 토론은(이 집단 접근법의) 대부분의 시간을 차지할 수도 있다. 이 단계에서는 활동을 선택할 때, 그 활동의 종결에 대한 준비도 같이 행해져야 한다.

5단계

5단계는 집단치료의 종점으로, 문제에 대한 해결책을 제공한다. 다음에 다시 만날 시기에 작별인사를 하는 방법 또는 다음에 만나서 무엇을 할 것인지에 대한 제안이 결론으로써 제시된다. 치료사가 해당 집단이 훌륭했다고 생각한다면, 집단치료를 요약하여 말할 때, 집단이 훌륭했다는 사실을 말로 표현하는 것이 좋다. 클라이언트와 치료사가 집단 만족에 대해서 언급하는 것은 치료의 종결시 평안한 느낌을 갖게 한다.

치료사의 역할

치료사는 Ross의 단계를 적용하여 감각운동통합(sensorimotor integration)과 활동분석(activity analysis)의 원리를 통해 계획을 세우고 활동을 진행하게 된다. 이때, 치료사는 클라이언트의 행동을 이끌어 내기 위한 단서(cue)를 집단에게 줄 수 있다. 작업치료사는 이와 같은 집단을 효율적으로 이끌어 나가기 위해서 매우 숙련된 기술을 가지고 있어야 한다. 치료사는 집단의 구성원들이 천천히 모임에 참여할 수 있도록 조절해야 한다. Ross는 '*Integrative Group Therapy: Mobilizing, Coping Abilities With the Five Stage Group*(1997)' 에서 언제 활동들을 소개해야 하고, 어떻게 준비해야 하는지에 대한 분명한 가이드라인을 제공하고 있다. Ross와 Bachner (2004)는 발달장애를 가진 성인에게 적용할 수 있는 보다 넓은 범위의 가이드라인을 제공하였다.

기능과 기능장애

감각운동 준거의 틀(sensorimotor frames of reference)에서, 기능(functioning)이라 함은 한 사람이 자신의 연령에 맞는 모든 적응기술(adaptive skill)을 학습하고 사용할 수 있음을 의미할 것이다. 사람의 신경학적·신체적 발달 측면에서 볼 때, 기능장애(dysfunction)는 자신의 연령보다 하위 수준의 기능을 수행하는 상태라고 정의될 수 있다. 신경학적 또는 신체적인 기능상에 문제가 있어 정상적인 일상생활 또는 삶을 살아가는 것이 어렵다면, 그 사람은 기능장애가 있다고 할 수 있다. 어떤 질환이든지, 그 속에서 발생하는 기능장애는 신체적인 원인을 파악하는 것이 중요하다. 앞에서 King이 제시했듯이, 심지어 정신질환의 경우에도 조기발달(early development)을 강조하는 신경발달 접근방법이 적용될 수 있다. 동작(movement)과 게임을 통해 클라이언트들의 적극적인 참여를 이끌어 낼 수 있는데, 이러한 참여 속에서 기능적이고 의미 있는 활동을 통해 클라이언트들의 적응 반응을 이끌어 낼 수 있다.

변화와 동기부여

신경생리학적 기능의 변화는 몇 가지 수단을 통해서 이루어질 것이라 생각된다. 신체적인 활동(physical activity)은 근(육)긴장도, 근력, 관절가동범위를 통해 신경생리학적 기능의 변화를 일으킬 수 있다. 또한 신체적인 활동은 화학적인 변화를 이끌 수 있는데, 이것은 "러너스 하이(runner' s high)"를 통해서 설명될 수 있다. 작업치료 활동을 하는 동안, 뇌와 신체기능의 변화는 감각자극과 동작의 반복을 통해서 이루어질 수 있다. 과거의 전통적인 이론들을 살펴볼 때, 변화는 특징 순서와 시섬에서 발생하고 클라이언트의 성숙을 위한 단계를 향상시킨다. 클라이언트가 정상적인 움직임 패턴과 감각처리 과정을 행하지 못하는 상태일 때에는 세심한 감각 운동 평가를 통해 클라이언트의 기초선 수준을 파악해야 한다. 그 뒤 특정 순서의 반복을 통해 작업치료사는 대뇌피질 하(subcortical)의 학습능력을 촉진시켜 활동의 감각요소와 운동요소를 유용하게 사용할 수 있을 것이다. 자동적인 운동과 자세반응(automatic movement and posture response)이 좀 더 고등의 인지반응(cognitive response)보다 먼저 일어날 것이다. 감각운동 준거의 틀을 적용하여 변화를 이끌어 내려고 했을 때, 그 변화는 자발적인 자기수정(self-correction)에 의해 일어날 수 있다. 각성이 증가된다든지 또는 신체 자세가 좀 더 기능적으로 변한다든지 하는 것을 예로 들 수 있다. 이런 정상화된 신경학적 상태는 좀 더 숙련되고 목적 있는 동작을 하며, 집단 내에서 언어를 사용하여 상호작용을 하는데 한걸음 나아갈 수 있는 계기를 제공한다.

Ross가 지적했듯이, 클라이언트에게 주어지는 활동은 중추신경계에 큰 영향을 가져 올 수 있다. 이 영향은 클라이언트에게 긍정적일 수도 있고 부정적일 수도 있다. 활동은 중추신경계를 다루기 위해 신중히 계획되어야 한다. 이를 위해 활동은 수용할 수 있고 조작 가능하여야 하며, 긍정적인 변화를 촉진할 수 있어야 한다. 작업치료사는 이와 같은 것들을 자극의 조절 및 억제를 통해 이루어나가야 한다(Ross, 1997).

운동학습관점(motor learning perspective)에서 유도되는 변화는 기능적인 과제를 수행하는 과정에서 순서 있는 행동의 반복을 통해 이루어진다. 다양한 환경 속에서 이러한 반복행동을 하는 것은 손상된 부분에 새로운 신경로 또는 대체 신경로의 형성을 유도할 수 있다. 적응된 단계들의 반복, 환경적인 적응, 환경 속에서의 실행과 피드백이 클라이언트 스스로 결정한 목표와 연결되어졌을 때 적응운동과 처리 기술이 클라이언트에게 습관화 될 수 있는 것이다(Bass-Haugen, et al., 2002).

동기(motivation)는 삶에 좀 더 적극적으로 참여하는데 필요한 도전을 받아들이는 형태로 나타날 수 있다. 질환을 경험한 뒤 클라이언트는 직장에 복귀하거나 예전에 했었던 무엇인가를 행함으로 인해 동기를 부여할 수 있을지도 모른다. 클라이언트가 너무 빠른 변화를 기대했을 때, 동기가 떨어질 수 있으며, 자신이 실패했다고 느낄 수도 있다. 장기간 동안, 신체장애를 가진 클라이언트들은 그들의 목표를 수정하거나 욕구를 만족시키기 위한 새로운 방식을 받아들이는 것이 불가능할 수도 있다. 만성질환은 클라이언트에게 희망을 없애는 원인이 될 수도 있다. 인지손상이 신체적 또는 정서적 기능장애와 동반되어 나타날 때, 장기목표는 더 이상 소용이 없을 수도 있다. 자신의 발달을 위한 자발적인 욕구가 질환을 겪은 후의 클라이언트에게 동기를 부여하는데 도움을 줄 수도 있다. 감각자극과 동작놀이(movement play)와 같은 중재방법은 만성질환을 가진 클라이언트가 타인과 환경 내에서 적극적인 참여를 유도하는데 유용하다. 일단 클라이언트가 성공 또는 기쁨을 경험했다면, 클라이언트에게 좀 더 동기부여가 될 수 있을 것이다.

집단 중재

King과 Ross는 집단을 조직화(structure)하는 방법에 대한 몇 가지 좋은 지침을 제공하였다. 대동작(gross motor) 활동은 공통적인 요소이다. 동작 활동이 아동과 신체 기능장애 클라이언트에게는 사용되고 있지만, 정신사회적 기능장애 클라이언트와 노인에게는 효율적인 매개체로써 작용을 하지 못하고 있다. 작업치료사는 동작을 포함한 더 많은 활동들을 중재 방법에 추가시켜야 할 필요가 있다. 작업치료사는 생리학, 신경해부학, 감각운동 통합 분야의 많은 교육훈련을 통해 동작활동을 포함한 중재방법을 추가시켜야 한다. 클라이언트에게 동작활동을 적용하는 작업치료사는 더 많은 것을 준비해야 한다. 작업치료사는 클라이언트에게 동작활동을 적용하기 전, 이미 그 중재 방법에 익숙해져 있어야 한다.

작업치료사의 역할

감각운동 준거의 틀에서는 작업치료사가 지도자의 역할을 해야 한다고 언급하고 있다. 작업치료사는 집단을 완벽하게 이끌어 나가기 위해서 신경발달, 신경생리, 감각통합에 대한 철저한 지식을 가지고 있어야 한다. 대부분의 경우, 작업치료를 받고 있는 클라이언트들의 기능수준은 낮은 편이다. 보통 구두의 의사소통은 잘 이루어지지 않으며, 모방(imittion)과 역할 모델링(role modeling)을 통해 치료적인 활동이 이루어지고 있다. 작업치료사는 클라이언트의 수준에 맞추어 동작이나 감각 또는 인지적인 활동에 대한 계획을 세우고, 이에 따른 계획의 성공을 확신해야 하는데, "지금 바로 도전하라(just-right challenge)" 라는 개념이 여기서 적용된다. 활동은 흥미 있고 도전적이어야 한다. 하지만 너무 복잡해서 클라이언트들을 당황하게 해서는 안 된다. King, Ross, Levy가 설명했듯이, 동작활동을 하는 집단 내에서 작업치료사는 명백한 지도자의 역할을 수행해야 한다. 작업치료사는 미리 도구를 준비하고 계획을 세워야 한다. 또한 필요할 때 클라이언트들에게 행동을 유도하는 단서(cue)를 제공하면서, 치료의 시작부터 끝까지 집단을 이끌어나가야 한다.

신경발달에 기초한 동작활동 집단은 높은 인지수준을 가지고 있는 클라이언트들에게 효과적일 수 있다. 이런 동작활동이 행해질 때, 치료사는 목적을 설명하기 위해 어떻게 운동과 동작이 클라이언트들에게 도움을 줄 수 있는지를 이해시켜야 한다.

목표

다음은 다양한 이론가들이 제시한 목표들 중 일부를 요약한 것들이다.

- 감각자극을 제공하고 적응반응(adaptive response)을 경험할 수 있는 기회를 주어라. 클라이언트는 감각운동 수행 기술을 개발할 수 있고 정상적인 감각운동 통합 패턴을 강화할 수 있다.
- 근(육)긴장도, 자세, 운동 계획능력을 향상시키고 유지해라. 클라이언트는 활동에 참여함으로써 이런 것들을 성공적으로 이룰 수 있다.
- 클라이언트가 참여할 수 있도록 동기를 부여해라. 클라이언트는 활동을 모방하거나 시작함으로써 자극에 반응할 수 있다.
- 낮은 수준의 인지기술을 통합(integration)하고 동화(assimilation)시켜 높은 수준의 인지기술의 발달을 촉진하라. 클라이언트는 활동에 참여함으로써 높은 수준의 인지기술을 획득할 수 있다.
- 기능적이고 의미 있는 과제를 실시할 수 있는 다양한 기회를 제공하라. 집단 구성원들은 다른 구성원을 지지할 수 있고, 가치 있는 피드백을 제공할 수 있으며, 집단 내의 문제를 해결하는데 이점을 얻을 수 있다.
- 클라이언트가 성취했다는 느낌과 편안함을 얻게 해라. 클라이언트가 활동에 참여하는 동안 긍정적인 반응을 이끌어 낼 수 있다.

클라이언트 개개인들에 대한 특정 목표는 쉽게 계획하고 세울 수 있다. 그 목표들은 집단 활동에 적절하게 사용될 수 있다.

활동의 예

단순한 미용체조에서부터 댄스와 스포츠, 벽돌 쌓기와 정원 손질까지 모든 형태의 동작활동은 감각운동이론에 적용될 수 있다. 작업치료를 성인에게 적용할 때, 치료사는 활동이 너무 단순하거나 유치한 것이 되지 않도록 주의해야 한다.

새로운 게임

New Games Foundation(Fluegelman, 1976)이 출판한 안내 지침서는 활동에 대한 특정 소스를 제공하고 있다. New Games Foundation은 1966년에 샌프란시스코 대학에서 발생한 조직으로 베트남 전쟁의 반대를 주장하였다. 이 단체는 어떤 형태의 경쟁이라도 용납될 수 없으며, 심지어 스포츠에 참여하는 것조차 반대하였다. 그래서 그들은 이기고 지는 것이 없이 공격성을 표현할 수 있는 게임을 고안하였다. 모든 연령층과 활동의 수준에 맞춰 게임을 고안하였으며, 1974년부터 몇 년 마다 새로 개발된 다른 게임을 발표하였다. 활동 예시 9-1과 9-2를 참조한다.

이 단체의 추종자들은 작업치료사들이 이미 알고 있는 것들에 대해 다음과 같이 제안하였다. 그 게임의 방식(rule)

을 변화시켜 클라이언트들에게 적응시킬 수 있다. 또는 클라이언트의 특정 욕구 또는 목표를 만족시키기 위해 새로운 게임을 개발할 수 있다.

낙하산 게임

낙하산 게임은 전정자극 및 고유수용성 자극을 제공할 뿐만 아니라 클라이언트 스스로 관절가동범위를 증진시킬 수 있고, 자세 조절을 가능하게 한다고 King은 제안하였다(그림 9-3). 실제로 끈이 없는 낙하산이 가장 좋게 사용되며, 잉여농산물점(surplus store)에서 구입을 할 수 있거나 스포츠 장비가 실려 있는 카탈로그에서 정보를 얻을 수 있다.

낙하산 게임(활동 예시 9-3)은 감각운동통합에 중요한 역할을 한다. 낙하산 게임을 위해 필요한 기초 동작에는 머리위로 손 뻗치기와 최대 관절가동범위까지 어깨, 팔꿈치, 손목 펴기가 포함된다. 낙하산이 공중으로 높이 올라갈 때, 클라이언트들은 낙하산이 올라간 것을 보려고 고개를 뒤로 젖힌다. 낙하산이 무릎 밑으로 내려갈 때, 클라이언트는 척추를 허리 앞쪽으로 구부리고 머리를 앞을 향하여 세우게 되는데, 낙하산의 움직임에 따라 이와 같은 동작이 반복된다. 머리와 관절들의 움직임은 클라이언트에게 고유수용성 자극 및 전정자극을 제공한다. 또한 특정 목표를 성취하기 위한 중재 계획을 실행하기 위해 이와 같은 방법으로 다른 동작들이 분석될 수도 있다.

생체에너지 집단

생체에너지 집단(bioenergetics groups)은 움직임을 통해 자신의 느낌을 표현하는 것을 목표로 한다. 이러한 운동 접근법을 제안한 대표적인 사람은 Alexander Lowen이다. Lowen의 인간에 대한 생체에너지 이론에서 비롯하여 생체에너지 운동을 개발하였으며, 이 운동은 신체와 신체에너지 처리과정이라는 용어를 통해 이해될 수 있다(Lowen & Lowen, 1977). 최근 Lowen의 워크숍은 물리치료사인 John Barnes가 제안한 근막 이완법에 대한 워크숍을 확장한 형태로 열리고 있다. 생체에너지 운동은 작업치료사에게 호흡과 정서적인 인식과 표현력을 향상시킬 수 있는 동작운동의 적용에 대한 지침을 제공하고 있다. 생체에너지 운동 중 일부는 활력적인 느낌을

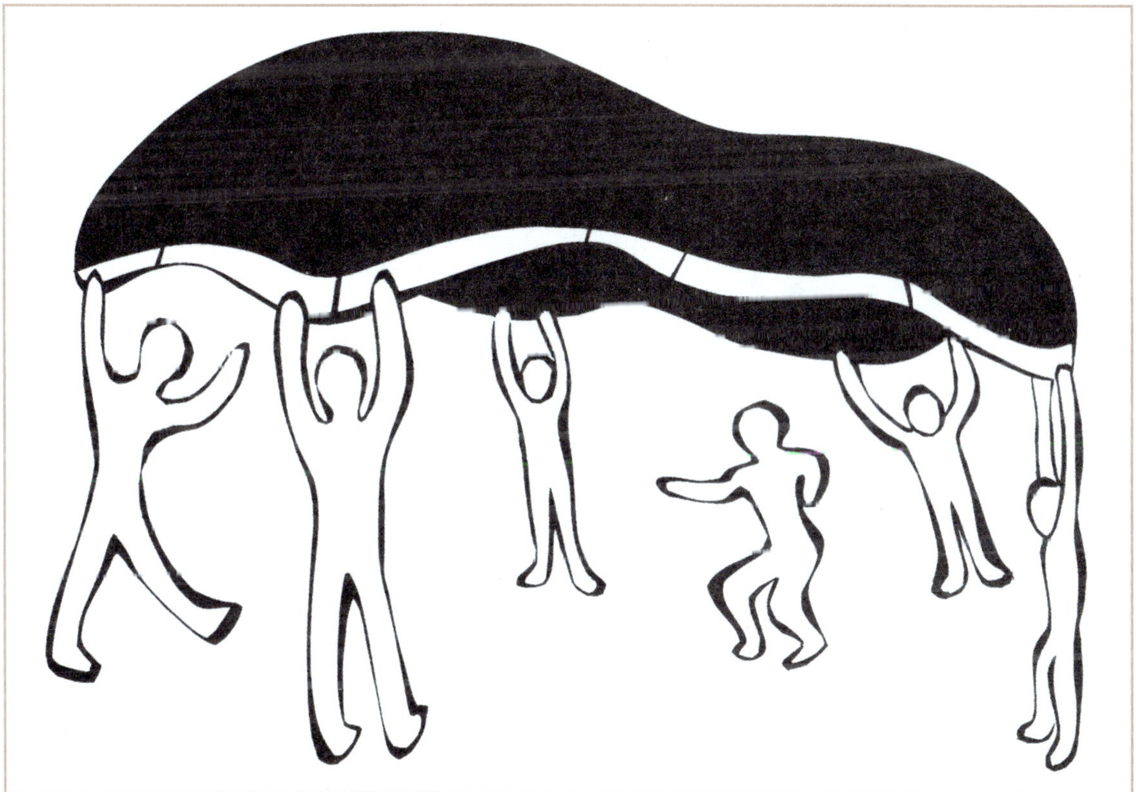

그림 9-3 낙하산 놀이(parachute play)

축소시키고 훈련 없이는 행할 수 없다는 단점이 있지만, 이 운동의 기본 개념은 자기 표현적인 운동을 계획하는데 적절한 도움을 줄 수 있다. 이 접근법에 대한 더 많은 정보를 얻기 위해서는 Lowen에 대해 알아보고, Lowen이 지은 "*The Way to Vibrant Health*(1977)을 참고해야 한다.

이 활동 집단은 위 개념에 기초한 활동 예시 9-4, 9-5에서 언급되어 있다. 또한 이 활동은 자신의 느낌을 표현하는데 제한이 있는 정신질환을 가진 성인을 대상으로 실행할 수 있다. 이 활동들을 하면서 작업치료사는 변화가 심한 클라이언트에게 과도한 자극을 주는 것을 피해야 한다. 이 운동은 흥분성이 짙거나 폭력적인 행위를 할 수 있는 위험요소를 가지고 있는 클라이언트에게는 적용될 수 없다. 특히 이 신경생리학적 운동기술은 우울증을 중재하는데 적합하다.

운동 집단

음악이나 댄스를 이용한 운동은 치료적인 가능성을 제공할 수 있다. 서클댄스(circle dance) 혹은 집단댄스(group dance)는 클라이언트들에게 작업치료를 적용하는데 목적을 달성할 수 있는 가장 적절한 중재방법이다. 근력과 관절가동범위를 유지하고 증가시키는데 목적을 두고 있는 신체영역에서 볼 때, 이 집단 활동은 더 즐겁고, 개별 운동 프로그램보다 더 많은 동기를 부여하는 장점이 있다. 이러한 중재에 대해 좋은 예시를 들 수 있는 것이 관절가동범위 댄스(ROM dance)이다. 관절가동범위 댄스는 류마티즘성 관절염을 가진 클라이언트들을 대상으로 매디슨(Madison)에 있는 위스콘신주(Wisconsin)에 위치한 Mary's Hospital Medical Center의 Diane Harlowe와 Patricia에 의해 개발된 운동 프로그램이다(Van Deusen & Harlowe, 1987). 이 운동은 관절염을 가진 집단의 구성원들이 의자에 앉아서 수행하는 상상에 의해서 이끌어진다. 이 프로그램은 어떤 이야기에 따라서 클라이언트들은 신체 관절의 가동범위를 체계적으로 움직이게 된다. 클라이언트들이 동작 순서를 학습한 후에는 이야기가 담긴 오디오 테이프를 통해 가정에서 동작을 반복할 수 있다. Greenfield와 Godinez는 뇌졸중 클라이언트를 위한 비슷한 집단 운동인 "Self Range of Motion Exercises"를 소개하였다(Greenfield & Godinez, 1989). 그들은 이 운동에 대해 8가지 수준의 척도를 제시하였는데, 치료사에게 완전히 의존하는 단계부터 운동을 독립적으로 수행하는 단계로 되어 있다.

이 운동을 진행하는 동안, 집단에 상호적인 지지나 칭찬 또는 피드백을 제공하기 위해 집단의 잠재력을 이용하는 것이 중요하다. 활동 자체에 대한 설명만을 하는 것이 아니라, 구두의 칭찬이나 보상, 지속적인 체크, 운동이 주는 이점에 대한 교육을 하는 것이 중요하다. 보통 클라이언트들의 사회적·정서적인 측면을 회복시키는 효과가 있다.

Ross의 5단계 집단

Mildred Ross는 활동을 선택하는데 필요한 순차적인 지침을 제공하였다. 5단계 집단은 심한 손상을 가진 클라이언트와 만성 클라이언트를 대상으로 만들어졌기 때문에 움직임과 감각자극은 활동의 중요한 요소들이다. "일상적으로 조직화된 순서체계가 적용되었을 때, 자동적이며 습관화된 반응을 이끌어 낼 수 있다"(Ross, 1997, p. 2). 5개의 조직화된 순서체계의 목적은 환경 속에서 클라이언트의 동기를 부여하는 것이다. 감각자극을 주는 것은 클라이언트의 자극 및 각성 수준을 높여 환경 속에서 적응반응(adaptive response)을 일으킬 수 있는 가능성을 최대화시킨다. 하지만 결과적인 면에서 클라이언트는 평온한 각성수준 상태로 돌아와야 한다. 그래서 성인 클라이언트들은 조직화된 방법으로 그 날의 다음 활동을 준비하도록 한다.

표 9-5는 5단계 집단 내에서 나타날 수 있는 행동을 관리하고 적응시키기 위해서 활동을 새로 만들고 수정하는데 유용하다.

활동 예시 9-6과 9-7은 구체적으로 조직화된 순서를 보여주고 있다. Ross가 지은 Integrative Group Therapy에서 다양한 활동의 순서를 제시하고 있다. 사람들마다 감각통합 능력이 다르기 때문에 예시에서는 처리과정 기술의 중간 수준(활동 예시 9-6)과 낮은 수준(활동 예시 9-7)으로 예를 들었다.

장애를 가진 아동들로 이루어진 움직임 치료 집단

Sophie Levitt(1982)는 뇌성마비 아동과 운동발달 지연이 있는 아동들을 위한 신경발달 접근법을 적용하는 치료적 집단 활동을 제안하였다. 몇 가지 이유에 근거하여 놀이집단(play groups)과 구조화된 집단(structured group)은 모두 개별적인 중재방법보다 효과적인 것으로 나타났다. 그 집단은 개인적인 권리보다는 전체의 협동을 중요시한다. 아동들은 다른 아동의 행동을 모방하고 활동하는 데 필요한 것을 서로 가르친다. 또한 아동들은 집단치료 시에 2배 이상의 시간 동안 집중력을 보인다(개별적으로는 20분 정도 되는데 반해, 집단치료 시에는 1~1.5시간의 집중력을 보인다고 Levitt는 설명함). Levitt는 이 집단의 학제적인(interdisciplinary) 특성을 강조하였다. 작업치료사, 물리치료사, 간호사, 언어치료사, 치료교사 모두는 집단의 활동을 계획하고 수행하는데 기여할 수 있다.

장애를 가진 아동(handicapped children)으로 구성된 집단 내에서 진단별로 집단을 분류하는 것은 좋지 않은 방법이다. 즉, 아동은 기능적인 문제에 따라 집단에 소속되어야 한다. 아동은 좋지 않은 쥐기와 놓기, 좋지 않은 균형상태, 비정상적인 운동 패턴이나 자세의 반복과 같은 운동 상의 문제에 따라 집단에 소속되어야 한다. 집단 내의 발달 수준 혹은 인지 수준은 비슷해야 한다. 너무 심각한 수준의 아동은 집단에 소속되는 것이 부적절하다. 집단이 구성되면 그 집단은 구성원들이 함께 활동할 수 있어야 하고, 또한 집단의 정신(spirit)을 확립할 수 있어야 한다. 구성원들의 결손 상태에 따라 특정 활동이 선택되어야만 한다(Levitt, 1982).

이러한 집단치료는 아동 뿐만 아니라 비슷한 발달 수준의 성인 집단에도 적용될 수 있으며, 동일한 원리로 집단을 구성하고 활동을 선택한다. 특히, 신체장애를 가진 성인들로 구성된 집단은 서로 상호작용을 할 수 있는 방법을 사용하고 통상적인 집단역동 원리(group dynamics principle)의 이점을 적용하여 치료를 받을 수 있다. 아동으로 구성된 집단에 대한 최근의 방법은 특정 욕구를 가진 중등학생을 대상으로 하는 Mannix의 자아존중감 활동(1996)과 특별한 아동을 위한 Mannix 사회기술 활동(1993)을 들 수 있다.

신체적 장애를 가진 사람들을 위한 과제지향적 집단

클라이언트 중심 인터뷰(client-centered interview)를 통해 뇌손상을 경험한 클라이언트들에게 어떤 목표와 과제가 필요할지 결정할 수 있다. 자발적인 조절(voluntary control)이 가능한 클라이언트는 비슷한 목표를 달성하는데 그렇지 못한 클라이언트에 비해서 이점을 갖는다. 활동 예시 9-8은 쥐기와 뻗기를 기초로 한 요리과제를 하기 위해 재료들을 사용하였다. 이 예시에서는 높이가 다른 선반에 물체의 형태, 크기, 무게가 다른 과제를 적용하여 클라이언트가 최상의 학습을 성취할 수 있게 하였다.

운동집단에서의 음악

집단치료에 음악을 사용하는 것에 대해 간단히 언급했었다. 음악은 마음을 편하게 해주고 활력소를 제공하는 역할을 한다; 음악은 집단에 에너지를 주고, 기분을 즐겁게 한다. 또한, 수면을 취하게 하는데 도움을 줄 수 있다. 음악의 선택은 돌봄을 위한 것으로 해야 한다; 발성보다는 악기를 통해 나는 소리가 마음을 더 편안하게 만들 수도 있다. 클라이언트들의 자극의 단계는 가까이서 관찰되어야 한다고 Ross는 제시했다. 음악은 집단의 분위기를 바꿀 수 있다. 여기서 중요한 점은 천천히 바뀌어야 한다는 것이다; 활동을 할 때, 음악은 클라이언트들의 기분에 맞게 제공되어야 하며, 천천히 변화를 주어야 한다. 또한, 적절한 운동 활동이 동반되어야 한다. 음악은 심신에 영향을 미칠 수 있기 때문에 쉽게 감정상태를 자극할 수 있다. 음악의 선택은 클라이언트와 함께 성취하고 싶은 일에 대한 범위까지 이루어질 수 있다. 치료사는 우울증을 가진 클라이언트에게 활기찬 비트로 음악을 연주하여 활력을 주고자 할 수도 있고, 불안에 빠져 있는 클라이언트들에게는 신경을 안정시킬 수 있는 느리고 부드러운 리듬과 발라드가 도움을 줄 수도 있다. 어떤 경우, 작업치료사는 음악과 동작을 함께 사용하기도 하는데, 이것은 음악이 동작을 하는데 배경으로서의 역할을 한다는 것을 의미한다.

집단 리더십

소개

신경발달 집단에서 목적에 대한 설명은 클라이언트가 그것을 이해하는 능력에 맞게 해야 한다. 클라이언트의 인지수준이 가장 중요한 요소이며, 이것은 신경발달 접근법을 적용하는 집단 내에 여러 가지로 나타난다.

워밍업은 필수적이며, 이 책에서는 이를 좀 더 다른 의미로 해석하고 있다. 워밍업은 클라이언트들이 정신적, 신체적으로 활동을 준비하도록 한다. Ross가 강조했듯이, 중추신경계에 접근할 수 있는 체계적인 방법이 있다(1997). 만약 구성원들이 불필요한 감각자극을 제거할 수 없다면, 그들은 매우 빠르게 지칠 수 있다. 이러한 위험요소를 가지고 있는 뇌졸중, 뇌손상, 자폐, 발달 지연 혹은 만성 정신질환을 가진 클라이언트들에게 워밍업은 자극을 제한하거나 점진적으로 증가시키는 역할을 한다. 이를 통해 해당 집단은 감각자극을 받아들일 수 있는 수준을 결정하게 된다.

마찬가지로 신체적인 질환을 가지고 있는 클라이언트의

경우에도 워밍업은 신체운동의 견딜 수 있을 만한 수준을 결정하는 역할을 한다. 작업치료사는 집단에 대한 치료계획을 세우기 전에 구성원들에 대한 평가를 실시하여 구성원들의 안전성에 문제를 일으킬 수 있는 제한점을 파악하고 있어야 한다. 하지만 클라이언트들의 상태가 수시로 변할 것이고, 그에 따른 그들의 요구 또한 변할 것이다. 워밍업에 기초하여 치료 시간 혹은 활동 자체가 수정되어야 한다.

활동

적용되는 활동(activity)은 클라이언트에 따라 매우 다양할 것이다. 보통 감각운동 혹은 인지-지각에 관한 과제들이 행해진다. 일반적으로 활동은 신경학적 혹은 신체적 기능의 일부 측면을 다루고, 적응 반응 중 일부를 촉진시킨다. 이전에 설명하였던 준거의 틀과는 달리, 각 회기에는 단기간에 행해질 수 있는 활동들이 계획되고 존재할 수 있다. 그 활동들은 신경생리학적 이론에 근거하여 조직화되고 순서를 가진다. 그래서 단순한 감각운동 활동들은 좀 더 복잡한 활동으로 변화한다. 마찬가지로 많은 자극을 주는 활동들은 좀 더 천천히 평온한 자극으로 바뀐다. 그래서 중추신경계가 과도하게 자극되는 것을 방지한다. 매트, 공, 막대기, 베개처럼 움직임을 유발시키는 개체들이 종종 사용된다. 대동작을 통합할 수 있는 수공예 활동 또는 작업 활동(work activities)이 유용하다. 재료와 환경은 기능적 과제가 활동 요구에 적합하거나 클라이언트의 수행 능력에 도전이 될 수 있도록 기능적 과제에 단서를 제공하도록 마련해야 한다. 인내심과 집중력을 발휘할 수 있는 기간에 맞게 시간이 조절되어야 하며, 회기는 짧게 30~50분 내에 실시한다.

공유와 처리과정

운동 집단 내에서의 공유는 활동을 통해서 이루어진다. 클라이언트들은 다른 사람의 동작을 관찰할 수 있다. 동작의 인지적이거나 상징적인 면에 중점을 둔 것이 아니므로, 이 부분은 공유할 필요가 없다. 처리과정에는 집단에 대한 자신의 느낌을 표현하는 것을 포함한다. 이 때 가능하다면 구두로 표현해야 한다. 구두 처리과정에서 숨겨진 클라이언트의 저항이 드러날 수 있고 활동에 참여하는 동안 나타난 두드러진 문제점을 파악할 수도 있다.

일반화와 적용

지금까지 학습된 원리들은 다양한 종류의 활동이나 동작들이 심신에 미칠 수 있는 효과에 대한 정보를 제공하였다. 상황이 적절하다면, 치료사는 학습된 원리를 적용하기 위해서 지식을 집단과 공유할 수 있다. 예를 들어, 우울증 클라이언트로 구성된 집단이 분노와 적개심을 표출한 후에 더 활기차짐을 느낄 수 있었다. 여기서 말하고 있는 것은 감정을 표출하는 것은 자연스러운 것이며 심신이 건강함을 의미한다. 이러한 것을 적용하기 위해서 남을 헤치거나 다른 문제를 일으키지 않고 자신의 감정을 표현하는 방법을 찾아야 한다.

심지어 낮은 인지수준을 가진 클라이언트에게는 클라이언트가 바라는 적응 반응을 반복 학습함으로써 적용될 수 있다. 예를 들어 동작 활동이 클라이언트 스스로의 웃음을 자아낼 때, 이 반응의 즐거움을 통해 클라이언트에게 동기를 부여해 웃음을 자아내는 동작을 반복할 수도 있다. 동작 활동에 대한 신경발달 반응은 계획되어 나타나는 것이 아니라, 클라이언트 스스로 자발적으로 나타난다. 클라이언트가 새로운 동작 패턴을 레퍼토리에 포함하고자 할 때, 클라이언트는 집단과는 상관없이 새로운 동작 패턴을 자발적으로 사용할 수 있다. 이것의 목표는 클라이언트의 일상생활 내에서 좀 더 수준 높은 기술 수준과 적응 기능을 개발하는 것이다.

일반화나 적용은 감각운동 집단에서 서로 분리될 필요가 없다. 언어적 요약은 이 학습을 강화하기 위해 충분하다. 하지만, 삶에서 학습이나 적용에 대한 논의는 그러한 언어화나 통찰할 능력이 있는 클라이언트들에게 유용하다.

참고문헌

American Occupational Therapy Association. (2002). *Occupational therapy practice framework: Domain and process.* Bethesda, MD: Author.

Ayres, A. J. (1974). *The development of sensory integrative theory and practice.* Dubuque, IA: Kendall Hunt.

Ayres, A. J. (1979). *Sensory integration and the child.* Los Angeles: Western Psychological Services.

Bass-Haugen, J., Mathiowetz, V., & Flinn, N. (2002) Optimizing motor behavior using the occupational therapy task oriented approach. In C. Trombly & M. V. Radomski (Eds.), *Occupational therapy for physical dysfunction* (5th ed.). Philadelphia: Lippincott, Williams and Wilkins.

Bobath, B. (1972). The neurodevelopmental approach to treatment. In P. Pearson (Ed.), *Physical therapy services in developmental disabilities.* Springfield, IL: Charles Thomas.

Bowler, D. (1999). Functional improvement through motor learning. Presentation handout given in White Plains, NY sponsored by Preventionworks, Nov. 14th, 1999.

Brunnstrom, S. (1970). *Movement therapy in hemiplegia.* New York: Harper & Row.

Bundy, A. C., Lane, S. J., & Murray, E. A. (2002). *Sensory integration: Theory and practice* (2nd ed.). Philadelphia: F. A. Davis.

Carr, J. H., & Shepherd, R. B. (1987). *A motor learning program for stroke* (2nd ed.). Rockville, MD: Aspen.

Carr, J. H., & Shepherd, R. B. (1998). *Neurological rehabilitation: Optomizing motor performance.* Oxford: Butter worth-Heinemann.

Eggers, O. (1983). *Occupational therapy in the treatment of adult hemiplegia.* London: William Heinemann Medical Books.

Fisher, A., & Murray, E. A. (1991). Introduction to sensory integration theory. In M. Fisher, E. A. Murray, & A. Bundy (Eds.), *Sensory integration: Theory and practice.* Philadelphia: F. A. Davis.

Fitts, P., & Posner, M. (1967). *Human performance.* Belmont, CA: Brooks/Cole.

Flinn, N., & Radomski, M. (2002). Learning. In C. Trombly & M. Radomski (Eds.), *Occupational therapy for physical dysfunction* (5th ed.). Philadelphia: Lippincott, Williams & Wilkins.

Fluegelman, A. (1976). *The new games book.* Garden City, NY: Doubleday.

Gal, R., & Lazarus, R. S. (1975). The role of activity in anticipating and confronting stressful situations. *Journal of Human Stress, 4,* 4-20.

Greenfield, J. M., & Godinez, M. (1989). Clients with stroke learn independence by leading their own therapy group. *OT Week,* April 20.

Hammill, D. (1993). A brief look at the learning disabilities movement in the United States. *Journal of Learning Disabilities, 26,* 295-310.

King, L. J. (1974). A sensory integrative approach to schizophrenia. *American Journal of Occupational Therapy, 28,* 529-536.

King, L. J. (1978). Toward a science of adaptive responses. Slagle lecture. *American Journal of Occupational Therapy, 32,* 429-437.

King, L. J. (1988). *Occupational therapy and neuropsychiatry in mental health focus.* Rockville, MD: American Occupational Therapy Association.

Larrington, G. (1987). Sensory integration based program with a severely retarded autistic teenager: An occupational therapy case report. In Z. Mailloux (Ed.), *Sensory integrative approaches in occupational therapy.* New York: Haworth Press.

Levit, K. (2002). Optimizing motor behavior using the Bobath approach. In C. Trombly & M. V. Radomski *(Eds.), Occupational therapy for physical dysfunction* (5th ed.). Philadelphia: Lippincott, Williams and Wilkins.

Levitt, S. (1982). *Treatment of cerebral palsy and motor delay.* Boston: Blackwell Scientific Publications.

Lowen, A., & Lowen, L. (1977). *The way to vibrant health.* New York: Harper and Row.

Mannix, D. (1993). *Social skills activities for special children.* New York: Prentice Hall.

Mannix, D. (1996). *Self-esteem activities for secondary students with special needs.* New York: Simon & Schuster.

Mulligan, S. (2002). Advances in sensory integration research. In A. C. Bundy, S. J. Lane, & E. A. Murray (Eds.), *Sensory integration: Theory and practice* (2nd ed.). Philadelphia: F. A. Davis.

Rood, M. S. (1954). Neurophysiological reactions as a basis for physical therapy. *Phys Therapy Rev, 34,* 444-449.

Ross, M. (1997). *Integrative group therapy: Mobilizing coping abilities with the five stage group.* Bethesda, MD: American Occupational Therapy Association.

Ross, M., & Bachner, S. (Eds.). (2004). *Adults with developmental disabilities: Current approaches in occupational therapy.* Bethesda, MD: American Occupational Therapy Association.

Sabari, J. S. (2002). Optimizing motor control using the Carr and Shepherd approach. In C. Trombly & M. V. Radomski (Eds.), *Occupational therapy for physical dysfunction* (5th ed.). Philadelphia: Lippincott, Williams & Wilkins.

Schmidt. (1988). *Motor control and learning: A behavioral emphasis* (2nd ed.). Champaign, IL: Human Kinetics.

Shumway-Cook, A., & Woollacott, M. (Eds.). (2001). *Motor control: Theory & practical application* (2nd ed.). Philadelphia: Lippincott, Williams & Wilkins.

Sunderland, A., Tinson, D., Bradley, E., Fletcher, D., Langton Hewer, R.,& Wade, D. (1992). Enhanced physical therapy improves recovery of arm function after stroke. *Journal of Neurology, Neurosurgery, & Psychiatry, 55,* 530-535.

Trombly, C. (1995). Occupation: Purposefulness and meaningfulness as therapeutic mechanisms. *American Journal of Occupational Therapy, 49,* 960-972.

Trombly, C., & Radomski, M. V. (Eds.). (2002). *Occupational therapy for physical dysfunction* (5th ed.). Baltimore: Williams and Wilkins.

Van Deusen, J., & Harlowe, D. (1987). The efficacy of the ROM dance program for adults with rheumatoid arthritis. *American Journal of Occupational Therapy, 41,* 90-95.

감각운동
활동 예시 9-1

물방울

Blob

물방울은 술래잡기 게임으로 시작한다. 물방울을 믿은 사람이 누군가를 잡았을 때, 그 사람은 서로 손을 잡고 물방울의 일부분이 된다. 물방울 양 끝의 사람만이 손으로 도망 다니는 사람들을 붙잡을 수 있다. 붙잡힌 사람들은 물방울에 포함되어 결국 물방울은 점점 커져가게 된다. 물방울이 커다란 집단을 이루었을 때, 물방울은 몇 개의 부분으로 나뉘어 마지막으로 얼마 안 남은 사람들을 붙잡는다. 이 게임은 경계가 설정되어야 한다. 결국에는 모든 사람들이 붙잡힌다. 마지막 생존자가 다음의 물방울이 되어 시작한다.

이 게임은 걸을 수 있고, 균형 감각과 협응력이 좋고 간단한 규칙을 따를 정도의 인지 수준이 있는 사람만이 할 수 있다. 물방울은 이 게임의 깊은 의미를 깨달을 수 없는 사람들에게 즐거움을 주는 목적으로 사용할 수 있다. 노인들은 실내에서 시행한다. 치료사는 어려움을 겪는 집단들에게 이야기를 할 수 있으며, 치료사가 물방울이 되어 시작할 수도 있다. 물방울은 클라이언트들에게 즐거움과 도전을 제공한다.

감각운동
활동 예시 9-2

사람으로 사람을

People to People

작업치료를 위해 만들어진 새로운 게임이 있다. 이것은 특히 움직임을 통합하는 것(integrating movement), 운동 계획(motor planning), 인지(cognition)를 위해 좋다. 모든 사람들이 파트너를 선택한 후에 게임이 시작된다(게임은 치기(clap)와 잡기(snap)를 주기적으로 바꿔가며 시행한다; 치기-오른손, 잡기-왼손). 잡기의 경우를 예를 들어 보겠다. 명칭을 부르는 사람(caller)이 몸의 두 부분을 말한다(예: 팔꿈치로 귀를). 이때 전체 집단이 "팔꿈치로 귀를"을 반복하면서, 자신의 팔꿈치로 파트너의 귀를 잡는다. 명칭을 부르는 사람은 애매한 해부학적 구조(식도를 장딴지로)를 말하거나, 힘든 자세를 취하도록 함으로써, 집단들이 도전할 수 있는 기회를 제공한다. 명칭을 부르는 사람이 지칠 경우, "사람으로 사람을"("people to people")를 말한다. 그러면 모든 사람들이 파트너를 바꿔야 한다. 이러한 혼란 속에서 명칭을 부르는 사람은 파트너를 붙잡게 되고, 이 과정 속에서 새로운 명칭을 부르는 사람이 남게 된다.

이 게임은 다양하게 적용할 수 있다. 사람들의 서먹서먹함을 풀기 위해, 모든 사람들이 웃기 위해, 작업치료 학생들이 해부학을 배우기 위해서 등의, 여러 곳에 적용할 수 있다. 게임을 성공적으로 수행하기 위하여 클라이언트들은 양쪽 협응(bilateral coordination; 치기와 잡기), 운동 계획(motor planning; 파트너의 신체 일부분 건드리기), 신체 인식(body awareness; 신체 일부분 인식하기), 인지(cognition; 신체 일부분 이름 부르기와 재인식하기), 균형 감각(balance), 협응력(coordination), 시각-운동 협응(visual-motor coordination)이 필요하다. 치료사는 클라이언트들이 가까이 밀집했을 때 만지기(touch)가 과격해지지 않도록 주의 깊게 돌봐야 한다.

새로운 게임을 만드는 사람들은 작업치료사들이 이미 아는 것들을 제안하고 있다. 모든 게임은 규칙을 변화하여 적용될 수 있으며, 새로운 게임들은 클라이언트들의 목표(goal)와 요구(need)를 충족시키기 위해 발명될 수 있다.

감각운동
활동 예시 9-3

낙하산 게임

Parachute Games

모든 놀이는 놀이의 구성원들이 낙하산의 끝을 붙잡으면서 시작한다. 먼저, 낙하산을 머리 위와 무릎 아래로 움직이기를 반복하여 낙하산에 공기를 채운다. 구성원들이 이것을 달성했을 때, 교대로 낙하산 아래로 지나간다. 낙하산 놀이의 여러 방법들이 아래에 제시된다.

- 팝콘(popcorn): 낙하산이 아래로 내려갔을 때, 몇 개의 테니스 공을 중앙으로 던진다. 구성원들은 낙하산으로 이 테니스 공을 튀기면서 잡는다.
- 둥근 세상(round the world): 공 하나를 낙하산의 중앙에 위치시킨다. 구성원들은 이 공이 낙하산의 끝에서 빙빙 돌도록 함께 낙하산을 움직인다.
- 아래로 떨어뜨리기(down the drain): 두 개의 색깔공(파란공, 빨간공)이 낙하산에 위치한다. 빨간공만 낙하산 중앙의 구멍으로 떨어지도록 구성원들이 노력한다.
- 비밀 클럽(secret club): 낙하산을 머리 위와 무릎 아래로 펄럭여서 부풀린 후 셋을 센다. 구성원들은 자신의 엉덩이로 낙하산 끝에 앉는다. 중앙에 공기는 텐트를 만들 것이다(그러나, 공기가 오래가지 않고 빠질 수 있다).
- 상어(shark): 구성원들이 낙하산의 끝을 잡고, 허리 수준에 맞추어 낙하산을 편다. 그런 후 한명의 구성원(상어)이 낙하산 아래로 들어가 구성원들에게 몰래 다가간다. 갑자기, 상어는 뜻밖의 구성원의 다리를 잡는다. 잡힌 구성원은 놀라서 소리를 지르게 되고, 다음 상어가 된다. 집단이 클 경우, 둘 또는 세 명의 상어가 활동할 수도 있다.

감각운동
활동 예시 9-4

동작으로 분노 표현하기

Expressing Anger With Movement

준비물

운동 매트 또는 두꺼운 카페트와 베개들

방법

각 구성원들에게 순서를 알려주고, 각 순서에 필요한 시간을 제공한다.

1. 매트 위에 등을 대고 누워서 양 다리를 편다. 양 다리를 교대로 찬다. 몇 분 동안 이 동작을 수행한다.
2. 구성원들은 서서 원을 만든다. 원의 중앙을 오른발과 왼발 교대로 찬다.
3. 주먹을 꽉 쥐고, "안돼(No)" 라고 소리치면서 원의 중앙을 교대로 친다.
4. 전체 집단 구성원들은 소리치는데 사용한 다른 단어를 결정한다. 결정한 단어를 소리치면서 원의 중앙에 주먹질을 한다.
5. 몇 분 동안 쉬면서 숨을 고른다. 원의 둘레를 천천히 걷다가 방향을 돌려서 또 천천히 걷는다. 천천히 걷는 것은 발로 차기와 주먹질하기 후 평온해지는 효과를 얻는다.
6. 누운 상태에서 배 위에 베개를 올려놓는다. 양손을 주먹을 쥐고 교대로 베개를 주먹으로 친다. 몇 분 동안 계속 유지한다.
7. 발로 차기를 하면서 느꼈듯이, 베개를 주먹으로 치면서 "안돼(no)" 라고 말한다.
8. 베개에 이름을 붙여도 좋다(치료사는 너무 많은 분노가 일어나지 않도록 해야 하며, 분명한 원인이 있도록 해야 한다).
9. 몇 분 후, 머리에 베개를 베고 천천히 호흡한다.
10. 자리에 서서, 어깨를 으쓱 으쓱하며 동시에 뒤로 돌려주면서 목 주위의 긴장도를 떨어뜨린다.
11. 클라이언트가 어깨를 으쓱 으쓱할 때, "내 등에서 떨어져라" 라고 소리친다.
12. 자리에 앉아서(원 모양) 목 뒤의 근육을 마사지 한다. 구성원들은 자기 앞 사람의 등을 마사지한다.

이 운동은 클라이언트가 해결되지 않는 분노의 상태로 남아 있지 않도록 하기 위하여 진행되어야 한다. 이 운동의 목표 중 하나는 적절한 표현을 통해서 분노를 인식하는 것이고, 또 다른 목표는 피질하 상태에서(subcortically) 정상 움직임 패턴을 만드는 것이다. 이러한 활동 유형의 계획과 적용은 Rood, NDT, PNF, Brunnstrom 또는 감각통합의 개념을 사용할 수 있다.

감각운동
활동 예시 9-5

느낌을 행동으로 표현하기

Acting Out Feelings

준비물

20개의 느낌 단어 카드(twenty index cards with feeling words), 종이, 연필, 스톱워치(stopwatch). 느낌 단어 카드의 종류는 고독한(lonely), 혐오스러운(disgusted), 흥분한(excited), 기쁜(pleased), 짜증나는(annoyed), 격분한(infuriated), 친절한(friendly), 시샘하는(jealous), 비참한(miserable), 심술궂은(crabby), 황홀한(ecstatic), 성급한(impatient), 아찔한(giddy), 어리석은(silly), 침울한(moody), 멍한(spacy), 놀란(frightened), 겁먹은(terrified), 절망적인(hopeless), 상처 입은(hurt) 등이다.

방법

각 구성원들은 카드를 선택하고 30초 동안 카드의 느낌을 행동으로 표현한다. 한 사람은 시간을 잰다. 게임에 참여하는 사람들은 소리를 낼 수는 있으나, 단어를 사용할 수는 없다. 앞뒤로 걸을 수 있으며 앉거나, 서거나, 눕거나, 몸짓을 하거나, 얼굴 표정 등을 지을 수 있다. 다른 사람들과 언어 교환이 이루어지면 안 되고, 한 사람이라도 다치면 안 된다.

시간이 종료 되면, 집단 구성원들은 그들이 생각한 것을 기록한다. 각 미니 드라마가 끝났을 때, 구성원들은 그들이 기록한 것을 읽고, 왜 그렇게 생각했는지 토의한다. 간단한 토의 후, 게임에 참여한 사람들은 집단에 카드를 보여준다. 구성원들은 또 다른 카드를 뽑고, 카드를 다 사용할 때까지 느낌을 행동으로 표현한다.

감각운동
활동 예시 9-6

중간 수준/언어 표현이 가능한 구성원들을 위한 5단계 집단활동

Ross Five-Stage Group for Medium/Verbal Members

준비물

6~8명의 클라이언트(client), 칠판(blackboard)과 분필(또는 신문인쇄 용지철; newsprint pad, 큰 마커), 야구공, 원 안에 정돈된 의자들

방법

1단계(5분): 치료사는 자기 자신을 소개하고 다음과 같이 말한다. "우리 모두는 서로 서로의 생각을 공유하고 배우기 위하여, 우리의 근육과 뇌를 운동할 것입니다. 시작하기 위하여, 나는 여러분들이 교대로 칠판 앞으로 나와 이름을 써 주셨으면 합니다." 분필을 첫 번째 지원자에게 건네준다. 집단 구성원들은 자신의 이름을 칠판에 쓸 때 이름을 크게 읽는다. 원을 완성시키기 위해서 모든 사람이 필요하다는 점을 주의하여야 한다; 늦거나 산만한 구성원을 모아라.

2단계(10~15분): 흥분한 집단은 앉는 동안, 두 손으로 야구공을 차례대로 서로에게 건네주라고 시킴으로 인해 준비된다. 구성원들은 서서 원의 반대쪽에 있는 사람에게 공을 튀겨서 보내도 된다. 구성원들은 야구공을 튀기면서 원의 바깥쪽 둘레를 걷는다; 그런 후 구성원들은 팔 길이만큼 떨어져서 오른쪽을 향해서 선다. 구성원들은 그들 다리 사이로 뒷사람에게 야구공을 건네주어야 한다. 구성원들은 팔 길이만큼 떨어져서 왼쪽을 향해서 선다. 구성원들은 그들 머리 위로 뒷사람에게 야구공을 건네준다. 집단은 미리 정해 놓은 대로, 손이 아닌 다른 부분으로 야구공을 건네주는 것과 같은 방법을 사용할 수 있다.

3단계(15분): 구성원들은 앉기 전에 의자들의 간격을 몇 cm 정도 벌려준다. 그리하여 원이 더 커진다. 크고 빈 휴지통이 중앙에 위치된다. 구성원들은 교대로 야구공을 튀겨서 한 번에 휴지통 안에 야구공을 넣으려고 시도한다. 집단은 팀으로 나눠질 수 있으며, 칠판 위에 점수를 기록한다. 팀이 공평하지 않게 나눠졌다면, 다시 팀을 짤 수 있다. 만약 공격과 수비를 하도록 허락 한다면, 블록킹(blocking)을 할 수도 있다. 팀의 구성원들이 교대로 앉아서 팔로 블록킹을 할 수 있다. 팀의 구별을 위하여 팀별 다른 색깔의 두건을 머리나 목에 맬 수 있다.

마지막으로, 승리한 게임에 대해 서로 서로 축하하며 몸짓으로 표현한다. 얼마나 즐거웠는지를 점검 한다; 필요하다면 표 9-1로부터 구성원들을 진정시키는 전략(calming strategy)을 사용한다.

4단계(15분): 잘하는 스포츠에 대한 토의가 뒤 따를 수 있다. 각 구성원들은 교대로 스포츠에 관련된 경험을 기억한다. 구성원들이 어떤 운동을 잘 알고 있는가? 좋아하는가? 싫어하는가? 동계 또는 하계 올림픽에 관하여 무엇을 기억하는가? 수영, 낚시, 자전거 타기와 같이 혼자 하는 스포츠에 대해 이떻게 생각하는가? 토의의 목적은 서로 서로에 관해 그리고 다른 스포츠들에 관해 배우는 것이다. 구성원들이 서로 다른 질문을 하도록 격려하거나 다른 사람의 설명에 반응하도록 격려한다.

토의가 다소 집단의 수준을 넘어 설 경우, 분필을 들고 칠판 위에 스포츠 장비를 그린다. 집단은 그것이 무엇인지 또는 어떤 스포츠이고 그러한 장비를 사용하는지 추측한다. 예를 들면 낚시 줄, 수영장, 권투 글러브, 골프채, 야구 방망이, 테니스 라켓, 스키 장비를 포함한다. 그들의 지식을 공유하고 경험한 것에 대하여 축하한다.

5단계: 요약을 위하여, 치료사는 구성원들에게 오늘 수행한 것들을 기억하라고 한다. "우리가 오늘 무엇을 했나요? 당신에게 가장 좋았던 것은 무엇이죠? 당신은 서로에 관하여 무엇을 배웠나요?" 구성원들이 끝나고 떠날 때, 서로 악수를 하며 이름과 함께 잘 가라는 인사를 한다(예: ○○씨! 안녕히 가세요).

감각운동

활동 예시 9-7

낮은수준/언어 표현이 가능하지 않는 구성원들을 위한 5단계 집단 활동

Ross Five-Stage Group for Low/Nonverbal Members

준비물

핸드 로션(hand lotion), 양초, 풍선, 파티 블로워(party favor blowers), 카드 테이블, 다른 색깔의 카드, 10~12쌍의 물건(10 to 12 pairs of matching objects), 쟁반, 가방

방법

1단계: 구성원들은 원 안에 앉는다. 치료사는 각 구성원들의 이름을 말하면서 인사하고 손을 내밀라고 요청한다. 그들의 손바닥에 약초냄새가 나는 핸드 로션을 조금 짜준다; 치료사는 그것을 손에 문지르라고 한다. 그리고 구성원들에게 그것이 어떤 냄새가 나는지를 주목하라고 요청한다. 바닐라 또는 향수 냄새나는 양초가 구성원들에게 주어진다. 치료사는 그 냄새를 맡으라고 한다.

2단계: 모든 구성원들이 색깔 있는 15cm(6in) 지름의 풍선을 양손으로 잡는다. "손을 놓으면 안 되고, 풍선을 떨어뜨려서도 안 됩니다." 라고 말한 후 치료사는 다음과 같은 행동들을 모방하도록 한다; 앞으로 내밀기, 머리 위로 내밀기, 왼쪽/오른쪽으로 왔다 갔다 하기(어깨 높이), 던지고 잡기, 풍선으로 무릎/발목/바닥/턱/양쪽 어깨 치기.

왈츠 빠르기(예: 슈트라우스) 또는 구성원들의 나이에 적합한 음악을 튼다. 집단 구성원들에게 서서 음악에 맞춰 움직임을 흉내 내라고 한다: 원 안에서 풍선으로 앞/뒤, 위/아래로 흔들기.

다른 노래가 시작될 때 공중에서 풍선치기를 시작한다. 구성원들은 음악이 끝날 때 까지 바닥에 떨어트리지 않도록 유지한다. 행동을 관찰하고, 필요할 경우 방법을 변경한다.

3단계: 풍선 1개를 제외하고 모든 풍선을 선택한다. 치료사는 팔꿈치로 풍선을 건네주고 원 안에서 손이 아닌 다른 부분으로 구성원 전체에게 건네주라고 한다. 이것은 앉거나 서서 할 수 있다. 만약 어떤 사람이 생일이라면 구성원들에게 생일축하 노래를 부르라고 요청한다(말을 하지 않았던 많은 사람들이 조용히 노래를 부를 수 있게 된다). 파티 블로워가 구성원들에게 건내어 지고 모든 사람들은 치료사를 따라서 불기를 실습한다. 조그만 테이블이 설치되고 모든 풍선을 테이블 위에 놓인다. 구성원들은 파티 블로워를 사용해서(손을 사용하면 안 됨) 테이블 밖으로 풍선을 떨어뜨린다. 떨어진 풍선들을 주워 테이블 위에 올리고 다시 시작한다. 다음으로 테이블 한쪽에서 다른 쪽까지 풍선 통과시키기를 할 수 있다.

4단계: 다른 색깔의 카드가 각각 구성원들에게 건네어진다. 테이블 위에 색깔 있는 카드가 놓여진다. 구성원들은 하나의 짝을 발견할 때까지 교대로 테이블로부터 카드를 선택한다.

치료사는 10~12개의 일상생활 물건을 쟁반 위에 놓는다. 짝이 되는 물건(matching object)들이 가방 안에 놓여진다. 구성원들은 그들이 할 수 있다면, 만져봄으로 가방 안에 물건이 무엇인지 추측하면서 그림을 그린다. 그런 후 쟁반 위에 물건과 짝이 되는 물건을 가리킨다. 구성원들은 자신들이 올바르게 추측했는지 아닌지를 확인하기 위하여 가방 안의 물건을 살펴본다.

5단계: 짧은 왈츠 테이프를 틀고, 구성원들에게 집단으로 흔들기(group sway)를 위해 서서 손을 잡으라고 요청한다.

감각운동
활동 예시 9-8

식품점 게임

Grocery Game

목표: 상지 근력 강화(upper extremity strengthening), 잡기(grasp)와 놓기(release), 다양한 모양/크기/무게를 사용하여 움직임의 효능성 증가

위치: 테이블이 없는 상태에서 원 안의 휠체어에 앉은 6명의 구성원

시간: 준비운동(warm up)—5~10분

활동: 10~15분

토의: 20~30분

요약: 5분

준비물: 다음과 같은 품목들을 6개씩 준비; 227g(8oz) 콩 캔, 454g(16oz) 토마토 소스 캔, 파스타 한 상자, 큰 노란색 양파, 2.3kg(5lb) 밀가루 봉지, 둘둘 말린 종이 타월, 마늘 향료(cloves of garlic), 1리터 소다수 한 병, 갈색 종이 식료품 가방(각 품목들을 8개씩 준비할 수도 있으며, 클라이언트의 필요에 따라 다양한 개수와 무게로 준비할 수도 있다. 유리그릇은 피해야 함). 각 품목들 1개씩을 갈색 종이 식료품 가방에 넣는다. 남은 5개는 방 안에 보이는 위치, 구성원들이 뻗기(reaching)가 어려운 다양한 위치에 놓여진다(활동은 구성원들의 기술과 능력에 맞추어 단계가 설정되어야 한다).

게임 설명(description)

소개: 여러분 모두는 여러분들이 질병이나 손상 이후 뻗기와 물건을 다루는데 어려움에 관하여 저와 함께 토의할 것입니다. 더 잘 들어 올리고 물건을 다루기 위한 유일한 방법은 실습을 하는 것입니다. 오늘 우리는 식료품 게임을 할 것입니다. 이것이 여러분을 좀 더 즐겁게 운동하고 실습하도록 도와 줄 것입니다.

준비운동: 치료사는 각 구성원들이 식료품 가방으로부터 1개의 품목을 선택하도록 허가한다. 구성원들은 한손 또는 양손으로 이 품목을 가지고 있는다. 그런 후 이 품목을 선택하기 위해 손을 뻗고 잡는 최선의 방법에 대하여 짧게 토의한다. 교대로, 각 구성원들은 이 품목을 오른쪽 사람에게 건네준다(만약, 구성원들에게 도전을 제공하려면 한 품목이 아니라 동시에 두 품목 이상을 건네줄지도 모른다). 여러 번 반복한다. 각 구성원들은 단지 한 품목을 잡으면서 이 활동을 끝낸다. 구성원들이 이 활동을 하는데 어떤 어려움이 있었는지 토의한다.

활동: 게임의 다음 단계로, 치료사는 구성원들에게 현 위치에서 쇼핑을 하라고 지시한다. 게임의 첫 단계는 구성원들이 방을 둘러보고 지금 구성원들이 유지하고 있는 품목의 나머지 5개가 어디에 있는지 찾아내는 것이다. 품목들의 어떤 것은 위에 있어서 구성원들은 그 품목을 얻어내기 위해 위로 뻗어야 할 것이고, 어떤 것은 눈높이 또는 눈높이 아래에 있을 것이다(구성원들은 교대로 그 품목에 위치하고 가리킨다. 구성원들은 서로 서로 이것을 도와줘도 괜찮다).

여러분은 왜 제가 거기에다 그 품목들을 놓았나고 생각하십니까(구성원들에게 설명을 해주어도 괜찮다. 구성원들에게 식료품 가방을 건네주고 가방을 열어서 찾아낸 품목들을 가방 안에 넣으라고 한다. 이때 구성원들은 그 품목들을 무릎 위에 올려 놓고 시행한다)? 이 활동의 목적은 1가지 품목을 수집해서 식료품 가방 안에 그것을 넣는 것이다. 여러분들은 이 활동을 10분 동안 완벽히 해야 합니다. 모두 지시사항을 이해하셨나요? 이해가 안 되는 분 계세요(필요하다면 지시사항을 반복해서 알려준다)? 제가 끝나기 1분 전에 종료 시간을 다시 알려 드리겠습니다. 자 이제 시작하세요.

시간이 끝나면, 구성원들은 식료품 가방을 가지고 원래의 원으로 돌아온다. 구성원들은 식료품 가방 위에 이름을 쓰고, 품목 중 몇 개를 수집했고, 수집하지 못했는지를 센다.

감각운동
활동 예시 9-8

식품점 게임(계속)

Grocery Game

공유: 여러분들이 품목 중 몇 개를 수집했고, 몇 개를 수집하지 못 했으며, 이 활동을 하는데 무슨 문제가 있었는지 구성원들에게 교대로 이야기해 주세요(구성원들은 서로서로 격려하며 그들의 문제해결 전략을 공유한다).

처리

- 당신은 식료품 게임에 대해 어떻게 생각하시나요(긍정적인 느낌과 부정적인 느낌 둘 다를 이끌어 낸다)?
- 당신은 이 활동에서 어떤 것이 좋았고, 싫으셨나요? 그리고 그 이유는 무엇인가요?
- 당신들 중에 한 사람 이상이 동시에 같은 물건을 사러 갔다면 어떤 갈등이 발생하겠는가?
- 당신은 다른 사람들로부터 어떤 도움을 받았나요? 또는 다른 사람에게 어떤 도움을 주었나요? 그리고 그것에 관하여 어떻게 생각하세요?

일반화

- 우리가 이 활동을 하는데, 어떤 신체기술(physical skill)이 필요할까요?
- 우리는 어떤 정신기술(mental skill)이 필요할까요?
- 무엇이 가장 어려웠습니까? 무엇이 가장 쉽게 느껴졌습니까?
- 우리가 어려운 부분을 처리하는데 있어서 어떤 정신적 · 신체적 전략이 사용될까요?
- 우리가 이러한 활동을 하는데 있어서 서로에게 어떻게 도움을 줄 수 있을까요?
- 이 활동을 하고 나서, 당신 스스로에 관하여 무엇을 배웠나요? 다른 사람에 관해서는 무엇을 배웠나요?

적용(모든 사람들이 자기 자신을 위해 이러한 질문에 대답한다)

- 당신은 집에서 이러한 기술이 필요한 활동들 중 어떤 활동을 하고 있나요?
- 이러한 기술을 사용하기 위해 필요한 지역사회 장소는 어디인가요?
- 이 활동이 필요한 직업은 무엇인가요?
- 집에서 잘 활동하기 위해 활동을 방해하는 품목들이 있는 곳을 어떻게 하나요?
- 집에서 잘 활동하기 위해 필요한 품목들이 있는 곳을 어떻게 변화할 수 있나요?
- 당신이 물건을 스스로 들거나 뻗지 못할 때 누가 도움을 줄 수 있나요?
- 당신이 품목들을 수집하는 기술과 능력을 갖는 것이 왜 필요하나요?
- 당신은 집에서 이러한 기술을 실습하기 위하여 무엇을 할 수 있나요?

요약(구성원들에게 요약을 요청한다)

- 우리는 오늘 집단에서 무엇을 했나요?
- 우리는 어떤 기술을 배우고 실습했나요?
- 당신이 집에서 이러한 기술을 실습하려고 계획한 방법을 잊지 마세요.
- 저는 오늘 여러분들이 집단에서 어렵지만, 열심히 활동한 것에 대해 진심으로 감사드립니다.
- 저는 특별히 주목합니다... (서로에게 피드백을 준 사실)
- 우리는 다시 만날 것입니다... 다음에 또 뵙겠습니다.

Chapter 10

인간작업모델 접근법

A MODEL OF HUMAN OCCUPATION APPROACH

인간작업모델(Model of Human Occupation, MOHO)은 Mary Reilly(1962)에 의해 개발된 작업적 행동이론을 좀 더 발전시켜 1980년대에 제시되었다. 작업적 행동이론의 핵심은 활동 또는 작업을 수행하면, 그 자체로 건강해지고 건강이 유지된다는 것이다. 인간의 성취와 일상의 작업은 MOHO의 개발에 있어서 핵심적 개념이다(Kielhofner, 2002). White(1959)는 인간은 능력과 성취에 대한 욕구를 갖고 있다고 하였다. Kielhofner, Burke, Igi(1980)는 이러한 개념들을 확장시키고 일반체계이론과 결합시켰다. 그들은 사람을 열린체계로 묘사하였으며, 체계의 다양한 부분(의지, 습관, 수행 하위체계)을 설명하고, 그 체계가 다른 체계들(문화, 과제, 사회적 규범, 인간 및 인간 외 환경)과 어떻게 상호작용하는지를 설명하였다. MOHO은 개념들을 조직화하고, 평가 및 치료에 쉽게 적용할 수 있는 용어들로 표현하는 상부구조로 볼 수 있다.

이론의 초점

MOHO는 범위가 매우 넓어 "광범위한 이론(overarching theory)"이라고도 하며, 이는 *OT Practice Framework*의 거의 모든 영역을 다룬다(American Occupational Therapy Association[AOTA], 2002). Kielhofner에 의하면, 인간작업은 복잡하며 다양한 측면으로 구성되어 있다. 작업은 시간, 공간, 사회, 문화의 배경 내에서 일어나는 광범위한 영역들을 포함한다(2002, p. 2). 치료적 접근법으로써, MOHO는 전체론적이며 보편적으로 다양한 연령과 문화 그리고 장애를 가진 이들에게 적용이 가능하다. MOHO는 사람을 스스로 재조직화하거나 재조직화될 수 있는 열린체계로 본다. 상해나 질병은 일상의 작업과 삶의 작업을 붕괴시키는 달갑지 않은 변화를 유발한다. 작업치료의 역할은 체계의 모든 측면들을 평가하여 체계가 회복될 수 있도록 적응적 재조직화를 촉진하는 것이다. 클라이언트 내의 하위체계에는 작업수행 영역의 작업선택을 통합하는 의지, 작업수행 패턴을 통합하는 습관, 수행기술과 클라이언트 요인을 통합하는 수행 하위체계들이 있다. 체계의 외적 요소들에는 *Occupational Therapy Practice Framework*(AOTA, 2002)에서 정의된 모든 배경들이 포함된다. MOHO는 너무 광범위하기 때문에 클라이언트가 직면하는 모든 문제점들을 다루지 못하므로, 다른 모델들을 함께 사용해야 한다(Kielhofner, 2002, p. 3).

기본 가정

인간열린체계

체계이론을 사람에게 적용하는데 있어서 기본적인 가정은 사람은 변할 수 있고 환경과 상호작용을 통하여 발달할 수 있는 열린체계라는 것이다(Kielhofner, 1978). 인간열린체계는 산출물, 피드백, 입력, 처리를 포함하는 주기적 과정으로 설명된다(Kielhofner & Burke, 1985). 사람은 환경에 산출물을 제공하며, 환경으로부터 입력의 형태로 피드백을 받고, 피드백의 결과로 사람이 적응과 변화를 하는 과정인 처리를 경험한다(그림 10-1). 체계는 평가와 중재를 위해 부분으로 나누어질 수 있다.

3가지 내적 하위체계들

체계이론에 의하면, 처리는 3개의 내적 하위체계 내에서 일어난다; 인간체계의 내부조직을 구성하는 의지, 습관, 수행능력. 이 하위체계들은 상호의존적이며, 인간체계에 동등하게 기여한다. 의지 하위체계는 스스로의 가치에 대한 믿음을 유지시키고, 자신의 작업을 선택하고 작업행동을 시작하는데 영향을 준다. 습관 하위체계는 일상적인 그리고 역할 패턴에서의 작업행동을 조직화하고 유지한다(habit maps and role scripts). 수행 하위체계는 내적 요소와 외적 요소로 분리된다(Kielhofner, Forsyth & Barrett, 2003). 수행 능력은 정신적 기술과 신체적 기술, 그리고 개인의 능력 상태를 말하며, 외적 수행은 삶에 참여하는 동안 작업행동에 실제로 참여하는 것을 의미한다. 3가지의 하위체계들은 일, 놀이, 자기돌봄 활동들의 균형을 유지하기 위하여 통합된 방식으로 함께 작동한다(그림 10-1).

의지 하위체계

의지 과정에는 예측하기, 경험하기, 선택하기, 작업행동 해석하기 등이 포함된다(Kielhofner, 2002, p. 44). 이 체계는 다른 하위체계들을 원하는 목표로 안내하고 격려하는 역할을 한다. 그러나 이 동기유발의 힘은 다른 하위체계들(피로상태, 습관 패턴)과 외부 환경의 큰 영향을 받는다. 문화적 상식(cultural common sense)은 자기 자신과 자신의 환경을 지각하고 작업 선택에 대한 배경을 형성한다. 작업에 대한 선택은 즉각적이거나(오늘의 활동) 장기간(직업 선택)이 될 수도 있다. 이 하위체계의 3가지 주요한 요소들은 개인적 사유(personal causation), 가치(value), 흥미(interest)이다. 개인적 사유는 자기 자신에 대한 믿음을 의미하며, 자신의 능력에 대한 느낌과도 관련이 있다. 건강한 사람은 필요한 기술을 갖고 있다고 생각하며(sense of personal capacity), 스스로 이런 기술들을 사용하여 환경에 원하는 효과를 일으킬 수 있다(self-efficacy). 스스로를 믿는 사람은 자신의 능력을 사용하여 성공하기를 기대한다. 개인적 사유에 대한 느낌(personal causation sense)을 갖지 못한 사람은 어떤 사건이 일어나는 것은 운명 또는 외부 환경에 의해 조절된다고 느낄

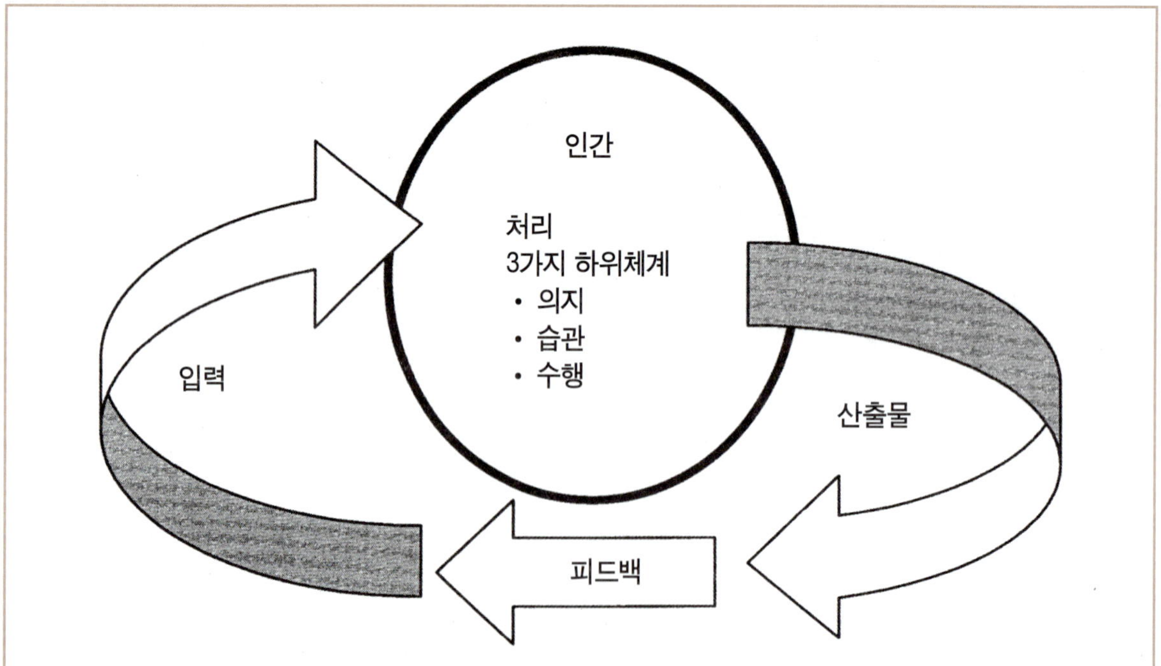

그림 10-1 인간열린체계(Adapted form Kielhofner, G. [Ed.]. [2002]. *A model of human occupation: Theory and appplication* [3rd ed.]. Baltimore: Williams & Willkins.)

수 있다. 그런 사람은 질환 또는 장애로 인한 기능적 문제점들에 맞서는데 있어 무력함을 느낀다.

MOHO의 가치는 활동들에 의미를 부여하는 것이다. 사람들은 의미 있고 도덕적으로 옳은 활동들을 수행하면서 시간을 보낼 것이다. 예를 들어, 학사학위 과정이 좋은 것이라고 생각하는 학생의 경우, 목표 달성에 도움이 될 읽기, 쓰기 등의 공부 활동들을 열심히 할 것이다. 클라이언트는 종종 작업장으로 복귀하는 것처럼 중요하거나 의미 있다고 생각하는 활동들을 수행할 수 없는 경우가 있는데, 이러한 경우에 가치의 우선순위를 재설정하는 것이 치료의 목적이 될 수도 있다. 이 모델을 이용하여 클라이언트들은 자신의 능력 이내에서 일 역할(work role)을 수행할 수 있는 다른 방법을 찾을 수 있다.

또한, 이 모델의 관심사는 매력있고 즐거운 작업을 찾아내는 것이다. 특정 활동을 즐길 경우에 좀 더 자주, 좀 더 오랫동안 그 활동에 참여하게 될 것이다. 흥미는 여가활동에만 국한되는 것이 아니고 일, 놀이, 자기돌봄 활동과도 관련된다. 작업의 선택은 본인이 매력적이라고 생각하는 활동에 의해 영향을 받는다. 건강한 사람은 현재의 활동을 안내하고 시간 이용에 대한 계획을 수립하기 위해 자신의 흥미를 이용한다. 흥미가 부족한 사람은 자신의 환경을 탐구하고 활동에서 즐거움을 느끼는데 도움이 필요하다.

요약하자면, 의지 하위체계는 의미 있고 즐거운 방식으로 개인의 작업 행동을 안내하며 환경에서 의도한 효과를 일으킬 수 있다.

습관 하위체계

"습관 훈련"의 개념은 Adolph Mey가 기술하였던 Eleanor Clarke Slagle의 치료로 거슬러 올라간다. 그는 만성 클라이언트들의 치료에 있어서 "의무적으로 시간 및 작업을 실제적으로 사용하는데 체계적인 관심"을 설명하였다(Meyer, 1982, p. 81). 하루 동안 활동들의 조직화는 습관 하위체계(habituation subsystem)에 의해 일어나며, 역할과 습관이 그 구성요소이다.

습관은 개인이 과제를 수행하는 전형적인 방식이다. 이 경우, 친숙함이 안정감을 제공하게 되며 예측이 가능해지고 행복을 얻을 수 있다. 예를 들어, 아침의 일상은 7시에 일어나서 목욕하고, 옷을 입고, 아침을 먹는 것이다. 습관은 과제들을 기계적으로 만들어 거의 자동으로 수행되도록 하여 과제들을 수행하는데 요구되는 수고를 줄여줄 수 있다. 업무상 새로운 장소를 찾아야할 때의 노력을 생각해보자. 같은 길을 여러 번 운전해보면 친숙한 경계물들을 인식하게 되어, 의식을 보다 덜 집중하여도 운전이 가능해진다. 이는 개인이 하루 중에 보다 어려운 과제를 수행할 때 사용할 수 있는 에너지를 절약하게 한다.

그러나 연구에 의하면, 습관은 단순히 무의식적인 행동의 반복이 아니라고 한다. 습관은 습관 지도(habit map) 또는 지침서에 따라 작동하며, 즉석해서 각각의 새로운 환경들을 수용해야 하는 것이다. 습관 지도에는 생각, 지각, 움직임 순서 등이 포함된다. Young(1988)은 습관을 습득한 직관적 지식이며, 우리 자신들에게 자신의 방향성을 제공하며 익숙한 시간적, 물리적, 사회적 환경 내에서 다음 단계를 예측할 수 있도록 해준다고 하였다. Young에 의하면, 사회집단에 의해 공유된 습관은 풍습이라고 불린다고 하였다. 이는 우리가 사회라는 환경 속에서 타인들과 조화를 이루며 살 수 있도록 해주는 삶의 규칙이다(Young, 1988).

질병은 정상적인 일상을 붕괴시키는 경우가 많다. 질병 후에 개인의 습관들을 재학습하고 재조직화하는데 작업치료가 필요할 수 있다. 친숙한 환경 내에 있게 되면, 질환 또는 장애를 가진 상태에서도 질서를 유지할 수 있다. MOHO은 친숙하고 안전한 거주지의 중요성과 일을 처리하는데 있어서의 개인의 습관적 방법의 중요성을 강조한다. 작업치료에 있어 가장 처음 중재하는 것은 친숙한 일과와 현재 갖고 있는 기술들을 강화시키는 것이다.

역할은 사회적 집단 내에서의 위치 또는 상태이며, 의무와 기대치 그리고 그에 따른 태도와 행동을 동반하게 된다. 전형적인 역할로는 직장인, 부모, 가족 구성원, 학생, 자원봉사자 등이다. 기능적 개인(functional individual)은 다양한 삶의 역할들을 소화해내며 삶에서의 질서를 유지하기 위해 이들 간의 균형을 바로 잡을 수 있다. 우리가 수행하는 역할은 우리가 시간을 사용하는 방법을 조직화하는 효과를 갖고 있다. 근로자로서의 역할과 가족 구성원으로서의 역할은 각각 특정 과제에 대한 수행을 요하게 되며, 하루가 큰 문제없이 매끄럽게 흘러가기 위해서는 이들 간의 균형이 맞추어져야 하며 계획적으로 수행되어야 한다.

Kielhofner(2002)에 의하면, 모든 역할에는 저마다의 대본이 있다고 한다. 역할 대본은 사회적 기대치를 이해하고 수행할 활동들을 구상하는데 안내자의 역할을 한다(p. 73).

습관과 비슷하게, 역할은 계속적으로 변화하고 적응하는 즉석에서의 행동을 안내한다. 예를 들어, 가족에서 부모의 역할은 음식 및 잠자리 제공하기, 가사 돌보기, 교육하기, 권위 세우기, 어린이들의 모범이 되는 것과 관련된 다양한 과제를 수행하게 된다. 부모는 자녀들에게 본보기를 보여주고 가족에게 해가 되는 도박이나 알코올 남용 등을 금하기 위해서 행동을 제한하는 역할을 하기도 한다. 어떤 역할 대본은 다른 역할 대본에 비해 유연성이 있다. 환경이 변화하면, 역할의 기대치는 다시 생각해보아야 하며, 대본을 수정해야 할 수도 있다.

클라이언트들은 사회적 역할을 잃고 있거나, 자신의 역할에 대한 기대치나 의무를 다하기 어려울 것이다. 치료적 중재의 초점은 새로운 역할을 개발하고 선택된 역할에 요구되는 활동들을 계획하고 수정하는 것이다. 평가 및 중재 목적으로, 직장으로의 복귀 또는 가사 관리 등의 비슷한 역할 수행을 하길 원하는 이들을 모아서 물리적, 정서적, 인지적 제한을 받아들이는 생각을 공유하고 서로 지지해줄 수 있도록 한다.

역할 변형 또는 역할 소실에 덧붙여 Hammel(1999)은 후천적 장애를 입은 사람의 경우, 새로이 자기돌봄 역할을 학습할 것을 지적하는데 여기에는 장애의 의학적, 기능적, 경제적, 사회적 측면이 포함된다. 이 역할을 어느 정도 소화하느냐에 따라 사회에서의 독립성에 영향을 주며, 다른 역할들을 성공적으로 수행하는데 도움이 된다. 작업치료사는 후천적 장애인들의 집단을 만들어 클라이언트들이 새로운 역할을 학습하는데 서로 도움을 주고받을 수 있는 환경을 제공할 수 있다.

수행능력 하위체계

수행능력은 어떤 일을 할 수 있는 능력이다. 이 하위체계는 목적있는 활동을 수행하는데 요구되는 객관적 클라이언트 요인과 주관적 클라이언트 요인 모두를 포함한다. 기초 능력에는 근골격계, 신경학적, 심호흡계, 인지적 능력이 포함된다. 주관적 경험의 부분으로 3종류의 기술들이 확인되었다: 지각-운동, 처리, 의사소통·상호작용 기술. 수행의 내부 영역은 수행능력으로 불리고, 외부 영역은 작업수행으로 불리며, 인간열린체계의 산출물과 연계된 수행은 "참여"라고 부른다. 그림 10-2에 이러한 내용이 설명되었다.

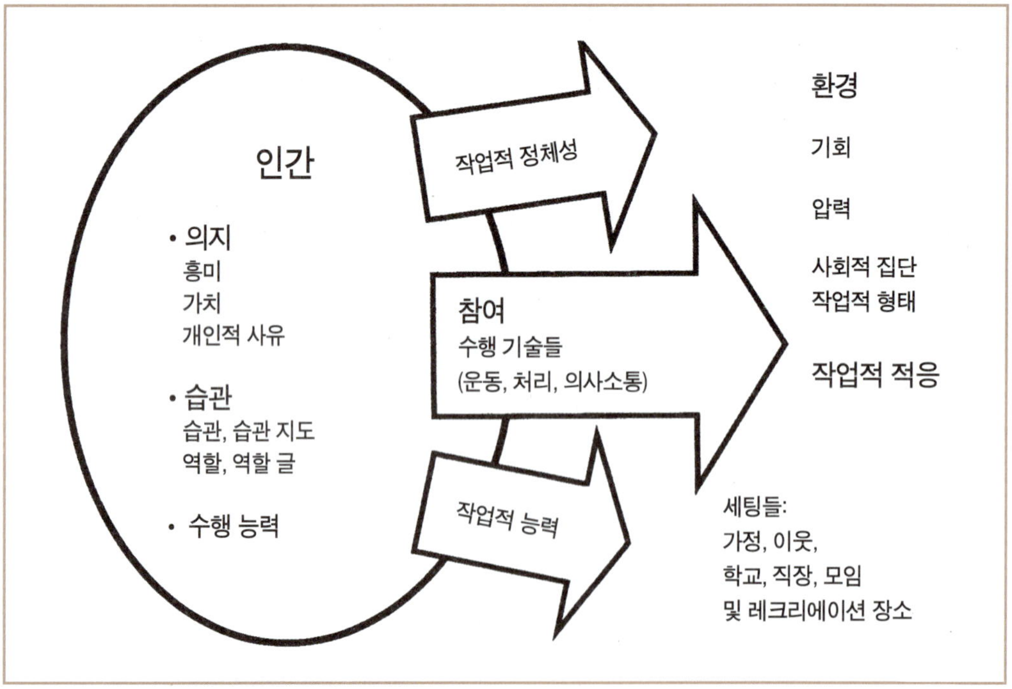

그림 10-2 확장된 인간작업모델(Adapted form Kielhofner, G., Forsyth, K., & Barrett, L. [2003]. The model of human occupation. In E. Crepeau, E. Cohn, B. Boyt schell [Eds.], Willard & Spackman' s occupational therapy. Philadelphia: Lippincott, Williams & Willkins)

의지 하위체계와 습관 하위체계는 현재 가지고 있는 능력 및 기술이 허락하는 한도 내에서만 수행이 가능하다. 그러므로 기술이 부족할 경우, 필요한 역할과 습관의 조직화 및 관심사 쫓기 또는 가치 있는 목표의 달성을 하지 못할 수도 있다. 이 영역에서 작업치료는 생체역학이나 감각통합과 같은 준거의 틀을 사용하여 손상영역을 치료할 수 있다. 생리학적, 심리학적, 생체학적 이론의 적용은 의미 있는 작업수행을 하기 위해 더 기본적인 요구에 대해 항상 해결해야 한다.

환경과의 상호작용

위에서 논의된 3가지 하위체계들은 인간열린체계에서 처리과정의 일부분이다. 산출물, 피드백, 입력은 체계와 환경간의 상호작용을 보여준다. 개인의 건강과 적응은 이 상호작용에 의존하므로, 환경은 MOHO에 있어서 중요한 부분이다. MOHO는 환경이 기회, 자원, 요구, 제한으로써 작업행동에 미치는 영향을 보여준다. 또한 환경 그 자체는 물리적, 사회적, 작업에 관한 환경으로 정의되기도 한다.

모든 환경은 규정된 행동범위에 대한 기회를 제공한다. 선택된 행동은 사람과 대상 그리고 그 배경의 환경 간 상호작용에 따라 달라진다. 모든 환경은 가능한 범위 내에서 기회와 자원을 제공한다. 예를 들어, 대학이라는 환경은 이론 및 기술 학습에 있어 다양한 기회를 제공하게 된다. 교실, 실험실, 도서관, 교수와 사무실에서의 면담 등 모두가 서로 다른 학습의 기회를 제공한다. 환경적 압력은 주어진 환경에 의해 개인에게 부과되는 수행 또는 행동에 대한 기대이다(Barris, 1985). 예를 들어, 헬스클럽이라는 환경은 개인에게 정해진 옷을 입을 것과 특정 수준의 신체기술을 보여줄 것을 요구한다. 사람들은 일반적으로 자신의 흥미와 기술 수준에 맞는 환경을 찾는다. 장애인들은 자신들의 능력 수준이 맞지 않으므로 자신들의 기술 수준 또는 환경을 변화시키기 위해 작업치료사의 도움이 필요할 것이다.

환경은 물리적 환경과 사회적 환경으로 설명할 수 있다. 물리적 환경은 과학의 법칙에 따라 작동된다. 물리적 환경은 자연적이거나 인위적인 것(건물, 자동차, 길, 공항)일 수 있다. 이런 환경들 내에 있는 사물들은 사람이 만든 것(옷, 접시)일 수도 있고 자연적으로 생겨난 것(나무, 조개)일 수도 있다. 이 환경들은 다양한 목적들에 의해 조직화되며, 그들의 내용 및 배열이 인간의 작업행동에 큰 영향을 미친다.

사회적 환경은 사회집단과 작업형태로 구성된다. 정기적으로 모이는 사회집단은 그들 내의 개인들에게 작업역할을 규정하여 할당한다. Nelson(1988)에 의하면, 작업형태는 그에 따른 인간수행을 유발하고 안내하고, 구성하는 사전 구조물이다(p. 633). 예를 들어, 만찬은 모든 문화권에서 인정되는 작업 형태이다. 각 문화는 음식을 준비하는 데에도, 그 음식을 섭취하는 데에도 각자의 방식을 갖고 있다. Kielhofner는 작업형태를 다음과 같이 정의하였다. 시종일관 목적에 충실하며, 집약적 지식 내에서 지속되며, 문화적으로 인식할 수 있는 규칙에 따른 행동의 순서(2002)라고 하였다. 많은 규칙들이 만찬에 적용되는데, 여기에는 특정 시간대도 포함된다. 미국 문화에선 보통 초저녁이며, 시간의 흐름에 따른 음식의 순서는 음료수, 에피타이저, 샐러드, 주 요리, 빵과 버터, 디저트이다. 여러 집단의 음식들로 구성된다(단백질, 과일 및 야채, 빵과 곡물, 유제품). 삶은 음식, 잘게 썬 음식, 깍두기 크기로 자른 음식 또는 다른 방법으로 조리된 음식. 여기에는 수많은 별개의 과제들이 포함되어 있다; 장보기, 조리법에 따라 음식 만들기, 특정 도구 사용하기(접시, 잔, 식기류), 사회적으로 받아들여질 수 있는 방법으로 상호작용하기(식사 전 감사 기도하기, 저녁식사 중 격식 있는 대화). 만찬의 분명한 목적은 음식을 신체에 공급하여 삶을 지속하려는 것이다. 하지만 거기에는 사회적인 목적도 있을 수 있다. 남녀가 서로를 더 잘 알기 위해 하는 데이트일 수도 있고, 가족 구성원들이 서로를 더 잘 이해하기 위한 목적일 수도 있다. 이러한 예는 작업형태의 즉각적·물리적 특성과 상징적·문화적인 특성 모두를 보여준다.

작업행동 환경은 대부분의 사람들이 받아들일 수 있는 방식으로 물리적 환경과 사회적 환경을 소합한다. 여기에는 집, 이웃, 학교, 직장, 모임, 오락시설 등이 있다. 이곳은 작업치료사가 클라이언트의 적응을 계획하고 촉진하려고 할때 반드시 평가해야 하는 장소들이다. 습관은 이러한 친숙한 환경들 내에서 목적있는 작업행동을 제안하고 안내하고, 지속하는 양상을 나타낸다.

작업적 적응

작업적 적응은 환경과의 반복적인 상호작용으로 발달하며, 작업의 본질과 작업능력의 2가지 요소들로 구성된다. 작업의 본질은 Kielhofner에 의하면(2003), 누가 작업의 존재가 되길 원하는가에 대한 축적된 정보이며, 작업수행이 지속적인 방식으로 이루어질 경우, 작업능력이 형성된다. 이는 경험에 의해 형성되기도 한다. 작업의 본질과 작업 능력은 모두 환경으로부터의 피드백에 의해 발달한다.

인간열린체계에 대한 좀더 자세한 조직 정보는 표 10-1을 참조한다.

이 용어들에 대한 정의와 상세한 설명은 Kielhofner가 쓴 *A Model of Human Occupation*(2002)을 참고하면 된다. 또한 MOHO의 최신 정보는 www.moho.uic.edu에서 확인할 수 있다.

기능과 기능장애

인간열린체계가 적절하게 기능을 할 때, 명령은 체계 내에서 나타난다. 이것은 일상의 과제들을 자동적으로 만족스럽고 유능하게 처리해내고 있음을 의미한다(Rogers, 1982). 이 질서는 개인의 건강한 상태를 만들어주며 유지시킨다. 만일, 한 개인이 직장에서나 집에서의 전형적인 하루를 설명할 수 있고, 그가 수행하는 수 많은 사회적 역할을 이야기하고, 이 역할들에 대한 만족도를 설명할 수 있다면, 그는 건강하다고 볼 수 있다.

Kielhofner(2002)는 작업적 기능장애를 "작업을 선택하거나, 조직화하고 수행하는데 있어서의 어려움"이라고 하였다. 이것의 원인은 다양하며 내재적 요소와 외재적 요소 모두를 포함할 수 있다고 하였다. 한 개인의 삶에 질서가 없어지면 하루의 일상이 무질서해지며, 사회적 역할을 상실하게 되고, 삶의 구조물 중 어느 측면에 대해서도 불만족하게 된다. 장애가 있을 경우, 작업치료사는 체계의 어느 부분이 제대로 작동하지 않는지를 파악하기 위한 평가를 시행한다. Kielhofner는 각각의 하위체계 내의 특정 장애를 다음과 같이 제시하였다; 개인적 사유의 비현실적 관점, 동기유발 붕괴, 의사결정력 저하, 역할 기능장애, 습관 붕괴, 일시적 기능장애, 환경과의 상호작용 장애, 수행 요소 장애.

MOHO는 작업적 기능의 세 단계를 다음과 같이 설명하였다.

1. 탐색(exploration)
2. 능력(competence)
3. 성취(achievement)(Reilly, 1974)

이것들은 각성 및 성취 수준이라고도 부른다(Kaplan,

표 10-1 인간작업모델의 구성요소(components of model of human occupation)

내부(internal)	요소 / 예	외부(external)	요소 / 예
의지 하위체계		**자연적인 환경**	산, 바다
개인적 사유	능력에 대한 인식(나는 스키를 탈수 있다)	**만들어진 환경**	집, 공항, 차, 공장, 수퍼마켓
	자신의 효용성에 대한 느낌(나는 대학에서 배울 수 있다)	**사물**	옷, 접시, 기계, 공구들
작업의 선택	활동 선택(나는 우유를 사야한다)	**사회적 환경**	
	작업적 선택(나는 의사가 되고 싶다)	**사회적 집단**	가족, 동료
가치	개인적 신념(다른 사람들에게 친절해야한다)	**작업 형태**	자동차 운전, 스키, 쇼핑, 일하기
	의무감(빌린 물건은 항상 돌려줘야 한다)	**작업적 행동**	
흥미	관심사(독서를 좋아함, 대화하기를 좋아함)	**셋팅(setting):**	집
	선호도(외부 활동을 더 좋아함)		이웃
습관 하위체계			학교
습관	일상(출근을 위해 옷입기)		작업장
	습관 지도(컴퓨터 다루기, 다른 사용 방법에 적응하기)		모임 또는 레크리에이션 장소
역할	내재화된 역할(선생님, 배우자, 부모, 친구)		
	역할 대본(가르치기 = 강의 준비 및 강의 등)		
수행 능력 (마음, 뇌, 신체)	근골격계, 신경계, 심호흡계, 인지 능력	**작업적 적응:** 운동, 과정, 의사소통, 상호작용 기술	작업적 정체성, 작업적 능력

1986; Kiclhofner, 1988). 탐색은 가장 하위수준이며, 자기자신과 환경의 특성과 본인의 잠재력을 호기심 있게 조사하는 단계이다. 능력은 기술을 개발하고 조직화하여 상황의 요구조건을 충족시키려는 노력을 포함한다. 성취는 탁월한 수행과 역할의 성공적인 수행을 위해 노력하는 단계이다.

작업적 기능장애의 현재 수준은 효과 없음이나 무능력 또는 속수무책으로 나타내기도 한다. 최소의 기능장애인 효과 없음 수준에는 동기, 만족도, 조절 감소 등이 포함된다(Bruce & Borg, 2002).

이 준거의 틀에서 유래하고, 작업치료사들이 시스템의 어느 부분이 장애가 있고 비정상적으로 작동하는지 구체화하도록 도와줄 수 있는 평가 도구가 있다. 질서와 무질서의 상태는 클라이언트의 작업행동에서 관찰할 수 있다.

변화와 동기부여

MOHO에서 변화는 개인의 내부적·외부적 삶의 구조 내에서 질서의 복구를 포함한다. 질병으로부터 회복하는 것은 개인의 일상적인 일과를 재구조화하고 역할 수행을 재확립하는 것을 의미한다. 예를 들어, Angie의 역할은 사무실 관리자, 아내, 5살 아들의 엄마였다. 35세에 그녀는 이혼 후 우울증으로 입원을 하여 그녀의 모든 역할을 수행할 수 없게 되었다. 작업치료사는 Angie와 협력하여 그녀의 삶을 재설계하였고, 근로자와 엄마로서의 역할을 재개할 수 있도록 해주었다. Angie는 병원에 있는 동안, 관리자로서의 기술을 유지하는데 도움을 주기 위해 자원봉사활동을 할 수 있었다. 그녀는 저녁마다 자신의 아들과 저녁을 먹을 수 있게 준비하였으며 주말에 하루는 소풍을 갔다. Angie는 그녀가 이미 가지고 있는 기술들을 정상적인 일상의 과정들에 조직화할 수 있었다. 그녀는 아침마다 샤워를 하고 옷을 입었다. 그리고 매일 자원봉사 활동을 하고 저녁마다 친척집에서 그녀의 아들과 저녁을 먹었다. 밤에 그녀는 병원으로 돌아왔다.

앞에 나온 치료 프로그램에서는 습관 하위체계와 수행 하위체계를 다루었다. 배우자로서의 역할 상실에 대한 슬픔은 상담을 통해 테니스 클럽 가입 및 주말 교회 모임에 참석하는 등, 여러 가지 새로운 사회적 접촉을 할 수 있는 기회를 제공하였다.

치료적 작업은 어떤 활동이 선정되었느냐가 중요한 것이 아니고, Angie가 원하는 작업행동을 정기적으로 수행할 수 있도록 움직이게 하는 것이다. 정상적인 일상의 활동들이 사용되는 수단이며, 클라이언트 스스로가 작업치료사의 도움과 지도 하에 활동을 선정한다.

이 준거의 틀에 동기는 환경을 탐색하고 통제하려는 내재적인 충동에 의해 일어난다. 많은 이들이 생물학적인 기초를 갖고 있는 이 개념에 대하여 자세히 설명하였는데, 가장 잘 알려진 것은 R. H. White(1960)의 것으로 능력, 적응, 동기의 개념에 기여하였다. 동기는 활동에 의미가 있다는 것을 의미한다. 작업의 의미는 개인으로부터 뿐 아니라 자신의 사회적, 문화적 환경의 정황으로부터도 나온다. 작업치료사의 업무 중 일부는 개인의 과제수행을 회복시키는 것 뿐 아니라, 사회에서의 의미있는 역할을 확인하고 회복시키는 것도 포함된다.

MOHO의 중요성은 개인을 전체적인 관점에서 본다는 것과 개인의 특정 상애에 대한 정보를 조직화하는데 도움이 된다는 것이다. 작업적 기능장애의 패턴을 확인하는데, MOHO를 적용한 수 많은 사례가 문헌들에 나와있다.

집단 중재

MOHO에 관한 대부분의 문헌에서는 집단치료를 명확하게 다루지 않는다. 그러나 집단치료 상부구조의 몇 가지 측면은 프로그램을 계획하는데 도움이 된다. 예를 들어, 자기 돌봄, 직업, 여가 영역들을 다루는 집단활동들을 통합하였을 경우, 균형 잡힌 작업치료 프로그램이 된다. 다른 개념은 3가지 수준의 작업 기능수행을 이용하여 프로그램을 짜는 것이다. Kathy Kaplan(1986, 1988)은 탐색, 능력, 성취 수준에서 집단 활동들을 이용한 단기 정신병치료 프로그램에 대해 설명하였다.

탐색 수준 집단들은 가장 상태가 심한 클라이언트들의 기본적인 처리 기술(계획하기, 문제 해결하기), 지각운동기술, 의사소통·상호작용 기술을 발달 시키기 위해 간단한 활동을 통합한다. 작업치료사가 활동을 정하고 환경을 조직화한다. 이 집단은 4단계로 구성되었다.

1. 오리엔테이션 및 소개(orientation and introductions)
2. 준비활동(warm-up activities)
3. 선정된 활동들(selected activities)
4. 마무리 활동(wrap-up)

Kaplan은 이런 종류의 집단을 "지도적인 집단"이라고 하였다. 운동 집단은 탐색 수준 집단의 또 다른 예가 될 수 있다.

클라이언트는 능력 수준에서 기본적 기술들을 갖고 있으나 습관적 양식으로 전환하기 위한 통합이 필요하다. 이 집단은 클라이언트들이 의미와 활동에 대한 목표, 흥미, 욕구를 확인하는데 목표를 둔다(Kaplan, 1986, p. 476). 이 수준에서 집단들의 예로는 과제 집단과 활동 계획 집단이 있다.

성취 수준에서의 집단은 클라이언트들이 기술들을 일상의 역할에 통합하는 것이다(Kaplan, 1986). 예를 들어, 적극성 훈련과 여가 인식 등이 있다. 지도 집단에 대한 보다 많은 정보는 Kaplan의 *Directive Group Therapy*(1988)를 참고한다.

집단구조와 제한점

3가지 하위체계의 구성요소 내에서 집단을 조직화하는데 가장 유용한 개념은 역할이다. 역할은 클라이언트의 목표를 밝혀주며 회복하거나 강화해야 할 기술의 종류를 알려줄 것이다. 따라서 MOHO에서는 진단명을 무시하고 클라이언트가 돌아가거나 찾고자 하는 사회적 역할에 초점을 맞추는 것이 좋다. 집의 유지, 아이 돌보기, 사회활동하기, 여가활동 참여하기, 직장에서 근무하기 등에 따라 사람들을 모으면 서로에게서 일과, 역할대본, 신체적 또는 정신적 제한을 수용하기 위한 환경에 적응하는 것을 배우고 지지해줄 수 있도록 한다.

MOHO의 적용은 나이나 진단명에 의한 제한을 받지 않는다. 기능적 수준은 각성과 성취 수준 그리고 인간열린체계 내에서 기능하는 3가지 하위체계들의 요소들에 의해 조직화된다. MOHO에서 작업치료의 초점은 감정 또는 과정에 있는 게 아니라 활동과 과제에 있다.

치료사의 역할

MOHO에서 치료사는 조언자와 협력자로서의 역할을 한다. 그는 작업 기능수행에 있어 다양한 측면에서 클라이언트를 상담한다. Kaplan의 "지도 집단"은 "집단 리더들이 적응행동을 유발하고 모든 구성원들의 최대한의 참여를 확실히 하도록 환경을 구성하는 활동적이고 지지적인 방식" 때문에 그렇게 명명되었다(Kaplan, 1986, p. 477). 리더의 이러한 역할은 심각하게 붕괴된 작업행동을 가진 집단에 필요하다. 하지만 이 수준에서도 작업치료사는 클라이언트들의 능동적인 참여를 격려한다. 작업치료사는 더 높은 수준에서 촉진하며 직접적으로 개입하지는 않는다. 따라서 클라이언트가 느끼는 조절감과 역량은 새로운 기술을 습득하고 새로운 선택을 하면서 작업치료사에 의해 더욱 강화된다.

목표

목표는 MOHO에서는 따로 논의되지는 않는다. 목표는 일상의 기능수행 상의 내부적·외부적 질서를 회복하는 것이다. 따라서 집단치료의 목적은 사회에서의 의미 있는 작업과 역할을 찾고 참여하는 것이다. 집단중재의 목적은 일, 일상의 과제, 놀이 등과 같은 정상적인 일상의 작업을 수행하는 것과 관련되어 있다. 이들은 3가지 하위체계 중 일부 또는 전부를 포함할 수 있다. 의지 하위체계에서는 가치를 탐색하고 환경을 탐색하고 정복하려는 욕구를 북돋아주는 것이 목표가 될 수 있으며, 새로운 역할에 대한 습관 형성 또는 습득은 습관 하위체계의 목표가 될 수 있다. 또한 개인의 선택 또는 가치 있는 역할에 관련된 과제 수행에 필요한 기술을 학습하고 연습하는 것은 수행 하위체계에서의 목표가 된다.

활동의 예

MOHO의 공동창립자인 Janice Burke에 의하면 클라이언트들을 집단에 배분하는 최근 기준은 예상되는 사회적 역할에 따라 배분하는 것이라고 하였다(1997, personal communication). 주부, 보호자, 노동자, 학생 등 공통된 역할은 집단활동을 위해 선택되어야 할 과제 및 기술들을 지정해준다. MOHO는 선택 수단으로 클라이언트의 정상적인 삶에서의 활동들을 사용할 것을 강조한다. 공통의 역할로 묶여진 집단은 연습하거나 수정해야 할 특정 과제나 기술들을 통합할 수 있다. 요리, 돈 관리, 집 유지, 아이들 돌보기, 여가 계획하기, 직업 기술 등을 포함한 보다 공통적인 매체가 치료적 집단에서 사용되고 있다. 클라이언트 자신의 관심도에 따라 활동 선택이 이루어지며, 일상생활의 실제적인 문제가 초점이 된다. 특정 활동의 경우, 보다 많은 연습 시간을 필요로 한다. 환경은 클라이언트에게 피드백을 제공하며 보다 많은 탐색을 촉구한다는 의미에서 중요하다.

활동 계획의 일부는 클라이언트가 회복 후에 돌아가거나

찾아야 할 사회적 환경 및 의도한 역할에 초점을 맞추어야 한다. 사회적 집단에 다시 연결시켜주고, 유용한 목적을 충족할 수 있도록 해주는 의미 있는 역할에 연결되지 않은 기술과 과제는 의미가 없을 것이다. 사회 및 문화와의 이런 연결은 MOHO가 다른 준거의 틀과 다른 점이다.

MOHO에 기반을 둔 작업치료 집단활동은 활동 예시 10-1에서 10-4에 예시로 제공되어 있다.

집단 리더십

이 준거의 틀에서 활동 또는 작업은 건강을 유발하며, 그것을 공유하거나 그 과정을 이해하는 노력이 경시되어왔다. 활동을 좀 더 강조하면서, 7단계 과정 중 2가지 단계는 생략됐다: 공유, 처리. 보다 길고 빈번한 집단 모임들이 있어서 활동들은 더 길거나 진행 중이기 때문에 매 회기마다 일반적인 원리나 적용에 대한 논의는 필요하지 않다. 그러나 실패와 마무리는 실패가 없어야 하고 chapter 1에서 언급한 목적에 부합해야 한다.

개요

인사와 목적에 대한 설명은 각각의 활동을 시작할 때 이루어진다. 사전연습은 선택사항이며 클라이언트들의 기분을 잡거나 필요할 경우 클라이언트들을 격려하기 위해 사용한다. 기대는 클라이언트들에 의해 입력이 이루어지고 집단이 진행해나가면서 선택을 하게 되므로 일반적이고 다소 불확실할 수 있다. 활동에 따라 시간은 다양하게 잡을 수 있으며, 매 회기가 시작될 때에 소개가 이루어져야 한다.

활동

모든 MOHO 집단활동은 클라이언트들을 사기 자신의 사회환경 속에서 의미 있는 역할 쪽으로 이동시키는 것이다. 비슷한 역할을 가진 사람들을 함께 묶어 그들의 과제 선택도 비슷하게 이루어지게 한다. 탐색 수준에서 집단활동으로 선택된 활동들은 일반적으로 클라이언트들이 특정 기술을 발달시키기 위해 고안한 것이다. 이 기술들을 연습해야 할 사람들은 함께 집단을 만든다. 예를 들어, 자기 돌봄에 대한 기계적 수행을 연습해야 할 사람은 손발톱 관리, 세탁하기, 적절한 옷 고르기, 화장하기, 면도하기, 양치하기, 머리 및 피부 관리 등의 기술을 연습하게 된다.

능력 수준에서는 선택을 격려하여 클라이언트가 자신의 기술을 적용하고 습관으로 조직화할 수 있도록 한다(Kaplan, 1986). 클라이언트들을 집단환경 내에서 자신의 목표를 설정하도록 격려한다. 예를 들어, 집단의 제목은 시간 관리이며, 그 주제 안에서 클라이언트들은 자신의 사회적·문화적 배경 속에서 자신들에게 의미 있는 과제들로 자신만의 시간표를 짜도록 한다.

성취 수준에서는 작업지원, 여가계획, 가치 확인 등의 삶의 역할에 초점을 맞춘다.

일반화와 적용

활동의 의미는 chapter 1에서 언급된 집단과 함께 논의되었다. 이는 활동이 끝났을 때, 클라이언트들의 삶의 역할에 연관이 되는지에 초점을 맞추며, 집단 구성원 간의 공통점과 차이점은 강조하지 않는다. 예를 들어, 직업준비 집단에서 가죽공예 학습 시 습득한 기술은 클라이언트의 실제 직업으로 일반화될 수 있다. 집중력, 효율적인 도구 사용, 작업의 깔끔함, 제시간에 끝내기는 모두에게 필요한 기술이다. 이런 논의는 직접적인 적용과 관련된 것이다. 직업준비 집단 내에서의 집단토론은 개인이 기술을 적용할 수 있는 지에 초점을 맞출 것이다. 왜냐하면, 각자의 직업 계획은 많이 다를 것이기 때문이다. 직업기능평가척도(vocational rating scale)의 결과에 작업치료사의 피드백도 함께 고려해야 한다. 집단의 초점은 치료사의 관찰을 확인하고 클라이언트들에게 보다 강력한 메시지를 전달하는데 있어 유용하다. 예를 들어, 어떤 클라이언트는 매우 주의 깊게 일을 처리했으며 상당한 손기술을 보여주었다. 그러나 너무 과도한 시간이 소요되었을 수도 있다. 작업장에서는 작업의 질도 중요하지만, 마감 시한을 준수하는 것도 중요하다. 집단 내 토론을 통해 클라이언트가 자신의 부족한 부분을 볼 수 있고, 자신의 완벽주의 경향을 수정하는 계기가 될 수 있다.

요약

집단의 목적과 목표를 확인하고 집단이 무엇을 성취하였는지를 확인해야 한다. 개인의 성과와 능력도 확인해야 한다.

학습한 기술은 일반적인 것일 수도 있고 서로 다를 수도 있으며, 그 기술의 적용이 마무리에서 강조되어야 한다. 작업치료 활동에서 적용할 추후의 계획, 목표 설정, 삶의 역할에 대해서 각 클라이언트 별로 논의될 수도 있다.

참고문헌

American Occupational Therapy Association. (2002). Occupational therapy practice framework: Domain and process. *American Journal of Occupational Therapy, 56,* 609-629.

Barris, R. (1985). Occupation as interaction with the environment. In G. Kielhofner (Ed.), *A model of human occupation: Theory and application.* Baltimore: Williams & Wilkins.

Bruce, M. A., & Borg, B. (2002). *Frames of reference in psychosocial occupational therapy.* Thorofare, NJ: SLACK Incorporated.

Hammel, J. (1999). The life rope: A transactional approach to exploring worker and life role development. *Work: A Journal of Prevention, Assessment and Rehabilitation, 12,* 47-60.

Kaplan, K. (1986). The directive group: Short-term treatment for psychiatric patients with a minimal level of functioning. *American Journal of Occupational Therapy, 40,* 474-481.

Kaplan, K. (1988). *Directive group therapy.* Thorofare, NJ: SLACK Incorporated.

Katz, N. (1988). Interest checklist: A factor analytical study. *Occupational Therapy in Mental Health, 1,* 45-55.

Kielhofner, G. (1978).General systems theory: Implications for theory and action in occupational therapy. *American Journal of Occupational Therapy, 32,* 637-645.

Kielhofner, G. (1988). Model of human occupation. In S. Robinson (Ed.), *Mental health focus.* Rockville, MD: American Occupational Therapy Association.

Kielhofner, G. (Ed.). (2002). *A model of human occupation: Theory and application* (3rd ed.). Baltimore: Williams & Wilkins.

Kielhofner, G., & Burke, J. (1985). Components and determinants of occupation. In G. Kielhofner (Ed.), *A model of human occupation: Theory and Application.* Baltimore: Williams & Wilkins.

Kielhofner, G., Burke, J., & Igi, C. (1980). A model of human occupation, part 4. *American Journal of Occupational Therapy, 34,* 572-581.

Kielhofner, G., Forsyth, K., & Barrett, L. (2003). The model of human occupation. In E. Crepeau, E. Cohn, & B. Boyt Schell (Eds.), *Willard & Spackman's occupational therapy.* Philadelphia: Lippincott, Williams & Wilkins.

Lindquist, J., Mack, W., & Parham, L. D. (1982). A synthesis of occupational behavior and sensory integration concepts in theory and practice, part 2: Clinical applications. *American Journal of Occupational Therapy, 36,* 433-437.

Mack, W., Lindquist, J., & Parham, L. D. (1982). A synthesis of occupational behavior and sensory integration concepts in theory and practice, part 1: Theoretical foundations. *American Journal of Occupational Therapy, 36,* 365-374.

Meyer, A. (1982). The philosophy of occupational therapy. Reprinted from the Archives of Occupational Therapy (Vol 1, pp. 1-10) in *Occupational Therapy in Mental Health, 2,* 79-89.

Nelson, D. (1988). Occupation: Form and performance. *American Journal of Occupational Therapy, 42,* 633-641.

Reilly, M. (1962). Occupational therapy can be one of the great ideas of 20th century medicine. *American Journal of Occupational Therapy, 16,* 1-9.

Reilly, M. (1974). An explanation of play. In M. Reilly (Ed.), *Play as exploratory learning: Studies of curiosity behavior* (pp. 117-155). Beverly Hills, CA: Sage Publications.

Rogers, J. (1982). Order and disorder in medicine and occupational therapy. *American Journal of Occupational Therapy, 36,* 29-35.

White, R. H. (1959). Motivation reconsidered: The concept of competence. *Psychological Review, 66,* 126-134.

White, R. H. (1960). *Competence and the psychosexual stages of development. Nebraska Symposium on Motivation.* Lincoln: University of Nebraska.

Young, M. (1988). *The metronomic society: Natural rhythms and human timetables.* Cambridge, MA: Harvard University Press.

MOHO
활동 예시 10-1

특별한 행사 집단

The Special Events Group

이 집단은 사회적 관계나 일상생활에 심하게 장애가 있는 탐색적 수준의 클라이언트(만성적 정신질환)를 위해 고안되었다. 집단의 목적은 지남력을 향상시키고 세상에 대한 인식수준을 그들 자신에서 벗어나 바깥으로 확장시키며 또한 계획한 것과 사회적 기술을 제 시간에 사용하도록 하는 것이다. 이 집단은 월 단위로 구성되며, 매 월이 시작할 때에는 계획(planning session)을 세우는 것부터 시작하고, 2시간 동안 진행된다.

준비물

월별 달력(monthly calendar)과 같이 줄이 쳐진 포스터보드(posterboard). 다른 준비물로는 색펜, 색종이, 가위, 풀, 공카드(blank cards)와 봉투, 케이크 믹스들(cake mixes)과 빛나게 하는 재료, 큰 케이크 팬(large sheet cake pan), 케이크 장식 세트(cake decoration kit), 두 개의 큰 펀치보울(large punch bowls), 펀치(punch) 재료, 케이크 칼, 국자(serving ladle), 파티에 필요한 종이, 생일 초, 커피 메이커, 크림과 설탕, 빵을 구울 수 있는 부엌

방법: 전형적인 달, 10월.

첫 번째 주: 월별 달력을 구성한다(그림 10-3).

달의 이름과 숫자를 쓴다. 치료사는 달이 시작하는 날에 "1"을 쓰면서 시작한다. 계절을 확인하고 계절에 어울리는 디자인이 되도록 달력을 장식한다; 호박, 옥수수, 나뭇잎 등. 그 달의 휴일들을 확인하고 달력에 표시를 하거나 적절한 상징들로 장식한다. 병동에 있는 모든 클라이언트와 스태프들 중에서 10월에 생일인 사람이 누구인지 조사해서 달력에 적도록 한다. 할로윈과 10월에 생일인 모든 사람들을 축하하기 위한 날을 하루 정해서 달력에 적도록 한다.

병동에서 눈에 띄는 장소에 달력을 걸어 놓도록 한다. 퇴원 날짜, 스태프의 도착 또는 출발일 등과 같은 다른 행사들도 또한 추가할 수 있다.

축하를 위해 어떤 일들(예: 카드 만들기, 케이크 굽기, 준비물 구입하기, 할로윈을 위한 가면이나 의상 등)이 필요한지 계획을 하고 계획한 것들을 언제 할지 결정하도록 한다.

두 번째 주: 카드를 만든다. 인덱스 카드(index card)에 생일인 사람들의 이름을 적는다. 생일인 사람들에게 카드를 하나씩 만들어 준다. 만약 생일인 사람이 많지 않다면, 할로윈을 위한 카드를 만들도록 한다. 클라이언트가 카드를 직접 디자인하고 이름과 축하 메시지를 카드 안에 적는다. 스텐실, 형광펜, 색종이, 가위, 풀 등을 사용할 수 있다.

그 후에 클라이언트들은 카드에 사인을 하기 위해 병동에 모이도록 한다. 파티에 필요한 물품들과 케이크에 필요한 계란과 우유, 펀치에 필요한 재료 등을 사기 위한 쇼핑 목록을 만든다(치료사가 실제 쇼핑을 하도록 한다).

세 번째 주: 케이크를 만들고 장식을 한다. 집단은 부엌에서 모인다. 시작하기 전에 필요한 물품들을 미리 테이블에 세팅해 놓아야 한다(예: 보울, 숟가락, 계량컵, 계란, 정제 설탕, 케이크 장식 재료 등). 큰 케이크 팬에 두 개의 케이크 믹스를 담아야 하므로 조리법의 두 배를 준비해서 요리를 해야 한다(병동의 인원을 20명 이상으로 가정).

집단은 작업팀(work teams)으로 나누어지고 아래의 역할들을 해야 한다.

- 케이크 굽기: 조리법 읽는 사람, 계량하는 사람, 섞는 사람, 시간을 재는 사람
- 케이크에 설탕 입히기: 조리법 읽는 사람, 계량하는 사람, 섞는 사람
- 디자이너: 주제나 테마를 선택함, 가장자리 디자인, 색상, 메시지

MOHO
활동 예시 10-1

특별한 행사 집단(계속)

The Special Events Group

			10월			
월요일	화요일	수요일	목요일	금요일	토요일	일요일

그림 10-3 특별한 행사 집단 월별 달력

원하는 음식의 색깔을 케이크에 설탕을 입히는 사람들에게 제공한다. 종이에 주제(jack o' lantern)를 적고 자른다. 종이에 메시지를 적고 "Happy Birthday"와 "Happy Halloween"의 철자를 확인한다.

구성원들은 케이크를 장식하기 위한 장식 세트를 사용하는 방법, 설탕을 입히는 방법, 가장자리를 장식하는 방법, 주제를 적는 방법, 메시지를 적는 방법 등을 배운다. 모든 구성원들이 이 "재미있는" 활동을 함께 하고 또한 청소를 돕는다(그림 10-4).

모두 과정을 다 한 후에 케이크는 다음 주를 위해 냉장고에 넣어 둔다. 병동 커뮤니티 모임에서 결정된 날짜와 정확한 시간 및 장소 등에 대해 공지한다. 스태프의 허락이 필요하다.

네 번째 주: 축하. 준비 시간은 1시간 정도이다. 2시간 전에 냉장고에서 케이크를 꺼내 놓는다. 파티가 열리는 방에 있는 큰 테이블을 종이로 덮는다. 큰 원 모양으로 의자를 준비한다. 펀치 보울을 준비하고 펀치를 만든다. 커피 메이커에 커피를 만들고 크림과 설탕을 준비한다. 접시, 포크, 케이크 칼, 컵, 국자, 숟가락, 냅킨 등을 준비해 놓는다. 카드를 가져온다. 케이크에 생일 초를 꽂는다. 성냥이나 라이터를 준비한다. 모든 것이 준비되면 클라이언트들과 스태프들이 모이도록 한다.

MOHO
활동 예시 10-1
특별한 행사 집단(계속)
The Special Events Group

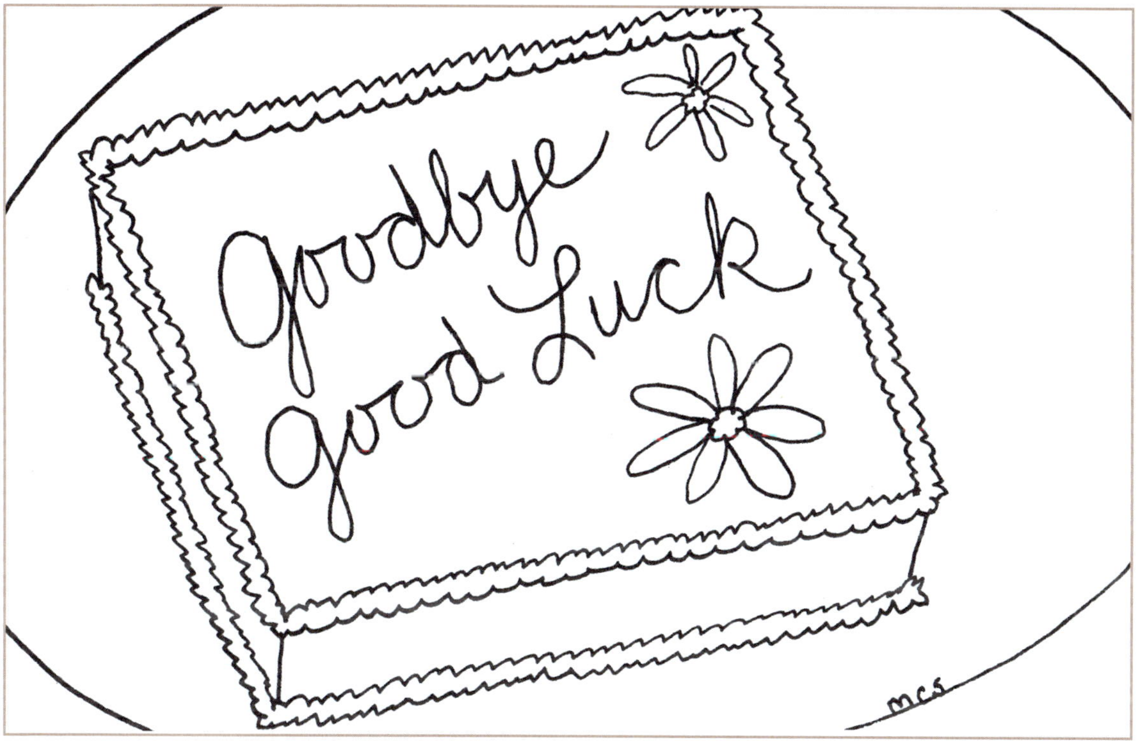

그림 10-4 케이크 장식

파티

30분 정도 소요될 것으로 예상된다. 축배를 준비한다. 모두에게 펀치를 따라주지만 바로 마시지 않고 축배를 위해 남겨 놓는다. 모두에게 축배를 하도록 요청하거나 명예로운 구성원들과 소원을 나누도록 한다. “Happy Birthday”를 부르도록 한다. 초에 불을 켠다. 생일인 사람들은 앞으로 나와서 초를 끄도록 한다. 모든 구성원들에게 케이크를 나누어 준다. 구성원들은 자신을 마지막에 챙긴다. 케이크를 나누어주는 동안 비공식적인 사회화가 이루어진다. 사람들은 펀치나 커피를 더 마실 수 있다.

정리와 토의

약 30분 정도 소요될 것으로 예상된다. 모든 구성원들이 정리를 돕는다. 모두 끝마쳤을 때 구성원들의 역할에 대해 토의하고 평가한 후에 피드백을 주고, 어떤 기술들을 배웠는지 이야기하고 이러한 기술을 어떻게 적용할 지에 대해 토의하기 위해 미팅룸(meeting room)에 모이도록 한다.

MOHO
활동 예시 10-2

직업 준비 집단

Vocational Readiness Group

이 집단은 흥미를 탐색하고 일과 관련된 기술들을 연습하기 위해 수공예나 사무실 활동들을 활용한다. 집단은 4주 동안 진행되고 급성기의 정신건강 질환이나 약물을 남용한 클라이언트들에게 사용된다. 퇴원 후에 직업 활동을 목표로 하는 사람들이 적절한 구성원이 될 수 있다. 2시간 정도 소요되며, 집단의 목표는 인간작업모델의 3가지 모든 하위체계를 포함한다.

1. 의지(volitional): 클라이언트들은 수공예나 사무보조 작업을 선택하면서 자신들의 흥미를 확인하고 탐색한다.
2. 습관(habituation): 클라이언트들은 노동자 역할의 재획득을 기대하면서 시간 엄수, 지시 따르기와 같은 좋은 직업 습관을 획득하고 유지한다.
3. 수행(performance): 집중력, 시간과 물건의 조직화, 기량의 질, 과제 실행과 같은 기본적인 직업 기술을 연습한다. 타이핑과 목공일과 같은 특별한 기술들 또한 배우고 연습할 수 있다.

준비물

타자기 2대, 접근 가능한 복사기, 파일과 이름표가 있는 서류함, typing tutorial manual, 타이프 용지(typing paper), 바이스가 있는 작업대(workbench with vise), 전동 드릴, 티 톱(band saw), 목재(pine board), 합판(plywood), 목재 무늬(wood pattern), 사포(sand paper), 페인팅 재료, 가죽 작업 재료, belt blank와 key fob blank, 죔쇠(buckles), 리벳(rivets), 스탬프 도구, 펀치, 망치, 물이 든 보울, 스폰지, 다양한 난이도가 있는 몇 가지 프로젝트를 만들기 위한 지시문

방법

첫 번째 주: 월평가와 프로젝트 선택. 구성원들은 먼저 Work Activity Checklist를 해보도록 한다. 이 Checklist는 Matsutsuyu's Interest Checklist(Katz, 1988)를 Noomi Katz가 개정한 것을 기본으로 한다. 이 평가 척도는 다음과 같은 5종류의 직업 분류를 포함하여 고안되었다.

MOHO
활동 예시 10-2
직업 준비 집단(계속)
Vocational Readiness Group

1. **사무실 일(office work)**
   - 타자치기(typing)
   - 컴퓨터 사용하기(using computers)
   - 서류 정리(filing)
   - 전화 응대하기(answering phones)
   - 계산기 사용하기(using calculator)
   - 회계와 수학(accounting and math)
   - 편지 쓰기(writing letters)
   - 편지 열기(opening mail)
   - 약속 정하기(making appoinments)
   - 고용인 감독하기(supervising employees)

2. **건축과 건설(building and construction)**
   - 전기선(electrical wiring)
   - 배관(pipe fitting)
   - 부품 조립(assembling parts)
   - 차 수리(working on cars)
   - 목공일(woodworking)
   - 가구 손질(refinishing furniture)
   - 카페트 깔기(installing carpeting)
   - 조경(landscaping)
   - 조원(gardening)
   - 집에 페인트 칠하기(house painting)

3. **통신/교육(communication/teaching)**
   - 기사 쓰기(writing articles)
   - 포스터 만들기(making posters)
   - 서명하기(painting signs)
   - 뉴스 전달하기(broadcasting news)
   - 사람 소개하기(introducing people)
   - 책 읽기(reading books)
   - 강의하기(giving lectures)
   - 시험 출제하기(giving exams)
   - 필기하기(taking notes)
   - 아이들 가르치기(teaching children)

4. **판매/서비스(sales/service)**
   - 주택 전시(showing houses)
   - 옷 판매(selling clothing)
   - 화장하기(doing make-up)
   - 음식 제공(serving food)
   - 머리 스타일링(styling hair)
   - 상품 광고하기(giving sales pitches)
   - 패션쇼 열기(giving fashion shows)
   - 여행 계획(travel planning)
   - 클라이언트와의 저녁 식사(dining with clients)
   - 회의 계획하기(planning conferences)

5. **가정 관리(home maintenance)**
   - 설거지하기(washing dishes)
   - 바닥 청소하기(moping floors)
   - 요리하기(cooking)
   - 벽지 바르기(wallpapering)
   - 가구 정렬하기(arranging furniture)
   - 식료품 쇼핑하기(grocery shopping)
   - 메뉴 계획하기(menu planning)
   - 세탁하기(doing laundry)
   - 음료 만들기(mixing drinks)
   - 창문 닦기(washing windows)

MOHO

활동 예시 10-2

직업 준비 집단(계속)

Vocational Readiness Group

Work Activity Checklist

활동	*INTEREST*			*PAST PERFORMANCE*			*FUTURE*	
	Some	*Casual*	*None*	*Usual*	*Some*	*Never*	*Yes*	*No*
타자치기(typing)	❑	❑	❑	❑	❑	❑	❑	❑
전기선(electrical wiring)	❑	❑	❑	❑	❑	❑	❑	❑
기사 쓰기(writing articles)	❑	❑	❑	❑	❑	❑	❑	❑
주택 전시(showing houses)	❑	❑	❑	❑	❑	❑	❑	❑
설거지하기(washing dishes)	❑	❑	❑	❑	❑	❑	❑	❑
컴퓨터 사용하기(using computers)	❑	❑	❑	❑	❑	❑	❑	❑
배관(pipe fitting)	❑	❑	❑	❑	❑	❑	❑	❑
포스터 만들기(making posters)	❑	❑	❑	❑	❑	❑	❑	❑
옷 판매(selling clothing)	❑	❑	❑	❑	❑	❑	❑	❑
바닥 청소하기(moping floors)	❑	❑	❑	❑	❑	❑	❑	❑
서류 정리(filing)	❑	❑	❑	❑	❑	❑	❑	❑
부품 조립(assembling parts)	❑	❑	❑	❑	❑	❑	❑	❑
서명하기(painting signs)	❑	❑	❑	❑	❑	❑	❑	❑
화장하기(doing make-up)	❑	❑	❑	❑	❑	❑	❑	❑
요리하기(cooking)	❑	❑	❑	❑	❑	❑	❑	❑
전화 응대하기(answering phones)	❑	❑	❑	❑	❑	❑	❑	❑
차 수리(working on cars)	❑	❑	❑	❑	❑	❑	❑	❑
뉴스 전달하기(broadcasting news)	❑	❑	❑	❑	❑	❑	❑	❑
음식 제공(serving food)	❑	❑	❑	❑	❑	❑	❑	❑
벽지 바르기(wallpapering)	❑	❑	❑	❑	❑	❑	❑	❑
계산기 사용하기(using calculator)	❑	❑	❑	❑	❑	❑	❑	❑
목공일(woodworking)	❑	❑	❑	❑	❑	❑	❑	❑
사람 소개하기(introducing people)	❑	❑	❑	❑	❑	❑	❑	❑
머리 스타일링(styling hair)	❑	❑	❑	❑	❑	❑	❑	❑
가구 정렬하기(arranging furniture)	❑	❑	❑	❑	❑	❑	❑	❑
회계와 수학(accounting and math)	❑	❑	❑	❑	❑	❑	❑	❑
가구 손질(refinishing furniture)	❑	❑	❑	❑	❑	❑	❑	❑
책 읽기(reading books)	❑	❑	❑	❑	❑	❑	❑	❑
상품 광고하기(giving sales pitches)	❑	❑	❑	❑	❑	❑	❑	❑
식료품 쇼핑하기(grocery shopping)	❑	❑	❑	❑	❑	❑	❑	❑
편지 쓰기(writing letters)	❑	❑	❑	❑	❑	❑	❑	❑
카페트 깔기(installing carpeting)	❑	❑	❑	❑	❑	❑	❑	❑
강의하기(giving lectures)	❑	❑	❑	❑	❑	❑	❑	❑
패션쇼 열기(giving fashion shows)	❑	❑	❑	❑	❑	❑	❑	❑
메뉴 계획하기(menu planning)	❑	❑	❑	❑	❑	❑	❑	❑
편지 열기(opening mail)	❑	❑	❑	❑	❑	❑	❑	❑
조경(landscaping)	❑	❑	❑	❑	❑	❑	❑	❑
시험 출제하기(giving exams)	❑	❑	❑	❑	❑	❑	❑	❑
여행 계획(travel planning)	❑	❑	❑	❑	❑	❑	❑	❑
세탁하기(doing laundry)	❑	❑	❑	❑	❑	❑	❑	❑
약속 정하기(making appoinments)	❑	❑	❑	❑	❑	❑	❑	❑
조원(gardening)	❑	❑	❑	❑	❑	❑	❑	❑
필기하기(taking notes)	❑	❑	❑	❑	❑	❑	❑	❑
고객과의 저녁 식사(dining with clients)	❑	❑	❑	❑	❑	❑	❑	❑
음료 만들기(mixing drinks)	❑	❑	❑	❑	❑	❑	❑	❑
고용인 감독하기(supervising employees)	❑	❑	❑	❑	❑	❑	❑	❑
집에 페인트 칠하기(house painting)	❑	❑	❑	❑	❑	❑	❑	❑
아이들 가르치기(teaching children)	❑	❑	❑	❑	❑	❑	❑	❑
회의 계획하기(planning conferences)	❑	❑	❑	❑	❑	❑	❑	❑
창문 닦기(washing windows)	❑	❑	❑	❑	❑	❑	❑	❑

MOHO
활동 예시 10-2

직업 준비 집단(계속)

Vocational Readiness Group

이 체크리스트는 흥미, 과거 직업 경력, 현재 직업 기술에 대한 만족도에 대해 토의한다. 그 후에 집단에서 기대하는 것들에 대해 공유한다. 구성원들은 다음의 것들을 기대한다:

- 정시에 도착하기 또는 부재시 미리 알려주기
- 단정한 외모와 깨끗한 작업복 갖추어 입기
- 프로젝트 또는 과제의 지시사항 따르기
- 당황스러운 상황에서 효율적으로 대처하기
- 필요할 경우 도움을 요청하기
- 독립적으로 일하기
- 필요한 기술 배우기
- 과제 완수하기(마감 시간 맞추기); 실력의 질을 높이기 위한 노력함(strive for quality of workmanship)

초보자를 위한 프로젝트에서는 각각의 클라이언트를 위한 문서로 된 지시사항을 준비해야 한다. 구성원들은 자신들의 흥미와 기술을 기반으로 해서 프로젝트를 선택할 것이고, 남아 있는 시간 동안에 시작할 것이다. 초보를 위한 수공예 프로젝트는 이니셜과 테두리가 있는 가죽 열쇠 주머니(leather key fobs with stamped initials and border), 15cm×20cm 이상으로 재단된 소나무 판으로 데쿠파주로 그림을 그려 만든 나무 벽장식, 만들기용 키트로 만든 나무 삼발이 등이 있다. 초보자를 위한 직업 프로젝트에는 간단한 편지를 타이핑하기(typing a short letter), 색깔별로 타일 분류하기 등이 있다. 초보자를 위한 프로젝트는 기본적인 기술을 가르쳐주고, 치료사가 클라이언트의 조작 능력과 인지 능력을 평가하기 위한 목적이 있다.

두 번째 주에서 네 번째 주: 치료사의 확인 아래, 클라이언트는 프로젝트를 완성한다. 개개인의 클라이언트들은 다른 프로젝트를 독립적으로 수행한다. 각 회기의 끝에서 구성원들은 작업행동척도(work behavior rating scale)로 평가를 받고, 결과들에 대해 토의한다.

MOHO
활동 예시 10-2

직업 준비 집단(계속)

Vocational Readiness Group

작업 행동 척도(work behavior rating scale)					
이름	날짜				
정식에 도착함(부재시 미리 알려주기)					
적절한 외모(단정함, 깨끗한 작업복)					
지시사항 따르기					
감독에 긍정적으로 반응하기					
당황스러운 상황에서 효율적으로 대처하기					
필요할 경우 도움을 요청하기					
독립적으로 일하기					
필요한 기술 배우기					
과제의 완수					
척도: 1 = 독립적이고 정확함 2 = 약간의 도움이 필요함 3 = 상당한 도움이 필요함 4 = 의존적이거나 동기가 없음					

MOHO
활동 예시 10-3

완벽한 부모

The Perfect Parent

이 활동은 어린 아이들에게 좋은 부모가 되고자 하고 관절염이나 만성 통증, 제한과 관련된 신체적 질병을 가진 부모들을 위해 고안되었다.

준비물

워크시트와 연필

방법

자신의 이름과 함께 살고 있는 아이들의 이름과 나이를 서로 소개하면서 시작한다. "오늘 활동의 목적은 여러분이 여러분의 아이들을 돌볼 때 만성적인 통증이나 관절염으로 인한 제한들을 조절하는 것을 포함한 특별한 몇 가지 문제들을 확인하기 위한 것입니다." 워크시트와 연필을 나누어주고 워크시트를 완성하도록 15분의 시간을 준다. 부모의 일로 고려되어야 하는 영역은 식사 준비, 옷 입기, 쇼핑하기, 가족 행사, 학교 관련 활동들, 운동, 문화적 사회적 활동들, 특별한 능력이나 흥미의 개발, 양육 · 감정적 지지 등이 있다.

토의

집단은 개개인의 워크시트에서 문제가 있는 영역들을 공유한다. 우선 순위들은 토의될 수 있고, 갈등들을 대처할 수 있는 방법들에 대해 의견을 나눌 수 있다.

MOHO
활동 예시 10-3

완벽한 부모(계속)

The Perfect Parent

완벽한 부모 워크시트(perfect parent worksheet)

아동의 이름과 나이:

전형적으로 학교를 가는 날, 오전 9시 전에 아이를 위해 당신이 해야 하는 5가지의 일들을 서술하시오.

1.

2.

3.

4.

5.

아이들이 학교에서 집으로 돌아오기 전, 당신이 아이들을 위해 해 놓았을 때 아이들이 고마워할 일들을 5가지 적으시오.

1.

2.

3.

4.

5.

전형적으로 학교를 가는 날, 오후 5시 이후에 아이를 위해 당신이 해야 하는 5가지의 일들을 서술하시오.

1.

2.

3.

4.

5.

목록의 위로 올라가서 육체적 노력이나 지구력, 시간 제한, 갈등이 있는 의무(conflicting obligations) 등으로 인해 문제를 일으킬 수 있는 가능성이 있는 일들 옆에 "*"를 하도록 한다.

MOHO
활동 예시 10-3

완벽한 부모(계속)

The Perfect Parent

완벽한 부모 일정 워크시트(perfect parent schedule worksheet)

방법: 적절한 시간에 "내 아이를 위해 해주고 싶은 것들"을 아래의 종이에 적도록 한다. 그 후에 내 자신을 위해 필요한 휴식, 운동, 사회화 또는 다른 의무들에 대한 스케줄을 적도록 한다. 이 둘 사이에 갈등이 생기는 것들에 "*"를 표시한다.

전형적으로 학교를 가는 날	내 아이를 위해 해주고 싶은 것들	내 자신을 위해 해야 하는 것들
6:00 a.m.		
7:00 a.m.		
8:00 a.m.		
9:00 a.m.		
10:00 a.m.		
11:00 a.m.		
12:00 p.m.		
1:00 p.m.		
2:00 p.m.		
3:00 p.m.		
4:00 p.m.		
5:00 p.m.		
6:00 p.m.		
7:00 p.m.		
8:00 p.m.		
9:00 p.m.		
10:00 p.m.		
11:00 p.m. 또는 이후		

갈등이 생기는 부분:

대처 전략:

MOHO
활동 예시 10-4

좋은 습관 형성하기

Forming Good Habits

이 활동은 질병이나 손상으로 인해 일상의 구조가 파괴된 사람들을 위해 고안되었다. 자기 돌봄을 다시 시작하는 것으로 시작하고 지지적인 환경을 만드는 것을 돕는다. 이 활동을 완성하는 데에는 구성원들의 주의 집중 기간에 따라 2~3번의 회기가 필요하다. 추적검사(follow-up)를 위해 가족 구성원이나 보호자와의 연락이 필요하다.

준비물
칫솔, 치약, 안경, 샤워기 또는 욕조, 욕조 매트, 비누, 수건, 타월, 면도기, 면도 크림, 화장품, 손톱 다듬는 줄, 손톱깎이, 핸드로션, 헤어 브러쉬, 빗, 샴푸, 린스, 구성원의 나이와 계절에 맞는 다양한 옷들의 그림이 있는 7.5cm×12.5cm 이상되는 카드. 두 번째 세트의 카드는 접시, 주방도구, 아침 식사 재료, 싱크/식기세척기, 스폰지, 빗자루, 쓰레받기, 쓰레기통 등의 그림이 있다. 구성원 개개인을 위해 복사를 해야 한다. 이 활동을 위해 잡지에서 그림을 오려서 사용할 수 있다. 포스터보드, 풀 또는 테이프, 검은색 펜이 이 활동의 두 번째 부분을 위해 필요하다.

방법
구성원들은 각자 자신을 소개하고 과거에 경험했던 가족들의 일상적인 아침 일과에 대해 토의한다. 목욕, 치아 관리, 면도, 머리 관리, 화장을 위한 카드들을 펼쳐 놓고 구성원들에게 아침에 사용하였던 물품들을 골라서 자신들의 앞에 순서에 맞게 나열하도록 한다. 집단 구성원들의 기술 수준에 따라 물품들은 카테고리에 맞게 나눈 후에 나누어 줄 수 있다. 같은 방법으로 옷 입기와 아침 식사에 대한 카드도 제시한다.

토의
어떻게 구성원들이 좋은 아침 습관을 배울 수 있을까? 개개인을 위한 가장 좋은 일의 순서는 무엇인가? 당신의 가정환경은 어떠한가? 매일 쉽게 찾을 수 있도록 카드에 그려져 있는 물품들을 어느 곳에 놓아둘 것인가?

추적검사
몸치장, 목욕하기, 옷입기, 아침 식사하기, 청소하기 등의 이름표를 단 포스터보드를 나누어준다. 구성원들은 적당한 카드를 선택하여 순서에 맞게 포스터보드에 풀이나 테이프를 이용해 붙인다. 포스터보드를 집으로 가져가고, 물품들을 구하고 보관할 적당한 장소를 찾는다. 포스터는 자기돌봄에서 좋은 습관이 형성될 때까지 반복할 수 있도록 상기시키는 역할을 한다.

Unit 3

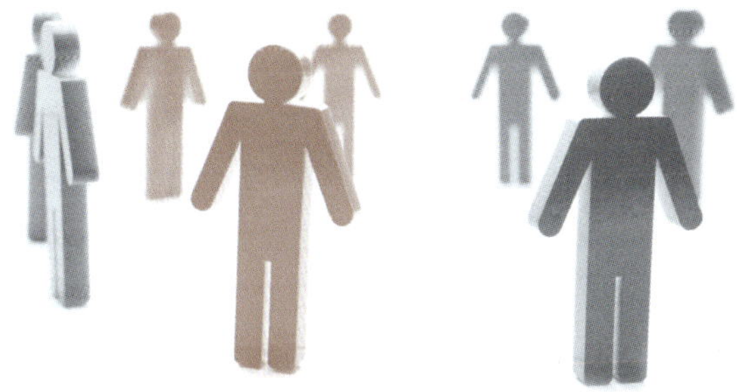

작업치료 집단 계획하기

PLANNING AN OCCUPATIONAL THERAPY GROUP

소개

이 장은 학생들에게 경험에 의한 학습이 이루어지도록 구성하였다. chapter 11에서는 클라이언트 집단에게 행해지는 이론 적용 과정을 단계적으로 기술하였고, chapter 12와 chapter 13에서는 이러한 과정을 연습하기 위해 만들어진 워크시트에 관하여 기술하였다.

클라이언트-중심 실행의 출현으로, 진단명에 이론과 기술을 단순하게 짜 맞출 수 없게 되었다. 작업치료사들은 평가와 중재를 하기 위해 집단을 계획할 때, 클라이언트가 생각하는 우선순위, 선호도, 활동 양식, 배경에 대하여 충분하게 고려해야만 한다. 따라서 집단을 계획할 때, 가장 먼저 할 일은 클라이언트의 욕구가 무엇인지 평가하는 것이다. 집단의 구성원을 선택하는 과정은 클라이언트 중심의 평가부분을 다룬 chapter 3에서 자세히 설명하였다. 이 장에서 우리는 중재를 하기 위해서 뿐만 아니라 평가 과정의 일부분으로써 집단을 계획하는 방법에 대하여 다루게 될 것이다.

Chapter 11에서, 학습 경험을 하기 위한 첫 번째 단계는 작업치료 중재 배경을 확인하는 것이다. 작업치료사들은 지역사회 뿐 아니라 치료적 환경에서 일을 하기 때문에, 집단을 형성하게 될 잠재적 클라이언트들이 다양하다는 것을 고려해야 한다. 제한된 경험을 가지고 있는 학생들은 지역사회의 다양한 치료적 환경들을 방문하는 것이 도움이 될 것이다. 작업치료사들이 집단을 이루게 될 구성원들에 대한 직접적인 이해 없이 효과적인 집단을 구성한다는 것은 어려운 일이다.

집단을 계획하는 다음 단계는 클라이언트의 욕구를 가장 잘 충족시킬 수 있는 준거의 틀을 선택하는 것이다. 이러한 과정은 Fearing, Law, Clark(1997)에 의해 기술된 작업적 수행 과정 모델과 OT practice framework(AOTA, 2002)에 잘 설명되어 있다. 2부에서는 이론의 적용을 위한 지침에 관하여 다루었고, 이 단계에서는 학생들로 하여금 다양한 이론적 관점 안에서 증거를 재확인 하도록 하고, 클라이언트들의 작업적 관심에 따라 다양한 접근법을 찾을 수 있도록 해 줄 것이다. 접근법을 선택하였다면, 그것의 원리는 치료 목표를 설정하고, 환경을 개조하고, 치료적 집단 활동을 계획하는데 도움을 줄 것이다.

이론의 적용과 동시에, 작업치료사들은 집단 계획이 초점을 어디에 둘지 확인하기 위해 전문가들의 연습 영역을 다시금 살펴보아야 한다. 클라이언트 집단 구성원들의 특별한 작업적 관심과 중요도를 확인 하였다면, 이후에는 집단의 목표와 활동, 구조를 선택하게 될 것이다. 집단들은 다양한 목표를 충족시키고, 중재 과정에서 클라이언트와의 연관성을 촉진시키기 위해 계획되어져야 한다. 클라이언트들이 그들의 관심과 중요도를 분류하는데 도움을 필요로 한다면, 집단들은 학습경험과 집단 피드백을 통해 자아인식을 촉진하는 방향으로 계획되어져야 할 것이다. 집단 구조 안에서 클라이언트의 작업적 수행을 관찰함으로 해서 평가 과정 뿐 아니라 중재가 이루어지는 동안에 유용한 통찰력을 얻게 될 것이다.

집단 프로토콜 과제는 학생들에게 하나의 공통된 주제를

가진 일련의 6개 집단의 회기를 계획하고 구성하도록 할 것이다. 이런 과정은 학생들에게 작업치료를 정의하는 다양한 임상적 사고들을 종합하고 통합할 수 있는 기회를 제공해 줄 것이다: 클라이언트 평가, 이론 재검토, 적용, 다양한 작업의 영역에 관한 고려, 7단계 집단 리더십을 통해 자신을 치료적 도구로 적용.

Chapter 12, 집단 실습 경험은 집단 역동을 배울 수 있는 배경으로써 집단 구성원 경험을 제공한다. 이 장은 chapter 11에서 언급된 집단 프로토콜의 지침을 따른다. 그리고 "자신의 전문가 본질 개발하기"라고 불리는 집단 중재의 예를 제공한다. 이러한 실습 경험 회기들은 임상 훈련 기간 동안에 학생들에게 유익한 경험이 될 것이다. 지난 10년 동안, 우리는 3학년 학생들에게 2학기 동안 이들 집단을 실습 해 왔는데, 학생들로부터 얻은 피드백은 최고였다. 뿐만 아니라 집단 역동의 원리를 학습하고 적용하는데 있어서, 학생들 스스로에 의한 피드백은 자신의 전문가적 성장에 있어서 매우 중요하였다는 것을 확인하였다.

다양성에 관한 고려는 전문가가 가져야 할 중요한 덕목일 뿐 아니라 클라이언트 중심의 실행을 위한 원칙이다. 학생들에게 이런 원칙을 적용하는데 도움을 주기 위해, chapter 13에서는 또 다른 실습 경험을 제공할 것이다.

Law와 Mills(1998)는 클라이언트 중심의 실행에 대하여 다음과 같이 지적하였다.

> ...작업치료의 클라이언트들은 수많은 다른 배경을 가지고 있고, 다른 삶을 경험하였고, 자신에게 독특한 직업과 상황을 선택하였다. 클라이언트 중심의 작업치료의 기본적인 개념은 치료사가 클라이언트들의 과거 선택들, 앞으로 이루어질 선택들에 존중을 보인다는 것이다.

이 장은 일련의 6회기 안에서 문화적 능력 모델(Well & Black, 2000)을 적용하고 있다. 이 기술은 수업이나 치료사들을 연습시키기 위한 교육과정에서 직접적으로 적용될 수 있다.

이러한 경험들은 임상에서 이론의 적용을 촉진시킨다. 이 본문은 구체적(7단계 형식)에서부터 추상적(틀) 그리고 다시 구체적(프로토콜)으로 복귀 형식을 따른다. 이것은 치료 과정이 진행될 때, 경험적인 것과 가정에 의한 것 사이를 오락가락하는, 임상적 추론 과정 자체가 아니다. 잘된 집단 계획은 경험에 의한 정보 수집 과정과 연관이 있는데, 이런 정보는 장애와 건강에 있어서 클라이언트의 작업적 기능에 관한 정보이다. 어떤 집단 활동이 유용한가에 관한 가정을 세우는 것은 유익할 것이다. 실행 이후에 치료결과를 평가하기 위한 방법도 유익할 것이다. 학생들을 위한 실습 경험은 이런 과정을 설명하는 것이다.

마지막으로, 이론의 임상적 적용 부분으로써의 집단 계획은, 학생들로 하여금 Cloe의 7단계 집단 리더십이 어떻게 변하고, 각각의 준거의 틀에 어떻게 적용되는지를 고려하도록 할 것이다. 학습 안내로써, 6가지 준거의 틀 안에서의 집단 리더십을 비교하는 도표가 부록 E에 실려 있다.

참고문헌

American Occupational Therapy Association. (2002). Occupational therapy practice framework: Domain and process. *American Journal of Occupational Therapy, 56*, 609-639.

Fearing, V., Law, M., & Clark, J. (1997). An occupational performance process model: Fostering client and therapist alliances. *Canadian Journal of Occupational Therapy, 64*, 7-15.

Law, M., & Mills, J. (1998). Client-centered occupational therapy. In M. Law (Ed.), *Client-centered occupational therapy* (pp. 1-18). Thorofare, NJ: SLACK Incorporated.

Wells, S., & Black, R. (2000). *Cultural competency for health professionals.* Bethesda, MD: American Occupational Therapy Association.

Chapter 11

집단 프로토콜 쓰기

WRITING A GROUP PROTOCOL

집단 프로토콜은 특수한 클라이언트들을 위해 작업치료사에 의해서 계획되는 집단의 광범위하고 상세한 개요이다. 최근의 집단치료에 대한 이론은 주의 깊은 계획이 집단의 결과에 크게 영향을 준다고 말하고 있다(chapter 2의 gersick study를 보아라). 즉 학생들과 치료사들이 다양한 준거의 틀을 사용함으로써 광범위하고 다양한 특징을 가진 클라이언트들에게 효과적인 프로그램을 준비하게 하는 것이다. 이러한 집단 중재 계획은 "OT practice framework"의 개념과 잘 맞는다(American Occupational Therapy Association[AOTA], 2002). 집단에 선정된 구성원들은 공통적인 특징을 가지고 있기 때문에(예: 관절염을 가지고 있는 젊은 엄마들이나, 우울증이 있는 실업자), 그들의 작업적 욕구와 우선순위들이 집단으로 평가될 수 있으며, 중재들은 모든 구성원들에게 의미 있게 계획될 수 있다. 중요한 것은 기초 과정이 협력을 바탕으로 이루어져야 한다는 것이다. 집단 구성원 선택 과정이 클라이언트 분석표로 작성되어야 한다. 돌보는 것은 각각의 구성원들이 집단의 형식과 목적에 순응하도록 하는 것이다. 남자든 여자든 누구라도 특정 집단에 선정된 이유에 대해서 의구심이 없어야 한다.

집단 회기를 소개하는 것은 집단에 속한 목적에 대해서 상기시켜 주고, chapter 1에 설명한 것과 같이 결과를 검토하는데 전반적으로 도움을 준다.

집단에 대한 우리의 의학적인 생각을 명확히 하기 위해 다음과 같이 여러 단계로 개요화 하였다.

- 당신의 클라이언트 집단 정하기
- 준거의 틀을 선택하기
- 중점을 맞출 중재전략 선택하기
- 집단 중재 개요 작성하기
- 개인 중재 회기 계획하기

당신의 클라이언트 집단 정하기

학습의 목적을 이루기 위해, 학생들은 아래에 있는 중재 세팅 중의 하나를 선택하여야 한다. 이러한 세팅 안에서 작업치료사들은 클라이언트들을 대상으로 한다. 이것은 당신이 계획할 클라이언트 집단이 될 것이다.

- 청소년에 대한 집중적인 정신병 재활팀
- 성인 입원 클라이언트 해독
- 마약과 알코올 중독자를 위한 28일간의 재활기관
- 뇌손상 재활기관
- 만성 정신건강을 위한 공동체
- 외상성 뇌손상 성인을 위한 집단 수용시설
- 발달장애 성인을 위한 집단 수용시설
- 신체장애 성인을 위한 공동체 프로그램
- 노인의학, 숙련된 간호시설
- 순환계 회복 공동체
- 손 외상 클리닉
- 말기 질병 집단을 임종간호 하기
- 성인센터에서의 예방과 교육
- 작업장에서의 상해 예방: 고용인을 위한 건강보험 세미나
- 치매 자택간호: 클라이언트, 가족

세팅은 흥미, 전에 경험했던 경험 또는 호기심을 바탕으로 선택되어져야만 한다. 계획은 선택된 클라이언트를 대상으로 일반화의 과정들을 모두 거칠 것이다. 대부분의 학생들이 많은 경험을 하지 못하기 때문에, 지역사회 공동체 기관과 접촉하여 방문하는 것이 도움이 될 것이다. 앞선 현지 조사와 자발적인 경험도 도움이 될 것이다. 이것은 집단에 대한 지식이 없어도 효과적인 집단 중재 계획을 세우는 것을 가능하게 한다.

집단에 대해서 좀 더 친숙하게 되기 위한 또 다른 방법은 참고자료를 읽는 것이다. 알츠하이머나 다발성경화증, 약물중독, 섭식장애 그리고 정신지체와 같이 특정한 진단에 관해서 기술하고 있는 많은 책들이 있다. 또한 클라이언트 집단의 사례연구를 읽는 것이 많은 도움이 될 것이다.

아마도 클라이언트 집단을 선택하는 데 가장 동기부여가 되는 방법은 자신만의 경험이다. 많은 학생들은 친구나 친척들 가운데서 위에 기술된 범주 항목에 딱 맞는 경우를 볼 수가 있을 것이다.

같은 질병을 가진 특정한 개인이나 아니면 다른 사람들을 위해서 집단 프로토콜을 쓰는 것은 학생들이 클라이언트를 이해하는데 보다 큰 도움이 된다. 집단 프로토콜을 쓰는 것은 집단의 활동을 정하고 장애물을 없애고, 말을 쉽게 거는데 도움을 줄 것이다.

어떠한 진단에 대해서 잘 모르거나 또는 집단의 항목이 의미하는 것을 모르는 학생들을 위해, 간단한 조사로써 적당한 접근을 하기 위해서 워크시트 11-1을 사용한다.

욕구를 평가 하는 방법

어떤 학생들은 지역사회 내의 기관이나, 종래와는 다양한 사람들과 일하게 될 수도 있다. 이러한 환경 안에서, 학생들은 대상자 워크시트 대신에 욕구 평가를 수행해야 한다. Brownson(2001)은 학교나 직장, 지역사회 기관, 다른 건강관리 기관 등에서 욕구 평가를 수행하는데 유용한 몇 개의 단계들을 개요화 하였다. 건강한 대상자들로 이루어진 지역 사회 공동체의 중재 목적은 생활 패턴 변화라는 미리 계획된 목적을 성취시키기 위해 교육하고, 노력하는 것이다: 지식, 태도, 기술 또는 행동에서의 변화: 기능 혹은 건강의 향상 유지.

욕구 평가는 주어진 집단들의 특별한 욕구 영역을 확인하고 묘사하기 위한 조직적인 과정이다. 그 과정을 통해 집단의 분명한 목표와 목적을 찾는 것이다. 그 과정은 다음과 같다. 요약할 토픽을 최소한 3개는 선택해라.

1. 배경 지식을 얻기: 집단을 계획하기 위해 인터넷 검색이나 책에서 자료를 찾는다. 당신이 알고 있는 집단의 다양한 양상에 대해 조사한다. 당신이 지방의 고등학교에서 근무한다고 가정한다면, 청소년 문제, 교육 문제에 대해서 조사를 해야 한다.
2. 조사를 위해 대상자를 파악하기: 대상자들이 느끼는 필요한 것에 대해 인식하는 것과 문제에 대한 것 그리고 생활환경에 대해서 수용하고 알아야 한다. 대상자들에게 잠재되어 있는 것을 파악할 수 있는 몇 가지 방법이 있는데 학생들은 아래에 나오는 것 중에서 하나를 선택하면 된다.
   a. 설문지: 1장으로 구성되어 있으며 '예/아니오' 로 구성되어 있고, 질문은 주제에 관련된 것이다. 20명을 대상으로 조사를 하고, 설문지를 그중의 한사람에게 가져오게 하거나 메일로 보내게 한다. 참가는 자발적이기 때문에 설문지의 반 이하가 되돌아오는 것을 기대할 수 있을 것이다.
   b. 1대1 면접: 대상자들을 한 번에 5명 또는 6명씩 제한된 인원을 만난다. 당신이 원하는 정보를 얻기 위해 지침과 상기시킬 것을 정하고 몇 개의 특정한 질문을 준비한다.
   c. 전화조사: 이 방법이 적절한 방법이 아닐지라도 이것은 시간적으로 보다 효과적인 방법일 것이다. 전화를 걸기 전에 질문을 준비하고, 빠르게 전화 답변을 기록할 방법을 확실히 정해야 한다. 나중의 분석을 위해서 10명의 사람과 면접하고 답변의 내용을 녹음하여라.
   d. 주요 정보 제공자: 3명 내지 4명 정도의 조사나 면접에 대상자에 대해서 확인하는데 가장 도움이 될 만한 사람과 만나서 물어보고 설문조사나 인터뷰를 적은 인원으로 제한하라(3~4명).
   e. 중점 집단: 8명 또는 그 이하로 구성된 가능성이 있는 대상자 집단을 초대해서 만나, 그들이 생각하는 것에 대해서 간결하게 묻고, 문제점들을 파악한다. 이 방법은 집단 대상자들이 원하는 것에 대해서 파악하는데 가장 좋은 방법인데, 왜냐하면 대상자의 사회기술과 집단 내에서의 상호작용의 방법(방식)에 대해서 관찰이 가능하기 때문이다.
3. 수집 자료나 이전에 조사한 것이나 그리고 관계된 기관이나 다른 사람에 의해서 작성된 보고서와 같은 부수적인 자료를 사용해라: 자원봉사나 실제로 대상자들과 전에 같이 일

워크시트 11-1

클라이언트 집단

Client Population

1. **집단 선택**(미리 제시된 것 중에서 중재 세팅을 고르기)

2. **집단 정의**

a. 이 집단과 함께 일하는 핵심 인물 둘을 정하라. 핵심 인물을 방문하거나 혹은 전화를 해서 클라이언트들과 친해지면서 환경과도 익숙하게 하라. 다음의 정보를 입력하라.

	첫 번째 인물	두 번째 인물
핵심 인물의 명칭:		
전화번호:		
주소:		
작업치료사 혹은 보호자:		

b. 클라이언트의 특징을 설명하라.

프로그램에 참여하기 위한 기준:
연령 범위; 성별:
건강 상태:
클라이언트의 교육수준과 사회경제적 상태:
클라이언트의 생활방식:
문화적 배경의 범위:
직업의 형태:

c. 재활 잠재력을 예견하라.

인지기능 수준(높음, 중간, 낮음):
신체적 제한점(급성 또는 만성):
언어능력(의사소통 능력):
프로그램에 대한 기대효과:

3. **집단 중재를 적용하는 곳의 사회, 문화적 환경을 설명하라.**

인무:
참가 기준:
자금 출처:
직원 훈련(치료 팀의 수):
직원과 고객의 비율:
치료 형태:
준거의 틀:

했었던 학생들의 노트, 보고서 또는 메모해 두었던 것을 사용해도 괜찮을 것이다. 이미 작성하고 경험했던 사람들의 자료를 본다면, 예전에 그들이 저질렀던 잘못된 점을 알 수가 있기 때문에 당신이 잘못될 경우를 줄일 수 있을 것이다. 만약 면접했던 사람에게서 자료를 찾을 수 없었다면 과거에 효과적으로 쓰였던 전략을 참고 하도록 하자.

4. 자료 분석하기: 집단 계획을 하는데 조사·면접 질문에 답한 내용이나 정보를 요약한 방법에 대해서 보도록 한다. 꼭 통계적으로 분석을 할 필요는 없지만, 결과에 대해서 차트 또는 그래프를 이용하면 시각적으로 보기가 편하다. 예를 들면, 학교에 다니는 과체중인 청소년들을 대상으로 체중조절 집단을 만들려고 한다면, 신체적인 운동을 시작하기 이전에 대상자의 키, 체중, 체중을 위한 조정식, 즉 양과 태도와 같은 항목을 먼저 조사해야 한다. 생각하고 계획했던 것의 시야를 넓혀서 인터넷과 같은 곳에서 일반 사람들이 청소년 비만에 대해서 언급한 것과 비교 해봐야 한다. 중점으로 생각할 것은 체중조절 집단에 참가하는 대상자들의 흥미에 대한 정보를 잘 파악해야 한다. 자존심이야말로 청소년에게 동기가 되는 주요 인자이고 당신의 전략을 마케팅화 시킬 수 있는 중요한 부분일 것이다.
5. 대표적인 대상자들의 인물 소개를 작성하자: 성별, 나이, 교육적·문화적 요인, 차이점, 가족 배경 그리고 클라이언트요소를 포함하는 것에 대해서 클라이언트에 대한 요소에는 언어적 문제해결기술, 기능적인 능력, 대상자의 정의가 필요할 것이다.

욕구 평가는 대상자 워크시트에 대안으로써 포함된 것이다. 지역사회 집단을 계획할 기회가 주어진다면, 학생들은 상상에 의한 것보다 실제 대상자들을 통한 집단 프로토콜 계획을 해 봄으로 많은 것을 얻을 수 있을 것이다.

이 옵션을 선택하는 학생은 다음 단계로 넘어가고, 준거의 틀을 선택해야 한다.

준거의 틀 선택하기

클라이언트 집단들에 대해서 모두 기술한 후, 다음 단계는 준거의 틀을 선택하는 것이다. 이것을 결정 하는데 고려해야 할 몇 가지 요소가 있다. 이전에 기술한 chapter 6은 준거의 틀의 선택 과정을 이해하는데 도움이 될 것이다. 작업치료에는 많은 준거의 틀이 있는데, 이 책에서 기술된 7가지 중에서 1가지를 선택하도록 하자. 사람에 대한 신념은 대개 준거의 틀을 통해서 많이 영향을 받는데 학생들은 많은 것 중에 적당한 것을 선택해야 한다.

선택 시에 중요하게 고려해야 할 요인은 어떤 것이 클라이언트에게 가장 잘 어울릴지를 아는 것이다. 때때로 중재 세팅은 준거의 틀을 확인하게끔 하고 작업치료사가 준거의 틀을 제대로 결정했는가를 비교하게 해준다. 몇 가지 도움이 되는 요인들은 다음과 같다.

- 기능과 기능장애의 관점
- 클라이언트의 신체적, 인지적 기능 수준
- 전략의 변화
- 동기부여의 관점
- 시간 관리의 중재
- 중재의 선택사항

기능과 기능장애의 관점

각각의 준거의 틀은 장애에 대한 특정한 관점을 가지고 있다. 당신의 클라이언트를 보면서 그들의 능력과 무능력을 비교해보자. 어떤 틀이 클라이언트에게서 보이는 기능과 기능장애를 가장 잘 설명하는가?

클라이언트의 신체적, 인지적 기능 수준

어떤 준거의 틀은 낮은 기능 수준의 클라이언트들에게 더 유용하다. 어떤 틀이 클라이언트의 기능 수준에 적합한 중재 가이드라인을 제공할 것인가? 클라이언트들에게 주어진 가이드라인을 요약하여라.

전략 변화

변화과정을 바라보는 관점에 따라 준거의 틀이 변한다. 어떤 사람들은 변화를 촉진시키기 위한 치료적 관점이나 집단 상호작용에 의존하는데, 다른 사람들은 그 보다는 일이나 활동의 구성요소, 환경에 의존하기도 한다. 생각해보자 클라이언트를 치료하는데 어떠한 변화가 필요할까? 왜? 그 다음에 변화가 어떻게 일어나는지에 대해 준거의 틀에서 주어진 설명을 보아라. 어떤 것이 당신의 클라이언트들에게 가장 유용할 것 같은가? 왜?

동기부여의 관점

당신의 클라이언트들은 얼마나 동기부여가 되었는가? 어떤 힘이 그들에게 긍정적인 변화를 위한 동기부여를 하는가? 각각의 준거의 틀은 동기부여 하는 것을 다르게 설명한다. 실존주의/인본주의의 관점은 근심으로 부터의 자유와 자아실현이다. 자아 적응적, 발달적, 신경생리학적 준거의 틀과 인간작업이론에서는 숙달을 향한 동기를 묘사한다. 그러나 각각의 준거의 틀은 숙달에 대해 다르게 정의한다. 인지행동접근은 다양한 강화로 동기부여를 하게 하는 것으로 바라본다. 대부분의 작업치료 집단들의 목표는 클라이언트들이 높은 수준의 기능이나 적응을 성취하게끔 도와주는 것이다. 그러나 이것은 치료사가 동기부여를 하는데 충분하게 적용되지 않는다. 우리는 클라이언트에게 동기부여를 잘 하기 위해 생각해야 한다. 어떠한 준거의 틀이 클라이언트들에게 동기부여를 가장 잘 할 수가 있을까? 왜 그럴까?

시간 관리의 중재

어떤 준거의 틀은 장기 중재 시에 효과적인 반면에, 단기 목표의 달성 시에 보다 효과적으로 적용되는 준거의 틀도 있다. 목표달성을 위한 중재는 1시간씩 6번의 회기로 실행하게 된다. 그러나 1주에 한번씩 6주 동안 또는 하루에 2번씩 3일 동안으로 수행될 수도 있다. 만약 기준이 언급되지 않았다면 당신이 선택한 클라이언트 집단에게 어떤 것이 적절하겠는가? 급성기 클라이언트 집단을 위한 회기 기간은 평균적으로 10일에서 2주이다. 약물 중독 클라이언트를 위한 프로그램에서는 대개 1주에서 4주간의 집중 치료가 이루어진다. Day treatment는 일년이상 할 수도 있고, 만성적인 상태는 평생동안 치료 받을 수도 있다. 너의 클라이언트가 치료를 얼마나 받을 것 같은가? 어떤 준거의 틀이 선택한 중재에서 클라이언트에게 시간·관리적으로 잘 맞을 것인가?

중재의 선택사항

각각의 준거의 틀은 활동 선택을 위해 다른 지침을 가지고 있다. 어떤 것은 특정한 제안을 하는데 이는 더욱 유연하게 그리고 적응하는데 그 능력을 증진시키는 것이다. 어떠한 준거의 틀이 흥미 있는 중재의 선택사항을 제공하는가? 그것들은 무엇인가? 어떤 준거의 틀이 당신의 클라이언트들을 흥미있게 하고 그들의 요구를 충족시킬것 같은가? 당신이 선택할 옵션들은 무엇인가?

중재 초점 선택하기

OT Practice Framework(AOTA, 2002)에서는 작업을 하는데 도움을 주고, 생활 속에 참여 하는데 지지 해주는 것이 작업치료와 중재에 대한 평가 그리고 중재라고 말하고 있다. 하위구조 범위의 항목은 인간작업과 관련된 6가지 항목으로 분류된다. 용어들이 설명된 순서는 상대적인 중요성과 관련이 없다(Appendix D 참조).

1. 작업수행의 범위는 일상생활동작, 도구적 일상생활동작, 교육, 일, 놀이, 레저 그리고 사회적 참여가 포함된다.
2. 수행기술은 운동기술, 처리기술 그리고 의사소통과 상호관계기술로 구성된다.
3. 수행 패턴에는 습관, 일상 그리고 역할이 포함된다.
4. 7가지의 특별한 구성: 문화적, 신체적, 사회적, 개인의, 영적의, 일시적인, 사실의
5. 활동 요구의 항목으로는 다음과 같은 것이 있는데 사용된 도구와 목적, 공간, 사회적 요구, 순서와 시간, 요구되는 동작, 몸의 기능과 구조들이 있다.
6. 신체가 기능을 하고 구조가 생기면서 클라이언트의 요소가 구체화 된다. 이 측면은 정신적·신체적 기능이나 능력을 포함한다.

문서는 계속 각각의 용어를 정의한다. 정의하기 위해 원본을 참조하자. 위에서 언급된 부분 모두는 집단 중재를 잠재적으로 형성할 수 있다. 최고의 선택은 부록 D의 각 영역으로부터, 당신의 클라이언트에게 가장 필요한 것이 무엇인지를 결정하는 것이다. 실제로, 작업치료사는 클라이언트에게 가장 의미가 있는 항목을 선택해야 한다. 대부분의 클라이언트는 치료가 필요한 1가지 이상의 영역을 가지고 있는데, 이런 다양한 영역에서의 목표 달성을 위한 중재활동들로 치료 계획을 세운다. 워크시트 11-2를 사용해 보자, 여기에는 당신의 클라이언트에게 적용시킬 필요가 있을지도 모르는 10개의 영역이 작성되어 있다.

OT practice framework 과정은 5개의 중재 접근법을 열거한다:

1. 창조하기, 향상하기(건강 증진)

워크시트 11-2

중재 초점 선택하기

Selecting an Intervention Focus

부록 D를 참고하여 클라이언트가 원하거나 필요로 하는 작업치료범주 10가지를 나열하라.

1.

2.

3.

4.

5.

6.

7.

8.

9.

10.

창조/승진, 설립/회복, 유지, 변경 또는 예방 중 하나를 사용하여, 위에 나열된 각각의 범주를 위한 가장 적절한 초점을 정의하기 위해 준거의 틀을 이용한 중재접근법을 사용하라.

왜 이 범위가 당신의 클라이언트 집단에 적절한지 이유를 나열하고 당신의 중재를 정하라.

2. 확립하기, 회복하기(개선, 적응)
3. 유지하기
4. 변경하기(보상, 적응)
5. 예방하기(장애 예방)

당신이 워크시트에 작성한 각 영역에 대해서, 위의 5개 접근법 중의 1가지를 적용해보자. 예를 들면, 관절염이 있는 가정 관리자의 집단에서는 도구적 일상생활동작을 에너지 보존원칙을 지키기 위해 사용해야 할 것이다. 이렇게 쓰인 접근법은 보편적인 것일 수도 특별한 것일 수도 있다. 이러한 방법은 치료사가 집단의 상태를 파악하는데 도움이 될 것이다. 예를 들면, 각각의 회기들은 다양한 도구적 일상생활동작의 항목들을 포함하는데 아기 뒤처리 도와주기, 가정을 이루거나 꾸려 나가는 것, 장보기, 식사 준비하고 치우는 것 그리고 애완동물 돌보기 또는 이 영역 중에서 1가지에만 초점을 맞추는데 식사 준비하고 치우는 것은 6회기로 구성된다.

집단 중재 개요 작성하기

클라이언트 집단을 선정하고, 준거의 틀과 중재를 확실히 세웠다면, 다음 단계는 일반적인 개요를 작성하는 것이다. 개요는 집단을 디자인하는 것에 대한 모든 요소를 포함하고 있어야 한다. 일반적인 개요는 다음과 같은 항목들을 포함한다.

- 집단 명칭
- 저자
- 준거의 틀
- 목적
- 집단 구성원과 규모
- 집단의 목표와 이론적 근거
- 결과의 기준
- 방법
- 모임 시간과 장소
- 물품과 비용
- 참고문헌

이 개요는 단지 효과적인 집단 프로토콜을 위한 구성요소 뿐만 아니라, 작성자에게도 중요한 사항을 포함하고 있다. 종종, 중재를 하기 전에 관리자들이 작업치료사들에게 집단 프로토콜에 대하여 질문을 한다. 관리자들은 집단의 규모, 공간, 스케줄 그리고 비용과 같은 측면을 고려해야 한다. 당신이 한 계획은 치료적으로 효과가 있어야할 뿐 아니라 비용효율도 높아야 한다.

집단 명칭

집단의 명칭은 종종 작업치료의 역할에 대한 클라이언트의 첫인상에 따라 결정된다. 명칭을 결정하고 다뤄보자. 명칭은 집단의 목표와 관심을 정확하게 반영할 뿐만 아니라, 클라이언트의 관심 또한 이끌어야 한다. 여기 몇 개의 좋은 명칭들이 있다. 학대를 받았던 아동 집단에게는 "자아개념을 발달시키기", 만성 정신병 클라이언트들에게는 "사회기술향상을 위한 미술활동", 심장질환 클라이언트들에게는 "부엌에서 다시 활동하기"와 같은 좋은 명칭들이 있다.

저자

여기에는 당신의 이름과 학력이 포함되어야 한다(예: Jane Doe, OTS).

준거의 틀

당신이 사용하기로 결정한 준거의 틀은 클라이언트에 대한 당신의 접근, 중재 집단의 조직화, 활동의 선택 등에 대해 지침을 준다. 왜 이 준거의 틀을 선택했는가에 대한 적합한 이유는 하나의 문장으로 표현해도 충분할 것이다. 예를 들자면, "인지행동접근은 클라이언트들에게 폭넓게 사용되며 그들이 행동에 대해서 변화하는 것을 돕거나 그들의 삶에 대해서 새롭게 생각하는 방법을 배우게끔 도와준다."

목적

집단의 목적은 집단의 일반적인 경향이다. 전체적인 집단의 목표는 서술되어야 하는데, 사용될 활동의 일반적인 성격도 마찬가지로 서술되어야 한다. 이 항목은 짧아야만 하는데, 되도록이면 3줄을 넘지 말아야 하고 집단 계획에 대한 전반적인 목표에 대한 요약을 해야 한다. "레저계획을 세운 집단의 목적은 클라이언트들이 사회적, 감정적 욕구를 충족할 수 있는 레저 활동을 확인하고 계획하는데 도움을 주는 것이다.

클라이언트들은 집단 토의에서 글로 완성하고, 자신의 레저 활동을 계획하고 실행할 것이다."

집단 구성원과 규모

집단을 구성하는 클라이언트 대상자들은 가능한 보다 자세하게 묘사해야 한다. 일반적인 진단적 요인 뿐만 아니라 나이, 기능적 수준, 성별 그리고 역할에 대한 사항을 포함해야 한다. 의뢰인의 목적을 위해서, 포함되어야 할 사항과 배타되어야 할 사항의 기준은 여기에서 기술 되어야 한다. 포함되어야 할 사항의 기준은 집단에 적합한지에 대한 여부를 묘사한다. 배타되어야 할 사항에 대한 묘사는 적합하지 않다. 어떠한 활동은 특정한 집단에게만 적합한 경우가 있다. 우리가 주요 대상으로 선정한 대상자들은 항상 집단의 목적에 맞는지 확인해야 하고, 광범위한 프로토콜의 적합성은 분리된 그래프로 표현되어야 한다.

집단 구성원의 수는 3명 내지는 8명으로 제한을 두어야 한다. 일반적으로 3명보다 적으면 비용 면에서 효율적이지 않고 8보다 많으면 중재가 효과적이지 못하다. 집단의 규모는 많은 사항들에 의존하게 되는데 손상의 정도, 개인의 집중 능력의 필요성, 과제의 복합성과 같은 것에 의존하게 된다. 집단 구성원은 공개하거나 비공개가 될 수도 있다. 비공개 집단은 매 회기마다 동일한 클라이언트만이 참여하는 것이다. 공개 집단은 회기가 이루어지는 동안 구성원이 많아지거나 적어지는 것을 허용한다. 비공개 집단은 구성원을 예측할 수 있고, 소속감을 발달시킬 수 있기 때문에 계획하기가 쉽다. 반면, 공개 집단은 대부분의 중재 세팅에서 좀 더 실제적이다. 급성기 세팅에서는 클라이언트들이 빨리 오고가기 때문에 필요하다. 여기에서는 비공개 집단이 필요하다. 이러한 집단은 구성원의 변화에 적응할 필요가 없기 때문에, 학생들이 특별한 회기를 계획하는데 도움이 된다.

집단의 목표와 이론적 근거

집단의 목표는 집단에 참여한 개개인들에 의해 충족되도록 계획된 특별한 중재 목표들이다. 3개 보다는 많고 8개 보다는 많지 않아야 한다. 3개보다 적다면 목표가 너무 모호해서 특별한 활동을 계획하는 것이 의미가 없다는 것을 의미한다. 8개 보다 많게 되면, 초점이 너무 커지게 된다. 이상적으로 계획된 매 회기마다 최소한 1개의 특별한 목표가 있어야 한다. 그러나, 주어진 활동에 대해서 주로 1개 이상의 목표가 성취되기 때문에 정확한 수치는 다양할 것이다.

목표는 측정이 가능하게끔 서술되어야 한다. 클라이언트들이 무엇을 할 것인가에 대해서 반드시 명시를 해주어야 한다. "배우다", "이해하다", "개발하다"와 같은 모호한 단어는 피해야 한다; "참가하다", "참여하다"는 일반적으로 의미있는 설명을 하지 못한다. 잘 쓰인 목표는 잘 구성된 어떠한 집단의 기본 구성 항목이 된다. 그들은 집단의 나머지 부분을 계획하기 쉽게 만들고 결과를 측정하기 쉽게 만들 것이다. 예를 들면, '돈 관리 집단'은 다음과 같은 항목을 할 수 있어야 한다.

- 필요한 예산을 알기
- 한 달간의 수입과 소비의 목록
- 1주일 간 주어진 예산으로 생활 할 수 있는 능력 증명하기
- 특별한 은행 사용 방법 설명하기
- 필요한 것과 소비할 것에 대한 예상 목록
- 충동구매를 막기 위해 구매하는 기술 연습하기

이런 목표들이 확인되면, 목표에 도달하기 위해 사용되는 활동은 논리상으로 뒤이어 계속되어서 행해질 것이다. 아마 매 집단 회기마다 다른 목표를 가질 수도, 여러 회기에 걸쳐 1가지 이상의 목표를 가질 수도 있다. 이 부분에서는 당신이 선택한 목표가 왜 적당한지에 대해 설명하고 있다. 집단의 한계도 언급될 것이다.－어떤 클라이언트들이 이들 목표에 적합하지 않는가? 적응은 보다 다양한 클라이언트에게, 다른 환경에서도 유용하게 하는 것이다. 예를 들면, 돈 관리 집단에 쓰이는 목표가 독립적으로 살아가는 것을 목표로 하는 다른 클라이언트 집단에게도 적용될 수 있을 것이다.

결과의 기준

집단의 기대대는 결과를 행동적 언어로 서술해야 한다. 끝나는 집단에 의해서 각각의 클라이언트들은 여성, 남성 할 것 없이 모두가 어떻게 진행되었는가를 보여주는 것이 가능해야 한다. 치료사는 집단의 클라이언트들이 효과가 있었는지 없었는지를 효과적으로 평가하는 것이 필요하다. 적절한 평가 도구가 있고, 적어도 하나 정도가 존재해 평가된다면, 특정한 집단을 위해 사용될 수가 있다.

결과의 기준은 클라이언트의 목표와 직접적으로 관련이 있다. 결과는 어떤 방식으로든지 직업과 삶 속으로 연결되어

야만 한다. 치료 회기 동안에 이루어졌던 집단 토의의 적용에 대해 강조할 필요가 있다. 클라이언트들은 그들의 집단 경험을 자신의 삶에 어떻게 적용 시킬지에 대해서 토론하게 된다. 치료사들은 집단 구성원들에게 그런 기회를 가질 수 있도록 하기 위해 집단 경험의 내용을 적절하게 상기시켜 주어야 한다. 주제는 토의된 질문으로써 소개되어 지는 게 가능하고 구성원들이 자발적으로 참여하게 한다. 그러나 구두로써 피드백을 주는 것이 사용되면 치료사는 특정한 정보에 대해서 기록해야 한다. 회기 과정에 대한 정보를 기록하는 가장 손쉬운 방법은 관찰자가 체크할 수 있는 형식이나 논평을 다는 것이다.

그러므로 목적을 배우기 위해서는, 사전 테스트, 사후 테스트 모두를 시행하거나 평가 또는 질문지와 같은 집단 구성원들의 진행 상황에 대해서 기록하고, 결과를 문서화 한다.

방법

여기에서 중요한 점은 사용된 방법과 리더십의 종류이다. 방법은 구조화된 토론처럼 단순할 수도, 작은 엔진을 조립하는 것을 배우는 만큼이나 복잡할 수도 있다. 대부분의 활동들은 공정한 게임이다. 그러나 특별한 훈련을 필요로 하는 바이오피드백, 체계적인 감각둔화법, 생물에너지학, 심리극과 같은 복잡한 방법은 사용하지 않는다. 치료적 중재는 가족치료, 구조화되어지지 않은 정신치료와 같은 것들이 있다.

제공되는 리더십은 치료사들의 준거의 틀에 전적으로 의존한다. 심리학적 형식이 사용되었다면, 치료사는 배운 내용을 짧게라도 포함시켜야 한다. 치료사가 준거의 틀을 클라이언트에게 적용시키는 동안에는 형식에 대해서 확인해야 한다. 집단 프로토콜은 일치하는 준거의 틀을 반영해야만 한다.

모임 시간과 장소

다양한 디자인의 구성요소가 이 항목에서 기술되어야 한다 시간은 1시간씩 6회기로 제한할 것이다. 중재설정에 따라서 스케줄을 세우자. 만성기 세팅은 주 1회의 모임, 급성기 세팅은 매일의 모임을 필요로 한다. 회기의 시간은 클라이언트의 집중력과 선택한 활동에 따라서 변한다.

만나는 장소는 특별하게 선택한 것에 따라서 정해져야 한다. 실제적인 중재설정은 확인하고, 이번 회기의 목적은 오직 구성되어진 특징에 초점을 맞추도록 한다. 환경적인 요소들에는 다음과 같은 항목들이 있다.

- 방의 크기
- 물품(테이블, 의자, 캐비닛, 싱크대 등등)
- 조명, 창문
- 시각적 요인(꾸밈없는 벽 또는 더 집 분위기와 같은)
- 소음 요인(운동장 근처이지 않은 화장실이지 않은)
- 의학적인 도움과의 접근 정도(특별한 연락 방법, 만약 필요하다면; 음식을 하기위한 주방활동)
- 치료사로부터의 도움의 의존 정도
- 안전에 대한 요인

위의 어떤 요소들도 제한하지 않을 것이다. 선택된 클라이언트 집단의 특징과 활동들을 고려한 환경이 집단 활동을 위한 좋은 장소가 될 것이다.

물품과 비용

물품이나 필요한 물품에 대한 전체적인 비용은 기록하도록 하자. 형식을 만들어서 복사하거나 연필이나 펜으로 항목에 대한 사항을 기록한다. 만약 비디오테이프 또는 평가도구와 같은 특정한 항목이라면 이름이나 주소에 대한 것도 기록하도록 한다. 이 과정은 특정한 회기의 개요를 작성한 뒤에 해야 할 것이다.

참고문헌

집단 회기를 위한 자료를 만들기 위해 사용된 모든 인용들을 포함한다: 짧은 강의 자료, 워크시트로 사용된 폼, 다른 판권이 있는 자료. 인용들은 미국 심리학 협회(2001)의 형식을 사용하였다:

책: 저자, 날짜, 명칭, 출판인, 출판사.

논설: 저자, 날짜, 명칭, 저널명, 권, 쪽수.

자료: 항목명칭(예: 비디오테이프,), 출처와 구소, 회사명, 센터 혹은 병원명, 전화번호, 비용.

개별 회기 계획하기

6번의 매 회기마다 집단 회기 개요를 작성해야 한다.

- 회기

- 집단 명칭
- 회기 명칭
- 형식
- 물품
- 설명
  ① 소개, 준비과정을 포함하는 것, 목적을 위한 교육
  ② 지시에 따르는 것을 포함하는 활동
  ③ 사용된 과정들을 나누는 것

회기

회기의 수는 총 계획된 회기 중에서 일어난 숫자를 기록하는 것이다. 집단의 회기는 간단한 것에서부터 복잡한 것으로, 얕은 곳에서 깊은 곳으로, 전반적인 것에서 특정한 것으로 계획된다. 제한된 집단은 다른 1개가 구성되는데, 제한되지 않은 집단은 원칙이 적용될 수 있다. 회기들의 순서를 분석하는 방법은 당신의 선택된 클라이언트들을 대상으로 해보자.

집단 명칭

이것은 집단전체에 대한 집단 명칭이다(“돈 관리”).

회기 명칭

집단 명칭과 같이, 각각의 회기들은 단어나 구로 쓰이게 된다.

형식

이 항목은 언제 일어났는가에 대한 것을 간단히 적는 것이다. 예를 들면, “수표장에 잔액을 맞추기”에 다음과 같은 형식들이 따라온다.

15분 – 지난주를 되돌아보기
15분 – 입문 강의
15분 – 간단한 수표장 워크시트 완성하기
10분 – 계산기로 확인하기
20분 – 특별한 문제에 대해 토의하고 수표장에 잔액을 맞추기의 중요성을 요약하기
60분 – 총 소요시간

집단을 위한 총괄적 시간에서 알맞은 할당시간을 만들어야 한다.

물품

이 범주는 집단을 위해 필요한 물품을 포함한다. 클라이언트들이 시계를 차고 있거나 펜과 연필을 가지고 있을 것이라고 생각하지 말라. 물품에는 필요한 모든 목록의 정확한 수를 포함하고 있어야 한다. “수표장에 잔액을 맞추기”라는 회기 동안, 5명의 클라이언트로 이루어진 집단에 지원 되어야 할 목록은 다음과 같다.

워크시트 5장
연필 5개
휴대용계산기 5개
pad 1개와 채점자 1명
(진행을 설명하기 위해 치료사 중에 1명)

설명

이것은 포함되어야 할 특징을 열거하는 단계이다

① 소개하는 것에서는 시간의 틀, 기대되는 것(또는 바라는 목표), 목적의 설명, 준비운동(적당하다면)을 포함하여 충분한 설명이 되어야 한다. 만약 교육상 개념이 가능하다면 목적을 명백히 하고 개요를 말해주어야 한다.

② 활동: 워크시트에 적을 때는 처음 부분을 복사해야 한다. 활동들은 지시, 선택의 범위, 시간에 대해 충분히 설명되어야 한다. 활동은 문자나 이전의 경험 그리고 참고문헌으로부터 선택된다.

③ 공유하기: 구성원의 개인 활동은 어떻게 할 것인가에 대한 절차는 주어진 집단에서 공유하고 논의한다.

④~⑥ 논의하는 동안 요청된 질문의 항목은 각각의 범주를 참조해라. 당신은 당신이 사용한 준거의 틀에 근거한 변화를 논의해야 할 것이다. 그것은 당신이 필요하게 될 더 많은 질문에 현명하게 준비하는 것이다. 또한 질문에 논의점을 선택했을 때, 집단의 목표에 대한 생각을 유지해라. 활동은 일반적으로 클라이언트가 의미 있다고 느꼈을 때 더 많은 효과를 가진다. 원래의 클라이언트들과 치료사 모두를 돕게 될 것이다.

⑦ 각 회기의 마무리에서 구두적 종합은 중요하다. 종합에 대한 기억을 위해 각 회기의 몇몇 주요점들을 포함시키도록 해라.

집단 프로토콜을 준비하기 위한 지시

당신이 전체 프로토콜을 쓴다면, 컴퓨터를 이용하여 그것을 문서화해야 한다. 각 회기는 새로운 페이지로 시작해야 한다. 컴퓨터로 프로토콜을 타이핑 할 때, 설명된 순서대로 정확한 명칭을 사용하여야 한다. 명칭들은 대문자로 시작한다: 1칸의 간격을 띄우고, 1인치의 여백을 둔다. 들여쓰기는 필요하지 않다. 각 회기나 명칭 사이는 한 줄 띄운다.

평가지나 워크시트를 사용 할 때는, 복사지를 관련된 개요나 회기에 붙인다. 당신의 집단 중재 계획 프로토콜을 위한 첫 번째 초안을 작성할 때, 다음의 형식을 사용해라(워크시트 11-3).

그 다음 2개의 장에서는 집단 프로토콜의 예들을 보여준다. 첫 번째는, 발달에 초점을 둔 반면, 두 번째는 인지행동에 초점을 맞춘다. 이런 이유 때문에, 지도자는 촉진자로서 역할을 한다. 그러나 이 둘은 서로 다른 준거의 틀을 가진다.

참고문헌

American Occupational Therapy Association. (2002). Occupational therapy practice framework: Domain and process. *American Journal of Occupational Therapy, 56*, 609-639.

American Psychological Association. (2001). *Publication manual of the American Psychological Association*. Washington, DC: Author.

Brownson, C. (2001). Program development for community health: Planning, implementation and evaluation strategies. In M. Scaffa (Ed.), *Occupational therapy in community based practice settings*. Philadelphia: F. A. Davis.

워크시트 11-3

집단 중재 계획 개요

Group Intervention Plan Outline

집단 명칭(group title):

저자(author):

준거의 틀(frame of reference):

목적(purpose):

집단 구성원과 규모(group membership and size):

워크시트 11-3

집단 중재 계획 개요(계속)

Group Intervention Plan Outline

집단의 목표(group goals):

1.

2.

3.

4.

5

6.

7.

8

이론적 근거(rationale), 제한점(limitations), 적용(adaptations):

결과의 기준(outcome criteria):

워크시트 11-3

집단 중재 계획 개요(계속)

Group Intervention Plan Outline

방법(method):

모임 시간과 장소(time and place of meeting):

물품과 비용(supplies and cost):

참고문헌(reference):

워크시트 11-3

집단 중재 계획 개요(계속)

Group Intervention Plan Outline

집단 회기 개요(group session outline)
회기 1~6

집단 명칭(group title):

회기 명칭(session title):

형식(format):

물품(supplies):

설명(description):

워크시트 11-3

집단 중재 계획 개요(계속)

Group Intervention Plan Outline

워크시트 11-3

집단 중재 계획 개요(계속)

Group Intervention Plan Outline

집단 회기 개요(group session outline)
회기 2~6

집단 명칭(group title):

회기 명칭(session title):

형식(format):

물품(supplies):

설명(description):

워크시트 11-3

집단 중재 계획 개요(계속)

Group Intervention Plan Outline

워크시트 11-3

집단 중재 계획 개요(계속)

Group Intervention Plan Outline

집단 회기 개요(group session outline)
회기 3~6

집단 명칭(group title):

회기 명칭(session title):

형식(format):

물품(supplies):

설명(description):

워크시트 11-3

집단 중재 계획 개요(계속)

Group Intervention Plan Outline

워크시트 11-3
집단 중재 계획 개요(계속)
Group Intervention Plan Outline

집단 회기 개요(group session outline)
회기 4~6

집단 명칭(group title):

회기 명칭(session title):

형식(format):

물품(supplies):

설명(description):

워크시트 11-3

집단 중재 계획 개요(계속)

Group Intervention Plan Outline

워크시트 11-3

집단 중재 계획 개요(계속)

Group Intervention Plan Outline

집단 회기 개요(group session outline)
회기 5~6

집단 명칭(group title):

회기 명칭(session title):

형식(format):

물품(supplies):

설명(description):

워크시트 11-3

집단 중재 계획 개요(계속)

Group Intervention Plan Outline

워크시트 11-3

집단 중재 계획 개요(계속)

Group Intervention Plan Outline

집단 회기 개요(group session outline)
회기 6~6

집단 명칭(group title):

회기 명칭(session title):

형식(format):

물품(supplies):

설명(description):

워크시트 11-3

집단 중재 계획 개요(계속)

Group Intervention Plan Outline

Chapter 12

집단 실습 경험

A GROUP LABORATORY EXPERIENCE

다음은 집단 프로토콜의 예이다. 이것은 전공 학생들의 실습 경험을 위해서 계획된 집단으로 지도를 하는 강사를 포함하여 8명의 학생으로 이루어진 집단이 이상적이다. 학생들이 가장 흔히 접하는 전공적인 관심을 다루고, chapter 2에서 설명하였던 집단역동의 원리에 대한 논의 내용을 다루고 있다. 집단이 더 친밀하게 발전될 수 있도록 6회의 연속물로 계획되었다. 리더십 또한 처음에는 지시적인 방향에서 점차 민주적이고 촉진적인 스타일로 변할 것을 의도하고 있다. 집단의 리더는 다양한 문제 행동에 대한 치료적 중재의 모형을 만들고 현시점의 관계에 대한 탐색을 촉진한다. 구성원들은 다양한 역할을 맡아보고 집단 상호작용 기술을 연습해 볼 기회를 갖는다. 과정에 대한 설명은 학습의 목표 및 개인적인 성장과 함께 각 회기에서 부분적으로 논의해야 할 것이다.

이것은 6회의 연속물임에도 불구하고, 나는 학생들에게 회기 사이에 3회의 열린 회기를 넣자고 제안했다. 하나의 열린 회기는 활동에 대한 계획이 없고 전 단계 회기 과정에 대해 논의 할 것을 제안한다. 예를 들어, 나의 집단이 3회기를 마친 후 많은 관심과 감정에 대해 피드백을 주고받을 시간이 부족하다고 느꼈다. 그래서 다음에 열린 회기 때, 구성원들에게 그들의 관심에 대한 논의와 각자 서로의 관계에 대한 이해가 좋아질 수 있는 기회를 주었다. 4회기는 매우 구조화된 것 같았고, 구성원 중 몇몇은 구조적이고 지배적인 리더십에 반대하는 노력이 필요하다고 느꼈다. 그래서 다음에 오는 열린 회기에서 집단발달 이론의 내용 안에서 집단발전의 토론과 집단반대의 명료화에 대하여 허락했다. 연속물에 추가되는 다른 흥미로운 것은 리더가 없는 집단이다. 이것은 집단 구성원들에게 리더의 역할을 맡을 것과 더 나아가 집단 과정을 설명하라고 강요한다. 이번 학기에 집단들의 다수가 "종결" 활동과 함께 집단의 마지막을 결정했다. 한 집단은 늦은 아침 식사 가져오기, 다른 집단은 피자 파티하기 또 다른 집단은 작별 콜라주로 결정했다. 추가적으로 그 집단 실습 경험은 10주간의 회기로 확장하였다.

집단 중재 프로토콜

집단 명칭: "당신의 전문가적 자아 개발하기(developing your professional self)"

저자: Marilyn B. Cole, MS, OTR/L

준거의 틀: 이 집단은 발달에 관한 준거의 틀을 가진다. 학생들은 삶의 다음 단계의 참여 안에서 새로운 생각과 행동의 실험은 직업적인 정체성을 가지는 것과 관계한다. 구성원들은 그들 자신이 더 나아지고 완벽한 전문가가 될 것이라는 내적 동기부여가 있다고 가정한다.

목적: 이 집단은 3학년 작업치료학과 학생들이 학생의 역할에서 직업적인 역할로 변경되는 것을 도와주기 위해서 고안되었다. 6회의 활동들은 자신의 주장을 강하게 하고, 피드백을 받아들이고, 그들의 삶을 미리 준비하는 것과 같이 학생들이 흔히 가장 어려워하는 영역을 다룰 수 있도록 선택되어졌다.

집단 구성원과 크기: "당신의 전문가적 자아 개발하기"는 3학년 2학기 과정의 작업치료학과 학생들을 위해 고안되었다. 대부분의 학생들은 20~22세 사이였고, 몇 명은 다시 학교를 다니는 어른들이였다. 대다수는 그들의 가족으로부터 적어도 2년 정도는 독립해서 살고 있는 여자들이였다. 작업치료 학문적인 프로그램에 3학년이 참여하여, 학생들은 높은 성적을 달성하고 유지하고 있으며, 어렵고 도전적인 전문 직업적인 학습과제를 적어도 한 학기는 견뎌내었다. 모든 학생은 적어도 한 학기는 클라이언트와 함께 일을 해 보는 임상 현장 경험이 있다(주에 몇 시간 씩). 작업치료사가 되기 위해 학생들이 목표를 세우고 이것을 달성하기 위해서 이 활동들을 하는 것이다. 이 집단은 8명이 넘지 않는 집단으로 마감되었다. 구성원들은 결석 없이 모든 6회기에 참석할 것으로 기대되었다(워크시트 12-1).

목표 및 원리: 학생은 다음의 활동들을 할 것이다.

1. 클라이언트들과 동료들의 관계에 있어 자신의 직업적인 인식에 관하여 논의하라.
2. 문제 해결하기, 자신의 주장하기, 목표 설정과 우선순위 정하기에 대한 능력에 대해서 논증하라.
3. 자신과 다른 사람들의 장점과 단점을 확인하라.
4. 직접적인 감정들을 표현하고 다른 사람들에게 정중한 피드백을 제공하라.
5. 다른 사람들의 피드백을 수용하고 이것을 건설적으로 사용하라.
6. 직업적인 가치들을 명백하게 표현하라.
7. 동료들과 효율적으로 상호작용하는 능력을 논증하라.
8. 집단의 행동들과 집단의 과정을 확인하라.

3학년 학생들은 클라이언트들을 치료하는데 필요한 많은 기술들은 배웠다. 그러나 그 기술들을 효과적으로 사용하기 위해서는 학생은 전문 직업적인 역할을 좀 더 안정적으로 느낄 필요가 있다. "당신의 전문가적 자아 개발하기" 집단은 전문가 자질로써 자기 인식의 필요성을 증진하기 위하여 고안되었다. 전문 직업팀 구성원의 하나로써, 미래의 작업치료사로써 다른 팀 구성원들과 효율적으로 상호작용하기, 필요할 때 자기 주장하기, 집단 안에서 문제 해결을 공유, 건설적으로 배우기가 필요하다. 학문적인 요소들 보다 다른 요소들(온화함, 공감, 융통성, 열린 마음, 감정에 대해 표현하는 능력, 자기-노출의 적절함)이 직업적인 효율성에 영향을 미칠 것이다. 집단 전체 구성은 학생들이 임상현장경험 II 동안에 필요한 기술들은 탐색하고 연습하고, 준비 할 수 있도록 하는 기회를 주었다. 이 집단 디자인은 작업치료 학생들을 위한 것임에도 불구하고 다른 훈련을 하는 학생들에게도 유용하다. 적응을 최소화하여, 간호학, 물리치료, 사회사업 등에 간단하게 대용할 수 있으며, 집단과 대인 관계적인 기술은 많은 건전한 전문 직업에 유사하게 필요하다.

워크시트 12-1

집단 구성원과 계약

Contract for Group Membership

이 계약은 첫 번째 회기가 시작하기 전에 각 구성원에게 검토되고 서명되어야 한다.

나는 발달 과정에 참여하는 것을 이해하고, 과정에서 충분한 이익을 위해 모든 회기에 참여해야 한다는 것을 이해한다. 내가 효율적인 구성원이 되기 위해서, 모든 지시를 완수하고 제 시간에 도착하는 것이 중요하다는 것을 안다.

서명: ______________________________

날짜: ______________________________

결과의 기준:

1. 학생은 각 주마다의 회기에 적어도 3번은 언어적 참여로써 대인 관계 기술들을 논증할 것이다.
2. 학생들은 각 회기의 상황 안에서 자기-노출, 문제 해결, 피드백 주고받기, 다른 사람들과 공감하고 직면하기, 자기 주장하기, 목표 세우기, 우선순위 정하기를 위해 요구되는 기술들에 대해 논의하고 논증할 것이다.
3. 각각의 학생의 향상 정도는 5점 척도로 2번 평가한다. 1점은 능력이 좋지 않은 것이고, 5점은 우수한 능력을 가진 것이다. 첫 번째 평가는 첫 회기 전에 하고, 두 번째 평가는 6회기 후에 한다. 이 사전·사후 평가는 각 학생의 요구된 기술의 향상 정도를 보여준다. 집단 구성원 진행평가(워크시트 12-2)는 다음과 같은 요소들의 향상을 측정하는데 사용한다; 자기-노출, 자기 주장하기, 개인적인 목표들 세우기, 정신 역학 이해하기

방법: 구조화된 집단 활동들과 논의들은 매주 실시 할 것이다. 활동들은 표면적이고 안전한 수준에서 상호적인 깊은 수준으로 단계화 될 것이다. 또한, 활동들을 매주 향상시키기 위해 더욱 더 집단 간의 상호작용을 격려하고, 리더에게 덜 의존할 수 있게 단계화 할 것이다. 집단발달과 대인관계 학습은 격려되어질 것이고, 집단과정에 대한 이해를 촉진시킬 것이다.

모임 시간과 장소: 집단은 6주 동안 매주 1시간씩 만날 것이다. 적당한 장소는 소음이 없고, 집단의 비밀이 보장될 수 있는 곳이어야 한다. 큰 책상과 9개의 의자를 준비해서 구성원들이 집단의 과제들을 할 수 있게 한다. 논의가 일어나는 날은 책상 없이 의자만 원으로 배열해 둔다. 1시간의 만남 동안, 빨리 돌아가거나 늦게 오는 것이 없어야 하며 방해가 없어야 한다. 문은 닫고, "방해하지 마세요. 집단진행 중입니다."라고 문 밖에 표시 해 둔다.

워크시트 12-2

집단 구성원 진행 평가

Group Member Progress Rating

평가 1(적음) ~ 5(많음)	1회기	6회기(또는 마지막)
자기-노출 (self-disclosure)		
문제-해결 (problem-solving)		
피드백 주기 (giving feedback)		
피드백 받기 (receiving feedback)		
다른 사람 공감하기 (empathizing with others)		
다른 사람 직면하기 (confronting others)		
자기 주장하기 (behaving assertively)		
개인적인 목표들 세우기 (setting personal goals)		
정신 역동 이해하기 (understanding dynamics)		

1/6 회기

집단 명칭: "당신의 전문가적 자아 개발하기(developing your professional self)"

회기 명칭: "전문 직업적인 자기-인식을 위한 콜라주(professional self-awareness collage)"

구성

워밍업: 3분
집단 실습실에 대한 소개: 2분
활동을 위한 지시사항들: 2분
콜라주 활동: 20분
공유: 10분
논의: 20분
종합: 3분

준비물

약 30×46cm 흰색 종이 9장
풀 5개 또는 글루건 9개
가위 9개
자르지 않은 잡지 16개
여러 색의 마커 10개

설명서

1. 소개

워밍업: 각 각 사람들에게 이름과 작업치료에 관해 좋아하는 것과 좋지 않은 것에 대해서 돌아가면서 물어 보라.
집단 실습실에 대한 소개: 집단의 윤곽을 공유하게 한다.
목표: 이 활동의 목표는 전문 직업인으로서 우리 자신에 대해 생각하는 것을 돕는 것이다.

2. 활동

가방과 마커를 나눠준다. "우리는 'Jane Doe, OTS' 와 같이 이름을 위에 적으세요." "잡지, 풀, 가위는 책상의 가운데에 있습니다." "잡지를 보고 당신의 전문 직업의 질을 나타내는 그림을 오립니다. 우리는 공유하기를 원하고 다른 사람들에게 알리고 싶은 어떤 특징들을 가지고 있을 것입니다. 이 특징들은 우리를 전문 직업인으로 우리를 도울 것입니다. 종이를 반으로 접고 접은 바깥쪽에 위와 같은 것이 나타날 수 있는 그림을 붙입니다. 당신은 앞, 뒤 커버 모두를 사용할 수 있을 것입니다."

"우리는 또한 우리가 차라리 공유하기 싫은 몇몇 특징들이 있을 것입니다. 그런 것은 전문 직업적인 정체성을 방해할 것이다. 그런 것을 나타내는 그림을 오리고 그것을 접은 안쪽에 붙입니다. 당신이 그림을 붙이는 것이 끝나면, 마커 펜으로 당신이 나타내고자 의도한 특징을 라벨에 붙입니다. 당신은 이 과제를 완성하는데 20분 정도가 걸릴 것입니다. 우리가 마친 후 콜라주에 대한 논의를 할 것입니다. 이것은 다른 사람을 좀 더 잘 알아가는 좋은 방법일 것입니다."

5분이 남았을 때 알려준다. 5분 후, 모든 재료를 모으고 손의 범위를 벗어난 곳에 둔다.

1/6 회기(계속)

3. 공유

지원자에게 콜라주에 대해 공유하는 것을 시작하도록 요청해라. 일단 시작하면, 지시에 따라 집단을 돌고, 사람들이 공유하기를 원하지 않으면 강요하지 마라.

4. 과정

논의를 위한 질문들

- 활동을 하면서 어떤 걸 느꼈나요?
- 접혀진 안쪽면 vs 바깥면을 공유하는데 얼마나 편안하게 느꼈나요?

5. 일반화

- 당신의 직업적문적인 자신을 아는 것을 얼마나 하고 있는가?
- 이 활동을 하면서 당신 자신에 대해 무엇을 배웠는가?
- 다른 사람과 관해 무엇을 배웠는가?
- 당신의 어떤 점이 "전문 직업적으로" 되는 것이 어려운가?

6. 적용

- 이러한 활동이 어떻게 직업 정체성을 만들어가는데 도움이 될 것인가?

7. 종합

구성원들이 언급한 내용을 종합해야 한다.

- 우리가 공적으로 보여주는 "얼굴"은 진짜 내면의 것이 아니다.
- 외면은 우리가 바라는 것, 내면은 우리가 두려워하는 것을 나타낸다.
- 학생들은 전문 직업인으로써의 자기 자신을 생각하는 것을 쉽게 찾지 못한다.
- 공통된 특징들은 역할을 돕고 다른 사람을 위해 자애와 공감을 하는 것을 바란다.

2/6 회기

집단 명칭: "당신의 전문가적 자아 개발하기(developing your professional self)"

회기 명칭: "결정의 어려움(difficult decisions)"

구성

워밍업: 5분
활동 소개: 5분
활동을 위한 지시 사항들: 5분
결정의 어려움에 대해 쓰기: 10분
논의: 30분
종합: 5분

준비물

약 211×13cm 색인(index) 카드들
연필 8자루
통 또는 박스("모자")

설명서

1. 소개

워밍업: 구성원들에게 이름을 말할 것을 요청하고 지난 회기의 그들의 전문적 업적인 자기에 관해 하나의 특징을 회상 하도록 한다.

2. 활동

"오늘 우리는 전문 직업에 관한 결정 또는 문제들의 어려움에 대해서 논의 할 것입니다. 각 색인 카드와 연필을 받으시고 지난 세월 동안 경험하셨던 전문 직업에 관한 문제 또는 결정에 대해서 카드에 쓰세요. 당신은 임상 현장 1 경험, 자원 활동 경험, 교실에서의 상황을 그려낼 것입니다. 그것들은 당신이 선택한 전문 직업의 어떤 관점과 관계가 있을 것입니다."

"당신은 당신이 겪었던 문제나 결정을 하는데 있어서 걱정들을 적을 것입니다. 필요한 배경상황과 세부사항을 제시하세요. 하지만 당신 자신을 밝힐 필요는 없습니다. 적은 카드를 모자에 넣고 누군가가 문제를 해결하기 위해 꺼내 볼 것입니다. 당신의 문제를 10분 동안 적으세요." 1분 전에 경고를 준다.

3. 공유

10분 후 모든 카드를 모으고 그것을 뒤섞는다. "모자"에 카드를 다시 넣고 각 구성원들이 하나씩 꺼낼 것을 요청한다. 만약 누군가가 그들 자신 것을 뽑았다면, 다시 모자에 넣고 다른 것을 뽑는다. "지금 당신이 뽑은 카드의 문제에 대해서 생각하고 당신은 이 문제를 어떻게 해결 할 것인지 집단에서 공유하는 것을 시작하세요. 해결과 논의는 공유단계에서 하겠습니다."

이 활동을 하는 동안, 논의를 나중에 하는 것보다 공유를 하는 동안 해야 할 것이다. 구성원들은 그들의 문제를 확인하고 추가적인 도움을 집단에 요청할 수 있다.

2/6 회기(계속)

4. 과정

논의의 질문들

- 어렵게 결정했을 때의 기분이 어떤가요?
- 다른 사람이 당신의 문제를 언급 한 것을 들었을 때 어떤 느낌이 드나요?
- 이 활동의 어떤 부분이 어려웠나요? 혹은 쉬웠나요?
- 도움을 필요로 하고/요청할 때 어떤 느낌이었나요? 도움을 받았나요?

5. 일반화

- 오늘 활동을 통해서 무엇을 배웠는가?
- 누가 자신의 문제를 논의했나요? 누가 책임감 있게 다루었나요?
- 당신은 무엇을 공헌 했나요?
- 당신이 한 것 중 가장 좋은 것/가장 나빴던 것은 무엇입니까?
- 만약 결정했다면, 찬반양론은 무엇입니까?
- 결정이나 해결을 위해 필요한 추가적 정보는 무엇이었습니까?

6. 적용

- 각기 다른 전문 직업을 통해 우리가 무엇을 배울 수 있는가?
- 각기 다른 전문 직업을 통해 우리가 어떻게 도울 수 있는가?

7. 종합

이 활동은 많은 논의를 일으키고 종종 그들 자신의 문제가 구성원 자신의 문제가 된다. 그들은 함께 일하는 동료 집단이 되고 다른 사람을 신뢰하게 된다. 평행적인 관계는 어려운 문제에 직면할 때, 그들의 동료들에게 도움을 요청하는 것이 두렵지 않을 때 이상적인 활동을 끌어낼 수 있다.

3/6 회기

집단 명칭: "당신의 전문가적 자아 개발하기(developing your professional self)"

회기 명칭: "피드백 주고받기(giving and receiving feedback)"

구성

워밍업: 5분
활동 소개: 5분
활동 위한 지시사항들: 5분
쓰는 활동: 15분
논의: 25분
종합: 5분

준비물

약 21×28cm 종이 9장
펜 9개

설명서

1. 소개

워밍업: 오늘 그들이 어떤 것을 느꼈는지 몇 개의 단어로 이야기 하게 한다.

교육적인 개념들: 오늘은 의사소통, 자기-인식, 다른 사람들로부터 피드백 받아들이기의 일을 할 것입니다. 종종 우리의 전문 직업적 상호작용의 성공은 우리가 우리 자신의 감정에 대해서 얼마나 잘 이해하고 있는가, 그들이 다른 사람들에게 어떻게 잘 표현 할 수 있는가에 달려있다. 심지어 부정적인 감정도 긍정적인 언어로 표현 할 수 있을 것이다. 예를 들어, 만약 당신이 시험공부를 하는데, 당신의 룸메이트가 친구와 큰소리로 전화를 하고 있다. 당신은 그녀에게 말할 것이다. "나는 네가 친구랑 통화하는 것이 즐겁다는 것은 알지만, 나의 일에 집중하기에 너무 어려워. 너의 친구와 나중에 다시 통화하면 안되겠니?"

"대부분의 사람들은 부정적인 것 보다 긍정적인 피드백을 주는 것을 쉬워합니다. 하지만 부정적인 코멘트를 피하는 것은 특히 두 사람이 함께 일을 할 때 많은 종류의 문제를 일으킬 수 있습니다. 이 활동은 각각 다른 사람에게 긍정적이고 부정적인 피드백을 주는 것을 실습할 수 있도록 디자인 되어 있습니다."

2. 활동

종이와 연필을 넘기세요. "종이를 반으로 접으세요. 접은 부분의 바깥쪽을 반으로 또 접고 그 위쪽에 이름을 적으세요. 안쪽에는 전문 직업적으로 성장하기 위해서 당신이 필요하다고 느껴지는 어떤 방법을 적으세요(필요한 기술, 함께 다루는 간행물들). 당신이 쓴 것이 보이지 않게 종이를 위로 접으세요. 접은 종이를 원 방향으로 돌리세요. 각각의 사람들은 종이에 쓰여 있는 이름의 사람이 전문 직업으로 어떻게 성장하게 느꼈는지 쓰세요. 필요 없는 것은 줄이고 그 사람에 관한 칭찬을 쓰세요. 긍정적이고 '변화가 필요한 것' 모두 구체적으로 표현해야만 합니다. 비록 당신이 모든 이를 잘 알지 못한다 하더라도, 당신이 할 수 있는 최선을 다 하세요."

이 부분은 15분을 준다. 15분 후 다 끝나지 않았다 하더라도 활동을 그만 하게 한다. 각각 몇 분 동안 자신이 한 것을 읽게 한다.

3/6 회기(계속)

3. 공유

구성원들은 집단 안에서의 결과를 공유한다. 만약 가능하다면, 각각의 사람들은 몇 개의 긍정적인 것과 집단의 발전적인 코멘트를 읽어야만 한다.

4. 과정

논의 질문들

- 당신이 피드백을 받았을 때 어떻게 느껴졌는가?
- 다른 사람에게 피드백을 주었을 때 어떻게 느껴졌는가?
- 당신이 이 활동을 하면서 마주친 문제는 무엇인가?

5. 일반화

- 다른 사람의 코멘트와 당신 스스로를 비교해 볼 때 어떻게 코멘트를 하나요?
- 당신이 동의하지 않은 다른 사람들의 피드백은 무엇입니까?
- 이 활동을 하는 동안 당신은 무엇을 배웠나요?

6. 적용

- 당신의 전문 직업의 역할에 대해 당신이 좋아하는 피드백을 한 사람은 누구 입니까?
- 일상생활에서 피드백을 어떻게 사용합니까?
- 다른 사람에게 건설적인 피드백을 어떻게 좀 더 편안하게 할 수 있습니까? 클라이언트에게?

7. 종합

구성원들에게 종합을 요청해라.

4/6 회기

집단 명칭: "당신의 전문가적 자아 개발하기(developing your professional self)"

회기 명칭: "전문 직업의 가치들(professional values)"

구성

워밍업: 5분

소개 활동: 5분

활동에 대한 지시 사항들: 5분

활동: 15분

논의: 25분

종합: 5분

준비물

워크시트 9장(워크시트 12-3)

펜 9개

설명서

1. 소개

워밍업: 지난 주 활동을 종합해라. 이 집단에서 사람들이 떠나고 어떤 느낌이 났는가?
어떤 끝나지 않은 활동이 있는가?(어떤 코멘트는, 부정적이든 긍정적이든, 판단이나 지식 없이 리더에 의해 받아 들여진다)

교육적 개념들: 우리의 전문 직업적인 가치를 아는 것은 우선순위를 세우고, 일터에서 우리의 시간을 사용하고 일에서 좀 더 건설적으로 멀어지게 하는 것을 도울 수 있다. 예를 들어, 만약 나는 나의 가족과 의미 있는 관계를 유지하기 위해서 나의 일과 균형을 맞추기를 원한다면, 나는 근무시간 이상을 일하지 않고 주말에 일과 관련된 약속을 만들지 말아야 한다.
전문 직업적인 가치들은 일터에서 우리의 행동을 가이드 해 줄 수 있다.
"만약 당신이 클라이언트와의 좋은 관계 형성이 중요하다고 믿는다면, 당신은 여분의 시간을 내어 당신이 관심을 가지고 있다는 것을 보여 줄 것이다."

워크시트 12-3과 연필을 주세요. 시트 위의 지시를 따르세요. 15분 안에 완성하세요. 마칠 때 각각의 구성원은 집단에서 그들의 대답에 대해서 공유 할 것이다.

2. 활동

시트에 적혀있는 토의의 가이드라인은 공통된 가치 위에서 집단의 일치를 제안한다. 집단의 구성원 중 한명은 기록자를 할 수 있고 그들이 동의할 수 있는 전문 직업적인 가치들에 협동하는 것이 가능하도록 한다. 분류 된 워크시트는 집단의 가치들을 가진 기록으로 사용될 것이다.

3. 활동을 하는 동안 공유를 한다.

4/6 회기(계속)

4. 과정
   - 집단은 리더의 중재 없이 어떻게 수행하는가?
   - 당신 자신이 활동을 하는 동안 어떤 것을 느꼈는가?
   - 이 구조가 당신의 상호작용에 어떻게 영향을 미치는가?

5. 활동을 하는 동안 일반화를 한다.

6. 적용
   - 가치는 당신의 대인 관계에 어떻게 영향을 주는가?
   - 당신의 전문 직업에 가치는 무엇을 수행하는가?
   - 당신의 시간을 어떻게 사용할지 가치는 어떻게 결정합니까?

7. 종합

   종합에서 기록자는 집단 후에 그들의 기록을 읽을 수 있고, 마지막 개정이나 코멘트를 받아들일 수 있다.

워크시트 12-3
가치들
Values

방법: 아래의 문장을 당신의 생각으로 완성하시오. 상호 작용의 관계에서 흔히 나타나는 가치를 일반화하기 위해서 다른 구성원들이 그런 것에 어떻게 반응하는지 비교해 보세요. 이러한 토의는 다음 4가지 과제를 포함합니다.

1. 자신의 의견 말하기
2. 다른 사람 말을 정확히 듣기
3. 주제에 대해 듣기
4. 집단의 의견 일치에 함께하기

전문 직업은 (　　　)해야 한다.

전문 직업은 (　　　)하지 말아야 한다.

감독자는:

학생은:

동료는:

후원자 또는 남자친구 / 여자친구:

나는 (　　　) 사람으로 기억되기를 원한다.

우리의 집단은:

5/6 회기

집단 명칭: "당신의 전문가적 자아 개발하기(developing your professional self)"

회기 명칭: "적극성 역할극(assertiveness role play)"

구성

위밍업: 5분
활동에 대한 소개: 2분
활동을 위한 지시 사항들: 3분
쓰기 활동: 10분
공유(역할극): 25분
논의: 10분
종합: 5분

준비물

약 211×13cm 색인 카드
연필 8개

설명서

1. 소개

워밍업: 적극적(assertive), 수동성(passive), 공격적(aggressive)을 정의하고 그것들 사이의 차이를 논의한다.

교육적 개념: "학생들의 가장 흔한 문제 중 하나는 적극적으로 행동하지 않는 것이다. 당신이 이미 발견한 많은 것과 같이 적극성이 부족하면 임상 현장에서 어려움이 있습니다. 임상 경험 1을 하고 있는 한 학생이 클라이언트 휴게소에서 오후 2시에 가족 회의가 준비 되어 있다는 스텝 구성원의 토의를 우연히 듣게 되었다. 이 학생은 오후 2시에 그 방에서 작업치료 집단이 운영 될 것이라는 것을 이미 알고 있었다. 그러나 그녀는 스텝 집단에게 아무 것도 말하지 않았다. 학생은 집단을 운영하기 위한 장소 없이 갔고 계획이 헛되게 되었다. 나중에, 스텝이 문제를 인식 했고, 그들은 그 학생이 왜 말을 하지 않았는지 이상하게 여겼다. 그들은 다른 장소를 알아봐야만 했다. 만약 그 학생이 조금 더 적극적 이였다면, 이런 상황은 없었을 것이다."

2. 활동

색인 카드와 연필을 넘겨라. "당신은 당신이 그렇게 하지 않았던 좀 더 적극적으로 반응해야 한 전문 지업의 상황을 카드에 적으라. 당신은 너무 소극적이거나 아니면, 너무 공격적일 것이다. 카드 앞에, 상황을 묘사하라: 누가, 무엇을, 어디에서, 언제 그리고 필요한 주변 정보가 무엇인지. 뒤에는, 당신의 진짜 반응이 무엇인지 진술하고, 그 후에 어떻게 느꼈는지 진술하라."

3. 공유

각각의 구성원은 카드 앞에 써진 상황을 공유한다. 구성원들은 그들이 역할극을 할 상황의 집단을 결정한다. 집단은 첫 번째, 두 번째, 세 번째를 선택하고, 이것을 하기 위해서 집단 결정-내리기 기술(situation-making techniques)을 사용한다. 세 상황에서 하나의 역할극은 시간을 허락한다.

5/6 회기(계속)

- 주인공이 역할극을 지도하는 것을 허락한다.
- 주인공은 연극의 중요한 인물을 집단 구성원에서 선택한다.
- 주인공은 공간과 후원자를 준비한다.
- 집단에서 적극적인 행동의 논의를 위해 역할들과 연극 상황을 바꾼다.
- 느낌과 다른 반응을 나타내기 위해 여러 번 자아를 변경하는 것을 허락한다.

4. 과정

- 역할극을 하면서 어떤 것을 느꼈는가?
- 당신과 일치하는 것은 어떤 역할인가?
- 적극적일 때, 소극적일 때, 공격적일 때 각각 어떤 느낌이었는가?
- 주인공의 상황에서 당신은 무엇을 느꼈는가?

5. 일반화

- 당신이 역할극에서 확인한 소극적, 적극적, 공격적인 행동은 무엇인가?
- 적극적인 행동의 이점은 무엇인가?

6. 적용

- 전문 직업에 적극적으로 임할 때 당신은 무엇을 배웠는가?
- 전문적인 세팅에서 적극적으로 행동하는 것을 가능하게 하는 개인적으로 필요한 단계는 무엇인가? 학생으로서? 작업치료사로서?

7. 종합

적극적인 행동의 강화에 대해 정리하고, 역할에 대한 느낌이나 습관을 다시 보고, 역할극에 참여한 것에 대하여 감사함을 나타내라.

6/6 회기

집단 명칭: "당신의 전문가적 자아 개발하기(developing your professional self)"

회기 명칭: "집단 평가(group evaluation)"

구성

워밍업: 5분
활동에 대한 소개: 5분
활동을 위한 지시 사항들: 5분
활동: 15분
논의 / 모든 6회기의 종합: 20분
종합: 10분

준비물

9 집단의 평가 워크시트(워크시트 12-4)
연필 9개

설명서

1. 소개

워밍업: 이것은 연속적인 마지막 집단이라고 말하고, 마지막 집단에 그들이 어떻게 느끼는지 말하도록 구성원들에게 요구한다.

교육적 개념: "집단 종결의 중요한 부분으로 모든 연속적인 과정을 되짚어 보고 가치 있었던 것은 무엇인지 종합해 보세요. 전문 직업인으로써, 우리는 우리의 클라이언트 집단을 평가할 필요가 있고, 그래서 이것은 좋은 실습입니다. 워크시트 12-4는 이 집단에 대해서 특별하게 생각할 수 있고 집단의 역동정신학에 관해 배운 것이 조금은 적용할 수 있도록 디자인 되었다."

2. 활동

워크시트를 나누어 주세요.

"먼저, 당신은 집단에서 동료의 역할에 대해서 확인해 보세요. 그리고 이름을 적을 것입니다. 논의에서, 질문들은 우리의 참여에 관한 다른 피드백을 제공하는 기초로써 제공됩니다. 다음으로, 우리는 집단의 사건에 대해서 볼 것입니다. 이는 종종 예상되지 않게 나타나는 상황에 감정적으로 직면합니다. 활동의 문맥에서, 자주 대립되고 부딪히게 되는 문제들은 가장 많이 배울 수 있는 중요한 전환점입니다. 지난 5번의 회기 동안 이런 사건을 3가지 정도 확인 해 보세요."

"기준은 집단에서 행동하는 '집단의 역할들' 입니다. 당신은 집단의 코스 동안 절대적이거나 의미 있는 기준에 대해서 확인해 보세요. 발달의 단계는 이 집단이 만난지 얼마 안되어 확인하는데 어려움이 있을 수도 있을 것입니다. 우리는 2장에서 배웠던 Schutz의 단계인 포함(inclusion), 조절(affection), 영향(affection)의 가이드에 따라 볼 것입니다. 때때로 발달의 단계가 겹쳐 질 수 있고 섞일 수 도 있습니다. 당신이 보고 있거나 지금까지 봐온 행동에 관한 당신의 선택을 확인해 보세요. 집단에 대한 당신의 감정은 집단이 성취한 단계에 대한 중요한 실마리가 될 것입니다."

"마지막으로, 당신은 집단의 리더십을 볼 것입니다. 어떤 스타일을 사용했나요?, 집단을 진행 해 오면서 얼마나 변했나요? 이 워크시트를 15분 동안 작성하세요."

6/6 회기(계속)

3. 공유

구성원들은 시간이 허락하는 한 시트지에 있는 질문에 대한 그들의 대답을 공유한다.

각 질문 후에, 그들의 대답에 대한 논의와 의견 일치를 시킬 것을 요청하라. 마지막 15분을 남겨 두고 지난 6회기를 종합하고 생각하는 시간을 가져라.

4. 과정

- 전체적으로 집단에 대해서 어떻게 느꼈는가? 특별한 구성원은? 리더는?
- 가장 기억에 남은 집단의 경험은 무엇인가?
- 당신이 좋아한, 별로 중요하지는 않은 경험은 어떤 것인가?
- 집단에서 당신의 역할에 대해서 어떻게 느끼는가?

5. 일반화

- 이 집단의 부분이 되는 것으로부터 당신 자신에 대하여 무엇을 배웠는가?

6. 적용

- 이 집단 경험의 어떤 부분이 당신의 개인적이고 전문 직업적인 미래의 역할에 적용할 수 있겠는가?

7. 종합

결과를 종합하며 끝내고 각각 사람들에게 이 집단에서 그들의 가치와 좋게 느꼈던 것, 경험의 부분적인 것의 그들의 언어로 말할 것을 요청해라.

워크시트 12-4

집단 평가

Group Evaluation

방법: 다음 물음에 답하세요. 이름으로 구성원들을 표현하세요.

참가와 역할

1. 누가 일을 가장 잘 했나요?

2. 누가 가장 참여를 하지 않았나요?

3. 누가 누구에게 말을 했나요? 당신은 어떤 패턴을 발견했나요?(존재하는 하위집단을 확인하시오)

4. 누가 이야기를 이끌어 나갔나요?

5. 누가/무엇이 집단에 방해가 되었나요?

6. 당신이 집단을 하는 동안 무엇이 경쟁적으로 관찰되었나요? 누가 리더십에 도전했나요?

사건: 집단을 하는 동안 높은 점수를 줄 수 있거나 전환점이 되었던 상호작용이나 상황의 이름을 3가지 쓰세요. 간략하게 설명.

1.

2.

3.

일반적 기준들

1. 오늘 집단에서 허용된 행동은 무엇입니까?

2. 오늘 집단에서 허용되지 않은 행동은 무엇입니까?

3. 집단의 시작부터 어떻게 기준이 변했습니까?

워크시트 12-4

집단 평가(계속)

Group Evaluation

발달의 단계

1. 이 집단이 도달해 있는 발달의 단계는 무엇입니까? 당신의 대답을 정당화 하세요.
   a. 포함(inclusion)
   b. 통제(control)
   c. 작용(affection)

2. 지금 당신은 집단에 대해서 어떻게 느끼고 있습니까?
   a. 나에게 많은 의미가 있다. 끝나는 것이 유감스럽다.
   b. 다른 구성원들에 대해 좋은 느낌을 가지고 있다.
   c. 무관심하게 느낀다.
   d. 편안하지 않았다. 끝나는 것이 좋다.
   e. 나는 정말 이 집단이 싫었다.

리더십

1. 리더의 스타일은 어떠한가? 왜 그런가?
   a. 지배적임
   b. 촉진적임
   c. 조언자로써의 리더

2. 집단이 진행 되는 동안 집단의 리더의 역할은 어떻게 변하였는가?

다른 관찰

Chapter 13

집단 경험: 문화적 능력 개발

A GROUP EXPERIENCE: DEVELOPING CULTURAL COMPETENCE

다문화 사회로의 변화 속에서 작업치료사의 수행이 효과적이기 위해서는 문화적인 능력(cultural competence)이 필수적이다(Evans, 1992). 미국 전역으로 민족의 수가 다양해지고 인구가 점차 증가함에 따라, 작업치료 전문 분야에서의 문화적 능력은 일시적으로 지나가는 유행으로 볼 수 없다. 많은 관련 분야의 학생들은 문화의 의의에 대해 완전하게 평가하지 않고 있다. 문화는 넓은 의미로, "집단의 행동에 영향을 주며 전 세대를 거쳐 이어져온 삶의 방법, 가치, 신념, 규범, 사고방식, 언어 표현, 행동 규범과 의사소통 방법 등 이러한 전체적인 개념들의 모음"으로 이해될 수 있다(Well & Black, 2000, p. 279). 또한 문화에는 건강과 질병 그리고 일상적인 과업을 수행하는 양식에 대한 견해가 포함된다.

Well과 Black(2000)은 문화적 능력에 대해 다음과 같이 정의하였다.

> ... 문화적으로 다른 사람들과 상호작용하는데 있어 적합하고, 관련 싶고, 민감한 능력과 방법을 능동적으로 개발하고 실천하는 과정. (그에 더하여) 지배 혹은 주류로 불릴 수 있는 사람들과 다른 문화를 갖은 사람들이 요구에 반응하는 능력(p. 278).

나음에 이어질 집단 프로토콜은 관련분야 학생들에게 문화적 능력에 대한 개념을 설명하도록 고안되었다. 각 회기는 다양한 자료로부터 주제에 관한 현재의 견해를 검토한 교훈적인 내용으로 시작된다. 각 회기를 위한 집단활동은 주제의 개론으로부터 자아의식을 높이고 구성원들이 각각 다른 사람의 경험을 통해 배우게 하도록 진행된다. 문화적인 이해는 문화적인 차이의 경험과 학습의 결과물이다(Well & Black 2000). 각각의 집단실습에 학생들은 다양하게 참여함으로써 문화적 배경이 다양한 잠재적인 클라이언트와 효과적으로 의사소통하기 위한 기술과 전략을 학습하고 실습하도록 많은 경험의 학습을 기대할 수 있다.

이러한 집단실험은 3개의 내적요소와 3개의 외적요소로 구성된 Well과 Black의 문화적 능력 모델을 사용한다. 위에서 학생들의 문화적인 시각은 다음과 같이 이루어진다.

1. 태도(attitudes)
2. 인식(perception)
3. 행동(behaviors)

이러한 속성들은 그들 자신의 문화와 그들의 가족들 혹은 그들 문화의 다른 이들과 지내온 기간에 의해 결정된다. 문화적인 인식은 한 개인의 문화 지식에 관련된다. 어떻게 무엇이 평범하다고 우리가 정의할 수 있으며, 우리가 어떠한 신념과 가치를 갖고 있는가? 때때로 자신을 진실로 유일하게 만들어주는 문화적인 특이성을 인식하게 하기 위해 우리 자신을 자신의 매일의 일상에서 벗어나게 하고, 가정환경의 울타리에서 벗어나보는 경험을 하는 것이 필요하다. 그러므로 문화적 능력 개발의 첫 단계는 우리들 자신의 문화적인 유일무이함을 인식해 가는 것이다.

문화적 능력 모델의 두 번째 요소는 외적요인이다.

1. 자기탐구(self-exploration)
2. 지식(knowledge)
3. 기술(skill)

이들 요소들은 이번 집단 프로토콜에서 사용될 집단치료 전략을 위한 이론적인 기초를 제공한다. 지식은 각 집단 회기의 도입 시 짧은 교육적 개론 설명을 통해 제공될 것이며, 자기탐구는 워크시트와 실습을 통해 고무될 것이다. 학생들은 다른 구성원의 문화에 대한 배움 안에서 고취, 적극적인 경청, 개방형 질문과 같은 상호작용 기술을 사용하고 배울 것이다. 문화적인 민감성은 문화적인 인식의 정도를 확실하게 나타낸다. McGruder(2003)은 문화적인 민감성에 대해 다음과 같이 설명하였다. "비판적이지 않게 다른 문화를 탐구하도록 준비 된 것. 자기 자신과 다른 문화, 인종, 민족, 계층, 성별 혹은 성적 정위에 대해 나와 다른 사람을 만나는 것은 대부분 높은 가치가 있는 문화적인 민감성을 증가시키기 위한 활동의 양식이다. 이러한 것을 학습하고자 하는 사람은 그들 자신의 편안한 영역에서 벗어나 수적으로 소수민족이 되는 경험을 해야 한다." 공동적으로, 구성원들은 다른 사람의 문화를 비판적이지 않고 탐구를 수용하는 분위기를 만들어가기 위하여 언어적이고 비언어적인 의사소통 기술을 발전시킬 것이다.

다음에 이어질 집단 프로토콜은 집단의 소통, 상호작용 그리고 학습을 위한 클라이언트 중심의 형식으로 7단계를 사용했다.

집단 중재 계획 개요

집단 명칭: "문화적 능력의 개발(developing cultural competence)"

저자: Marilyn B. Cole, MS, OTR/L, FAOTA

준거의 틀

인지 행동 준거의 틀(cognitive behavioral frame of reference)이 학생들로 하여금 자기 자신과 다른 사람의 문화에 대한 그들 자신의 사고과정(thinking process)을 촉진하도록 선택되었다.

목적

본 집단활동의 목적은 학생들의 문화적인 견해를 넓히고 연습하도록 준비시키고 다양한 문화와 사람들이 있는 변화하는 세상에서 살아가기 위한 준비를 하도록 하는 것이다.

집단 구성원과 크기

본 집단치료는 관련 전문분야 학생을 위해 고안되었다. 8명으로 이루어진 집단들이 이상적이다. 가능한 각 집단의 구성원은 다른 문화의 사람들이 다양하게 포함되도록 해야 한다.

목표 및 원리

본 집단실습을 위해 8가지의 특정 목표가 작성되었다. 본 실습에서 학생들은 다음 내용을 수행한다.

1. 폭넓은 고려를 통해(인종을 넘어서) 문화의 의미를 완전히 평가하라.
2. 한 개인이 자신의 문화에 대한 인식을 증진하라.
3. 다른 사람에게 한 개인이 자신의 편견과 태도에 대해 인정하고 말로 표현하라.
4. 집단 구성원 간의 유사함과 차이점에 대해 말하고 탐구하라.
5. 비판적이지 않은 수용에 대하여 설명하라.
6. 한 개인의 문화에 속해 있는 "별개의 것"에 대하여 정의하라.
7. 자기 자신과 다른 사람들에 대한 감정이입의 개발과 의사소통을 하라.
8. 집단에서의 상호작용과 일지 기록을 통한 문화적인 인식과 민감성을 설명하라.

구성원은 자신의 문화적인 배경과 경험을 사용하여 문화에 대해 많은 학습을 할 수 있다. 태도의 변화는 공공 수업이나 개인적인 과제 보다는 동료들과의 상호작용을 통해 최상의 결과를 이룰 수 있다. 집단도의 시간에 그들의 신념을 서로 나누는 것은 구성원들의 개방적이고 정직한 자기 발표를 통해 촉진될 것이다.

결과의 기준

목표의 달성은 개인일지와 시험 질문지에 작성한 답을 스스로 평가하여 측정할 수 있다. 사전·사후 검사로 제시된 워크시트 13-1을 참고하기 바란다. 추가적으로 구성원은 다음에 제시된 시침을 사용하여 각 치료 회기가 끝나는 대로 일지를 기입(최소한 수기로 2장 분량)해야 한다.

- 나는 오늘 회기에서 나 자신에 대해 무엇을 알게 되었는가?
- 나는 다른 구성원(이름 명시)에 대해서 무엇을 알게 되었는가?
- 집단 회기의 긍정적인 양상 1가지.
- 집단 회기의 부정적인 양상 1가지.
- 다른 사람에 대해 비판적이지 않은 수용을 하는데 있어서 나의 개인적인 장벽은 무엇인가?

워크시트 13-1
사전·사후 검사 결과 기준: 문화적 능력의 개발
Outcome Criteria Pre · Post Test: Developing Cultural Competence

방법: 최선을 다해 아래 질문들에 대답하시오. 어떤 문제도 건너뛰지 마십시오.

1. 문화를 정의하시오.

2. 문화적인 인식에 대해 하나의 예를 제시하시오.

3. 당신의 문화적인 배경에 대해 설명하시오.

4. 집단의 구성원들 간의 차이점에 대한 5가지 양상에 대해 지적하시오.

5. 다음 항목에 대한 당신 자신의 태도에 대해 1점에서 10점의 척도로(1 = 부정적인 견해, 10 = 긍정적인 견해) 점수를 매기시오.

_____ 아프리카계 미국인
_____ 동성애 남성
_____ 뇌성마비 성인
_____ 아시아계 미국인
_____ 노숙자
_____ 백인 미국인
_____ 스페인계(멕시코인)
_____ 신부(가톨릭 성직자)
_____ 아랍계 반미운동가
_____ 초고도 비만 여성

6. 당신에게 부정적인 느낌을 불러 일으키는 문화를 갖는 클라이언트와 공감하고 감수성을 보일 수 있는지 하나의 예를 제시하시오.

7. 누군가의 문화에 대해 더 알기 위해 질문 할 수 있는 3가지 질문을 작성하시오.

집단 중재 계획 개요(계속)

- 다음 회기 동안 나 자신을 위해 내가 세울 수 있는 목표는 무엇이며 그 이유는 무엇인가?
- 지적되는 다른 문제

방법

지도자는 각 회기의 시작에 문화에 대한 어떠한 견해에 대한 교육적인 관점을 전달한 후 실습을 수행한다. 회기는 문화의 다양성 탐구를 위해 구조화된 집단활동을 사용한다. 지도자는 1장에 제시된 7단계 형식을 사용하여 집단활동 중의 토의를 촉진한다. 토의 중, 지도자는 비판적이지 않은 수용과 개방적인 자기발표의 모델을 제시해주어야 한다.

모임 시간과 장소

집단모임은 일주일에 한번 90분간 실시한다. 이는 교육적인 학습과 집단경험을 위한 충분한 시간이 된다. 낮이나 밤이나 모두 적당하다. 모임의 공간은 주의 산만하지 않고, 프라이버시를 보장할 수 있어야 한다. 구성원들은 편안한 의자에 둥글게 모여 앉아 있는 것이 좋다. 문서 작성을 하는 활동 시에 구성원들을 큰 탁자에 둘러앉게 하는 것이 좋다.

물품과 비용

본 집단활동은 주로 펜과 복사된 워크시트를 사용하여 비교적 비용이 들지 않는 편이다. 또한 색인가드(약 8×13cm)와 1개의 점착테이프가 필요하나. 추가적으로, 각 구성원은 다음에 제시된 용품이 필요하다.

- 8가지 색마커세트(매직펜)
- 딱풀
- 약 30×46cm 도화지
- 가위
- 잡지 2개
- 준비된 일지기록을 모을 바운딩 노트
- 비용은 구성원 마다 약 $10 비용 요구됨

집단 회기 개요(1/6)

집단 명칭: "문화적 능력 개발(developing cultural competence)"

1회기: "당신의 문화적인 유산(your cultural heritage)"

구성(전체 90분)

구성원 소개: 5분
개념 교육, 문화적인 적성에 대한 소개: 15분
활동 소개: 5분
워크시트: 20분
공유: 10분
토의: 30분
종합: 5분

준비물

- 연습지
- 연필 및 지우개(각 구성원에게 필요)

설명서

1. 소개

워밍업: 각 사람에게 자신의 이름과 국적/인종을 말하도록 요청한다.

개념교육: 문화적 능력 개발 시작단계로, 우리는 처음으로 우리들 자신의 문화적 유산을 탐구하고 우리 가족들에 대한 정보를 집단 구성원들과 나눠야 할 것이다. 우리는 이런 탐구를 위한 주요 용어에 대해 정의할 것이다; 문화, 인종, 민족 그리고 사회경제적 상태. 그런 다음 문화적 능력 개발을 위한 모델을 알아보게 될 것이다(Well & Black, 2000).

문화: 넓은 의미에서, 문화는 "집단의 행동에 영향을 주며 전 세대를 거쳐 이어져온 삶의 방법, 가치, 신념, 규범, 사고방식, 언어 표현, 행동 규범과 의사소통 방법 등 이러한 전체적인 개념들의 모음"으로 이해될 수 있다(Well & Black 2000). 또한 문화에는 건강과 질병 그리고 일상적인 과업을 수행하는 양식에 대한 견해가 포함된다. Krefting and Krefting in Crepeau, Cohn and Boyt Schell(2003)에 제시된 또 다른 정의를 보면, 문화는 "다른 사람 및 주변 환경과 상호작용하기 위한 영향력 있는 구조를 갖은 개인과 집단"으로부터 학습하고 경험을 나누는 것"으로 정의되었다.

민족: 비록 몇몇의 사람들은 풍습으로 사용하긴 하지만, 문화는 인종과 민족과 같은 것이 아니다. Weber(1968) in Crepeau et al. (2003)에 따르면, 민족 집단은 "신체적인 형태나 풍습 또는 이 둘 모두 때문에 혹은 식민지와 이주의 기억으로 인해 그들에게 공통적으로 세습된 주관적인 신념을 갖은 사람들"이다.

인종: McGruder(2003)에 따르면, 인종과 민족은 그들이 영위해온 특별한 시간과 장소 및 역사적 배경 안에서만 이해될 수 있는 공적이고 사적인 의견에 대해 동의된 개념에 따라서 사회적으로 구조화된 범주라 하였다. 인종이나 민족 둘 중 어느 것도 생물학적인 근거를 갖는 것은 아니다. 피부색(흑인), 언어(스페인어계) 혹은 종교(유대교)로 분류된 집단들은 생물학적인 차이와 함께 동질성 보다는 이질성을 보여준다. 바꾸어 말하면, 통계학적으로 타당성을 입증할만한 공통적인 인종적 특성이 없다는 것이다. 아직까지, McGruder가 지적한 것처럼, 그러한 범주들은 정신적이고 사회적인 요소이다. 온 지구의 모든 지역에서 인간들은 인종에 따라 특권과 권리를 부여받거나 혹은 부정되기도 한다. 그러므로 정신학적으로 민족적 혹은 인종적 집단에서의 특권과 억압의 역사는, 넓게 생각해서, 자신의 문화를 나타낼 수 있다.

집단 회기 개요(1/6)(계속)

사회경제적 상태: 사회경제적 상태는 역사적으로 3가지 요소(수입, 거주하는 지역, 교육수준)에 근거를 두고 있다. 이러한 3가지 요소는 사회 내에서의 사회적인 위치를 결정한다. 크게 말하면, 우리의 사회적인 위치는 우리들의 가치, 신념 그리고 세상을 보는 관점에 영향을 준다. 우리들의 계급(하위, 중간, 상위 소득수준)은 종종 우리와 우리의 클라이언트에게 가능한 기회와 물질적인 자원을 결정하기도 한다(Sussenburger, 2003). 사람들은 그들의 부모에 의하여 사회적 지위가 향상될 수 있고, 혹은 질병이나 삶의 주요 사건에 따라 하락할 수도 있다. 사회적인 상대는 쉽게 설명하거나 인식할 수 없는 양식으로 사람의 신념과 태도 그리고 문화 형성에 깊은 영향을 갖고 있다.

문화에 대한 논점에 대해 말하는 것이 사회적으로 받아들여질 수 있다고는 하지만, 상류사회에서는 종종 민족, 인종 그리고 사회적인 상태에 대한 것은 토론의 주제로 받아들여지지 않는다. 그러므로, 이 집단의 목표 중 하나는 이러한 주제의 민감한 본질에 대하여 알아보고 우리 자신의 배경과 태도를 탐구하는 것이다. 그리고 그것을 통하여, 우리는 우리의 문화적 인습에 기초한 그들에 대한 억측으로 인하여 본의 아니게 클라이언트의 기분을 상하지 않게 할 것이다.

우리는 이러한 과정을 문화적 능력 개발의 처음으로 시작하는 것이다(예: 우리들 자신의 문화적인 유일성에 대한 탐구와 재인식).

시작에 앞서, 어떤 질문이나 의견이 있다면 함께 나누어 볼까요?

2. 활동

"나의 문화적 유산이라는 워크시트를 모두 작성하십시오(자료집 워크시트 13-2와 연필). 당신은 가계도란 방법을 사용하여, 삼대에 걸친 당신의 조상에 대해 조사하십시오(McGoldrick & Gerson, 1985). 워크시트의 도표 상에서, 세모는 남성을 동그라미는 여성을 나타냅니다. 처음으로 당신은 도표의 가장 밑에 동그라미(여자인 경우)나 세모(남자인 경우) 중 하나로 자신을 나타내십시오. 표시한 동그라미나 세모 안에 당신의 이름을 적어 넣으십시오. 또한 당신의 형제와 자매를 같은 방법으로 동그라미나 세모로 표시를 하고 역시 그 안에 이름을 적어 넣어야 합니다. 당신의 부모님과 조부모님의 자리가 표시되어 있습니다. 지시문에 따라 각각의 조상에 대한 추가적인 정보를 기입하십시오. 그 다음에, 워크시트의 뒷장 아래쪽에 제시된 질문에 대한 답을 작성하십시오. 당신이 생각하기에 서로 나누기에 의미있거나 중요한 추가 정보에 대해 자유롭게 제시하십시오. 예를 들어, 부모나 조부모 중 누군가가 이혼한 경우에 원한다면 의붓어머니나 의붓아버지를 추가하여도 되고 조부모를 추가적으로 기입해도 됩니다. 당신의 조부모님 중 누군가가 돌아가셨다면, 돌아가신 날짜를 기입할 수 있고 경우에 따라 사망 원인에 대해 기입 할 수도 있습니다. 워크시트 작성에 주어진 시간은 20분입니다. 다른 질문이 있으십니까? 위의 설명에 대한 부연 설명을 나누어 볼까요?"

3. 공유

시간이 되면, 연필을 거두고 자발적으로 내용의 공유가 시작되도록 지시하십시오. 시간적인 제약으로 그들에게 특별한 의미가 있는 사실에 국한하여 공유되도록 제한하십시오. 공유를 제한하여 주는 또 다른 방법은 구성원의 문화적인 동질성에 많은 영향을 갖은 동족을 선택하는 것일 수 있습니다. 뒷부분에 있는 질문들은 한 번에 하나씩 토의하십시오.

4. 과정

- 3대의 가계도를 작성할 때 어떤 느낌이 들었는가?
- 당신에게 가장 어려운 것은 무엇이며, 쉬운 것은 무엇이었는가?
- 집단과 함께 당신의 가족에 대한 정보를 공유할 때 어떤 느낌이 들었는가?
- 서로 다른 사람의 가족 혹은 문화에 대하여 구성원들에게 어떤 질문이 있었는가?

워크시트 13-2
나의 문화적 유산
My Cultural Heritage

방법: 아래의 도표를 사용하여 3대의 가계도를 작성하십시오(McGoldrick & Gerson). 각 사람의 이름과 생년월일 그리고 직업을 도표 위에 기록하십시오.

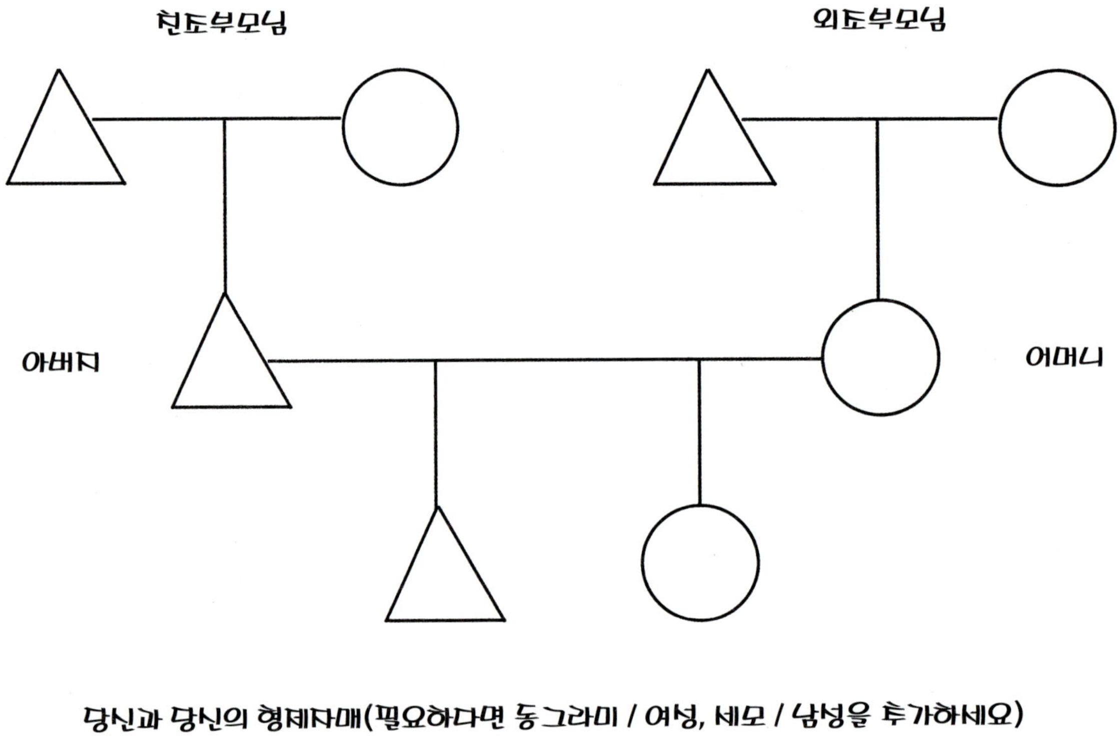

아래에 부모님과 조부모님의 특성에 대해 나열하십시오: 성함, 생년월일, 종교, 특별한 재능이나 능력 그리고 생애의 중요한 업적.

워크시트 뒷면에 아래 질문에 대해 답해 주십시오.

- 당신이 갖고 있는 민족적인 정체성은 무엇인가요?
- 당신의 부모님과 어떤 점이 닮고, 어떤 점이 닮지 않았나요?
- 조부모님이 해주신 역할에 대해 무엇을 인정하나요?
- 당신의 가족으로부터 학업, 돈의 사용, 결혼, 성장 혹은 그와 비슷한 주제들에 관해 어떤 가치에 대해 배웠습니까?

집단 회기 개요(1/6)(계속)

5. 일반화

- 구성원들이 갖고 있는 공통점은 무엇인가?
- 문화적인 차이는 무엇인가?
- 이러한 활동을 통해 문화에 대해 알게 된 것은 무엇인가?
- 서로 다른 사람에 대해 알게 된 것은 무엇인가?

6. 적용

- 각각 다른 사람의 가족에 대한 이야기를 들은 후, 다른 구성원들과의 차이를 통해 알게된 당신이 생각하는 자신의 문화 특이성은 무엇입니까?
- 당신은 이러한 가계도로부터 자신에 대해 무엇을 알게 되었습니까?
- 당신은 문화 차이가 있는 사람들과 자신과의 의사소통하는 능력에 영향을 준 자신의 문화적인 유산에 대해 어떻게 생각하십니까?
- 당신의 부모님이나 조부모님으로부터 배운 가장 중요한 가치는 무엇입니까?

7. 종합

"첫 번째 집단 회기를 종합해 볼까요?"

리더는 집단에게 그들의 과제 성취가 얼마나 잘되었는지 피드백을 제공한다.

다음 주의 집단 주제에 대해 예고해도 좋다.

일지 기록: 당신의 조상으로부터 당신에게 이어져온 문화적인 신념과 가치는 무엇인가? 당신 가족의 사회 경제적 상태는 어떠하며, 당신 자신의 신념과 당신 자신에 대한 기대에 어떤 영향을 주었는가?

집단 회기 개요(2/6)

집단 명칭: "문화적 능력 개발(developing cultural competence)"

회기 명칭: "성적 역할(gender roles)"

구성(전체 90분)

구성원 소개: 5분
개념교육: 15분
워크시트: 25분
토: 40분
종합: 5분

준비물

구성원 각각 워크시트와 연필, 칼라 마커는 함께 사용
워밍업을 위한 가치 목록표: 1장의 종이에 구성원들이 멀리서도 읽을 수 있을 만큼 충분히 크게 적을 것:

- 친밀한 애정 관계(a good love relationship)
- 재정적인 안정(financial security)
- 종교적인 신앙의 만족(satisfying religious faith)
- 의미 있는 가정생활(meaningful family life)
- 내가 선택한 직업에서의 성공(success at my chosen career)
- 재미와 모험(excitement and adventure)
- 권력과 명예(power and fame)

설명서

1. 소개

워밍업: 각 구성원들은 이름을 말하고 위 목록의 가치 중에서 자신에게 특별한 의미가 있는 것 하나를 선택한다. 구성원은 집단에게 왜 그러한 가치를 선택하였으며 자신에게 어떻게 중요한가를 발표한다.

개념교육: "문화 인식은 우리들 자신의 문화에 대한 지식과 연관되어 있습니다. 우리가 어떤 가치와 신념을 갖고 있으며, 우리에게 평범한 것이 무엇이라고 어떻게 규정할 수 있을까요?" 우리의 삶의 역할에 대해 규정할 수 있는 가치가 무엇인가에 대해 우리 생각을 체계화하는 1가지 방법이 있다. Mary Reilly는 작업치료의 이론과 실제를 위한 개념적인 구조화를 위해 노동자, 주부, 학생, 무직자(player) 그리고 은퇴자와 같은 역할들을 사용하였다(Jackson, 1998). 우리가 수행하는 각각의 역할은 그것과 관련된 작업이나 과제를 가지고 있다. 따라서 우리의 작업 패턴이나 삶의 방식에 대한 규명이 도움이 될 것이다. 더군다나, 역할은 내적이고 외적인 둘 모두의 견해를 포함하고 있다. 역할들은 더 넓은 사회 체계 안에서의 사람들의 수행의 일부이다. 가족에서의 하나의 역할은 예를 들어 아들 혹은 딸, 배우자, 보호자 혹은 가장을 들 수 있다. 역할은 개인적인 직업의 선택 뿐만 아니라 사회적 기대까지의 의미를 내포한다. 보호자의 역할은 어린 아이나 나이든 부모를 먹이고 입히고 혹은 편안하게 해줘야 하는 것이다. 이러한 작업들은 보호자나 보호를 받는 이 둘 모두에게 의미를 갖는다. 따라서 역할(이)론은 작업의 수행에서 사회적이고 문화적인 배경의 중요성을 받아들이고 있다.

"역할의 기대는 법칙과 힘을 부여하는 일이며 역할을 강요하는 힘은 특별한 사회적 상황 안에서의 문화들이라고 정의됩니다. 예를 들어, 집단의 리더에게 기대되는 역할은 무엇일까요?" 구성원들의 견해를 듣고 계속 진행함. "위와 같은 몇몇의 기대는 시간과 장소의 범위를 설정해 주고 조직을 만들어 주고 혹은 구성원들에게 주제 토의나 집단 활동에 대한 선택을 하도록 해주는 것입니다. 사실상, 당신들 하나하나는 리더에게 서로 다른 기대를 가질 수 있습니다. 당신의 저에 대한 기대는 좋은 리더는 어떻게 행동해야 하는지에 대한 당신의 문화적 신념에 따라 주요하게 다루어질 것입니다. 저는 당신이 저의 리더십에 대해 비평하더라도 지나치게 기분상해 하진 않을 것이고 당신에 대해 비판하지 않게끔 주의할 것입니다."

"역할의 확인은 역할이 내면화 되었을 때 발생됩니다. 우리는 자신이 처한 사회적인 위치와 이러한 역할들과 연관된 작업의 수행에 대해 생각하기 때문에 우리는 우리들 자신을 학생, 근로자 혹은 가족 구성원으로 생각합니다(Kielhofner, 2002)."

"역할 이론은 작업수행에 있어 몇몇의 문제에 대한 설명을 돕습니다. 역할의 혼동은 한 개인이, 자신이 선택한 역할과 다른 사람이 원하는 기대사이에서 역할이 겹칠 때 발생됩니다. 아픈 아이를 돌보는 가정에서의 어머니는 역할 충돌의 하나의 예입니다. 그녀는 그녀의 일을 하지 않고 두거나 아픈 아이를 무시하여야 할 수밖에 없습니다. 역할의 과중은 한 개인이 조절할 수 있는 역할보다 많아 졌을 때 생길 수 있습니다. 당신이 알지도 모르는 밤낮으로 일하는 사람의 몇몇은 그들이 직면할 수 있는 다양한 사회적인 역할에 의해 요구된 책임의 모두를 전혀 살펴 볼 수 없습니다."

"역할들은 우리의 사회적 상호작용과 행동들의 정의에 대한 답을 줄 수 있습니다. 예를 들어, 우리의 직업, 옷을 입는 양식 그리고 상호작용하는 스타일은 우리가 일을 할 때와 우리가 집에서 가족과 함께 있을 때 다를 수 있습니다. 역할 혼동은 당신이나 당신의 배우자가 함께 사업을 시작할 때나 당신의 상관이 당신을 밖으로 저녁식사를 초대 하였을 때 일어납니다."

"역할은 문화나 가치와 어떻게 관계되어 있을까요? 그 질문에 대한 답은 개인마다 다르다는 것입니다. 우리들 각각은 우리에게 의미 있고 혹은 우리의 가치 있는 목표 성취에 도움이 될 것이라고 인식되는 역할을 선택하게 됩니다. 예를 들어, 왜 최근의 당신의 모든 것이 학생으로서의 역할입니까?" 구성원들의 답을 듣는 과정을 진행함. "역할들은 우리에게 우리가 높은 사회적 위치를 달성하기 위해 수행할 필요가 있는 작업의 구성과 순서를 세우는데 도움을 줍니다."

"워밍업 시간에 보여진 것과 같이, 당신들 중 몇몇은 의미 있는 가정생활을 당신에게 중요한 가치로 선택하였습니다. 그럼 그 가치와 관련하여 당신은 무슨 역할을 수행하였습니까?" 구성원들에게 의견을 듣는 과정을 진행함. "당신은 대학교육을 받을 수 있도록 해주신 부모님께 좋은 성적을 받고 열심히 공부하는 것으로 감사의 마음을 표현할 수 있습니다. 그것은 무엇이 좋은 아들이나 딸인지 알 수 있게 해줄 수 있습니다. 맞나요?" 토의해 보세요.

"우리의 문화적인 배경은 우리의 역할 선택과 수행해야 하는 역할들이 얼마나 되는지에 대한 것과 같은 역할의 지각을 형성한다."

2. 활동

"오늘, 우리는 역할의 하나의 형태인 성적 역할에 대해 탐구할 것입니다. 남성과 여성의 역할에 대한 신념의 대부분은 우리가 아주 어렸을 때부터 주입되어 왔습니다. 그것이 오늘 워크시트의 주제입니다." 워크시트 13-3과 연필을 제공함. "워크시트 상단의 지시문에 따라 작성하십시오. 당신이 그림을 그리는데 색이 있는 마커펜을 사용해도 좋습니다. 예술적인 그림을 원하는 것은 아니지만 막대기로 그리지는 마십시오. 우리는 그런 그림에 대해 토의시간을 갖고 설명하는 자리를 가질 것입니다. 당신이 워크시트를 완성하는데 25분의 시간을 드리겠습니다."

3. 공유

시작할 지원자가 있는지 묻는다. 상자안의 사진과 정보들은 처음에 돌아가며 이야기 하는 동안 토의할 수 있다. 문제에 대한 대답은 각각의 주제에 대한 토의와 상호작용과 함께 한 번에 하나씩 공유한다. 진행자는 각 구성원이 질문에 대해 답하도록 도와야 한다. 이 시간은 전체 토의 시간 중 반이 할당되어야 한다.

워크시트 13-3

성 역할

Gender Role

방법: 연필과 마커펜을 사용하여 주어진 공간에 이상적인 남성과 여성을 그리시오. 그런 다음 워크시트 아래와 뒷면에 주어진 질문에 답하시오.

이상적인 남성을 그리시오.	이상적인 여성을 그리시오.
당신의 이상적인 남성상의 몇몇 특성에 대해 설명하시오.	당신의 이상적인 여성상의 몇몇 특성에 대해 설명하시오.
당신 가족에서 남성의 역할은 무엇인가요?	당신 가족에서 여성의 역할은 무엇인가요?
당신 아버지의 전형적인 하루를 설명하시오.	당신 어머니의 전형적인 하루를 설명하시오.

1. 당신과 성별이 같은 부모님과 당신은 어떻게 비슷한가? 어떻게 다른가?
2. 당신의 가족에서의 성적 역할은 당신 자신의 역할과 당신 스스로의 기내에 영향을 주었는가?
   누가 당신의 성적 주체성과 주요 역할을 갖게 하였는가?
3. 당신의 부모님은 당신에게 좋은여자아이는 항상 무엇을 해야 하고 무엇을 하면 안 된다고 말씀 하셨나?
4. 당신의 부모님은 당신에게 좋은 남자아이는 항상 무엇을 해야 하고 무엇을 하면 안 된다고 말씀 하셨나?
5. 당신은 당신 부모님의 충고에 얼마나 잘 따랐는가? 당신이 그렇지 않았을 때 무슨 일이 있었는가?
6. 어렸을 때, 당신이 여자 혹은 남자라는 이유로 다르게 대우 받은 적이 있는가? 몇 개의 예를 드시오.
7. 성적역할에 관한 문화적 인습은 무엇인가?
8. 실제적인(actual) 남성과 여성의 차이와 관습적인(myths) 차이는 무엇인가?
9. 당신 자신의 문화에서 남성과 여성의 위치를 다른 문화에서와 비교하시오.
10. 성별이 권력(power)과 리더십을 위한 경력의 선택과 기회에 얼마나 영향을 주었는가?

집단 회기 개요(2/6)(계속)

4. 과정
- 당신의 그림에 대해서 서로 의견을 나눈 후의 느낌이 어떠한가?
- 그림으로 그리는 것과 글로 설명한 것 중 어느 것이 쉬웠는가?
- 다른 사람의 의견이나 그림에 대해 무엇을 느꼈는가?
- 당신의 이상(ideal, 남성 또는 여성)에 대한 당신의 평가에 대해 어떤 느낌인가?

5. 일반화
- 오늘의 활동을 통해 배운 교훈은 무엇인가?
- 다른 문화들이 정의하는 남성과 여성 역할의 몇몇의 양식은 무엇인가?
- 우리들 각각의 역할에 요구되는 작업은 무엇인가?
- 다음의 예들에서 성별의 차이에 따라 기대되는 역할은 어떠한가?: 부모, 군인 권력자, 운동선수, 법인의 중역
- 문화에 의해 성별에 추가적으로 규정된 다른 역할은 무엇인가? 몇 개의 예를 드시오.
- 문화, 역할 그리고 작업간의 관계는 무엇인가?

6. 적용
- 클라이언트와의 활동에 있어 성적인 역할에 대해 이해하는 것이 중요한 이유는?
- 어떤 성별이 간호를 제공하는데 더 적당한가?
- 성적 역할들은 우리가 클라이언트가 수행하도록 한 작업에 어떤 영향을 주었는가?
- 1명의 작업치료사로서의 우리의 역할에 성별은 어떤 영향을 주었는가?
- 무엇이 우리가 클라이언트의 성별에 대한 가치와 신념에 대해 배울 수 있게 하였는가?
- 우리의 감정 표현 방식에서의 성별의 차이는 무엇이며, 스트레스를 다루는 차이는?

7. 종합

종합을 해볼 지원자가 있는지 묻는다.

구성원들이 오늘 새로 배운 것들은 무엇인가?

진행자는 구성원들에게 그들의 참여에 대한 피드백을 제공한다.

집단 회기 개요(3/6)

집단 명칭: "문화적 능력 개발(developing cultural competence)"

회기 명칭: "풍습, 전통과 관습(customs, traditions and rituals)"

구성(전체 90분)

워밍업: 5분
개념교육: 20분
워크시트: 20분
토의: 40분
종합: 5분

준비물

워크시트와 연필, 아래 내용들이 적혀 있는 워밍업을 위한 색인 카드

- 잠재적인 고용주에게 당신 자신을 설명하시오.
- 새로운 클라이언트에게 당신 자신을 설명하시오.
- 주말동안 초대받은 당신의 가장 가까운 친구를 집에서 환영하시오.
- 독신자를 위한 바에서 어떤 이성에게 인사를 건네시오.
- 추수감사절 저녁식사를 위해 할머니 댁에 도착하여 할머니를 맞이하시오.
- 당신의 주치의를 그의 진료실에서 맞이하시오.
- 비행기나 기차에서 당신과 나란히 앉은 낯선 사람에게 자신을 설명하시오.
- 당신의 자매나 형제와 심하게 다툰 이틀 후 그들을 맞이하시오.

설명서

1. 소개

워밍업: 각 구성원은 하나의 색인 카드를 뽑는다. 구성원에게 일어서서 구성원들이 뽑은 카드상의 상황에 대한 역할 실행과 그에 따른 그들의 수행에 대해 이야기 하도록 한다.

개념교육: "오늘 우리는 조금 더 미묘한 문화 양상의 몇 가지에 대해 탐구해볼 것입니다. 워밍업 시간에 살펴본바와 같이, 또 다른 누군가를 맞이하는 단순한 행동 조차도 각각 다른 상황에 적용되는 사회적인 법칙에 의해 얽혀 있습니다. 이들 야기된 것들은 우리들 문화에 근거를 두고 있습니다."

"자기민족중심주의는 다른 문화에 대한 올바른 평가와 이해의 부족과 관련되어 있습니다. 그것은 한사람이 자신의 삶의 방식이 우위에 있다는 신념에 바탕을 둔 것입니다. 예를 들어, 누군가는 외국에 방문하여 영어와 미화(달러)를 사용할 수 없어 기분을 상하게 될 수 있습니다(Hasselkus, 2002). 외국 여행을 다녀오신 분이 있으신가요? 문화적인 차이에 관한 당신의 경험과 생각은 무엇이었습니까?" 구성원들의 의견을 듣는 과정을 실행함. "같이 미국에 있는 이들 조차도, 남과 북, 동과 서의 차이가 있습니다. 예를 들어, 남부지방 사람은 코네티컷 북부사람과 어떻게 다른가요? 혹은 캔사스의 농부와 뉴요커는 어떻게 다른가요? 미국의 또 다른 지방에서 온 사람 있으십니까?" 토의함. "문화적 민감성은 어떤 문화적인 인식 정도를 나타냅니다. 첫 단계는 우리의 방식이 유일한 방법이 아니며 최선이 아닐 수도 있다는 것을 인식하는 것입니다. 아마도 우리의 것보다 다른 문화가 더 좋은 것이 있을 수도 있습니다. 우리는 자기중심적인 자세를 탈피하고, 또 다른 사람의 문화에 대해 우리의 태도를 맞추는 것이 필요 합니다. Mcgruder(2003)는 문화적인 민감성을 다른 문화들을 비판적이지 않

집단 회기 개요(3/6)(계속)

게 탐구하는 적응력으로 설명했습니다."

"쉽게 인식되고 의사소통 되는 문화의 견해는 전통입니다. Webster(1992)의 사전에서는 전통을 '오랫동안 확립되거나 유전된 생각이나 행동 양식' 으로 정의 했습니다. 전통은 당신의 가족이나 당신 문화 안의 다른 사람에 의해 당신에게 전해졌을 것입니다. 조직화된 종교들은 종종 휴일의 의식에 관하여 구체화된 전통으로 불립니다. 이러한 종교적인 의식들은 많은 하부 문화로 확장되고 이해 될 것입니다. 예를 들어, 크리스마스를 경축하는 기독교인 가족은 국적 혹은 기독교에 속하는 분파와 같이 매우 다양합니다. 결혼식, 세례 그리고 장례와 같은 삶의 주요 의식 역시 자신 문화의 종교적인 신념에 따라 다르게 됩니다."

"Webster(1992)의 사전에서는 풍습을 '하나의 습관적인 실행; 주어진 상황에서... 개인 혹은 사회에 적용되는... 전통과 사회적 태도에 의해 강화된 보통의 행동양식' 으로 정의 하였습니다. Hasselkus(2002)는 '우리의 일상의 삶에서의 행동에 대한 사회적인 역할은 우리의 문화를 형성하는 공유된 신념과 공유된 의미 있는 연결고리(webs)의 한 부분입니다.' 그녀는 받아들여지는 그리고 받아들여지지 않는 행동과 같은 사회적인 규준을 정의하는 예로 유치원 교실을 사용 했습니다. 유치원의 아이들은 선생님의 기대에 적합하게 빠르게 배웠습니다. 이 교실에서의 당신의 행동에 영향을 준 풍습은 무엇인가요? 우리는 어떻게 서로 이야기를 걸었나요? (받아들여 지지 않는 하나의 행동을) 하였다면 어떤 일이 일어날까요?

"풍습은 종종 우리의 선택들과 우선시하는 것들 그리고 다른 상황에 어떻게 반응 하는가로 설명 됩니다. 또한 문화는 우리가 먹는 음식들과 그것을 어떻게 먹는지로 설명됩니다. 당신이 생각할 때 아침식사로 적당한 음식들은 무엇입니까? 유럽여행을 하는 동안 나는 호텔에서 제공하는 아침 뷔페에는 많은 치즈와 차가운 고기조각 그리고 다양한 생선이 있다는 것을 알게 되었습니다. 미국 남부에서는 탄 옥수수가루가 일반적으로 전통적인 아침식사에 추가될 수 있을 것입니다. 풍습은 우리가 인식하지 못하는 양식 안에서 우리에게 영향을 줄 수 있게 너무도 자동적인 것이 될 수 있다. 예를 들어, 누군가가 재채기를 한다면 뭐라 말씀하십니까? 당신이 누군가와 우연히 부딪혔을 때 뭐라고 말씀하십니까?"

"풍습(관습)상의 행동은 (상투적인) 일상, 습관 그리고 (종교적인) 의식으로 조직화 될 수도 있습니다. Hasselkus(2002)는 이런 3가지 용어를 반복적이고 예상 가능한 일상생활에서의 행동의 패턴으로 설명하였습니다(p. 49). 습관과 (종교적인) 의식은 다른 혼돈스러운 생활방식에 대한 안정성을 제공합니다. Clark(2000)은 습관과 일상을 구별 하였습니다. 습관은 '한 개인의 생각 혹은 반복적으로 하는 것 등 비교적 자동적인 것들' 이라 하였고 그 위에 일상은 '수행에 있어 순서와 결합이 포함된 더 높은 순위의 습관' 그리고 특정한 결과들과 관련된 것이라 하였습니다. (종교적인) 의식은 비록 습관과 일상과 같이 반복으로 특정되어지지는 않지만 '극적효과, 상징성 그리고 의미 중심' 의 특징을 추가적으로 가지고 있습니다(Crepeau, 1995, in Hasselkus, 2002). 다시 말해서, 습관 혹은 일상과 종교적인 의식의 차이가 무엇인가는 그것의 의미입니다."

"우리들 자신과 다른 문화에 대해 탐색을 시작하기 위해, 저는 당신들에게 이 교실 안에서 실제로 보여 지고 있는 어떤 문화적인 차이에 대해 서로 공유 한 것을 부탁 할 것입니다. 우리들이 모든 것은 얼마나 문화의 차이가 있는 지를 통해 알게 됩니다. 우리들의 문화들, 전통들 그리고 의식에 어떤 부분에 대해 서로 의견을 나눔으로써 다른 사람과 다른 우리들의 문화의 양식들에 대해서 탐구해 보겠습니다."

2. 활동

워크시트 13-4와 연필. "여러분에게 워크시트에 제시된 질문에 답하는데 주어진 시간은 20분입니다. 질문 중 어떤 것은 선택하시고 어떤 것은 선택하지 않으셔도 됩니다. 문제들을 주의 깊게 읽어 주십시오. 우리는 우리 집단 안에서 서로의 답들을 공유 할 것입니다."

워크시트 13-4

전통 풍습 그리고 의식

Customs, Traditions and Rituals

방법: 다음에 주어진 20분의 시간 동안 특정화 된 각 부분의 질문에 대한 답을 하십시오. 어떤 부분도 그냥 넘어가서는 안 됩니다. 필요하다면 워크시트 뒷면이나 새로운 종이를 이용해 계속 적으실 수 있습니다.

풍습(customs)(하나를 선택)

- 당신의 가족은 명절에 어떻게 경축합니까? 특정 명절을 제시하고 자세히 기술하시오.
- 당신의 가족은 생일에 어떻게 축하합니까? 당신의 가장 기억에 남는 생일을 설명하시오?

의식(rituals)(하나를 선택)

- 당신에게 의미 있는 일상적인 의식을 설명하시오. 이것을 어떻게 시작하게 되었으며 이러한 의식과 연결 되는 어떠한 상징적인 의미는 무엇인가?
- 누군가를 위해 혹은 누군가와 함께 일상적으로 하는 일은 무엇인가? 이러한 행동은 무엇을 상징하나?

전통(traditions)(하나를 선택)

- 당신의 종교는 무엇입니까? 당신의 종교를 어떻게 실행하고 계십니까?
- 당신의 문화 안에서 다음 중 하나와 연관된 풍습과 의식을 설명하시오: 결혼, 가족의 죽음 혹은 아이의 탄생

부제(subtitle)

- 당신은 화, 기쁨, 슬픔을 어떻게 표현합니까? 각각 하나의 예를 드시오.
- 당신은 이런 것들을 하거나 말하는 것에 대해 어떻게 배웠습니까? 문화적인 것 대 개인적인 것 중 어느 것입니까?

집단 회기 개요(3/6)(계속)

3. 공유

먼저 시작할 사람이 있는지 묻는다. 한 번에 하나의 부분만 돌아가며 공유하도록 한다. 각 부분의 공유를 마치고 나면 구성원들이 서로 질문할 수 있도록 한다.

4. 과정

집단토의를 위한 질문

- 당신의 문화에 관한 이 질문들에 대한 답에 대하여 어떤 느낌이 들었는가?
- 당신의 답을 공유 한 것에 대해 어떤 느낌을 갖게 되었나?
- 누군가 리더에게 어떤 질문을 하도록 요구하였나? (그들의 질문)
- 당신이 공유한 어떤 것들에 대한 다른 구성원의 반응에서 어떤 느낌을 받았나?
- 이번 워크시트를 작성하는데 어떤 점이 어렵고 어떤 점이 쉬웠는가?

5. 일반화

- 오늘 활동을 통해 문화에 대해 당신이 알게 된 것은 무엇인가?
- 집단의 다른 사람들과 비교했을 때 당신 자신의 문화에 대해 어떻게 정의 하겠는가?
- 구성원들의 갖고 있는 공통점은? 당신이 관찰한 차이점은 무엇인가?
- 이 집단에서 나타난 다른 문화들은 무엇인가?(목록)

6. 적용

- 전통 풍습 그리고 의식은 개인의 행동을 어떻게 한정하는가?
- 전통 풍습 그리고 의식은 위기에 있는 사람들에게 어떤 도움을 주는가?
- 어떤 풍습 혹은 전통이 당신을 자유롭게 하며, 무엇이 당신을 얽매이게 하는가?
- 이러한 문화의 측면에 대한 당신의 개인적인 변화된 태도는 어떤 것이며? 얼마나 변했는가?

7. 종합

구성원들에게 종합하도록 요청함

구성원들이 정직하고 숨김없이 발표한 것에 대해 감사를 표시함

구성원들의 일시에 그들의 더 깊은 생각을 기록하도록 독려함

나음 주: 아웃사이더(outsider) 대 인사이더(insider)

일지 기록: 당신 가족에서 당신이 경험한 전통 풍습 그리고 의식은 무엇인가요(명절, 특별음식 등)? 당신의 종교상의 실천은? (결혼, 세례, 장례식 등) 당신은 이러한 전통들에 대해 무엇을 좋아하나? 당신에게 그런 것들의 의미는 무엇인가? 당신의 문화의 사람들에게 그들이 제공하는 사회적인 목적은 무엇인가?

오늘의 연습을 통해 당신은 구성원들의 문화적인 차이에 대해 무엇을 말할 수 있나?

집단 회기 개요(4/6)

집단 명칭: "문화적 능력 개발(developing cultural competence)"

회기 명칭: "다양한 콜라주(diversity collage)"

구성(전체 90분)

워밍업: 5 분
개념교육: 15분
콜라주: 30분
토의: 35분
종합: 5분

준비물

- 나눠 주기 위한 여러 종류의 잡지 꾸러미(각각 사람에게 두 권씩)
- 각 구성원을 위한 도구
- 가위
- 딱풀
- 약 30×46cm 하얀 종이
- 연필
- 8가지 색의 마커펜 세트

설명서

1. 소개

워밍업: 구성원들은 큰 책상에 손과 팔이 바퀴의 살 모양이 되도록 손바닥을 아래로 한 채 책상 중앙으로 뻗는다. 가운데 손가락이 중앙에서 서로 닿도록 한다. 각 참가자들은 이름을 말하고 다음의 질문에 대답을 한다: "당신의 손이 구별되거나 독특하게 보이도록 하는 것은 무엇인가?" 구성원들은 피부, 크기, 모양 그리고 매니큐어, 보석과 같은 장식품들을 생각할 것이다. 각각의 의견과 대답에 대한 짧은 토론이 있을 수도 있다.

개념 교육: "오늘의 주제는 다양성(diversity)입니다. 준비운동에서 서로의 차이를 구별할 수 있는 몇 가지 방법을 알아보았다. 사람들을 다양하게 구분하는 다른 방법에는 무엇이 있나요?(목록을 칠판에 적는다)" Wells와 Black(2000)은 다양성을 미국 시민들의 다양한 나라와 민족에서 그리고 성, 나이, 능력으로 설명하였다. 건강 상태도 사람들의 차이를 나타내는데 더해질 수 있다.

"사람들은 때때로 다양성에 대하여 이야기할 때 불편하게 느낀다. 그 이유는 우리가 정치적으로 공정하도록 배웠기 때문이다. 이 용어는 1990년대에 널리 사용되었으며 다음과 같이 정의된다. 사람들의 다양한 집단에 사회적 비 압박, 포함, 민감성을 강조한 생각, 원리, 지도의 세트이다(Herbst, 1997). 정확함의 초점은 성차별주의자, 인종차별주의자 또는 다양성의 주제에 대하여 토론할 때 공격적인 언어를 제한하기 위함이다. 언어는 사회에서 비우세적인 집단에 대하여 엘리트주의적인 태도를 갖게 하는 한 방법이다.

집단 회기 개요(4/6)(계속)

그러나 항상 정치적 중립을 유지하는 것은 문제가 있다. 그것은 우리에게 색맹이 되도록 가르치는 것과 같다. 이러한 말을 들어본 사람이 있는가?(구성원들로부터 의견을 들을 수 있다) 우리는 신호등에서 빨간 색과 녹색을 구별하지 못하는 능력에 대해 얘기하는 것이 아니다. 다만, 그것은 우리가 모든 사람을 같이 대하고 다양성에 대한 인식을 최소화해야 한다는 지도에서 나온 것이다. 그러나 모두가 똑같은가? 물론 아니다. 이것이 당신의 문화를 더 잘 인식하도록 하기 위한 연습에 많은 시간을 할애하는 이유이다. 그래서 오늘, 이 집단에서 정치적 중립은 다른 세상으로 보내 버리자. 인종, 피부색은 피해야할 주제가 아니다: 이것들은 우리가 경험하고 평가하기 위해 배울 수 있는 문화적 측면의 여러 가지 중 2가지이다. 고정관념이나 선입관 없이 어떻게 사람들이 다른지를 인식하자. 인종이나 피부색같이 우리가 듣는 상황들은 보통 구별의 범위에 연관된다. 구별은 고정관념이나 선입견으로부터 나오는 행동이다. 선입견은 "틀리거나 불완전한 정보에 근거하여 일반적으로 부정적인 잘못된 판단. 찬성이든 반대든 어떤 선입견이나 느낌. 어떤 집단에 대하여 적대감에 기초한 비합리적인 느낌, 의견, 태도."(Wells & Black, 2000, p. 283) 선입견이 단지 인종에만 적용되는가? 비만, 노인, 정신병자, 노숙자를 대할 때의 선입견은 무엇인가?(구성원들로부터 의견을 들을 수 있다)

고정관념은 외부적으로 또는 감지된 성향에 기초하여 사람을 범주에 밀어 넣게 된다(예: "노인은 운전을 못할 것이다. 또는 백인은 점프를 잘 못할 것이다."). 분류는 정보를 저장하고 검색하는데 용이하게 하기위한 뇌의 자연적인 경향성이다. 우리가 배운 많은 것들을 분류하는 것은 유용하다. 이는 나른 수제에 대한 정보의 다발을 구성하며, 시험을 보거나 지적인 대화를 할 때 기억하도록 한다.

선입견과 고정관념이 태도인 반면에, 구별은 사회적인 활동이다. 구별되는 활동은 개인(친구 선택), 사회(경찰서의 인종 프로필), 국가(사보험으로 더 나은 건강관리)에서 존재한다. 미국 사회에서 대부분의 사람들은 구별이 좋지 않다고 말한다. 그러나 많은 경우에 구별을 견디게 된다. 이 집단의 목적 중의 하나는 모든 사회 수준에서 구별의 활동에 대한 민감도를 높이는 것이다. 첫 단계는 우리가 사회나 공동체에서 지켜온 인지하지 못한 선입견과 고정관념을 알아야 한다.

2. 활동

"오늘의 활동은 당신이 정치적 중립이 되도록 배운 사람이라면 어려울 것이다. 그러나 많은 주류 미국인들에 의해 확립된 선입견과 고정관념을 인지함으로써 문화적 민감도를 발전시키는데 있어 필요한 단계가 된다. 나는 당신이 이 잡지에서 당신이 찾은 사진들로부터 다양한 콜라주를 구성하는데 진실 되기를 요구한다. 당신은 지켜온 사회적 태도를 확인할 필요가 있고 고정관념과 다양한 집단에 주어진 표시를 생각해야 한다." 가위, 풀, 종이, 연필, 마커펜을 나눠 준다, 책상 위에 잡지 꾸러미는 내려놓는다. "이 과제는 4단계입니다."

a. 당신과 다른 사람의 사진 6개를 찾으시오. 앞에서 구성한 목록을 생각해보라. 사진을 잘라내고 풀로 종이에 붙이세요. 각 사진의 아래에 글 쓸 공간을 비워 두세요.

b. 각 그림의 이름을 구성하여 마커펜으로 적으세요.

c. 각 이름 아래에 4~5개의 형용사로 표시 또는 고정관념을 적는다. 여기가 선입견과 고정관념의 가능성을 인지하고 정치적 중립을 배제하라고 요구하는 곳이다. 당신이 적은 것이 꼭 당신의 태도를 반영할 필요는 없다. 우리는 우리가 적은 것에 의하여 서로를 판단하지 않는다는 것에 동의할 필요가 있다. 당신의 목록을 적을 때 연필을 사용할 수 있고, 걱정 없이 당신의 생각을 바꿀 수 있다.

d. 마지막으로, 그들의 문화에 대하여 이 사람에게 물어볼 수 있는 질문 3개를 적으시오. 기억하세요, 모든 사람이 그들의 문화를 인식하지 못합니다. '예' 또는 '아니오' 로 답하지 않도록 자유로운 질문의 사용을 시도하세요.

집단 회기 개요(4/6)(계속)

3. 공유

지원자부터 시작하도록 청하라. 구성원들은 집단에게 이름과 특성 목록을 포함하여 자신의 콜라주를 설명한다. 한 바퀴 도는 동안, 각 구성원은 그들의 질문을 읽기 위하여 하나의 그림을 선택할 수 있고 그들에게 물어보는 이유를 토론한다.

4. 과정

- 이 콜라주를 하면서 느낀 점은?
- 어떤 부분이 어려웠는가? 쉬웠는가?
- 사진에 이름과 표식을 붙일 때 당신이 발견한 내적인 장벽은 무엇인가?
- 질문을 적을 때 느낀 점은?
- 당신의 콜라주에 대한 다른 사람의 반응에서 인식한 점은?
- 다른 집단과 나누고 싶은 당신의 콜라주는 무엇인가?

5. 일반화

- 콜라주에 표현한 다양성의 형태는 무엇인가?(목록)
- 당신이 본 공통된 주제는 무엇인가?
- 콜라주를 하는 것에 대하여 참가들이 표현한 공통된 느낌은 무엇인가?
- 콜라주 사이에 다른 점은 무엇인가?
- 이 훈련의 어떤 부분이 가장 영향을 주었는가?
- 자신에게서 무엇을 배웠는가?
- 다른 구성원들에게서 무엇을 배웠는가?

6. 적용

- 당신의 콜라주가 당신에 대하여 나타내주는 것은 무엇인가?
- 이 훈련이 다양한 집단을 향한 당신의 태도의 인식을 어떻게 일으켰는가? 다른 사람의 태도의 인식을 일으켰는가?
- 당신이 가장 흥미를 가진 집단은 어느 것인가?

7. 종합

구성원들에게 종합하여 말하도록 하라. 구성원들이 성실하게 임한 것에 감사를 표하라. 기밀성을 다짐하여 말하라. 구성원들은 콜라주에 자신의 이름을 적고, 수집하여 다음 토의를 위해 보관하라.

일지 기록: 오늘의 활동에 대한 당신의 느낌을 토의하라. 이러한 느낌의 이유는 무엇인가? 당신 또는 당신이 사랑하는 사람에게 적용된 표식은 무엇인가? 다른 문화의 사람과 함께 있었던 당신의 경험을 말하라.

집단 회기 개요(5/6)

집단 명칭: "문화적 능력 개발(developing cultural competence)"

회기 명칭: "인사이더 대 아웃사이더(insider vs outsider)"

구성(전체 90분)

워밍업: 5분
개념교육: 15분
활동: 20분
공유: 5분
토의: 40분
종합: 5분

준비물

- 접착테이프
- 가위
- 큰 글씨로 다음과 같이 적혀있는 색인 라벨(약 8×13cm): 나를 비난하시오, 나를 보호하시오, 나를 비웃어라, 나를 비방하라, 나를 무시하라, 나를 무서워하라, 내말을 들어라, 나를 바보라고 불러라, 나에게 동의하라.
- 종이 끼우는 패드와 연필

설명서

1. 소개

워밍업: 구성원들은 팔과 팔을 잡고 원에 선다. 구성원들은 교대로 "제외된 사람"이 되어 원 밖에서 안으로 들어가려고 시도한다. 이 게임은 각 구성원이 성공적으로 집단 안으로 깨고 들어가면 끝난다. 침입과 방어를 했던 사람들의 전략을 간단히 토의한다.

개념교육: 모든 사람이 받아들여지는 것을 원하거나 필요로 한다. 우리는 우선 가족, 친구, 이웃 같은 주변의 사람들에게 받아들여지기를 추구한다. 받아들임은 일반적으로 우리가 속하고 싶은 집단의 행동에 대하여 우리의 행동을 맞추는 것을 의미한다. 때때로 인사이더가 되는 것은 좋은 것이고 때로는 아니다. "인사이더"가 되는 것이 좋은 이유는 무엇인가? 속하지 않는 이유는 무엇인가?(구성원들의 견해를 들어 볼 수 있다) 당신은 Maslow(1968)의 욕구 단계를 익히 알고 있을 것이다.

a. 생리적 욕구
b. 안전욕구
c. 소속감과 사랑의 욕구
d. 존경의 욕구
e. 자아실현의 욕구

소속감의 욕구는 안전의 욕구 다음으로 사랑의 욕구와 함께 가장 중요한 인간의 욕구이다. Schutz(1958)에 따르면, 소속감을 위한 아이의 욕구는 가족을 처음 만날 때 시작한다. 이러한 어린 시기의 받아들임은 사회에서 소속감을 대하는 행동의 기초가 된다.

집단 회기 개요(5/6)(계속)

사회적 수준에서, Well과 Black(2000)은 포함을 "모든 개인이 같은 이익과 기회를 가지고 삶의 활동에 온전히 참가할 수 있어야 한다는 믿음"이라고 정의하였다(p. 164).

이 가치는 작업치료의 철학적이고 윤리적인 원칙에 일치한다. The National Association for Multicultural Education (NAME)(2003)은 다문화 접근방법을 "민주주의 사회에서 필요한 가치와 태도인 자유, 공정, 동등, 존엄의 이념 위에 세워진 철학적 개념"이라고 하였다. NAME에서 말하는 목적은 민주주의 사회 정의 실현의 조장을 통하여 학교와 사회에서 모든 형태의 구별에 도전하는 것이다.

구별을 없애기 위한 국가 연합이 왜 필요하다고 생각하는가? 이 나라에서 누가 구별에 저항하여 활동하는가? (구성원들의 견해를 들어볼 수 있다) 이 나라에서 소수 집단은 아프리카계, 인디언, 히스패닉 등으로 생각되어질 수 있다. 소수 집단과 비주류 집단의 차이는 무엇인가? (구성원들의 견해를 들어볼 수 있다) 미국에서 주류 집단은 무엇인가? 우월성은 힘의 분배가 동일하지 않게 작용하는 것이다. McIntosh(1998)은 "백인 특권은 보이지 않고 무게가 없는 특별 지급 배낭과 같다고 하였다: 도구, 지침서, 암호책, 여권, 비자, 옷, 컴퍼스, 구급용품, 백지수표". Wells와 Black(2000)은 이것을 주류 집단에서 태어남으로 쉽게 얻어지는 "불로의 특권"이라고 말했다. 이 말에 대해 어떻게 생각하는가? 사실인가? (구성원들의 견해를 들어볼 수 있다) 백인들이 이것에 대해 어떻게 생각할 것 같은가? Wells와 Black은 권한이 있는 위치에 있는 백인들에게 다음의 목표를 위한 의무를 제안하였다.

- 모든 다양한 사람에게 인간의 권리를 존중하라.
- 문화적 다양성의 장점과 가치를 장려하라.
- 사람들이 선택하는 삶의 다른 방법을 받아들여라.
- 모든 사람에게 사회적 고정과 기회를 제공하라.
- 모든 인종의 집단 사이에 동일한 힘을 작용하라.

이러한 목표를 위해 작업치료사의 특별한 의무는 무엇이라고 생각하는가?

2. 활동

배타적인 클럽을 위한 규칙, 규정, 방침을 만들어 보라. 집단에서, 당신의 목표는 구성원들이 반드시 적합한 10개의 제한된 목록을 만드는 것이다. 모든 사람들이 과제를 이해했는가?(질문이나 해명이 있을 수 있으나, 구체적인 조언은 삼간다)
조금 더 도전적이 되도록 하기 위하여, 나는 각각에게 라벨을 줄 것이며 다른 사람들이 쉽게 볼 수 있도록 이마 쪽에 붙일 것이다. 당신은 모든 다른 사람들의 라벨을 볼 수 있지만, 자신의 것은 볼 수 없다. 집단이 과제를 완수하면, 우리는 우리의 라벨이 무엇인지 맞춰 볼 것이다(교관은 단어가 잘 보이면서 본인은 확인하지 못하게 하여 무작위로 라벨을 선정하고 붙인다).

당신이 집단 과제를 완성하는 동안 라벨에 적혀 있는대로 역할 놀이를 한다. 이것은 단지 가정이니까 다른 사람의 말에 화를 내지 마세요.

3. 공유

구성원들이 라벨을 떼기 전에, 각자 라벨이 무엇인지 자발적으로 추측해 보도록 요청한다. 이것이 자연스럽게 나타난다면, 느낌을 토의하도록 한다. 각 구성원은 추측한 후에 맞지 않더라도 카드를 제거한다.

집단 회기 개요(5/6)(계속)

4. 과정
   - 라벨을 붙이고 있을 때 어떤 느낌이었나?
   - 각 사람들이 라벨에 따라서 취급할 때 어떻게 느꼈는가?
   - 이 과제를 하도록 요구되었을 때 어땠는가?
   - 무엇이 어렵게 또는 쉽게 만들었는가?
   - 역할 놀이의 결과로써 각각 서로에 대한 느낌은 어떤 것이었나?
   - 누가 기분을 나쁘게 했는가? 왜?
   - 이러한 느낌을 해소하기 위하여 서로에게 필요한 말은 무엇인가?

5. 일반화
   - 당신이 그 과제를 완수하는 방법에 라벨이 어떻게 영향을 미쳤는가?
   - 당신이 만든 목록에 대하여 어떻게 생각하는가?
   - 목록을 만드는데 누가 가장 잘 했는가?
   - 이 활동을 통해서 당신이 배운 교훈은 무엇인가?
   - 이 활동이 인사이더와 아웃사이더가 되는데 어떤 연관이 있는가?
   - 이 활동이 백인 특권의 개념에 어떤 연관이 있는가?

6. 적용
   - 이 활동의 측면들과 함께 사회적 수평에 어떤 것들이 있는가?
   - 당신의 삶에서 어떤 경험이 있는가?
   - 이 활동으로부터 당신에 대하여 얻은 통찰은 무엇인가?
   - 이 활동 경험을 어떻게 당신의 삶에 적용할 수 있겠는가?

7. 종합

   자발적으로 종합 발표하도록 한다.
   자기 발표와 성실함에 대해 감사를 표한다.
   정치적 중립을 배제할 수 있게 된 것을 축하해준다.
   각 구성원의 비밀을 유지하도록 한다. 다음 회기가 마지막이다.

   일지 기록: 최근에 겪었던 경험 2가지를 기술한다. 하나는 당신이 "인사이더" 로 느꼈던 경험이고 다른 하나는 "아웃사이더" 로 느꼈던 것으로 한다. 당신이 토의하고 싶은 주제 중 완료되지 않은 것은 무엇인가?

집단 회기 개요(6/6)

집단 명칭: "문화적 능력 개발(developing cultural competence)"

회기 명칭: "다른 문화 경험하기(exploring another culture)"

구성(전체 90분)

워밍업: 5분

개념교육: 15분

워크시트: 10분

공유: 20분

토의: 25분

전·후 평가: 10분

종합: 5분

준비물

- 워크시트
- 연필
- 각 구성원들을 위한 전·후 평가지

설명서

1. 소개

워밍업: 마치 당신이 직장에서 전화를 받는 것처럼 자신을 소개한다. 당신이 어디에서 일하는지 설명한다. 두 번째 바퀴에서는 집에 있는 것처럼 전화를 받으세요. 직장에서와 어떤 점이 다른가요? 왜?

개념교육: 미국에는 다양한 문화적 정체성이 존재한다. 이는 우리가 작업 활동하는 각 구성이 공유된 태도나 신념에 기초하고 있는 자체의 기준, 규범, 기대 등을 담고 있기 때문이다. 몇몇 문화적 환경은 고유의 언어 또는 고유의 수단을 가지고 있다. 식당과 병원 응급실 사이의 문화적 차이를 생각해 보라. 두 장소에서의 임무상 차이는 무엇인가?(구성원들의 견해를 들어볼 수 있다) 이러한 설정에 클라이언트로써 들어갈 때 행동의 변화가 어떻게 일어나는가? 구성원들이 설명할 수 있는 다른 업무 문화는 무엇인가?(몇 가지 예를 토의한다)

당신이 친숙한 다른 문화는 어떤 것이 있는가? 당신의 대학 캠퍼스 문화는 무엇인가? 사람들이 지키는 규칙은 무엇이고 그것들이 어떻게 정의되는가? 어떤 종교적인 집단에 구성원들이 속해 있는가?

사람들이 친숙하지 않은 문화를 배우기 위해 어떻게 시작하는가? 과정은 자신의 문화적 안전 구역을 떠나는 위험을 가지고 있고 기꺼이 수적 소수가 되는 것을 포함한다. 다른 나라를 여행하는 것은 이러한 것을 하는 하나의 방법이다. 구성원들이 방문했던 다른 나라는 무엇이 있나?(구성원의 이야기를 들어본다) 여행 중에 만난 문화적 충돌은 무엇인가? 당신이 같은 언어를 사용하지 않는 환경에 들어간다면 어떤 일이 일어날 것인가? 다른 사람이 이해하지 못하면 어떻게 느낄까요? 이러한 경험은 당신에게 당신의 평가 질문을 이해하지 못할 때 공감을 제공할 것이다.

집단 회기 개요(6/6)(계속)

공감은 "세상에 대한 다른 사람의 관점을 헤아리기 위해 그들의 시선으로 보는 방법"이라고 정의될 수 있다(Egan, 2001). Rogers(1975)는 "공감이 다른 사람의 사적인 세상에 들어가는 것"이라고 기술하였다. 앞에서 우리는 문화적 민감도를 다른 사람의 문화에 비평없이 경험하기 위한 준비라고 하였다. 공감은 다른 문화의 사람을 이해하는데 도움이 되는 방법 중 하나이다. 전문가로써, 우리는 클라이언트가 언어적 비언어적 방법으로 표현한 느낌을 확인함으로써 공감을 소통한다. 그러나 Peloquin(2003)은 진정한 공감은 절차를 초월한다고 하였는데, 이를 "다른 사람의 고통과 융해가 아니라 다른 사람과 연결되는 것"이라고 하였다(p. 159).

전문가로써, 우리는 우리 클라이언트의 눈으로 세상이 무엇으로 보이는지 결코 알 수 없다. 이것이 우리에게 친숙하지 않은 문화를 경험하기 위한 시도를 하기 전에 다양한 문화의 인식이 필요한 이유이다. 다시 말하면 스스로 편해지는 것이 필요하다. 문화적 인식은 우리의 정체성을 강화시키고 다른 문화에 마음을 열 수 있는 준비를 가능하게 한다.

문화적 민감도는 우리와 다른 개인의 공감의 질을 포함한다. Carl Rogers(1961)은 편견 없는 수용의 개념을 말하였는데, 클라이언트는 그 사람의 생각이나 행동에 상관없이 그 자체로 받아들여지는 것이다. 클라이언트를 대하는 우리의 반응은 정중하고 진실 되어야 한다. 이것은 우리가 치료사로써 배우는 기술이 아니며, 개발하기 어려운 태도이다. 만약 우리가 스스로를 검증하는 과정과 자신의 치우친 성향을 인지하는 과정을 수행하지 않는다면, 우리의 언어적 비언어적 행동은 우리의 편견과 소통하게 될 것이기 때문이다. chapter 3에서 토의된 클라이언트 중심의 개념은 우리 클라이언트와의 치료적 관계를 형성하는데 적용된다. McGruder(2003)은 "의료인과 클라이언트 사이의 신중한 감정이입의 확립을 가능하게 하는 스스로의 자기 성찰과 함께 다른 사람과 상호작용하고 주의 깊은 관찰을 통해서 문화를 찾아라"(p. 94)

Egan(2001)은 소통하는 공감의 방법에 대해서 설명하였는데, 첫째로 표현되어지는 느낌을 인식하는 것이고 다음으로 원인을 가지고 있는 것으로 감지되는 상황을 종합한다. 주된 정확한 공감의 진술은 다음의 문장에 빈칸을 채우는 것을 수반하게 된다. "당신은 (　　　) 때문에 (　　　)라고 느낀다." (chapter 3 참조)

오늘의 활동은 우리에게 다른 사람의 문화를 존경하고 진심으로 대하고 공감하는 것을 보여주는 방법으로 경험하는 연습을 하도록 설계되었습니다. 우리는 각각에게 질문하고 대답하는 역할 놀이를 할 것입니다. 그리고 우리는 우리의 숨겨진 편견이 전달하는 메시지를 평가할 것이다.

2. 활동

오늘의 활동은 두 단계로 나뉩니다: 워크시트와 역할 놀이 활동(role play exercise). 첫째, 우리는 몇 가지 문화 중 하나를 설명할 것입니다.

3. 공유

사발석으로 시작하도록 하고 각 클라이언트는 하나의 문화적 정체성을 설명하도록 한다. 우리는 집단에서 경험하기 위하여 하나의 문화적 정체성을 선택할 것이다. 당신이 가장 흥미 있는 것은 어느 것인가?(몇몇 의견을 들어보고 투표한다)
클라이언트들은 선택된 문화에 대하여 더 알기위해 돌아가며 질문을 한다. 이 과정을 10분 정도 지속되도록 허락한다.

워크시트 13-5

문화적 정체성

Cultural Identities

당신이 현재 속해 있는 문화의 정체성을 3가지 이상 적으시오(교육적, 업무적, 종교적, 공동체, 가족, 사회적 실천주의자, 민족주의 등).

1.

2.

3.

더 깊게 설명하기 위하여 하나의 주제를 선정한다:

세팅 이름(name of setting):

목적 또는 임무(purpose or mission):

물리적 세팅(physical setting):

사회적 · 직업적 역할(social · occupational roles):

사회적 행동의 기준 또는 규칙(norms or rules of social conduct):

권력 구조(Power structure(who is in charge, what is the hierarchy)):

도구, 장비, 의상 그리고 특별한 어휘(tools and equipment, dress codes and special vocabulary):

의식과 관습 그리고 그들의 의미(rituals and traditions and their meaning):

다른 문화적인 뜻있는 요소(any other culturally meaningful factors):

집단 회기 개요(6/6)(계속)

4. 과정

첫째 역할 놀이를 위해 선택된 사람에게 질문한다.

- 이 모든 질문에 어떻게 느꼈는가?
- 어느 질문이 가장 수용할 만 했는가?
- 어느 질문이 가장 대답하기 어려웠는가?

다음 집단 구성원에게 질문한다.

- 어떤 질문이 판단이나 편차를 포함하고 있는가? 왜?
- 클라이언트들이 다른 사람의 질문 형태에 대하여 어떻게 느끼는가?
- 무엇이 이 활동을 어렵게 하는가? 또는 쉽게 하는가?
- 역할 놀이를 위해 선택되지 않은 사람은 어떻게 느끼는가?

5. 일반화

- 어떤 질문이 순수한 호기심을 나타내었는가?
- 우리의 태도를 전달하는 언어는 어떠한가?
- 클라이언트들이 어떻게 공감을 전달했는가?
- 역할 놀이 중 당신이 관찰한 비언어적 메시지는 무엇인가?
- 선택된 문화에 대하여 당신이 얻은 이해의 수준은 무엇인가?
- 이 문화가 당신의 것과 어떻게 다른가?
- 이러한 활동을 통해 당신이 배울 수 있는 것은 무엇인가?

6. 적용

- 질문하는 방법에서 배운 것은 무엇인가?
- 어떤 질문이 가장 많은 문화적 감성을 알려주는가?
- 역할 놀이 동안 예의바르고, 진실 되고, 편견 없는 수용을 다른 사람에게 제공한 것이 어떤 피드백이 되는가?
- 다른 문화를 경험하는데 당신의 기술을 연습하는 것이 왜 필요한가?
- 당신의 삶 어디에서 이러한 활동을 적용할 수 있는가?

선후평가: 마지막 단계이므로, 짧은 사후테스트를 할 것이다. 다음 10분 동안 끝내지 못한다면, 회기가 끝나고 추가 시간을 제공할 수 있다. 그것을 지금 하는 이유는 우리가 6회기 전체에서 배운 것을 알기 위함이다. 이 지식은 6회기 전체의 종합을 도울 것이다(제한시간 10분).

집단 회기 개요(6/6)(계속)

7. 종합

이 집단이 시작할 때부터 당신이 배운 교훈은 무엇인가?

어떤 활동이 가장 의미 있었는가? 가장 의미가 없었는가?

함께하는 시간을 통해서 참가들이 나누고 싶은 느낌은 무엇인가?

당신이 배운 과정을 적용하는 방법은 무엇인가?

클라이언트들에게 감사하라.

클라이언트들의 서로에 대한 그들의 신뢰, 스스로 숨김없이 털어놓음, 솔직한 개방을 축하하라.

마지막 일기 기록(끝난 후에 기록을 모음): 이 집단이 끝나는 것에 대한 당신의 느낌을 기술하시오. 이 집단에서 가장 의미 있는 부분은 무엇인가? 어떤 부분이 당신에게 잘 맞지 않았는가? 어떤 변화가 제시되었는가? 그리고 왜?

주석: 이 집단은 클라이언트들을 다른 문화에 접촉하도록 하는 현장 견학, 여행 또는 경험 지원을 통하여 통합을 증진시킨다. 집단 활동의 초점은 자기인식과 문화적 인식이다. 감성의 개발이 과정 진행에서 기대되어 진다.

참고문헌

Clark, F. A. (2000). The concepts of habit and routine: A preliminary theoretical synthesis. *Occupational Therapy Journal of Research, 20*(Suppl.), 1235-1375

Crepeau, E., Cohn, E., & Boyt Schell, B. (2003). *Willard & Spackman's occupational therapy* (10th ed.). Philadelphia: Lippincott, Williams & Wilkins.

Egan, G. (2001). *The skilled helper: A problem management and opportunity development approach to helping.* Monterrey, CA: Wadsworth Publishing.

Evans, J. (1992). What OT's can do to eliminate racial barriers to health care access. *American Journal of Occupational Therapy, 46*(8), 679-683.

Hasselkus, B. (2002). *The meaning of everyday occupation.* Thorofare, NJ: SLACK Incorporated.

Herbst, P. H. (1997). *The color of words: An encyclopedic dictionary of ethnic bias in the United States.* Yarmouth, ME: Intercultural Press.

Jackson, J. (1998). Contemporary criticisms of role theory. *Journal of Occupational Science, 5,* 49-55.

Kielhofner, G. (2002). *A model of human occupation: Theory and application* (3rd ed.). Baltimore: Lippincott, Williams & Wilkins.

Krefting, L. (1992). Strategies for the development of occupational therapy in the third world. *American Journal of Occupational Therapy, 46*(8), 758-761.

Krefting, L., & Krefting, D. (1991). Cultural influences on performance. In C. Christiansen & C. Baum (Eds.), *Occupational therapy: Overcoming human performance deficits* (pp. 101-124). Thorofare, NJ: SLACK Incorporated.

Maslow, A. H. (1968). *Toward a psychology of being* (Rev. ed.). New York: Van Nostrand Reinhold.

McGoldrick, M., & Gerson, R. (1985). *Genograms in family assessment.* New York: W. W. Norton & Company, Inc.

McGruder, J. (2003). Culture, race, ethnicity, and other forms of human diversity. In E. Crepeau, E. Cohn, & B. Boyt Schell (Eds.), *Willard & Spackman's Occupational Therapy* (10th ed.). Philadelphia: Lippincott, Williams & Wilkins.

McIntosh, P. (1998). *White privilege and male privilege: A personal account of coming to see correspondencies through work in women's studies. Working paper No. 189.* Wellsley, MA: Wellsley College Center for Research on Women.

National Association for Multicultural Education. (2003). www.nameorg.org. Accessed November 19, 2004. Washington, DC: Author.

Peloquin, S. (2003). The therapeutic relationship: Manifestations and challenges in occupational therapy. In Crepeau, E., Cohn, E., & Boyt Schell, B. (Eds.), *Willard & Spackman's Occupational Therapy* (10th ed.). Philadelphia: Lippincott, Williams & Wilkins.

Rogers, C. (1961). *On becoming a person.* Boston: Houghton Mifflin.

Rogers, C. (1975). Empathic: An unappreciated way of being. *The Counseling Psychologist, 5*(2), 2-9.

Schutz, W. (1958). The interpersonal underworld. *Harvard Business Review, 36,* 123-135.

Sussenburger, B. (2003). Socioeconomic factors and their influence on occupational performance. In Crepeau, E., Cohn, E., & Boyt Schell, B. (Eds.), *Willard & Spackman's Occupational Therapy* (10th ed.). Philadelphia: Lippincott, Williams & Wilkins.

Weber, M. (1968). *Economy and society: An interpretive sociology.* (Originally published in 1922.) New York: Bedminster.

Webster's college dictionary. (1992). New York: Random House.

Wells, S., & Black, R. (2000). *Cultural competency for health professionals.* Bethesda, MD: American Occupational Therapy Association.

Appendix A

치료배경으로서 과제 지향 집단

THE TASK-ORIENTED GROUP AS A CONTEXT FOR TREATMENT

요약

인간의 사회적, 문화적 환경으로 인한 행동의 영향에 대한 인식의 증가는 클라이언트 치료의 변수를 확장시켰다. 이러한 발전은 적응기술과 자아기능에 초점을 맞춘 학습 이론과 정신분석, 사회학의 점진적인 융합으로 나타났다. 이 장에서는 정신분열병 클라이언트를 위한 교정학습으로 작업치료를 사용하기 위해 과제 지향 집단을 정의하고자 한다.

입원중인 정신분열증 클라이언트의 재발 비율을 확연히 감소시키고, 그들을 지역사회에서 수용가능한 생산적인 역할로 되돌려 보내는 것은 복잡한 문제이다. 이런 점에서 정신병원의 정신치료 과정과 조직화된 구조에 관한 집중적인 연구는 계속되어 왔다. 사회학 연구가 정신병원에 준 영향은 개인적 감정, 행동, 클라이언트에게 유용한 변화된 행동을 이끄는 환경들을 고려한 치료 구조로 자원을 높였다는 것이다.

클라이언트의 기능에 대한 사회 구조의 깊은 이해는 내적 및 외적으로 클라이언트의 자아기능에 영향을 주는 중요 요소가 되었다. 1931년 초, Harry Stack Sullivan은 정신분열 클라이언트의 행동에 영향을 주는 사회적 환경의 중요성을 언급하였다. 15년 전 문헌에는 클라이언트기능에 환경을 개입시켜서 조사하고 연구하였다. 연구의 초점은 환경의 사회적 이론에 자아정신학의 개념을 실제적으로 연관시키고 이론상으로 이끌어내는 것이다. 이에 따라서 집단 현상에 대한 사회학자의 관심과 같이 집단의 과정과 치료에 대한 연구가 증진되었다.

집단 과정과 집단 심리치료

집단 심리치료는 정신병을 위한 치료 방법으로써 확고하게 정착되었다. 그것은 정신역동 성격이론에 기초하고, 대인관계와 심리내부 병리가 문제와 대립의 근원이라 믿는 연구를 통해서 인간의 변화에 중점을 둔 정신분석 준거의 틀로 미국에서 알려졌다. 집단은 치료사의 도움과 다른 구성원과의 교류를 이용하는 개인으로 구성되었으며, 무의식적인 투사와 개인의 변화와 성장을 저해하는 문제들을 탐구하고 처리한다. 이 이론은 정신외적인 투사의 이해와 자각에 도달하기 위한 "지금-여기(here-and-now)"의 감정과 행동에 중요성을 두고 있다. 치료사의 역할은 갈등과 문제들에 노출된 구성원을 돕고, 참여시키고 자각하도록 촉진하는 것이다.

집단 내에서 사회학자의 관심은 개인적 이론보다 사회적 기원으로부터 나온다. 이 준거의 틀은 개인행동에 있어 사회와 집단의 영향을 강조하고 인간이 살아가는 사회의 자연법칙에 바탕을 둔 행동으로부터 설명할 수 있다. 이 관념은 Lewin에 의해 실증되었는데, 그의 이론은 개인적 특성과 환경에 의해 행동이 결정될 수 있다는 것이다. 집단과 함께 참여한 사회학자들은 조직화된 구조에 관심을 가졌고, 이것은 집단의 과제 성취와 변화의 효과를 시용하는데 주요관심을 두었다. 이런 실험은 불가피하게 가르침과 배움의 집단을 이용한 이론의 발달로 이끌었다.

집단 역동의 영역에서 이론과 연습은 학습과 행동의 변화를 촉진하는 역동적인 힘으로써의 집단에 중점을 맞추었다. 변화를 이해하고 촉진하도록 지금-여기(here-and-now)

집단 내에서 역동적인 힘을 탐구하는 주요 변화 산물로써 '집단' 을 강조하였다. 집단 구조와 구성원의 역할은 응집력 있는 구조와 기여할 수 있는 역할로부터 의미 있고, 개별적인 감정과 행동으로 보이게 하였다.

집단 치료사로서, 정신과의사와 사회학자는 표면상 다른 두 이론을 밀접하게 사용하고, 정신병의 복잡한 문제를 해결하기 위한 시도에 협력해야한다. 각각 분명히 다른 개념의 집단 심리치료와 집단 역동은 연습 뿐 아니라 통합하기 위한 노력을 증가시켜야 한다. 현재 문헌연구들은 이런 노력들이 도처에 널려 있음을 알려준다.

실험 연구

Fairweather는 소집단과 사회학, 사회정신의학의 이론과 함께 클라이언트 치료에 정신역동 학설을 결합시킨 실험 접근법으로 서술하였다. 이 프로그램은 만성적인 정신분열 클라이언트들의 복귀를 위한 작업을 기초로 하여 클라이언트가 이끄는 소집단에 초점을 맞췄다. 이러한 접근법에서 Dr. Fairweather는 "동료 집단 구성원으로서의 책임과 클라이언트 역할을 변화하여 정신병으로 인한 능력의 제한에서 벗어나라고 지적하였다. 클라이언트가 자발적으로 이끄는 집단의 과제는 각 구성원의 삶에, 미래와 현재에 관련되었다. 따라서 과제 수준은 구직계획을 위한 책임감과 개인을 돌보는 클라이언트의 능력에 따라 나뉜다. 이런 집단들은 클라이언트로 하여금 병원내부와 외부에서 지속적으로 창조적인 역할과 개인의 능력을 발전시키고 탐구할 수 있는 기회를 준다.

이 연구는 치료와 클라이언트 프로그램에 중요한 기여를 하였다. 만성정신분열병 클라이언트 자신의 문제를 스스로 재활치료 환경의 다른 클라이언트의 범주에 적용할 수 있는 것처럼 보였다.

Oklahoma 대학의 Marshall Edelson' s 실험연구는 "사회에서 주요능력을 회복하거나 2차 증상에서 신속하게 해결하는 것보다 기질에 관한 변화를 성취하기 위해 디자인된 집중치료에서의 개인정신치료와 집단치료를 통합하는 것이 가능하다"고 하였다. 이 과제는 집중적 정신치료에 바탕을 둔 치료환경 내에서 자아심리학과 집단역동을 혼합하여 사용하였다. Dr. Edelson에 의해 진술된 이연구의 초점은: "치료시 소집단은 클라이언트의 기질적 어려움이나 삶의 방식을 보여주었고, 집단의 삶에서의 다른 면과 클라이언트의 대면 심리치료와 어려움을 가진 집단과(병원)공동체의 삶의 결과로써 기회를 제공하였다."

세 번째 혁신적인 실험은 Robert Morton이 사용한 클라이언트와 함께 실습 방법을 사용하였다. 이 연구는 정신병 클라이언트를 치료하기 위한 집단 과정 실습 훈련 프로그램을 사용하게 디자인되었다. 실습은 구조화 되었고, 소집단은 참가자가 대인관계와 집단 관계에 대해 가설을 검사하기 위한 조건으로 디자인되었다. 정신과 클라이언트를 치료하기 위해 창조적 혁신은 실습 경험의 적용 뿐 아니라 클라이언트 집단이 리더 없이 자율적으로 학습하게 하여 더 자극을 주었다. Fairweather에 동조한 Morton은 전문적인 리더가 있다면 정신병 집단이 발견될 수 없으며, 치료 리더를 허용하는 것은 정신병에 불리한 부속물을 강화하는 것이라고 주장하였다. 이 경험은 정신병 클라이언트를 위해 소집단 경험에서 요구하는 창조적이고 유용함을 제공하고, 재활 프로그램과 치료에서 이 기술의 적용은 연구와 조사에 자극이 되었다.

그것은 Morton의 연구에서 연상시키는 2가지 실험 결과에 따른 흥미를 주는 기록이었다. 총 9개월 동안 집단 치료 클라이언트는 4.7개월 취직기간을 유지한 것에 반해, 실습 클라이언트는 5.92개월 취직기간을 유지하였다. 훈련 연구에서 소집단에 참여한 클라이언트들은 다른 사람과의 언어 의사소통과 우정 등이 대조군보다 유의하게 높게 나왔다.

3가지 실험 연구들은 소집단이 치료 요구들과 맞도록 사용되고 변형할 수 있는 방법의 예시들이며, 또한 개별 정신역동의 이론과 사회학 사이의 격차를 줄여 주었다.

작업치료에서의 과제 집단

작업치료 프로그램으로써 과제지향 치료집단은 약 4년 전 뉴욕시 정신병원에서 관련되지 않는 관찰과정에서 발전되었다. 첫째, 클라이언트에게 이익을 줄 것 같은 지금-여기(here-and-now)에서 자발적이고 알려진 문제를 주의시키고, 기질에 관한 어려움을 말로 나타낼 수 있는 물건을 창조하거나, 활동에 종사하는 클라이언트의 신념을 증가시킨다. 둘째, 관찰은 그가 낮에 일하는 환경에서는 직면하기 어렵고, 그의 활동 경험 내에 클라이언트가 뚜렷이 보이는 문제 표면에서 나타나는 분명한 관계를 바탕으로 한다. 셋째, 작업치료 세팅 종류는 클라이언트의 추억에서 보여 질 수 있는 삶과 일의 경우에 작은 세계를 제공하여 일하는 동안 관련된 활동을 기대한다. 넷째, 우리의 경험과 학습과 언어기술 사이의 관계의 인식은 일하는 동안 문제를 조사하고 정의하였을 때 학습과 부수적 성장이 강화되어 나타난다. 마지막으로, 소집단의 경험, 공유된 믿음은 자아 기능 문제의 개선과 탐구를 뒷받침한다.

집단은 소집단 경험을 위해 필요로 하고 준비하며 생산적으로 일하는 동안 대략 8명의 구성원들 개개의 어려움을 토대로 조직한다. 클라이언트 모두는 집단에 주어진 과제는 자아 기능의 수준에 의해 결정되었고, 초기 집단은 남성 정신분열증 클라이언트로 구성되었다. 모임은 일주일에 3~4회, 1시간~1시간 30분 동안 실시하였다 각 집단은 과제 성취를 위한 진행에 관해 합의하였고, 자신에게 주어진 공통된 과제의 선택에 스스로 책임을 진다.

정의 및 목적

집단과 관련된 과제는 집단의 외부 사람이나 단체를 위해 물건을 만들거나 생산하는 것과 서비스를 제공하는 활동이나 과정으로 정의된다. 이 집단에서 선택한 과제의 예는; 신문 출판업, 요리, 장난감집 건축, 원예, 클라이언트 자문회를 조직하고, 독서를 즐기고, 병실을 꾸미거나 개선하는 일이다.

작업을 기초로 한 집단의 목적은 과제성취와 다른 이와의 갈등, 그들의 생산력을 검증할 수 있고, 행동과 생각, 느낌 사이의 관계, 경험한 것을 공유하도록 한다. 번갈아가며 일어나는 기능의 패턴은 기능증진과 자아성장을 유발할 수 있는 학습의 마무리로써 지금-여기의 환경 내에서 살펴보고 고려할 수 있나. 과제 성취는 집단의 목적은 아니지만, 아마 목적에 현실감을 주는데 의미가 있다. 그것은 성취와 학습을 측정하는 구체적인 현실요소를 제공하고, 문제를 통해 일의 성과를 촉진시키며, 제한점과 기능적인 수용력 모두에 중점을 가져다주고, 상호작용과 행동을 이끌어 내어 행위자에게 촉매로써 할을 한다. 게다가 과제는 다른 치료 환경 내에서 적당한 결과나 대립과 관련된 준거의 틀을 제공하는 것을 돕는다. 이러한 집단 내에서 결과와 문제는 과제 성취가 적당한 협의사항 항목이며 즉시 응집성의 효과를 줄 수 있다.

이러한 집단은 정신분열증 갈등의 원인을 밝혀내거나 유일한 방법은 아니지만, 분명히 문제를 해결하고 개선을 촉진하도록 소집단 환경 내에서 공통된 과제의 사용을 보여줄 수도 있다. 과제의 선택과 성취를 위한 책임의 충돌을 일으키는 기대를 확인함과 동시에, 기능을 위한 그들 능력의 구체적인 증거를 찾고, 기술을 만드는데 결정하여 문제 해결을 탐구하기 위해 집단에 기회를 제공한다. 활동의 기대는 그들의 결정 쪽으로 일에 기동력을 주고 감하는 문제 해결 기술을 갖고 자신에 관해 개념을 보기 위한 필요한 집단을 만드는데 권한을 주고 선택하기 위해 필요하다.

원인과 효과의 관계를 지각하기 위한 능력은 효과와 원인의 증거를 찾기 위한 일관되고 거듭된 기회를 요구하는 영역 내에서 학습과 정신분열의 문제를 잘 알아야 한다. 작업을 기초로 한 집단은 과제성취, 행동, 생각, 느낌 사이의 관계에 중점을 둠으로 훌륭한 학습 기회를 창조한다. 과제 절차에 따라서 하는 것 또는 하지 않는 것의 종류, 기능과 행동에 관한 효과와 원인의 충분한 근거를 준다. 과제 책임을 공유해야만 할 때, 그리고 누군가 하는 일의 종류가 집단에 기여하는 기긴을 볼 때 이러한 학습은 한층 더 확대된다.

합의를 통한 현실성 확인은 매번 집단 내에서 필요한 과정이며, 정신분열증에 각자의 가치를 알게 해준다. 게다가 고유 집단의 구조화와 상호작용 사실을 공유함으로 확실히 표준 절차를 알고 과제를 묘사하고 기술은 현실성 지각의 공유를 제공한다. 활동 내에서 참가를 공유함은 필요한 상호의존, 사람의 수용력과 제한점의 명백한 평가에 의해 가능한 목표를 만든다. 작업을 기초로 한 집단의 가치 중 하나는 과제의 성취 내에 증거로써 변화와 성장하는 것인 클라이언트의 수용력의 합의의 확인이다.

일을 함께 하기 위해 필요한 것은 하는 것에 대해 함께 말하는 것 뿐 아니라, 정확한 말로 표현하고 학습을 개념화시켜 기여하는 것이다. 기능 내에 문제의 동일한, 대안의 조사 뿐 아니라 이것의 토론, 결합된 느낌, 행동과 인시, 변화와 학습의 필요한 요소를 제공한다. 공유된 의견을 만들고, 집단 내에서 이용할 수 있는 일 경험과 조사하기 위한 기회의 만족스러운 기능을 방해하는 문제가 통합되어 학습을 가능히 게 만든다. 만일 우리가 기능적으로 더 나은 방법과 새로운 것을 가르친다면 그때 우리는 이러한 학습을 통합될 수 있는 지시의 인식의 인식관계와 클라이언트가 하는 일을 결합시키는 것이 필요하다.

구체적인 협동은 명확히 과제를 정의하여 분명한 공동체 그리고 집단 지지를 연결하고, 이러한 기술 연습을 하기 위한 편안한 영역을 제공하여야 한다. 게다가 공유와 일에서의 경험을 지각하기 위해 정신분열증을 돕고 그 자신의 외부 실패 또는 거부반응을 기대하여 더 만족감을 얻도록 자신의 잠재 인식을 증가시킴과 함께 가능한 만족의 환경 내에 필요한 것을 개념화한다.

작업을 기초로 한 집단은 지금-여기(here-and-now)에 관련된 기능에 중점을 두고 책임에 상응하여 일하고, 외부 공동체에서 사는 것은 사실과 더 가깝게 유사점을 만들며 공동체 조정 내에 요구되는 기대와 기술을 더 즉시 관련시켜 학습을 제공한다.

경험이 관련되었을 때 집단과 언어심리학자와 클라이언트의 가치사이에 격차를 유용하게 보이게 할 수 있다. 작업을 기초로 한 집단 환경 내에는 집단의 활동 성취 또는(그리고) 문제 해결에 기여하거나 방해하고 다른 것을 공유함에 있어서 조사하고 행동을 논의하고 지각, 느낌에 관하여 비롯된다. 개인, 심리내부 그리고 역사상의 결정자는 강조되지 않았지만 심리치료 내에 연구를 위해 보류되었다. 많은 개인과 대인관계의 지각과 반응이 유도되었지만 집단 내에서 취급하지 않았다. 심리치료를 지금-여기(here-and-now)에 대인관계와 개인, 역사상의, 무의식에 상호관계를 갖고 깊게 조사하는 기회를 제공했다. 게다가 과제에 기초한 집단은 수행을 통해 통합되었고 심리치료를 테스트 할 수 있는 통찰력을 얻는 환경과 삶을 좋아하는 행동을 제공했다. 작업을 기초로 한 집단과 심리치료의 범위는 잠재된 치료를 실현 할 수 있는 범위를 결정하고 클라이언트와 직원 둘의 관계를 이해시켰고 각 목적의 정도를 이해시켰다.

리더십

리더의 역할, 치료사의 역할은 집단을 결정하는데 중요한 영향을 준다. 리더의 역할은 집단의 직접적인 발전, 학습 등을 조정하는 환경과 과정을 촉진한다. 리더의 역할은 가능한 학습할 수 있게 하고, 집단에 책임을 떠맡게 하지 않는다. 목표의 실행은 정신병 클라이언트 자신 즉 리더의 생각 집단 내의 기술과 상호과정 중 좋은 방법에 의존한다.

자신감(confidence)은 타고난 능력이며, 집단 내에서 자기-결정하고 문제를 재인식 하고 현실적인 문제해결에 접근하도록 하는 능력이며, 기본적인 필요요건이다. 이 자세의 기본은 클라이언트가 자기-결정하고, 그의 능력을 테스트하고 탐험해보는 자유의 경험을 충분히 줄 수 있는 믿음과 권리를 준다. 집단은 치료만 해 주는 것이 아니라, 최대한 치료적으로 도와주고 집단 내의 능력을 학습할 수 있는 자신의 권리와 리더십을 이해하는 치료적 중개자가 필요하다.

가령 우리는 클라이언트를 좀 더 연약한 존재로 생각하게 되고 그래서 지도가 필요하다고 생각한다. 아마도 이러한 클라이언트에 대한 생각은 지속적으로 우리의 도움이 있어야 할 것으로 생각한다. 독재적인 리더십은 클라이언트를 의존하게 하고, 자신을 바보 같다고 생각하게 되고, 무기력하고 주저하고 막연하거나 예측할 수 없거나 제한 없는 것 같은 클라이언트의 느낌이 증가된다. Jane W. Fidler는 정신병 클라이언트의 집단에서 일하는 리더의 활동은 자연적이고, 범위가 넓어야 하며, 정신분열증 클라이언트의 실제 평가와 자아기능 평가를 통해 특유의 문제를 이해하고 민감하게 중재하는 것이 중요하다고 정의했다.

이러한 이해와 태도 뿐만 아니라 리더십의 기술도 집단에서 기본이 되어야 한다. 문제해결 방법에서의 깊은 지식과 기술은 집단의 학습과 능력을 발전시키는 것에 도움을 주는 중요한 역할을 한다. 문제해결 기술의 범위는 리더의 생각과 기능의 고유의 영역이고, 집단이 논쟁거리(issues)를 교섭하고 확인하는 능력을 가지고 있으며, 집단이 학습하는 과정을 그들의 기능(functioning)에 포함시키는 것이다.

리더의 수용력의 범위와 질은 자신과 다른 사람간의 관계를 보이게 하고, 학습과 발달과정에 참여하도록 하고, 그의 지각 능력을 나눠 주고, 집단 내의 기능을 탐험 할 수 있는 개방성을 주고, 멤버들에게 나쁜 일이 일어날 것 같은 예상을 줄이고, 경험을 통해 생기는 왜곡과 의혹을 줄이는 것이다. 리더는 그 자신이 하고자 하는 것을 포함해서는 안 된다.

정신분열증 클라이언트의 문제

과제-중심 집단의 몇몇 양상은 정신분열증 클라이언트의 특수한 문제에 초점을 둔다. 첫 번째, 의사결정(decision-making)을 하는 것이 어렵고, 특히 과제를 선택하는 것이 어렵다. 이것은 집단이 리더가 과제를 선택하도록 기대한다. 몇몇의 집단은 그들이 원하고 예상하는 것을 통해 행동하는 것을 다른 사람이 하도록 주장한다. 집단은 결정을 하는 것에 대한 불안과 분쟁을 토의해야 한다. 그리고 이 결정은 의존적인 요구, 책임에 대한 공포, 결정을 받아들일 수 없는 것과 관련된 문제에 대하여 토의를 제안하여야 한다. 그들은 '가치가 없다 그리고 나쁘다' 라고 자신을 개념화 한다. 그 결정은 그들이 가치가 없다, 나쁘다는 것이 반영되어 서투르고 무능하게 실행하게 된다. 또한 그들은 권한이 있는 것처럼 개념화 하면, 받아 들이 수 없고, 부적격한 결정을 내린다. 하지만 집단은 리더가 과제 선택을 제안하여 효과적으로 거부하도록 한다. 양가감정은 의존, 자기-개념과 관련된 문제와 관련이 있다. Fairweather' s 가설을 지지하는 몇몇의 조사결과 과제 중심의 집단에서 리더십에 의존하는 것은 금기시 한다.

최근의 실험을 통해 표준화된 과제 즉 각각의 집단이 처음 요건이 과제 선택이 아닐 때 결정을 하는 문제가 변경되거나 축소되는 효과가 나타났다. 하지만 이러한 이슈는 결정을 만드는 것을 가르치는 것보다 클라이언트의 의존적 요구를 만족하거나 부인하는 것에 둘 수 있다. 문제의 기술을 가르치는 법은 논리적이다. 왜냐하면 우리는 학습하는데 자연스러운 방해물이 있어 이해하는데 제한이 있으며, 그래서 무능함을 확인해야 하고, 학습을 증진할 수 있는 방법과 기술을 이용해야 하기 때문이다.

두 번째, 공유하는 집단의 기대는 놀라게 하는 것이다. 불안정한 자아의 경계와 다른 사람을 분리하여 자신을 지각하는 것의 어려움을 통해 작은 집단 정체성의 부정적 징후가 있고, 이것이 친밀하게 만들어 준다. 몇몇의 클라이언트는 자기중심적으로 기대하기 때문에, 집단 내에서 나누는 것을 거절하고 좌절하게 된다. 게다가, 나누는 것을 예상하면, 정신분열증의 방어와 지남력에 문제가 발생 할 수 있다. 하지만, 구조화된 과제를 예상하여, 사람이 없는 과제에 참여하도록 하고 공동의 할당을 지각하고 동일시하도록 촉진하고 관찰하는 능력을 합의하여 확인하게 하도록 기회를 증진시켜야 하다

세 번째, 문제해결의 어려움이다 문제해결의 딜레마를 통해 의존적인 필요와 권위의 상호관계가 명백하게 관련되어 있고, 집단의 제안 즉 많은 클라이언트들은 해결책을 탐색하고 문제를 확인하는 기본적 과정을 배울 수 없거나 논리적인 관념을 지각하고 적절한 이해를 하는 능력이 어렵다.

학습과 연합된 두려움과 연결된 대립, 인지장애 결과로써 생기는 장애는 즉시 증거가 된다. 위에 말했던 것과 같이, 집단의 형태와 초점(focus)은 능력을 가질 수 있도록 하고, 대립이 적은 학습과 성취감을 향해서 움직이는 증거를 제공하는 과제를 가능하게 만든다. 게다가, 과제 활동은 더 높은 상징적 생각의 순서를 요구하는 것 보다 개념적 레벨과 균형 잡힌 현실적인 능력의 포함을 가능하게 만드는 더 구체적인 방법에 참여하고 연관되어지게 만드는 기회를 만든다. 과제는 또한 학습의 단계를 촉진한다. 우리가 학생을 방해하고 기능에 영향을 미치는 것에 대한 지식이 생긴다면, 과제 중심 집단의 잠재력을 좀 더 사용하게 되고 학습경험을 의미있게 사용할 수 있다.

마지막으로, 2개의 일반적인 반응들은 이 집단들의 증거가 되었다. 이 집단은 수행과 고유의 행동, 학습, 의무, 위협의 가능성을 찾는다. 이 클라이언트들은 그들의 문제점에 대해 애기 할 수 있는 높은 프리미엄을 두고, 더 많은 위험과 과제를 수행하는데 두려움을 피하기 위해 지식화 방법이 사용되어 졌다. 이 집단은 과제 선택에 큰 어려움을 가지고 있고 그러한 결정은 시간의 무절제한 기간이 연장될 것이다. 과도하게 강조되어진 과제 때문에 다른 클라이언트들은 일을 하는 동안 발생된 문제를 회피하게 된다.

하나 더 다른 관찰은 유용해 보이고, 이것은 집단에 의해 만들어진 과제 선택의 종류와 관련이 있다. 이것은 집단에 의해 선택되어진 과제와 초기 감정적인 요구의 레벨과 본질 그리고 요구들에 둘러싸인 대립 사이에서 동일함을 증명하는 상호관계인 것 같다. 게다가 과제 선택은 집단의 진행 혹은 역행을 반영하는 것 같다. 앞으로의 현상의 연구는 요구-만족시키는 진행의 이해를 증가시키고, 클라이언트가 사용가능한 잠재적인 기회를 성장시키는 우리의 능력을 강조한다.

사회로 정신분열증 클라이언트가 돌아올 때, 다방면에 걸친, 복잡한 문제를 가진다. 과제 중심 집단은 문제를 줄이는데 사용한다. 최소한 장애가 관찰되어지고 조사되어질 수 있는 구조적인 환경을 제공한다. 이것들과 다른 탐구들은 치료과정의 필수적인 요소를 좀 더 명확하게 구성하는 것을 가능하게 만들 것이다. 우리의 상호 관계적 정신 역동과 사회적 개념이 증가함에 따라서, 인지적 과정의 지식이 증가함에 따라서 그것의 관계는 정신분열증 증상과 표출된 행동의 관계를 통한 우리의 노력은 우리 클라이언트를 위한 지역사회 생활의 만족시킬 수 있는 궁극적인 목적의 실현과 가까워 질 수 있을 것이다.

참고문헌

1. Sullivan HS. Socio-psychiatric research: its implications for the schizophrenic problem and mental hygiene. *Am J Psychiat.* 1931;10.
2. Stanton AH, Schwartz MS. *The Mental Hospital.* New York: Basic Books; 1954.
3. Caudill W. *The Psychiatric Hospital as a Small Society.* Cambridge, Mass: Harvard University Press; 1958.
4. Jones M. *The Therapeutic Community: A New Treatment Method in Psychiatry.* New York: Basic Books; 1953.
5. Cummings J, Cummings E. *Ego and Milieu.* New York: Atherton Press; 1963.
6. Edelson M. *Ego Psychology, Group Dynamics and the Therapeutic Community.* New York: Grune & Stratton; 1964.
7. Slavison S. *Group Psychoanalytic Psychotherapy.* New York: International University Press; 1964.
8. Wolf A. The psychoanalysis of groups. *Am J Psychother.* 1949;3.
9. Bach G. *Intensive Group Psychotherapy.* New York: The Ronald Press; 1954.
10. Mullan H, Rosenbaum M. *Group Psychotherapy, Theory and Practice.* Glencoe Free Press; 1962.
11. Lewin K. *Dynamic Theory of Personality.* New York: McGraw Hill; 1945.
12. Schien E, Bennis W. *Personal and Organizational Change Through Group Methods.* New York: John Wiley & Sons; 1965:357-368.
13. Bradford L, Gibb J, Benne K. T. *Group Theory & Laboratory Method.* New York: John Wiley & Sons; 1964.
14. Fairweather GW. *Social Psychology in Treating Mental Illness.* New York: John Wiley & Sons; 1964.
15. Ibid, 14.
16. Ibid, 6.
17. Morton RB. The uses of the laboratory method in a psychiatric hospital. In: *Personal and Organizational Change Through Group Methods.*
18. Johnson DL, Hanson PG, Rothaus R, Morton RB, Lyle E, Moyer R. Follow up evaluation of human relation training for psychiatric patients. In: *Personal and Organizational Change Through Group Methods.*
19. Fidler JW. Group psychotherapy of psychotics. *Am J Orthopsychiat. 1965*;35(4).

Appendix B

발달 집단의 개념과 활용

THE CONCEPT AND USE OF DEVELOPMENTAL GROUPS

발달 집단은 과제-지향적인 집단으로써, 비혈연 관계로 구성된 다양한 집단을 자극하기 위한 방법에 의해 조직되었으며, 정상 발달과정을 거치면서 이에 대항한다.

이는 5가지로 확인될 수 있다.

1. 평형(parallel)
2. 투사(project)
3. 자기중심적-협동적(egocentric-cooperative)
4. 협동적(cooperative)
5. 성숙(mature)

발달 집단의 개념은 소집단 내에서 효과적인 상호작용 능력에 어려움이 있는 클라이언트에게 개체발생반복(recapitulation of ontogeny)을 적용시켜 치료하려는 시도로 형성되었다. 이러한 기능장애영역과 관계하여, 다양한 발달 집단에 연속적으로 참여하는 것은 계획된 변화를 제시한다. 기본적인 집단 상호작용기술을 습득할 수 있는 기회를 주기 위해서 집단 경험은 단계별로 이루어진다. 행동 강화 또는 주어진 발달 집단에 성공적으로 참여하는데 필요한 행동 접근 그리고 성공적으로 참여하는데 상반되는 비강화 행동을 통해 학습할 수 있다고 여겨진다.

임상가들과 과학자들 간에 미묘한 차이가 있는 것 같다. 병리학 개념에 초점을 두고 있는 의학적 모델과는 달리, 성장(growth)이라는 개념으로 변화하였다. 임상가들은 성인의 다양한 수용력(여기에서는 기술로 언급되어진다)의 발달을 탐구하고, 이러한 기술을 촉진시키고 발달시키는 요소를 확인하는 것에 또다시 새로운 관심을 보이고 있다. 임상가들은 지연(lags), 결핍(deficits), 정상적 발달과정의 일탈이 이루어지지 않은 것에 대해 생각하기 시작했다. 고전적 진단범주(classical diagnostic categories)는 지속적이거나 재조정된 발달의 요구 안에서 적절한 발달 영역의 기능적인 묘사를 위해 그만 사용되었다.

성장의 영양을 공급하는 치료는 다음과 같은 3가지 주요 가설을 바탕으로 한다.

1. 발달 장애는 개선될 수 있다.
2. 기초하위기술들로부터 성숙한 적응기술들이 순차적 방법에 따라 획득되어야 한다.
3. 주어진 적응기술의 순서적인 발달을 위한 개인과 환경의 상호작용에 영향을 받은 참여를 통하여 성숙한 적응기술은 획득될 수 있다.

개체발생반복과 같은 치료는 "발달 집단"의 개념으로 형성되어진다. 이것은 주로 클라이언트 치료의 단면을 논의하기 위한 학습 장치로써 주로 소개된다.

발달 집단에 대한 설명

발달 집단은 임상적 모의실험으로써, 정상적 발달 과정을 거치면서 만나는 비혈연 관계의 다양한 유형에 관한 것이다. 이 집단과 사회는 과제-지향적이고 원초적이라고 할 수 있다. 과제-지향은 프로젝트나 과제를 완수하려는 구성원의 활동을 의미한다. 1차 집단은 서로 얼굴을 마주보는 개인으로 구성된 집단으로 이 개인들은 특정한 공동 목적을 위해 협력하고, 몇몇 공통된 생각과 행동 패턴을 가지고 있으며, 자신감과 서로에 대한 애정을 보여주고, 조직 연합체 속에서 서로 유사한 점을 알아차린다. 가족은(이상적 형태에서) 1차 집단의 한 예이다. 그러나 이와 같은 특징을 보여주는 다수의 비혈연 집단이 있다. 이는 이 장에 나오는 집단의 한 유형이다.

5가지 발달 집단은 다음과 같이 간주되어왔다: 평행, 투사, 자기중심-협조적, 협조적, 성숙. 임상에서는 다음과 같이 정의될 것이다.

대등한 집단은 상호작용에 최소한으로 필요한 개별적 과제와 관련 있는 클라이언트들로 구성되었다. 집단 구성원은 서로에 대한 자극 요인으로써 처신하거나 자신의 행동이 타인에게 미치는 영향력을 시험한다. 그러나 과제수행에서는 상호작용을 요구하지 않는다. 치료사는 과제 수행 및 각 구성원의 사회-정서적 필요성을 채워주기 위해 도움을 준다.

투사 집단에서, 구성원들이 공통적인 단기간 과제를 수행하는데 있어 상호작용, 협동, 경쟁이 요구된다. 이 과제는 중요하다. 과제 이외 상호작용은 예상되지 않는다. 과제완수를 위해 둘 혹은 그 이상의 사람들이 상호작용에 필요한 과제를 선택할 때 치료사가 집단을 도와준다.

자기중심-협동적 집단은 구성원들이 공동의 상호작용을 통해 비교적 긴 시간이 소요되는 과제를 선택하고, 실행하는 것이 특징이다. 그 과제는 중심적이지만, 또래 집단 구성원들의 사회-정서적 요구가 충족되어야 한다. 다른 사람의 요구를 들어주면서 얻게 되는 상호간 만족이 중요하다. 치료사는 과제와 관련된 길잡이를 제시하며, 각 구성원의 정서적 요구사항의 많은 부분을 꾸준히 들어준다.

협동 집단에서는, 구성원들은 과제 수행과 관련 있는 서로의 사회-정서적 요구를 확인하고 충족시킬 수 있어야 한다. 이러한 집단은 종종 같은 성별로만 구성된다. 치료사는 1차적으로 조언자의 역할을 수행하되, 모든 집단 모임에는 참여하지 않아도 된다.

성숙한 집단은 혼성으로 이루어져 있으며, 구성원들이 집단 기능에 필요한 사회-정서적 역할과 과제를 수행하는 것이 특징이다. 생산성과 각자의 요구가 충족되도록 적절히 균형을 유지하는 것은 어려운 일이다. 치료사는 동등한 집단 구성원으로서 상호작용한다.

발달 집단을 5가지 유형으로 나누는 것은 임의적이다— 경계를 구분하기 위한 시도. 연속적인 관점에서 집단을 고려하는 것이 좀 더 명확하다. 집단 세팅에서 행동이 개인적인 경험의 결과로부터 변화가 일어나는 것과 같다. 발달 집단이 치료 과정에서 사용될 때, 이것은 계획되어진 변화 요소로 간주된다. 변화는 집단 속에서 자신의 행동이 빚어낸 결과를 체험한 개인을 통해 일어나야 한다. 발달 집단은 조직적이어서 적응 행동은 긍정적 강화 자극이 되며, 반면에 부적응 행동은 그렇지 못하다. 긍정적 강화 자극을 통해 요구사항은 감소되는데 그러한 요구사항은 친교를 위해서는 외부 지향적일 것이며 경쟁을 위해서는 내부 지향적일 것이다.

집단 상호작용 기술 결함의 치료

발달 집단이라는 개념은, 본래 집단 내 상호작용 기술 결함 치료법을 설명하기 위해 만들어졌다. 그것은 소집단에서 효과적으로 상호작용하지 못하는 클라이언트 치료에 개체발생 반복론을 적용하려는 시도로 생겨났다. 발달 집단은 다른 영역에서(뒤에 간략히 논의할) 이용되기도 하는데, 그것은 특별히 집단 내 상호작용 기술이 충분히 발달하지 못했을 때 행해지는 치료에서 유용한 것으로 보인다.

여기에서 집단 상호작용 기술은 적응기술로 간주된다. 성숙한 형태 안에서 자신과 다른 또래 집단을 만족시키면서 다양한 집단에 참여할 수 있는 것이다. 이것은 연속적으로 발달하며, 각 단계는 5가지 발달 집단에서 만난 상대와 조화를 이루는 데 필요한 행동들을 습득하면서 구별된다. 집단 상호작용 기술은 적합-부적합한 행동의 결과를 체험하기 위한 기회들과 연관성 있는 다양한 집단 속에 섞임으로써 습득될 수 있다.

이 장에서의 영역을 넘으면 집단 상호작용 기술을 위한 평가방법의 자세한 묘사가 주어진다. 이상적으로는 어떤 기술의 단계가 클라이언트를 성공적으로 통합시키는지를 확인하는 것에 있어 치료사와 클라이언트가 협력해야 한다. 평가는 어떤 행동이 소집단에서 성공적인 상호작용을 위해 습득되어지고 현재의 행동이 성공적인 참여에서 방해가 되는지를 확인하는 것을 수반한다. 치료사는 집단 상호작용 기술에서 결함이 있을 때 치료과정을 통해서 처리해야하며 이를 결정해야만 한다. 클라이언트가 능력이나 기술을 획득하는 것이 정상적으로 비혈연 집단에서 포함되어지기 전에 학습하는 것의 근거를 보여줄 때에 판단이 치료가 시작되어지는 것으로 제안되어지는 것에 기준을 둔다. 치료에서의 첫 번째 단계는 치료 안에서 발달 집단에서의 클라이언트가 의미 있는 집단 상호작용을 위해 현재 능력에서 조화롭거나 조화로운 것에 참여하는 것이다.

간단히 말하면 치료과정은 행동이나 행동의 접근을 위해 긍정적인 강화물로 주어지는 것으로 발달 집단의 형태로 주어지는데 성공적인 참여는 하게 되며, 행동의 긍정적인 강화물을 억누르는 것은 성공적인 참여에 모순되는 것이다. 이렇게 미리 결정된 결과는 변화를 초래하는 중심 요인이 되는 것으로 여겨진다. 발달 집단은 구조화 된다; 그것은 행동의 종류를 규정짓고, 그것으로 학습하게 한다. 발달 집단에서의 참여자는 그 자체로 행동적 변화를 계획하는 것에 공헌하지 못한다. 참여자는 강화를 계획하고 조절하는 것을 동시에 해야 한다.

몇 가시 방법이 있는데, 클라이언트가 바라는 행동을 증가시켜서 그것들을 강화하도록 치료사가 할 수 있다. 선택된 방법이나 방법은 사용가능한 다른 적응기술이 클라이언트와 그들의 또래 발달 집단에게 유효하도록 우선적으로 결정한다. 대부분의 원시적인 방법은 클라이언트가 획득하고 필요로 하는 행동 접근을 억제시켜 늦추게 한다. 이 행동은 감정적인 행동 패턴을 만들어 관리하여 움직이도록 차별적으로 강화시킨다. 다른 시작 방법은 다음과 같다.

1. 치료사나 다른 집단 구성원을 모방하도록 격려한다.
2. 행동의 구체적 패턴을 클라이언트에게 제안한다.
3. 클라이언트의 무력한 반응을 확인하고 행동의 다른 형태로 경험할 수 있도록 격려하다
4. 집단 토론에서 스스로의 행동과 집단행동에서 적합하고 효과적인 행동을 끌어들여서 서로 격려하도록 한다.
5. 역할-놀이 연습을 통해 다양한 행동을 시험해보게 한다.

실제적으로, 치료사는 그 방법을 시작하는 것을 통해서 성공적으로 보일 수 있다. 이 노력은 모든 발달 집단에서 클라이언트들이 집단 상호작용 기술을 획득하여 서로 도움을 줄 수 있도록 끌어낼 수 있다. 클라이언트는 또래 집단 구성원으로부터 행동억제의 기초를 억눌러 강화시키는 것으로 격려되어진다. 클라이언트가 보조치료사처럼 기능하고, 발달 집단과 충분한 자기조절을 갖는 것과 강화자극을 억누르는 것과 같은 형태로 어떻게 행동이 적합하게 되는지 이해할 수 있게 된다. 만약 그것이 적합하다고 생각되어진다면 치료의 시작단계는 집단 구성원을 도와주어 보조치료사역할을 하도록 맡길 수 있다.

클라이언트가 집단에서 유효하게 기능하는 능력을 습득할 때까지 발달 집단의 특별한 형태의 환경에서 치료가 지속적으로 이루어져야 한다. 클라이언트가 습득한 행동을 시작하면 다음에 연속적으로 발전하게하고 발달 집단에서 충분히 기능할 필요가 있도록 한다. 특별한 임상적 환경과 범위에 종속되어져서 클라이언트의 또래 집단 구성원이 유사한 태도로 진보하게 되고, 클라이언트는 새로운 집단이나 그들의 원래 집단에서 모두 발달 집단의 다음 유형 방향으로 변경한다. 치료는 사전 계획대로 지속된다.

집단 상호작용기술에서의 결함에 대한 치료는 다음 기준에 따라 종결시킨다.

1. 클라이언트는 집단의 형태에서 기능하는 능력을 그 나이에 맞게 모범적으로 달성하게 된다.
2. 그는 자신의 지역사회 환경(문화나 클라이언트의 선호하는 삶의 양식에 의해 제공된)에서 접하는 집단에 참여하기를 원한다.
3. 클라이언트는 치료환경 외의 집단 상호작용 기술의 발달을 지속할 수 있게 된다.

추가적 설명

발달 집단의 개념은 소집단에서 효과적으로 상호작용하는 그들의 능력에 결함이 있는 클라이언트가 치료에서의 개체발생반복론을 적용하여 시도하도록 구성되어졌다. 이 개념은 3가지 다른 영역에서 유용하게 증명될 수 있다. 그 영역들은 다음과 같다.

1. 다른 적응기술 결함에 대한 치료
2. 정신건강 욕구 충족
3. 소집단의 변화과정 설명

많은 하위기술들은 성숙의 발달을 위한 기초이며, 혈연 집단에서의 상호작용을 통해서 요구한다. 이것들은 보통 대부분 가장 기초적이거나 원시적인 하위기술들이다. 그러나 좀 더 발전되어진 하위기술들은 종종 비혈연 집단 환경에서 습득되어진다. 확실히 혈연 집단은 지지적인 역할을 강력하

게 하지만 비혈연 집단에서의 상호작용은 적당한 습득을 위한 필수불가결한 것이다(그 하위기술들의 치료는 보통 혈연 집단에서 발달되어지는데 이 장에서 다루지 않음). 이러한 하위기술에 관해서는 비혈연 집단에서 상호작용을 통해서 부분적으로나 전부로 요구되어지는데 그것은 집단에서의 참여를 통해 대부분 쉽게 습득되어질 수 있으며 집단의 형태가 구조적으로 유사하여 하위기술들이 정상적으로 요구되어진다. 발달 집단의 개념은 적합한 집단을 선택하고 형성하는데 길잡이가 되어진다. 집단 상호작용 기술 결함의 치료에서 발달 집단을 사용하는 것과 다른 적응기술에서의 결함을 초점의 하나로 보는 것은 차이가 있다. 치료사는 클라이언트가 집단의 기능을 배우는 것에 집중해야하는 것과는 대조적으로 학습되는 기술의 특수한 행동들을 규제하는 강화를 일차적으로 고려해야 한다. 이러한 두 초점은 서로 배제되어지지만, 분명한 치료 목표와 방법과 같이 유용하게 쓰일 수 있다.

클라이언트의 정상적인 인간의 욕구를 만족시키고 그의 능력을 유지하는데 정신 건강의 욕구를 충족시키기 위해 여기에서 파악된 클라이언트 치료의 지역은 클라이언트-치료사-무생물의 상호관계가 욕구하다. 정신건강의 대다수는 작은 소집단 환경에서 가장 성공적인 만남을 욕구로 한다. 그러나 욕구는 특정한 집단에서 개인의 능력에 따른 기능의 동기화와 그 집단의 구조에서 고유의 것을 요구하지 않는 한 만족할 수 없다. 정신건강의 필요성의 직면하는데 있어, 치료사가 발달 연속체에 따라 집단을 구조화하고 클라이언트가 집단의 형태에서 그들의 집단 상호작용 기술을 조화시킬 수 있도록 격려하는 것을 제안한다. 발전집단이 정신건강의 필요성을 만족시키기로 한다면, 치료사는 클라이언트의 행동에서 미리 예정되어진 변화를 초래하는 것에 대해서 염려하지 않는다. 그러므로 준비되어진 과정과 강화를 억누르는 것은 최소한으로 중요한 것이다. 집단의 목적은 즐기고, 재미있고, 누리기 위한 것이다.

발달 집단의 개념이 과제-중심 집단의 발전을 설명하는 유용한 도구가 될 수 있다는 것을 준비, 표면상으로 관찰하여 나타낸다. 이러한 관찰은 클라이언트 집단에 한정되지는 않는다. 과제-중심 집단이 유효한 작업 단위가 되어서 움직일 때, 발달 집단의 5가지 유형과 많은 점에서 유사한 상호작용의 연속된 패턴이 나타난다. 게다가 이 현상의 연구는 과제-중심 집단의 성숙과 생산력을 촉진하는 것을 염려하는 사람에게 유용한 정보를 제공할지도 모른다.

발달 집단의 개념은 학습을 돕는 장치로 제공되었다. 그것은 흥미를 자극하고 발견하는 것을 격려하는 의미이다. 그것의 유용성은 우리가 인간발달과정과 우리가 병이나 기능장애라고 부르는 것, 그리고 개체발생반복론의 이론에 따른 치료의 유효성에 대해 더 학습하고 그것을 확증하고 논박해야 한다.

참고문헌

1. A. Jean Ayres, "Perceptual Motor Dysfunction in Children," paper presented at the Ohio Occupational Therapy Association Conference, 1964; John Flavell, The Developmental Psychology of Jean Piaget (New York: D. Van Nostrand Company, 1963); Anne Mosey, Occupational Therapy: Theory and Practice (printed through support of R.S.A. Training Grant No. 543-T-65 by Pothier Brothers, Medford, MA 1968); Maya Pines, "Why Some 3-Year Olds Get A's-and Some Get C's", The New York Times Magazine , July 6, 1969; Kenneth Overly, "Developmental Theory and Occupational Therapy-Considerations for Research," paper presented at the American Occupational Therapy Association Convention, Portland, Oregon, 1968; Marguerite Sechehaye, A New Psychotherapy in Schizophrenia (New York: Grune and Stratton, 1965).
2. Overly, "Developmental Theory and Occupational Therapy...."
3. Flavell, The Developmental Psychology of Jean Piaget...
4. Ayres, "Perceptual Motor Dysfunction in Children"; Mosey, Occupational Therapy....
5. Mosey, Occupational Therapy....
6. Gail Fidler, "The Task-Oriented Group as a Context for Treatment", American Journal of Occupational Therapy, 23, (1969).
7. H. English and A. English, A Comprehensive Dictionary of Psychological and Psychoanalytic Terms (New York: David McKay Co., 1958).
8. Erik Erikson, Childhood and Society (New York: W.W. Norton and Co., 1950); Anna Freud, Normality and Pathology in Childhood (New York: International University Press, 1965); T. Parsons and R. Bales, Family, Socialization and the Interaction Process (Glencoe, IL: The Free Press, 1955); J. Pearce and S. Newton, The Conditions of Human Growth (New York: Citadel Press, 1963).

9. C. Ferster and M. Perrott, Behavior Principles (New York: Appleton-Century-Crofts, 1961); Gregory Kimble, Hilgard and Margis' Conditioning and Learning (New York: Appleton-Century-Crofts, 1961); B.F. Skinner, Science and Human Behavior (New York: The Macmillan Co., 1953); A. Smith and V. Tempone, "Psychiatric Occupational Therapy Within a Learning Theory Context", American Journal of Occupational Therapy (September-October 1968); Kenneth Spence, Behavior Theory and Conditioning (New Haven, CT: Yale University Press, 1956).

10. Spence, Behavior Theory and Conditioning...

11. Parsons and Bales, Family, Socialization, and the Interaction Process; George Mead, Mind, Self and Society (Chicago, IL: University of Chicago Press, 1934); Theodore Mills, The Sociology of Small Groups (Englewood Cliffs, NJ: Prentice-Hall, 1963).

12. Fidler, "The Task-Oriented Group...."

13. G. Fidler and J. Fidler, *Occupational Therapy: A Communication Process in Psychiatry* (New York: The Macmillan Company, 1963).

Mosey의 적응기술의 요약

SUMMARY OF MOSEY'S ADAPTIVE SKILLS

감각통합 기술: 기능적으로 사용하기 위해 전정, 고유 그리고 촉각 정보를 받아들이고, 선택하며, 결합시키고, 조정함.

1. 촉각하위체계를 통합하는 능력(출생~3개월)
2. 일차적인 자세반사를 통합하는 능력(3~9개월)
3. 정위반응 및 평형반응이 성숙되어짐(9~12개월)
4. 신체의 양측이 통합되어지고 신체의 각 부분과 그들의 관계에 대해 인식하게 되며, 대근육 움직임을 계획하게 됨(1~2세)
5. 소근육 움직임을 계획하는 능력(2~3세)

인지 기술: 사고와 문제해결의 목적을 위해 감각정보를 지각하고 묘사하며 조직함.

1. 환경적 상호작용을 위해 고유의 행동적 패턴을 사용하는 능력(출생~1개월)
2. 시각적, 육체적, 청각적 그리고 구강반응을 관계시키는 능력(1~4개월)
3. 흥미를 가지고 활동하는 환경적 결과, 외부적 개념의 태도, 목적 있는 경험, 자기 중심적 인과관계의 기초 그리고 스스로 사건을 연속시키는 것을 포함하는 것들을 수반 하는 능력(4~9개월)
4. 목표 계획적인 성취의미를 확립하고 목표의 독립적인 존재를 인정하며, 기호를 해석하고, 장소에서의 영향력을 이해하고 다른 목표를 부분적인 인과관계로 지각하는 새로운 행동을 모방함(9~12개월)
5. 시도와 오류, 문제해결력, 도구를 사용하는 것, 공간위치에서의 변화성을 지각하는 것, 자신의 연속적인 사건을 필요로 하지 않는 것, 그리고 다른 목표의 인과관계를 지각하는 것을 사용하는 능력(12~18개월)
6. 이미지 태도에서의 목표를 묘사하는 것, 신뢰를 만드는 것, 결과가 주어지면 원인을 추론하는 것, 결합된 공간관계의 기초, 다른 사람들의 무한한 속성 그리고 시간과 공간에서 불변하는 대상을 지각하는 능력(18개월~2세)
7. 개념 내에서의 태도에서의 목표를 묘사하는 것, 생각과 행동사이의 차이와 인과관계의 근원을 위해 필요한 인식의 능력(2~5세)
8. 외연적인 태도에서의 목표를 묘사하는 것, 다른 사람들의 견해를 지각하고 친절한 능력(6~7세)
9. 내포적인 태도에서의 목표를 묘사하는 것, 형식적인 논리를 사용하고, 가설의 범위에서 일하는 능력(11~13세)

두 사람간 상호작용 기술: 두 사람간 관계의 변화에 참여하는 능력

1. 혈연적 관계를 신뢰하기 시작하는 능력(8~10개월)
2. 교제 관계를 시작하는 능력(3~5세)
3. 권위적인 관계에 상호작용하는 능력(5세~7세)
4. 또래관계에 상호작용하는 능력(10~14세)
5. 동료, 권위적인 관계를 시작하는 능력(15~17세)
6. 친밀한 관계를 시작하는 능력(18~25세)
7. 양육하는 관계를 맡는 능력(20~30세)

집단 상호작용 기술: 일차적 집단의 다양성을 맡는 능력

1. 대등한 집단에서 참여하는 능력(18개월~2세)
2. 계획 집단에서 참여하는 능력(2~4세)

3. 자기중심적 집단에서 참여하는 능력(9~12세)
4. 협력 집단에서 참여하는 능력(9~12세)
5. 성숙한 집단에서 참여하는 능력(15~18세)

자아정체성 기술: 비교적 자율적이고, 전체론적이며, 받아들일 수 있는 영속적이고 연속적인 초과 시간을 가진 사람이 지각하는 능력

1. 훌륭한 사람과 같은 자신을 지각하는 능력(9~12개월)
2. 스스로의 재산과 제한을 지각하는 능력(11~15세)
3. 자기-지시와 같은 자신을 지각하는 능력(20~25세)
4. 사회 체계에서의 생산적이고 기여하는 구성원과 같은 자신을 지각하는 능력(30~35세)
5. 독립적인 주체성을 가지고 있는 자신을 지각하는 능력(35~50세)
6. 삶의 주기의 부분을 자신의 노화과정과 최후의 죽음으로 지각하는 능력(45~60세)

성 정체성 기술: 좋은 성적 기질을 지각하고 성적인 욕구를 서로 만족하기 위해 지남되어지는 비교적 장기간의 성적 관계에서 참여하는 능력

1. 전성기기의 성적 기질의 기초에서 받아들여지고 행동하는 능력(4~5세)
2. 긍정적인 성장경험과 같은 성적 성숙을 받아들이는 능력(12~16세)
3. 성적 만족감을 제공하고 지각하는 능력(18~25세)
4. 성적인 요구의 성숙한 만족에서부터 오는 성적 관계의 특성을 유지하기 시작하는 능력(20~30세)
5. 성적인 관계에서의 생리학적 변화가 노화과정의 자연스러운 부분으로 발생되어지는 것을 받아들이는 능력(40~60세)

Appendix D

작업치료 실행의 틀에서 발췌
EXCERPTS FROM THE OCCUPATIONAL THERAPY PRACTICE FRAMEWORK

작업 수행 영역				
일상생활 활동	**수단적 일상생활 활동**	**교육**	**일**	**여가**
목욕, 샤워	다른 것들의 보호 (조정, 관리 보호)	공식적 교육 참여	고용 흥미와 추구	여가 활동(흥미, 기술, 기회의 확인)
대소변 관리(조절)	애완동물의 보호	비공식적 정보	고용	여가 (계획, 수행, 균형)
		탐색 / 기술 개발	탐색과 습득	
옷입기	아이들 양육	비공식 개별 교육 참여	직업 수행	
먹기	의사소통 장치사용		퇴직 준비와 적응	**놀이**
식사하기	공동 사회 이동	**사회적 참여**	자원봉사 활동 탐색	놀이 탐색
기능적 이동	재정 관리	타인/사회집단에서의 상호작용	자원봉사활동 참여	놀이 참여
개별적 장치 보호	건강관리와 유지	공동사회 (이웃, 일, 학교)		
개별적 위생관리	가정생활과 관리	가족(역할 & 활동들)		
성적 활동	식사 준비와 정리	동료 친구 (다른 수준의 친밀함, 성적 파트너들)		
수면 / 휴식	안전 절차와 비상 반응			
화장실 위생	쇼핑			

수행 기술			클라이언트 요인들	
운동 기술	**처리 기술**	**의사소통 / 상호작용**	**신체적 기능**	**신체적 구조**
자세: 안정, 정렬 위치(과제 수행시)	에너지: 과제수행에서의 집중력과 속도 유지	신체적 특징: 의사소통할 때 물리적 신체사용	정신적 기능들: 의식적 수면, 지남력, 동기, 집중 / 전념, 지각, 추론과 추상적인 생각, 통찰력, 언어, 계산, 감정영역과 표현, 자각(개념, 가치)	신경계
이동: 걷기, 휠체어, 물건에 뻗침 / 옮기기, 유연성	지식: 도구, 재료의 선택과 목표 지향적 과제활동, 필요한 관리 탐색의 사용	정보 교환: 작업에서의 정보를 주고받음(표현, 주장, 물음, 표시, 조절, 역할, 말, 격려하는 말		눈, 귀 그리고 관련 되어진 구조들
협응: 부드럽게, 조절된 목표와 수행 과제에 있어서 숙련된 움직임	일시적인 조직화: 시작, 순서, 지속 그리고 과제 완료	관계: 작업에서의 적합한 관계유지 (협력, 적합, 초점 친밀한 관계, 존경)	감각기능과 통증	심혈관, 면역학, 호흡계
힘과 노력	공간과 물건: 과제 관련 도구의 탐색 및 위치, 도구사용의 조직화와 순서, 적합한 청결과 저장		신경근골격계와 움직임 관계된 기능들	소화계 구조들
에너지	적응: 과제 수행 예상 결과의 오류의 부재와 정정		심혈관, 혈액학, 면역학 그리고 호흡계 기능	비뇨, 생식기 움직임과 관련된 구조들 피부와 관련된 구조들

환경		수행 양식		
문화적	**신체적**	**습관**	**일상**	**역할**
관습, 신념, 활동 패턴, 행동 기준, 사회적 기대	물건, 자연적이거나 인공적인 환경, 감각의 질 포함	유용한 습관 (일상 기능을 지지) 외부자극이 없는 습관 (제대로 확립되지 않음) 억제되어진 습관 (일상기능을 방해)	순서, 과제, 수행을 되풀이하여 잘 배움	사회적으로 규정된 행동의 설정 (예: 부모, 노동자)
사회적	**개인적**	**활동 요구**		
의미 있는 개인, 사회적 집단, 사회적 기준, 역할 기대, 사회적 습관의 유효성과 기대	나이, 성별, 사회 경제적 위치, 교육	물건과 그들의 재산	장소 요구: 물리적 환경과 관계	사회적 요구: 문화와 사회적 환경과 관계
정신적 개인의 삶, 동기, 영감의 기본적 지남력	**시간적** 삶의 단계, 년/월/일의 시간, 작업수행의 기간	신체구조에서 요구되는 순서와 타이밍	활동의 요구	신체적 기능의 요구
실제적				
신체적 접촉을 제외한 의사소통을 위한 이메일, 전화기 외 다른 것들의 의미				

AOTA로부터 재 인쇄(2002), OT Practice Framework: Domain and process.
AJOT, 56, 609-639 © 2002 AOTA Inc. 허가되어 재 인쇄되었음.

Appendix E

6가지 준거의 틀의 집단 리더십 지침

GROUP LEADERSHIP GUIDELINES IN SIX FRAMES OF REFERENCE

준거의 틀	구조	목표	리더십	활동
정신 역동	막연한 구조, 과제 지향	자아기술을 발달, 통찰력을 획득, 감정과 정신적 차원	촉진적	창조/표현적 매체 과제/활동의 자유로운 선택
행동 인지	치밀한 구조	구체적인, 관찰 가능한; 기술을 습득, 사고와 행동의 변화	지시적	교육적 회기, 작업표, 기술 습득과 연습
알렌의 인지장애	치밀한 구조, 유사한 인지수준의 집단	진행되어진 평가, 일상생활에서의 문제 해결, 안전한 환경과 습관을 만듦	지시적	구체적인 환경에서의 일상생활 수공예와 과제
발달	연령과 관계된 구체적인 과제와 기술을 둘러싼 구조	기술 숙련, 삶의 구조를 변경, 변화를 만듦 성장촉진 환경의 확립	지시적 혹은 촉진적	삶을 돌아 봤을 때 연령에 적합한 등급화 된 과제들
감각운동	감각운동 활동의 순차적으로 치밀한 구조	중추신경계의 자극 발달, 기능 적응, 움직임 패턴의 정상화, 감각통합	지시적	움직임과 감각 자극, 인지적 요구가 최소한 이거나 등급이 매겨진 활동과 게임
인간작업모델	일반적이거나 기대되는 역할로부터 집단 구성원으로서 클라이언트가 구조를 선택	일상 작업의 복구 작업적 역할의 재확립, 건강한 일상과 사람-환경 적합의 건강한 일상	촉진자, 조언자, 상담자	매일의 과제, 일, 놀이와 자기관리, 확립/가족, 사회 집단 및 지역사회에서 의미있는 역할을 확립/사회 공동체에서의 의미 있는 역할의 복구
인간작업모델	일반적이거나 기대되는 역할로부터 집단 구성원으로서 클라이언트가 구조를 선택	일상 작업의 복구 작업적 역할의 재확립, 건강한 일상과 사람-환경 적합의 건강한 일상	촉진자, 조언자, 상담자	매일의 과제, 일, 놀이와 자기관리, 확립/가족, 사회 집단 및 지역사회에서 의미있는 역할을 확립/사회 공동체에서의 의미 있는 역할의 복구

Appendix F

기능, 장애, 건강에 관한 국제 분류 개요-2판

OVERVIEW OF THE INTERNATIONAL CLASSIFICATION OF FUNCTION, DISABILITY, AND HEALTH, SECOND EDITION

ICF의 목적은 건강과 관련된 의사소통을 향상시키기 위해서 공통된 언어와 틀을 제공하는 것이다. 2가지 용어, "기능(functioning)"과 "장애(disability)"는 다음과 같이 정의된다. 기능은 신체기능, 활동, 참여를 말한다. 장애는 손상, 활동 제한, 참여 제한을 말한다. 건강범위와 환경의 모든 요소들에 대한 정의는 작업치료를 포함한 많은 건강관리 분야의 전문가들에게 건강 상태와 관련된 클라이언트의 완전한 상황을 제공할 수 있고, 전 세계 사람들과 정보를 공유할 수 있다. 분류 체계는 건강 통계학자와 연구원의 전체적인 정보 수집을 위한 기초를 제공하고, 임상가, 교육자, 사회 정책인을 위한 도구의 기초를 제공한다.

2001년에, 세계보건기구(WHO)는 건강의 긍정적인 면과 부정적인 면 모두를 포함시키기 위해서 분류 체계를 갱신하였다. 공식적으로, 전체적인 분류 문서는 건강관리 서비스가 필요한 사람들을 확인하기 위한 방법으로써 질환, 장애, 핸디캡에 초점을 뒀다. 새로운 버전은 질병의 발생 외에도 복지와 예방을 고려하여 특히 작업치료와 관련이 있다. 많은 ICF의 용어는 넓은 활동 범위, 과제 요구의 계층성, 참여에 대한 초점, 환경적 요소에 대한 지식을 포함하는 OT Practice Framework으로 통합되었다.

ICF는 두 부분으로, 각 부분은 두 요소들로 나누어졌다. 첫 번째 영역, 기능과 장애는 ① 신체 기능과 구조 ② 활동과 참여를 포함하고, 두 번째 영역, 환경적 요소는 ① 환경적 요소 ② 개인적 요소를 포함한다. 건강관리에 대한 전체적인 패러다임의 이동은 ICF에서 건강에 대한 긍정적인 요소와 부정적인 요소, 확인된 배경적 요소를 포함시키는 것에서 분명히 나타난다. 이 새롭고, 전제적인 조망의 이동은 의학 모델을 넘어서 체계 내에서 환경적 요인이 개인의 삶에 완전한 참여에 대한 촉진제나 억제제로서 작용할 수 있는 대중 건강 영역으로 이동시킨다. 분류 체계는 목록을 가지고 있고, 부호화되어 있으며, 각 요소들을 정의하고, 몇몇 경우에는 퍼센트나 심각성의 범위(예: 시각 손실의 범위, 계단 오르기 어려움의 정도)를 가지고 요소의 상태에 대해 점수를 매기기 위한 등급 척도를 제공한다. ICF의 8가지 요소들은 다음과 같다:

1. 신체기능(body fucntion): 작업치료 실행의 틀에서 "클라이언트 요소(clinet factors)"로 신체 체계의 정신(학습)과 신체(보행) 기술로 분류된다.
2. 신체구조(body structures): 클라이언트 요소의 한 부분으로서 신체의 해부학적 구조(기관, 사지)을 포함한다.
3. 손상(impairment): 건강 상태에 영향을 미치거나, 클라이언트 장애의 원인이 될 수도 있고 되지 않을 수도 있는 신체 기능이나 구조의 문제
4. 활동(Activity): 과제의 실행. 작업수행 준거의 틀에서는

"작업" 으로써 이 개념을 언급한다.

5. 참여(participation): "삶에서의 참여", 작업수행 준거의 틀에 의해 채택된 정의
6. 활동 제한(activity limitation): 공식적으로 작업치료 학문에서 작업 수행 결손으로 불리는 활동의 부정적인 상태를 말한다.
7. 참여 제한(participation limitation): 작업치료에서 "장애" 로 알려져 있는 부정적인 상태
8. 신체적, 사회적, 태도적 환경을 포함하는 환경적 요소는 작업치료 준거의 틀에서 7가지 작업 수행 환경으로 재분류 된다.

작업치료사는 ICF 의 분류와 언어에 익숙해질 필요가 있다. 아래와 같은 업무를 수행하기 위해서:

- 욕구사정을 수행하기 위함.
- 특정 건강상태에 맞는 치료방법을 선택하기 위함.
- 소송에 대비하여 정확하기 기록하기 위함.
- 중재의 필요성을 입증하기 위함.
- 지역사회나 재취업을 계획하기 위함.
- 중재 결과를 평가하기 위함.
- 클라이언트의 욕구를 효과적으로 수용하기 위함.
- 다른 전문가, 클라이언트, 공공 기관 정책인과 효과적으로 의사소통하기 위함.

ICF를 재검토하면서, 기록과 작업치료 사이에는 많은 평행선이 있다는 것을 분명히 알게 된다. 활동요구, 참여, 환경적 도움과 장애들과 같이 익숙한 개념들의 전체적인 재인식은 어느 곳에서든 작업치료사가 작업치료의 역할을 넓히고, 다른 사람들에게 전문가로서 우리가 제공하는 넓은 범위의 기술과 서비스를 인식하게 하는데 도움을 제공한다.

참고 문헌

American Occupational Therapy Association. (2002). Occupational therapy practice framework: Domain and process. *American Journal of Occupational Therapy, 56*, 609-639.

World Health Organization. (2001). *International classification of functioning, disability, and health* (2nd ed.). Geneva, Switzerland: Author.

INDEX

찾아보기